Winfried Harzer · Lehrbuch der Kieferorthopädie

Winfried Harzer

Lehrbuch der Kieferorthopädie

Mit 472 Abbildungen

Carl Hanser Verlag München Wien

Der Verfasser

Prof. Dr. Winfried Harzer, Poliklinik für Kieferorthopädie, Technische Universität Dresden

Die Deutsche Bibliothek – CIP-Einheitsaufnahme

Harzer, Winfried:
Lehrbuch der Kieferorthopädie / Winfried Harzer. – München ; Wien :
Hanser, 1999
    ISBN 3-446–18548-8

Hinweis
Medizin und Zahnmedizin sind in ständiger Entwicklung begriffen. Der Fortschritt der Wissenschaft
führt permanent zu neuen Erkenntnissen. Der Leser dieses Buches ist daher gehalten, Therapie-
empfehlungen, insbesondere Angaben zur Dosierung und Applikation von Arzneimitteln, gemäß den
geltenden Richtlinien des Arzneimittelrechts zu prüfen. Zwar verwenden Autoren, Herausgeber und
Verlag große Mühe darauf, daß der Inhalt des Buches dem Wissensstand bei der Abfassung entspricht,
Änderungen sind jedoch grundsätzlich möglich. Die Entscheidung für eine bestimmte Therapie liegt
letztlich in der Verantwortung des behandelnden Arztes bzw. Zahnarztes.

Die im Text genannten Präparate und Bezeichnungen sind zum Teil patent- und urheberrechtlich
geschützt. Aus dem Fehlen eines besonderen Hinweises bzw. des Zeichens ® darf nicht geschlossen
werden, daß kein Schutz besteht.

© Carl Hanser Verlag München Wien 1999
Internet: http//www.zahnheilkunde.de
        http//www.hanser.de
Gesamtherstellung: Kösel, Kempten
Printed in Germany

Vorwort

Der sprunghafte Wissenszuwachs in den Teilgebieten der Medizin und Zahnmedizin hat dazu geführt, daß die meisten Lehrbücher von mehreren Autoren verfaßt werden, um durch Arbeitsteilung und Bündelung der Kompetenzen, der verkürzten Halbwertszeit veraltenden Wissens entgegenzusteuern.

Wenn ich dennoch allein ein neues Lehrbuch zur Kieferorthopädie vorlege, so geschieht dies vor allem mit der Absicht, dem Studenten, dem Weiterbildungsassistenten, dem Kieferorthopäden und dem kieferorthopädisch interessierten Zahnarzt einen durchgängigen Leitfaden für das Fachgebiet in die Hand zu geben, welcher durch eine straffe Gliederung, systematischen Aufbau, Zusammenfassung wichtiger Merksätze und eine reiche Illustration die Aneignung des umfangreichen Wissensstoffes erleichtern helfen soll.

Der essentiellen Darstellung prophylaktischer und therapeutischer Maßnahmen sind umfangreiche Kapitel zur Ätiologie, Diagnostik und den biologischen Grundlagen vorangestellt, um einen befundadäquaten Behandlungsweg einschlagen zu können. Dabei fanden besonders neue Erkenntnisse zur Genetik, zur funktionellen Diagnostik und zu bildgebenden Verfahren Berücksichtigung. Ein gesondertes Kapitel zur Psychosomatik und Compliance in der Kieferorthopädie ergänzt die umfassende Diagnostik. Allen Kapiteln zur Ätiologie und Diagnostik ist gemeinsam, daß in sie neue Kenntnisse und Verfahren aus der Allgemeinmedizin und Pädiatrie sowie der Zahnheilkunde eingeflossen sind, um eine ärztliche Befundaufnahme und Diagnosestellung sicherzustellen.

Checklisten zur funktionskieferorthopädischen Therapie sollen ebenso wie die Kombination stichwortartiger Diagnosekriterien mit den entsprechenden Behandlungsschritten für die spezifischen Zahnstellungsanomaliegruppen zum Verständnis und zum Einschlagen des optimalen Therapieweges beitragen. Diesem Ziel dienen auch die Falldemonstrationen mit den dazugehörigen Abbildungen. Für weiterführende Anregungen, Kritiken und Anmerkungen zum Aufbau und Inhalt des Lehrbuches bin ich dem Leser sehr dankbar.

Mein besonderer Dank für die Erstellung des Manuskriptes gilt meiner Sekretärin, Frau Pinisch, der Grafikerin, Frau Oßwald, der Fotografin, Frau Bellmann und dem Lektorenteam des Carl Hanser Verlages.

Dresden, im Dezember 1998   *Winfried Harzer*

Inhalt

1   Einleitung

1.1   Historischer Überblick

Die Anfänge der Kieferorthopädie reichen zwar bis vor die Zeitenwende zurück, die Entwicklung als medizinische Fachdisziplin mit fundierten wissenschaftlichen Grundlagen und einer breiten diagnostischen und therapeutischen Anwendung setzte jedoch erst am Ende des vergangenen Jahrhunderts ein. In einer Zeittabelle sind die wesentlichen Namen und Entwicklungsetappen zusammengefaßt.

400 v. Chr.	*Hippokrates* beschreibt unregelmäßig stehende Zähne
25 v. Chr.–50 n. Chr.	*Celsus* empfiehlt die Entfernung persistierender Milchzähne
129–199 n. Chr.	*Galen* schlägt vor, einen Zahnengstand durch Befeilen der Zähne zu verringern.
1619	*Fabricius* beschreibt die Extraktion von Zähnen zur Behebung des Platzmangels
1728	*Fauchard* verfaßt die erste umfassendere Schrift mit dem Titel: „Le Chirurgien dentiste ou Traité des dents". Darin beschreibt er einen Außenbogen aus Elfenbein zur orthodontischen Behandlung.
1879	*Kingsley* stellt eine Vorbißplatte mit schiefer Ebene zur Korrektur der Unterkieferrücklage vor und gibt damit den ersten Anstoß zur funktionskieferorthopädischen Behandlung.
1899–1910	*Angle* veröffentlicht eine bis heute angewandte Klassifikation der Anomalien (Neutral-, Distal- und Mesialokklusion bezogen auf die ersten Molaren) in seinem Buch „Okklusionsanomalien der Zähne". Er mahnt eine kephalometrische Diagnostik an und entwickelt die festsitzenden Geräte Expansions- und Gleitbogen.
1928	*Nord* empfiehlt abnehmbare Plattenapparaturen zur Korrektur von Zahnstellungsanomalien. *A. M. Schwarz* (1935) erweitert das Indikationsgebiet.
1928–1932	*Andresen* und *Häupl* entwickeln die Grundlagen für die Funktionskieferorthopädie und wenden den nach ihnen benannten Aktivator an.
1931	*Hofrath* in Deutschland und *Broadbent* in den USA führen unabhängig voneinander das Fernröntgenverfahren in die kieferorthopädische Diagnostik ein.
1938	*A. M. Schwarz* teilt die orthodontischen Kräfte in vier biologische Wirkungsgrade ein und warnt vor der Anwendung zu hoher Kräfte, nachdem aus den USA Parodontschäden und Wurzelresorptionen nach Anwendung festsitzender Band-Bogen-Apparate bekannt geworden waren.
1955	*Hotz* fördert die breite Wirksamkeit kieferorthopädischer Therapie durch die präventive Steuerung der Gebißentwicklung mit Hilfe sogenannter kleiner orthodontischer Maßnahmen und der Extraktionstherapie bei schwerem Zahnengstand.
1960	*Fränkel* führt das Konzept der funktionellen Orthopädie in die Kieferorthopädie ein und entwickelt dafür spezielle Geräte, die Funktionsregler.

Der dargestellte historische Rückblick bleibt unvollkommen, berücksichtigt man nicht die sehr unterschiedlichen therapeutischen Ausrichtungen, die nach 1930 in den USA und in Mitteleuropa Verbreitung fanden. Während vor allem in Deutschland unter dem Druck der Weltwirtschaftskrise und der wirtschaftlichen Stagnation nach dem 2. Weltkrieg die abnehmbare Apparatur aus Kautschuk der festsitzenden Apparatur aus hochlegierten Stählen vorgezogen werden mußte, wurde in Nordamerika die fixe Apparatur sowohl in ihrer Anwendung als auch in ihren Materialeigenschaften ständig weiterentwickelt und verbessert. Neben diesen zunächst nur material-technischen Unterschieden bildeten sich jedoch auch sehr differente Schulen und Philosophien hinsichtlich des Behandlungsbeginnes, des Behandlungsumfanges und der -dauer heraus. So war das Kernstück der amerikanischen Schule die körperliche, zielgerichtete Zahnbewegung und Erzielung einer idealen Okklusion mit der klassischen Edgewisetechnik. Um dies in kürzester Zeit zu realisieren, wurde erst am Ende der 2. Wechselgebißperiode begonnen. Die Unterkiefervorverlagerung mit Hilfe funktionskieferorthopädischer Geräte wurde genauso wie der mögliche Einfluß der Gesichtsweichteile auf die Stabilität des Behandlungsergebnisses negiert. Demgegenüber wurde in Mitteleuropa die abnehmbare Apparatur wegen ihrer geringen Kosten in viel breiterem Maße angewandt und weiterentwickelt. Auch die funktionskieferorthopädische Behandlung konnte durch Skelettierung des sehr voluminösen Aktivators effizienter gestaltet werden. Ein früherer Behandlungsbeginn mit den abnehmbaren Apparaturen erlaubte außerdem das präventive Abfangen der Progredienz schwerer Gebißanomalien. Nachteile ergaben sich vor allem aus der hohen Behandlungsabbruchquote auf Grund mangelnder Mitarbeit und zu langer Behandlungszeiten. Auch können die Zähne nicht so zielgerichtet und exakt positioniert werden wie mit der festsitzenden Apparatur. Erst in den letzten zwei Jahrzehnten hat eine Abkehr von der Ausschließlichkeit der beiden Schulen eingesetzt, so daß heute jeder Kieferorthopäde beide Techniken erlernen muß, um indikationsgerecht die verschiedenen Behandlungsarten anzuwenden. Auch werden häufig beide Gerätearten kombiniert eingesetzt und der Ausformung der Zahnbögen mittels festsitzender Apparaturen eine funktionskieferorthopädische Behandlung mit einem Aktivator zur Bißlagekorrektur vorgeschaltet.

1.2   Nomenklatur, Begriffe und Definitionen

Für das Fachgebiet werden die Begriffe *Kieferorthopädie* (orthos = gerade, richtig, paedeia = Erziehung) und *Orthodontie* verwendet. Entsprechend der regional unterschiedlichen therapeutischen Ausrichtung wurden in den USA, zu Beginn des Jahrhunderts aber auch in Deutschland die Behandlungsmöglichkeiten allein in der Zahnstellungsänderung, beschränkt auf den Alveolarfortsatz gesehen und deshalb das Fachgebiet als Orthodontie bezeichnet. Erst mit der Entwicklung der Funktionskieferorthopädie um 1930 und der Erweiterung der Headgearanwendung (Kap. 7.5.3.1) auf den gesamten Oberkieferkomplex ist auch der umfassendere Begriff Kieferorthopädie (Dentofacial Orthopedics), der eine wachstumsmodifizierende Lageveränderung der Kiefer zueinander und in Relation zur Schädelbasis einschließt, berechtigt. Diese erweiterte Definition ist auch in den pathogenetischen Begriffen der *Eugnathie* und *Dysgnathie* wiederzufinden. Während unter ersterem die morphologisch und funktionell harmonische Beziehung der Kiefer und eine physiologische Okklusion zu verstehen sind, werden mit „dysgnath" alle Abweichungen von dieser regelrechten Form und Funktion im orofazialen System umschrieben. Sehr schwer ist in diesem Zusammenhang die Festlegung der Grenze zwischen eugnath und dysgnath im Sinne der Behandlungsindikation. Da eine Zahnstellungs- oder Bißlageanomalie nicht als eine Krankheit im engeren Sinne zu bezeichnen ist, sondern eine Variation von Morphologie und Funktion um einen Mittelwertbereich, wurde der „Normwertbegriff" eingeführt. Um diesen zu objektiven, wurden meßtechnisch für bestimmte Parameter – wie Zahn- und Kieferbreite – Mittelwerte gebildet und unter der Voraussetzung eines harmonischen Zahn- und Kieferbogens zur „naturwissenschaftlichen Norm" erhoben. In den letzten Jahrzehnten ist jedoch immer wieder die Übertragbarkeit als Maßstab für das eugnathe Gebiß angezweifelt worden, so daß z.B. der Pontsche Index (Kap. 5.7.2) nur noch als grober Anhaltspunkt verwandt wird. Ähnliches gilt auch für Meßwerte aus der Röntgenkephalometrie, mit denen der gesamte Schädelaufbau beschrieben und die knöchernen Anteile in Relation gesetzt werden. Die Grundproblematik liegt in der äußerst geringen Anzahl von Idealgebissen und -schädelkonfigurationen von ca. 2–3% in der Population. Dies bedeutet, daß eine große Anzahl von Probanden zwar wegen der fehlenden Behandlungsbedürftigkeit noch zur Norm- oder Mittelwertgruppe zu zählen ist, jedoch schon Abweichungen und Unregelmäßigkeiten aufweist. Richtschnur für den Einzelfall ist deshalb das individuelle funktionelle und ästhetische Optimum (*Andresen* 1939), womit ausgesagt wird, daß durch die Diagnostik und Therapie eine für das Individuum typische Harmonie anzusteuern ist und nicht das „fremde" Idealmuster anatomisch und funktionell übertragen werden sollte.

1.3   Ziel und Aufgaben der Kieferorthopädie

Ziel kieferorthopädischer Diagnostik und Therapie ist die Erkennung und Behandlung von Dysgnathien. Eine Prophylaxe von Gebißanomalien ist nur im Sinne der Frühbehandlung und damit der Verhütung der vollen morphologischen und funktionellen Ausprägung möglich. Eine primäre Verhütung ist im Gegensatz zur Prophylaxe bei Karies und Parodontopathien nicht möglich, da Dysgnathien vorwiegend auf Erbfaktoren und nicht allein auf exogene Ursachen zurückzuführen sind. Unabhängig davon gehört das Abstellen von Habits, Parafunktionen und weiterer ungünstiger äußerer Einflüsse zur kieferorthopädischen Betreuungsaufgabe, da diese Faktoren das Ausmaß und die Schwere der Gebißanomalie beeinflussen und eine mögliche Selbstausheilung verhindern können.

Dysgnathien sind keine Krankheiten im engeren Sinne. Die Behandlungsindikation ergibt sich aus der erweiterten WHO-Definition für Gesundheit:
„Gesundheit ist nicht allein das Freisein von Krankheit, sondern beinhaltet auch das psychosoziale Wohlbefinden."
Ziel kieferorthopädischer Therapie ist im einzelnen die *Verbesserung der Ästhetik und der Funktion sowie die Verhütung von Karies und Parodontalerkrankungen*. Letzteres wird durch die Beseitigung von Plaqueretentionsnischen und Gingivatraumata erreicht. Ein erweitertes Ziel der Kieferorthopädie ist auch die Erkennung, Verhütung und Behandlung von Arthropathien.

1.4   Gegenstandskatalog für das Fachgebiet Kieferorthopädie im Zahnmedizinstudium

Dem Studierenden sollen Kenntnisse vermittelt werden über:

1.4.1 Biologische Grundkenntnisse in der Kieferorthopädie

- Entwicklung des Gesichtsschädels
  - prä- und postnatale Entwicklung und Wachstum, Wachstumsmechanismen der Knochen- und Knorpelgewebe, Wachstumstheorien, Wachstumsvorhersagen (Handröntgenaufnahmen).
- Entwicklung des Zahnsystems
  - prä- und postnatale Entwicklung des Milch- und des bleibenden Gebisses,
  - Störungen in der Zahnentwicklung und Dentition.
- Entwicklung der Okklusion
  - prä- und postnatale Entwicklung der Kieferlagebeziehungen,
  - Beziehungen zwischen basalen und dento-alveolären Strukturen,
  - funktionelle Aspekte und Störfaktoren.

- Orofaziale Funktionsabläufe
  - Physiologie des Schluckvorgangs, der Atmung, der Sprache und des Kauvorgangs,
  - Auswirkungen pathologischer Entwicklungen auf das Gebißsystem.
- Genetik
  - Genetische Grundprinzipien der kraniofazialen Entwicklung und deren Fehlbildungen incl. Dysgnathien.

1.4.2   Systematik in der Kieferorthopädie

- Nomenklatur
  - Nomenklatur der Zahnfehlstellungen, der Okklusions- und Gebißanomalien, der Dysmorphien und Dysfunktionen.
- Zahnfehlstellungen und Dysgnathien
  - Ätiologie, Prävention und Klassifikation von Zahnfehlstellungen und Dysgnathien,
  - genetische und umweltbedingte Einflüsse,
  - Prävention gegen umweltbedingte Störfaktoren,
  - Beurteilung der Behandlungsbedürftigkeit.
- Befundgruppen
  - Klassifikation von Befundgruppen nach okklusalen, kraniofazialen und funktionellen Kriterien.
- Epidemiologie
  - Häufigkeitsverteilung von Dysgnathien.

1.4.3   Diagnostik in der Kieferorthopädie

- Befunderhebung
  - Inhalt und Ablauf einer kieferorthopädischen Untersuchung,
  - Zusammenhänge zwischen Familien- und Eigenanamnese, extra- und intraoralen Befunden sowie den Röntgenbefunden,
  - Bedeutung der Diagnose für die kieferorthopädische Therapieplanung und Prognose.
- Allgemeine Untersuchung
  - Inhalt und Bedeutung des klinischen Allgemeinbefundes für die kieferorthopädische Diagnostik und Therapieplanung,
  - Zusammenhänge zwischen Allgemeinerkrankungen und Dysgnathien.
- Spezielle klinische Untersuchung
  - Schädel- und Gesichtsbefunde, extra- und intraorale Weichteilbefunde, Gebißuntersuchung, Bedeutung der Parodontalbefunde, Funktionsanalyse,
  - Indikation der instrumentellen Funktionsanalyse, Grundlagen der Röntgenuntersuchung, Fotostatanalyse, kephalometrische Analyse von Fernröntgenschädelaufnahmen,
  - odontometrische Auswertung der Ober- und Unterkieferzahnbögen in den drei Ebenen (Modellanalyse),
  - Verfahren der Platzbedarfsanalyse im Wechsel- und bleibenden Gebiß,
  - Bedeutung von klinischen Richtwerten in der Interpretation kieferorthopädischer Befunde und Verfahren zur Individualisierung der Meßwerte.
- Kieferorthopädischer Gesamtbefund
  - Synthese aus den verschiedenen Einzelbefunden,
  - Wertigkeit der Einzelbefunde für die kieferorthopädische Diagnose in Abhängigkeit zur Dysgnathie und zum Alter,
  - Bedeutung der laufenden Diagnostik während der kieferorthopädischen Behandlung.

1.4.4   Prophylaxe in der Kieferorthopädie

- Pränatale Prophylaxe
  - Kenntnisse um die negativen Einflüsse bestimmter Noxen auf die Entwicklung ektodermaler Strukturen,
  - pränatale Noxen als Ursache von Kieferfehlbildungen und dentalen Anomalien.
- Postnatale Prophylaxe
  - Säuglingsernährung, orofaziale Fehlfunktionen,
  - Folgen der Lutschgewohnheiten.
- Ziele präventiver kieferorthopädischer Maßnahmen
  - Abgewöhnung der Lutschgewohnheit, Stärkung der orofazialen Muskulatur durch Myotherapie,
  - Abstellen der habituellen Mundatmung,
  - Erhalt der Zahnbogenlänge bei vorzeitigen Milchzahnverlusten,
  - Vorbeugung der Progredienz von Dysgnathien,
  - Mundhygieneunterweisung, Ernährungslenkung und Fluoridierungsmaßnahmen,
  - präventive Maßnahme bei Parodonto- und Myoarthropathien.

1.4.5   Prinzipien der kieferorthopädischen Behandlung

- Grundlagen der Therapieplanung
  - Behandlungsziele, optimaler Behandlungszeitpunkt,
  - Indikation für Behandlungsmaßnahmen und Apparaturen.
- Voraussetzungen für die kieferorthopädische Therapie
  - Gewebeumbau im Bereich des orofazialen Systems,
  - Umstellung der Muskeltätigkeit und funktionelle Anpassung,
  - biomechanische Prinzipien der Orthodontie und belastungsbedingte Reaktionen und Nebenwirkungen.
- Einteilung kieferorthopädischer Apparaturen
  - Aktive Geräte (abnehmbare und festsitzende Apparaturen), funktionskieferorthopädische Geräte und ihr Indikationsbereich,
  - Wirkungsweise, Konstruktion, Herstellung und Handhabung abnehmbarer Geräte,
  - festsitzende Apparaturen mit Berücksichtigung der Phasen des Behandlungsablaufes,
  - Vor- und Nachteile der herausnehmbaren und festsitzenden Geräte.
- Werkstoffkunde der Kieferorthopädie
  - Drahtmaterialien, physikalische Eigenschaften und Verarbeitung,
  - Schraubentypen,
  - Heiß- und Kaltplaste, Materialien für festsitzende Apparaturen.

1.4.6   Grundzüge der Behandlungssystematik

- Interzeptive Kieferorthopädie
  - Konservative oder Extraktionstherapie bei verschiedenen Zahnstellungs- und Kieferanomalien im Kindes- und Jugendalter,
  - dentoalveoläre Kompensationsmaßnahmen und skelettaler Ausgleich,
  - Planung des Behandlungsablaufes bei charakteristischen kieferorthopädischen Symptomkomplexen unter Berücksichtigung der Lokalisation des zu erwartenden Wachstums und des Patientenalters.
- Erwachsenenbehandlung
  - Biologische, parodontale und gelenkbezügliche Besonderheiten der Erwachsenenbehandlung,
  - Indikation,
  - Behandlungsprobleme und Behandlungsgeräte,
  - interdisziplinäre Zusammenarbeit mit anderen Fachbereichen.

- Lippen-Kiefer-Gaumenspalten
  - Zeitpunkt des kieferorthopädischen Behandlungsbeginns bei Lippen-Kiefer-Gaumenspalten,
  - Behandlungsmaßnahmen bei Lippen-Kiefer-Gaumenspalten,
  - Koordinierung des Behandlungsablaufes mit anderen Disziplinen.
- Behindertenbehandlung
  - Möglichkeiten und Grenzen der kieferorthopädischen Therapie,
  - geeignete Behandlungsgeräte, orofaziale Stimulationstherapie und unterstützende myofunktionelle Übungen.
- Chirurgische Kieferorthopädie
  - Spezielle Diagnostik mit Vorhersage des Behandlungsergebnisses, interdisziplinäre Planung des Behandlungsablaufes,
  - prä- und postchirurgische kieferorthopädische Maßnahmen und Retention, chirurgische Verfahren.
- Retention und Rezidiv
  - Dauer und Intensität der Retention,
  - Ablauf der Retention,
  - Retentionsgeräte, Häufigkeit und Ursachen von Rezidiven,
  - posttherapeutische Veränderungen im Gebißsystem, weitere Überwachung.

1.4.7   Patientenaufklärung und -führung

- Beratung der Patienten und Eltern und Aufklärungspflichten,
- Vorteile, Nachteile und Risiken der geplanten Behandlungsmaßnahmen,
- Beurteilung der Motivation des Patienten,
- Bedingungen der Behandlung bei Kindern, Jugendlichen und Erwachsenen,
- Bedeutung der Zahnpflege und die erschwerten Bedingungen der Mundhygiene bei Behandlung mit festsitzenden Apparaturen, Pflege kieferorthopädischer Geräte.

1.4.8   Zusammenarbeit mit anderen Disziplinen

- Oralchirurgische Eingriffe im Rahmen einer kieferorthopädischen Behandlung,
- kieferorthopädische Maßnahmen bei Parodontopathien, Arthropathien, Kieferfrakturen und Ankylosen, präprothetische und prächirurgische Maßnahmen,
- orofaziale Regulationstherapie beim Down-Syndrom und bei Spastikern,
- unterstützende Maßnahmen bei Atmungs- und Asthmatherapien, bei Stimm- und Sprachbehandlungen und der Skoliosetherapie,
- Zusammenarbeit zwischen Kieferorthopädie und Humangenetik bei der genetischen Familienberatung und bei Dysmorphiesyndromen.

2 Biologische Grundlagen der Schädelentwicklung

Vorbemerkung

Für den Lernenden im Fachgebiet der Kieferorthopädie ist es nicht sogleich einsehbar, daß im Gegenstandskatalog die Schädelentwicklung mit ihren Steuerungsmechanismen einen relativ breiten Raum einnimmt.

Die zwingende Notwendigkeit ergibt sich aus der Tatsache heraus, daß kieferorthopädische Diagnostik und Therapie am wachsenden Individuum vorgenommen werden und die Befunderhebung nur eine Momentaufnahme im komplizierten Entwicklungsablauf des Schädels darstellt. Kiefer- und Gesichtswachstum, das bereits abgelaufen ist und solches, was noch bevorsteht, muß jeder Kieferorthopäde richtig einschätzen können, um Ausmaß und Richtung der Entwicklungspotenzen therapeutisch nutzen zu können oder um störende Faktoren auszuschalten.

Kenntnisse zur Schädel- und Gesichtsentwicklung dienen im Fachgebiet folgenden diagnostischen Aufgabenstellungen und therapeutischen Zielen:

- Ätiologie und Pathogenese von schweren Dysmorphiesyndromen und Spaltbildungen im Kiefer-Gesichts-Bereich,
- Festlegung des optimalen Behandlungsbeginnes,
- Ausschluß therapeutischer Möglichkeiten wegen generell oder lokal sistierenden Wachstums,
- Festlegung lokaler Angriffsmöglichkeiten für kieferorthopädische Kräfte,
- Hemmung von Wachstumstendenzen, welche die Harmonie von Ober- und Unterkiefer stören.

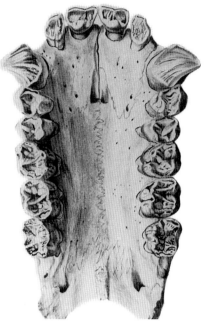

Abb. 1 Oberkiefer eines Primaten. Im Gegensatz zum menschlichen Gebiß fallen die lange schmale Form, die großen spitzen Eckzähne und Lücken zu den Schneidezähnen auf (Primatenlücken)

Die folgenden Darstellungen zur Phylo- und Ontogenese bauen auf den vermittelten Kenntnissen im Rahmen des Grundstudiums, speziell der Biologie, Anatomie und Embryologie, auf und sind deshalb nur übersichtsmäßig aufgeführt.

2.1 Phylogenetische Aspekte der Schädelentwicklung

Eine entscheidende Umbildung des Schädels der Vertebraten setzte mit dem aufrechten Gang ein. Dabei wurde die Position des Gesichts vor dem Hirnschädel aufgehoben, und die Kieferkomplexe verlagerten sich mehr unter die vordere Schädelbasis. Gleichzeitig verkleinerte sich der Gesichtsschädelanteil zugunsten eines vergrößerten Hirnschädels. Mit der räumlichen Trennung von Kehlkopf und Nase wurde eine Sprachausbildung auch physikalisch durch eine Verlangerung der zur differenzierten Lautbildung erforderlichen Luftsäulenschwingung möglich.

Nase, Mund und Augen kamen in eine vertikale Ebene. Die Verkleinerung der Kiefer wurde bei primitiven Menschentypen (Pithecanthropus) noch durch einen alveolären Prognathismus kompensiert, d.h. die Schneidezähne waren nach labial geneigt und vergrößerten damit den Zahnbogen (Abb. 1 und 2). Während der weiteren Entwicklung wurde das Gesichtsskelett zunehmend graziler, die Schneidezähne richteten sich auf, das Kinn verlor seine fliehende Form und wurde prominenter. Diese Kinnumbildung ist auch als Folge der Zungenraumverkleinerung anzusehen, da durch die sagittale Kieferreduzierung die Zunge vertikal ausweichen mußte und so zu einer Ausbuchtung am Unterkieferrand beitrug. Dies wiederum führte zu einer Aufrichtung der Symphyse mit Ausbildung der Kinnprominenz.

Folgen am zahntragenden Alveolarfortsatz und am Gebiß:

- Alveolarfortsätze sind mehr vertikal ausgerichtet.
- Zahnengstand durch eine Disproportion von Zahn- und Kiefergröße. Dieser ist

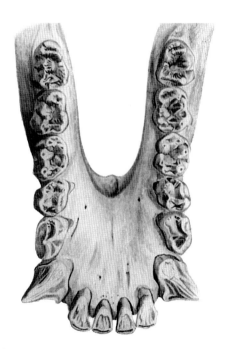

Abb. 2 Unterkiefer eines Primaten. Es fallen das langgestreckte Planum alveolare, die mächtigen Eckzähne und Lücken zu den Schneidezähnen und den Prämolaren auf (Primatenlücken)

mit der stärkeren Größenreduktion der Kiefer gegenüber der der Zähne zu erklären. *Das Gebiß, d.h. die Zahnzahl, Höcker- und Wurzelzahl hat von Spezies zu Spezies geringere Änderungen erfahren als die kraniofaziale Morphologie.*

- Die Reduzierung der Ausdehnung der Alveolarfortsätze betrifft weniger die Höhe als die Breite und Länge. Im Zahnsystem kam es zur Verringerung der Höckerzahl an den Molaren und zur Zahnzahlreduktion, speziell der Weisheitszähne. Bei etwa 30% der Population fehlt mindestens ein 3. Molar.
- Mit der sagittalen Verkürzung der Alveolarfortsätze ist eine Verzögerung der Dentition für den Eckzahn und die 2. und 3. Molaren verbunden, da sich die Keime dieser Zähne nicht neben, sondern zunächst über den Nachbarzähnen befinden und damit einen längeren Durchbruchsweg zu bewältigen haben. Dies kann letztlich auch zur erschwerten Zahnung (Dentitio difficilis) oder zur Retention dieser Zahngattungen führen.
- Im Rahmen einer Studie zum Akzelerationstrend in den letzten 100 Jahren an Jenaer Schulkindern wurde neben der Körpergrößenzunahme von ca. 10 cm auch eine Zunahme der Kopflänge und Abnahme der Kopfbreite registriert. Dies findet auch seinen Niederschlag in einer Reduktion der Kieferbreite und damit Einengung des Platzangebotes für die Zähne, da diese im gleichen Zeitraum keine Größenabnahme erfahren haben.

Zusammenfassung

Während der Phylogenese haben die knöchernen Anteile des Gesichtsschädels eine größere Veränderung erfahren als die Gebißanteile. Neben der funktionellen Unterbeanspruchung der Zähne kann dies als die Hauptursache für den Zahnengstand auf Grund einer Disproportion zwischen Zahn- und Kiefergröße angesehen werden.

2.2　Ontogenetische Aspekte der Kiefer-Gesichts-Entwicklung

Aus dem 1. Schlundbogen differenzieren sich der Unterkiefer- und der Oberkieferkomplex.

Ende der 4. Embryonalwoche: Die Mundbucht (Kopfdarm) ist noch durch die Membrana buccopharyngea vom Hauptdarm getrennt. Vereinigung durch Einreißen am 28. Tag.

Topographie: Um die Mundbucht sind die 5 Gesichtsfortsätze, paarig die Oberkiefer- und Unterkieferfortsätze und der Stirnfortsatz angeordnet.

6.–7. Woche: Der Stirnwulst differenziert sich in die medialen Nasenwülste (Nasenrücken und Zwischenkiefer) und lateralen Nasenwülste (Nasenflügel),

OK-Wülste bilden die Wangen, seitliche Teile der Oberlippe und den Oberkiefer.

UK-Wülste bilden die Unterlippe und den Unterkiefer.

Einengung der primitiven Mundhöhle durch Wachstum. Verstreichen der Gesichtsfurchen und Auflösung der aneinander gelagerten Epithelien.

8. Woche: menschliche Gesichtszüge, noch kein Gaumendach, gemeinsame Mund-Nasen-Höhle (Abb. 3).

8.–11. Woche: Trennung von Mund- und Nasenhöhle durch Ausbildung des sekundären Gaumens;

Wachstum der *Gaumenfortsätze* zunächst nach kaudal, dann nach mesial;

Aufrichten und Verwachsen der Gaumenfortsätze zwischen 8. und 11. Woche (Abb. 4).

Die Kieferlagebeziehungen ändern sich pränatal vor allem in sagittaler Richtung.

Schwarz (1961) unterscheidet 3 Stadien der Lagebeziehung von Unterkiefer zu Oberkiefer:

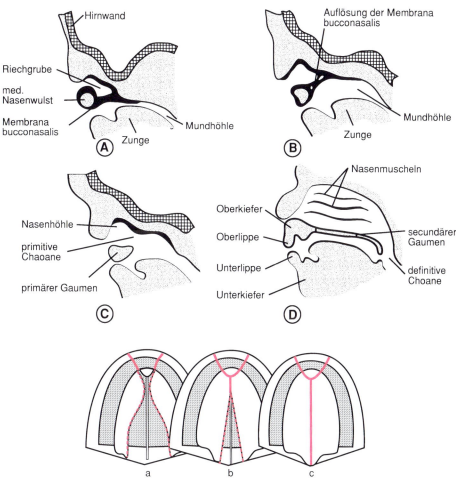

Abb. 3 A) primäre Mundhöhle und Riech-
grube. B) Auflösung der Membrana bucconasalis. C) gemeinsame Mund- und Nasenhöhle, primärer Gaumen (Zwischenkiefer).
D) Trennung von Mund und Nase durch sekundären Gaumen (8.–10. Embryonalwoche) (aus *Hotz* 1980)

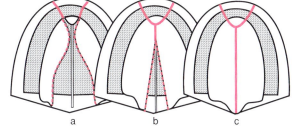

Abb. 4 Verschmelzung der Gaumenfortsätze (sekundärer Gaumen) von anterior nach posterior (a–c)

I.   bis zur 7. Woche   noch gemeinsame Mund- und Nasenhöhle = *Urrückbiß*.
II. 8. bis 11. Woche   Aufrichtung der Gaumenfortsätze, Zunge weicht nach vorn und unten aus → *Urvorbiß*.
III. zur Geburt   *zweiter embryonaler Rückbiß*, da erneuter Wachstumsvorsprung des Oberkiefers. Dieser ist der naturgemäße „Regelbiß" des Neugeborenen.

Bei Querschnittsuntersuchungen an Feten wurde zwar deutlich, daß nach Aufrichtung der Gaumenfortsätze eine Verringerung der Unterkieferrücklage zu beobachten ist, eine Vorlage (Urvorbiß) jedoch die Ausnahme war.

2.3   Das Schädelwachstum unter besonderer Berücksichtigung des Knochenwachstums von Ober- und Unterkiefer

Wie eingangs erwähnt, spielen differenzierte Wachstumsvorgänge für die Ätiologie von Zahnstellungs- und Bißlageanomalien, aber auch für deren erfolgreiche Behandlung eine herausragende Rolle. Der Kieferorthopäde kann nur während des Gesichtsschädelwachstums die Bißlageanomalie korrigieren, d.h. das Wachstum in eine bestimmte Richtung lenken. Dabei können erblich determinierte Wachstumspotenzen und -reaktionen diesem Bestreben behilflich sein oder diametral entgegenstehen. Dies muß schon vor Beginn der Therapie eingeschätzt werden, wobei diese *Wachstumsprognose* keine leichte Aufgabe ist, da das kraniofaziale Wachstum kein linearer und symmetrischer Prozeß, von einem Ursprungspunkt ausgehend, ist, sondern auf unterschiedlichen *Wachstumsarten*, die zu *unterschiedlichen Zeiten* mit *unterschiedlicher Intensität* und mit *unterschiedlicher Richtung* wirksam werden, beruht. Obwohl Knochengewebe eine relative Formbeständigkeit und Festigkeit aufgrund seiner *Stützfunktion* haben muß, zeichnet es sich im Kindes- und Jugendalter durch eine hohe *Anpassungsfähigkeit* und Formveränderlichkeit aus. Dies betrifft sowohl die verkalkten als auch die unverkalkten Strukturen.

Knochenwachstum erfolgt nur an *Oberflächen* und *Nahtstellen*. Ein interstitielles Knochenwachstum gibt es nicht. Die Vergrößerung und Ausdehnung des Hirn- und Gesichtsschädels ist jedoch nicht allein auf Gewebsvermehrung, sondern zum großen Teil auf abgestimmte *Appositions-* und *Resorptionsvorgänge* sowie *Verlagerung* knöcherner Anteile zurückzuführen.

Zum besseren Verständnis der nebeneinander und gleichzeitig ablaufenden, aber immer aufeinander abgestimmten Entwicklungs- und Regelmechanismen soll von folgender Systematik ausgegangen werden:

- zeitlicher Ablauf des postnatalen Schädelwachstums,
- Knochenbildungsarten,
- Entwicklungs- und Wachstumsmechanismen,
- Wachstum von Oberkieferkomplex und Unterkiefer mit Beispielen der Stimulation durch kieferorthopädische Apparaturen,
- Wachstumstheorien und Steuerprozesse.

2.3.1   Zeitlicher Ablauf des knöchernen Schädelwachstums

Pränatal: Zunächst differenziert sich aus dem Mesenchym das Chondrocranium, das zum einen als Schablone für die knöcherne Schädelbasis dient, auf dem sich zum anderen aber auch das Gehirn, welches einen Wachstumsvorsprung hat, entwickeln kann.

Am *Ende des 2. Embryonalmonats* beginnt die Verknöcherung auf knorpeliger oder bindegewebiger Grundlage. Zunächst liegen die Verknöcherungszentren noch weit auseinander und sind durch breite Synchondrosen und Suturen getrennt. Dagegen ist zur Geburt das generalisierte Wachstum am Hirnschädel bereits in ein lokalisiertes übergegangen.

Postnatal: Neurocranium und Viscerocranium haben zur Geburt einen unterschiedlichen Entwicklungsgrad erreicht. Im 5. Lebensjahr hat das Neurocranium 85% seiner Endausdehnung erreicht, während beim Viscerocranium noch 55% des Wachstums ausstehen. Das Größenverhältnis von Neurocranium zu Viscerocranium beträgt im 5. Lebensjahr 8:1 und wird bis zum 20. Lebensjahr auf 2,5:1 angeglichen (Abb. 5 und 6). Das Wachstum und dieser Anpassungsprozeß verlaufen nicht kontinuierlich, sondern sind von Verlangsamung und Beschleunigung gekennzeichnet. Das des Unterkiefers erfolgt etwa parallel mit dem allgemeinen Körperwachstum (Abb. 7).

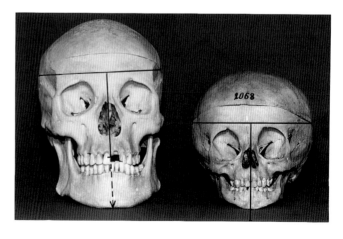

Abb. 5   Proportionsunterschiede von Hirn- und Gesichtsschädel zwischen Kleinkind (rechts) und Erwachsenem. Im Alter zwischen null und fünf Jahren wird schon ein Hirnschädelwachstum von 85% erreicht, während im Gesichtsschädel der Anteil erst ca. 40% beträgt. Die Breite des Kleinkindschädels entspricht bereits der des Erwachsenen, während die Länge noch weit geringer ist (→)

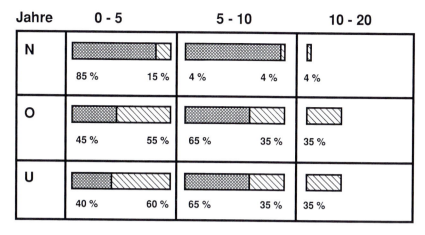

Jahre	0 - 5	5 - 10	10 - 20
N	85 % 15 %	4 % 4 %	4 %
O	45 % 55 %	65 % 35 %	35 %
U	40 % 60 %	65 % 35 %	35 %

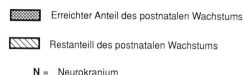

■ Erreichter Anteil des postnatalen Wachstums

▨ Restanteil des postnatalen Wachstums

N = Neurokranium
O = Oberkieferkomplex
U = Unterkiefer

Abb. 6 Anteile des postnatalen Wachstums im Vergleich zwischen Neuro- und Viscerocranium (Ober- und Unterkiefer)

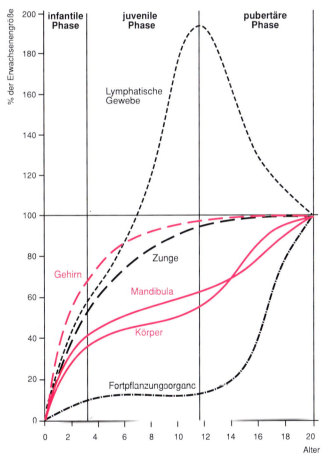

Abb. 7 Wachstumsverlauf unterschiedlicher Organe und Gewebe im Verhältnis zum allgemeinen Körperwachstum. Während die Mandibula einen parallelen Verlauf zum Körperwachstum zeigt, weisen Gehirn und Zunge einen Vorlauf auf. Auffällig ist auch das extreme Wachstum und die Rückbildung des lymphatischen Gewebes, welches in Form einer Hyperplasie der Tonsilla pharyngea im Alter zwischen sechs und zwölf Jahren besonders die Nasenatmung behindern kann und Anlaß für eine Adenotomie ist (*Stöckli* et al. 1994)

Für die kieferorthopädische Behandlung ist vor allem das Zeitintervall der Wachstumsbeschleunigung während der Pubertät von Bedeutung, da besonders unmittelbar vor oder während dieses Wachstumsschubes die Harmonisierung der Lagebeziehung von Ober- und Unterkiefer durch Stimulation des in der Entwicklung zurück gebliebenen Kiefers mit funktionskieferorthopädischen Apparaturen möglich ist (Abb. 8). Die Wachstumsintensität nimmt, gemessen als jährliche Zuwachsrate, bis zum 4. Lebensjahr zunächst ständig ab. Zwischen dem 6.–8. Lebensjahr kommt es zu einem leichten Anstieg, dem sogenannten juvenilen Wachstumsspurt, um danach wieder abzufallen (präpubertäre Wachstumsverlangsamung). Es folgt der schon erwähnte steile Anstieg zum pubertären Wachstumsgipfel, der eine Geschwindigkeit erreicht, die dem des 2. Lebensjahres entspricht. Mit diesen Schüben, gemessen an der Körpergrößenzunahme, läuft auch das Wachstum in den Knochensuturen des

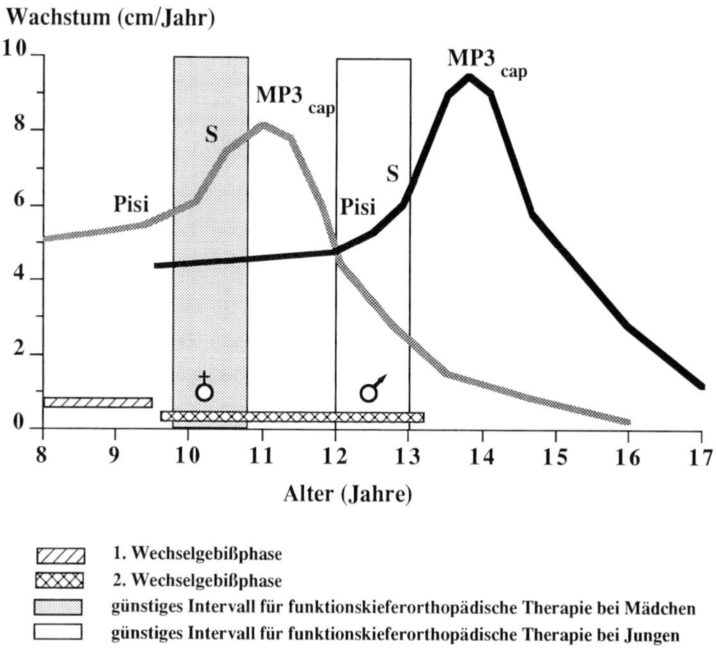

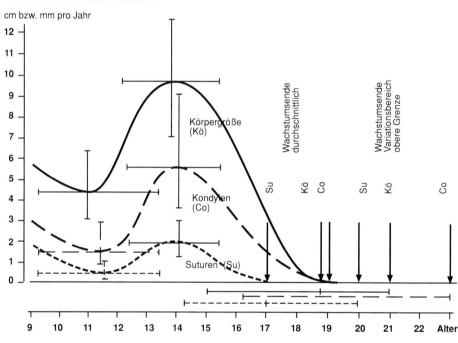

Abb. 8 Körperwachstum und Funktionskieferorthopädie. Die Behandlung mit funktionskieferorthopädischen Geräten sollte am Beginn des pubertären Wachstumsschubes einsetzen (Pisi, S, MP3$_{cap}$ = Verknöcherungsstadien der Hand)

⧄⧄⧄ 1. Wechselgebißphase
⌧⌧⌧ 2. Wechselgebißphase
▨▨▨ **günstiges Intervall für funktionskieferorthopädische Therapie bei Mädchen**
▢▢▢ **günstiges Intervall für funktionskieferorthopädische Therapie bei Jungen**

Wachstumsverlauf Knaben

Abb. 9 Verlauf des Körperwachstums (Kö) im Verhältnis zu dem der Unterkieferkondylen (Co) und der Suturen (Su). Wachstumsende im Durchschnitt zwischen dem 17. und 19. Lebensjahr, jedoch Variationsbereich der Kondylen bis zum 23. Lebensjahr (Umzeichnung nach *Stöckli* et al. 1994)

Gesichtsschädels und an den Kondylen, speziell am Unterkieferkondylus, weitgehend parallel. Allein das Wachstumsende für diese drei Parameter variiert im Verhältnis zum Alter sehr stark (Abb. 9). Das suturale Wachstum ist eher abgeschlossen als das Körperwachstum, so daß die transversale Dimension zwischen den Orbitae schon etwa mit 13 bis 15 Jahren stabil ist.

Dagegen kann man im Bereich des Unterkieferkondylus auch nach dem 20. Lebensjahr, also weit nach Abschluß des Körperwachstums, noch Zellaktivität feststellen.

Bezogen auf das chronologische Alter liegt der pubertäre Wachstumsschub beim Individuum zu sehr unterschiedlichen Zeiten. Aus diesem Grund ist das *skelettale Alter*, mit welchem der knöcherne Entwicklungsstand wiedergegeben wird, für die kieferorthopädische Therapie bedeutungsvoller als das *chronologische Alter*, das in diesem Zusammenhang eine untergeordnete Rolle spielt. Beide können stark differieren. Als weitere Kategorie ist für den Behandlungsbeginn und den erfolgreichen Behandlungsverlauf noch das *dentale Alter*, d.h. das Alter in Bezug zum Zahnwechsel, von Bedeutung, da auch in diesem eine gute Reaktion auf das kieferorthopädische Behandlungsmittel zu erwarten ist. Skelettales und dentales Alter weisen beim einzelnen nur eine geringe Korrelation und starke Geschlechtsunterschiede auf. Bei Mädchen liegt die 2. Wechselgebißphase meistens im Wachstumsschub, während sie bei Jungen davor schon abgeschlossen ist (Abb. 8).

Hinsichtlich der zeitlichen Einordnung der noch darzustellenden verschiedenen Knochenwachstumsarten und deren Lokalisation, ist von folgendem Ablauf auszugehen:

- *Enchondrales Wachstum (Kap. 2.3.2):* Dieses erfolgt besonders während des Embryonal- und Fötalstadiums. Eine Ausnahme bildet das Wachstum des Unterkieferkondylus. Durch enchondrale Verknöcherung entsteht hauptsächlich die *Schädelbasis* (Os occipitale, sphenoidale, pars petrosa ossis temporalis, lamina perpendicularis ossis ethmoidalis). Postnatal sind besonders die Synchondrosen zwischen Hirn- und Gesichtsschädel noch aktiv und haben morphogenetische Bedeutung.
- *Desmales Wachstum (Kap. 2.3.2):* Es ermöglicht besonders während der Fötalzeit und der ersten Lebensjahre als generalisiertes und später lokalisiertes, als suturelles Wachstum, eine Schädelvergrößerung, so z.B. im Bereich der großen und kleinen Fontanellen. Durch desmale Verknöcherung entstehen die *Schädelkapsel, der Oberkieferkomplex und der Unterkiefer.* Ausnahmen sind der Unterkieferkondylus, das Nasenseptum und die Synchondrosen zur Schädelbasis (s.o.).
- Eine Sonderform des desmalen Knochenwachstums im Sinne eines besonderen Wachstumsmechanismus ist das *periostale und endostale Wachstum.* Es zeichnet sich durch eine abgestimmte Apposition und Resorption aus und tritt während der gesamten postnatalen Entwicklung auf. Der *Gestaltwandel der Gesichtsschädelform*, der seinen Ausdruck in einer konkaveren Profilform, einer stärkeren vertikalen Streckung gegenüber der Verbreiterung findet, ist diesem Wachstumsmechanismus zuzuschreiben (Abb. 10).

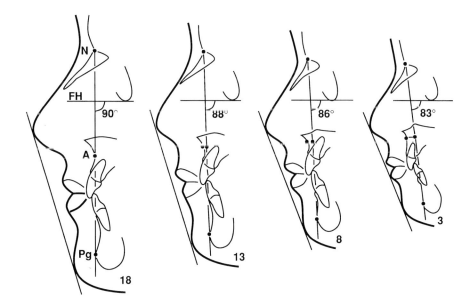

Abb. 10   Gestaltwandel des Profils zwischen dem 3. und 18. Lebensjahr. Durch Verstärkung der Kinnprominenz bei gleichzeitiger vertikaler Streckung treten die Lippen gegenüber der Ästhetik-Linie (Tangente an Nase und Kinn) zurück und es entsteht ein mehr konkaves Mundprofil (Umzeichnung nach *Ricketts* 1975)

2.3.2   Knochenbildungsarten

Desmale Ossifikation

Auf desmaler, also bindegeweblicher Grundlage entstehen zwei Formen: *Faserknochen* und *lamellärer Knochen*.

Faserknochen entsteht unvermittelt in der unverkalkten bindegewebigen Grundsubstanz: Fibroblasten → Osteoblasten → Osteoid (Verkalkung durch Einlagerung von Apatitkristallen) → Ausreifung durch Ausrichtung der Kristallanordnung und der Verlaufsrichtung der Kollagenfibrillen.

Aus topographischer Sicht bildet sich ein aufgelockerter medullärer und ein kortikaler Bereich heraus. Auf den kortikalen Teil lagert sich das Periost auf, dessen innere Schicht osteogene Funktionen besitzt und maßgeblich am periostalen Wachstum beteiligt ist. Die Mineralisation des Faserknochens erfolgt relativ rasch und stellt nur die Vorform für eine spätere Umbildung in Lamellenknochen dar.

Der *Lamellenknochen* ist die Komplettierungs- und Stabilisierungsform des Faserknochens bzw. der verkalkten Knorpelgrundsubstanz. Er benötigt eine mineralisierte Grundlage und formiert sich durch konzentrische Anordnung der Osteoblasten und der Fasern um ein zentrales Gefäß. Damit erfolgt die Ausbildung der *Osteone* oder *Haversschen Systeme*. Diese sind funktionell ausgerichtet. Die Apatitanordnung in den Bindegewebsfibrillenschichten entspricht den einwirkenden Belastungen und Beanspruchungen. Der größte Teil des Haversschen Systems wird jedoch erst im Erwachsenenalter ausgebildet, da die Statik dieses Systems der Dynamik des wachsenden kindlichen Skelettes entgegensteht (Abb. 11). Lamellenknochen wächst und formiert sich außerdem sehr langsam und ist gerade beim Wachsenden den ständig ändernden funktionellen Beanspruchungen ausgesetzt. Lamelläre Strukturen unterliegen deshalb einem ständigen Umbau. Dieser natürliche labile Zustand kann besonders durch die orthodontische Zahnbewegung genutzt werden. Stabile lamelläre Systeme entstehen erst, wenn das Wachstum sistiert. Die Geschwindigkeit der Bildung lamellären Knochens beträgt 0,7 bis 1,5 μm/Tag. Demgegenüber beträgt die Mineralisation des Faserknorpels ca. 0,5 mm/Tag.

Chondrale Ossifikation

Wie der Name besagt, besteht bei dieser Verknöcherungsart eine knorpelige Präformierung. Der Knorpel bildet jedoch nur eine Art Gußform oder Schalung und wird durch die gleichen Mechanismen wie bei der desmalen Ossifikation durch knochen-

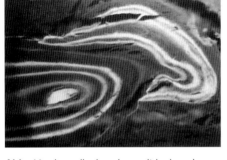

Abb. 11   Lamellenknochen mit ineinander verschachtelten Osteonen aus dem Alveolarfortsatz des wachsenden Beagle-Hundes. Die Schichtung wurde mit Hilfe der polychromen Sequenzmarkierung sichtbar gemacht (*Harzer* und *Seifert* 1991)

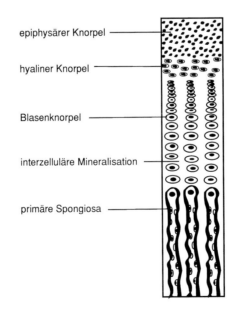
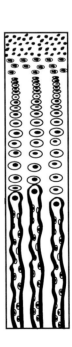
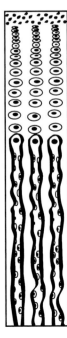

epiphysärer Knorpel

hyaliner Knorpel

Blasenknorpel

interzelluläre Mineralisation

primäre Spongiosa

Abb. 12   Wachstum des Epiphysenknorpels (primärer Knorpel): Wachstum erfolgt durch die Zellvemehrung (Teilung) in der Säulenknorpelzone (Bereich zwischen hyalinem und Blasenknorpel). Im Laufe des Wachstums, dargestellt von links nach rechts, geht bei gleichzeitiger Streckung der Blasenknorpel in die primäre Spongiosa über und die Knorpelzone verschmälert sich (*Enlow* 1968, Umzeichnung nach *Rakosi* und *Jonas* 1989)

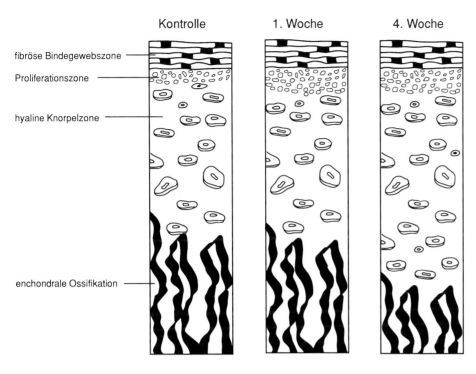

Kontrolle   1. Woche   4. Woche

fibröse Bindegewebszone

Proliferationszone

hyaline Knorpelzone

enchondrale Ossifikation

Abb. 13   Veränderung im Kondylenknorpel (sekundärer Knorpel) nach Vorverlagerung des Unterkiefers im Tierexperiment: vier Wochen nach Beginn ist eine Verbreiterung der Proliferationszone als auch der gesamten Knorpelzone im histologischen Bild zu registrieren (*Petrovic* et al. 1975, Umzeichnung nach *Rokosi* und *Jonas* 1989)

bildende Zellen und Einlagerung von Apatitkristallen ersetzt bzw. ausgetauscht. Nach der Topographie werden *perichondrale* und *enchondrale* Ossifikation unterschieden. Beide Verknöcherungsarten kommen an den langen Röhrenknochen vor. Die perichondrale Ossifikation geht von Mesenchymzellen des den Diaphysen aufgelagerten Perichondriums aus. Die enchondrale Ossifikation beginnt zunächst mit der Umwandlung und Auflösung der Knorpelzellen (Blasenknorpel) im Inneren und wird durch Kalkeinlagerungen, Einsprossung von Gefäßen und Einwanderung bzw. Differenzierung von Chondroklasten und Osteoblasten aus Bindegewebszellen fortgeführt. Auf diese Weise wird ein Knochenbälkchensystem aufgebaut, in das noch Knorpelreste eingebettet sind. Dieses Knochenbälkchensystem kann beanspruchungsgemäß zur Spongiosa oder Kompakta umgebaut werden. Bei der chondralen Verknöcherung lassen sich in den Übergangsbereichen zwischen Knochen und Knorpel charakteristische Schichtungen nachweisen. Diese sind beim sog. primären Knorpel (Epiphysenknorpel) in anderer Zusammensetzung als beim sekundären Knorpel (Unterkieferkondylus) geschichtet (Abb. 12). Im Gegensatz zum primären Knorpel fehlt beim sekundären die Säulenknorpelzone, während die hyaline Knorpelzone dominiert. Letztere reagiert gemeinsam mit der Proliferationszone bei einer Beeinflussung durch ein kieferorthopädisches Gerät mit einer merklichen Verbreiterung (Abb. 13). Danach wird er wie der Säulenknorpel bei der primären Variante in Knochen umgewandelt. Im Gegensatz zum Knochenwachstum, das nur an den Oberflächen und Rändern erfolgt, ist eine interstitielle Knorpelvermehrung möglich. An die Stelle des Perichondriums tritt das Periost mit seiner osteogenen Funktion. Dies geschieht, obwohl im Inneren die enchondrale Ossifikation fortschreitet (Tab. 1).

Tab. 1   Knochenentstehung auf desmaler und enchondraler Grundlage

Desmale Osteogenese

1. Ausgangsmatrix ist das undifferenzierte Bindegewebe (Mesenchym) mit Blutgefäßen (B)

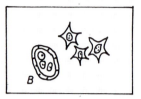

2. Zelldifferenzierung zu Osteoblasten (1) und Produktion von faserhaltiger Knochenmatrix (2); einige Zellen bleiben undifferenziert (3)

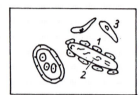

3. Die Blutgefäße, zwischen den sich bildenden Knochentrabekeln (T) bleiben erhalten. Während einige Osteoblasten (1) weiter Osteoid ablagern, mauern sich einige von ihnen ein und werden zu Osteozyten (4)

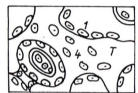

4. Aus dem Netzwerk von Faserknochen entstehen durch konzentrische Auflagerung lamellären Knochens vom Periost her Osteone (OS) (Abb. 11)

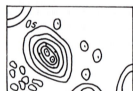

Enchondrale Ossifikation

1. In der knorpeligen Anlage eines Röhrenknochens entsteht ein Verknöcherungszentrum (Z), das sich durch Zellteilung in allen Richtungen ausdehnt

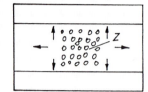

2. Nach Umbau des Säulenknorpels in Blasenknorpel und interzellulärer Mineralisation wird zunächst die Primärspongiosa (S) gebildet. Das frühere Perichondrium (P) funktioniert als Periost (desmal). Von ihm aus sprossen Gefäße und Osteoblasten in die Primärspongiosa und bauen sie ab und um

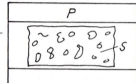

3. Vom Periost (P) her wird fortlaufend neuer Knochen gebildet. Dadurch verdickt sich die Kompakta (K) und der Geflechtknochen wird abgebaut und durch Spongiosa ersetzt

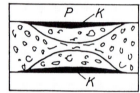

4. Konzentration des interstitiellen Knorpelwachstums auf die Epiphysenfuge (E). Oberhalb entsteht der sog. sekundäre Knorpel (SK) mit spezifischen Eigenschaften (Abb. 13). Unterhalb wird der Geflechtknochen weiter abgebaut

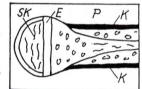

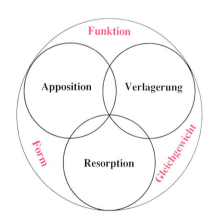

Abb. 14   Die Erhaltung oder Wiederherstellung eines Gleichgewichtes zwischen Form und Funktion kann vor allem während des Wachstums und der Entwicklung des kindlichen Organismus nur durch abgestimmte Umbauvorgänge in den Hart- und Weichgeweben realisiert werden

2.3.3   Knochenwachstums- und Kochenentwicklungsmechanismen

Das knöcherne Schädelwachstum wird von zwei Hauptprinzipien bestimmt:

- Erreichen einer optimalen Relation zwischen *Form und Funktion*, d.h., mit einem Minimum an Knochenmasse soll ein Maximum an Stabilität und Schutz für die umschlossenen Weichteile erreicht werden.
- Der Wachstumsvorlauf einzelner Knochen und Komplexe, wie z.B. der des Hirnschädels, schafft mechanische *Spannungen* und *Ungleichgewichte*, die einer ständigen Anpassung bzw. eines Ausgleichs bedürfen.

Der Umsetzung dieser Prinzipien dienen drei grundsätzliche Vorgänge, die durch ihr unterschiedliches qualitatives und quantitatives Zusammenspiel eine Expansion des Schädels in allen drei Ebenen des Raumes ermöglichen. Dies sind: *Apposition, Resorption* und *Verlagerung* (Abb. 14).

Apposition und Resorption bedeuten Knochenan- oder -abbau, der vom Periost oder Endost ausgeht, während die Verlagerung des gesamten Knochens auf benachbartes Knochenwachstum oder räumliche Expansion ganzer Knochenkomplexe zurückzuführen ist.

Periostales und endostales Wachstum

Die Eigenart dieses *Knochenwachstums* besteht in einem abgestimmten An- und Abbau (Apposition und Resorption) und führt zu einem *Driften der Kortikalis* (Abb. 15). Es ist zu beachten, daß etwa die Hälfte der Kortikalis des Gesichtsschädelskelettes von der äußeren Rinde, dem *Periost*, und die andere von der inneren Rinde, dem *Endost*, gebildet wird. Während es durch Resorption am Endost und Apposition am Periost zur Expansion bei gleichbleibender Dicke kommt, kann dieser Prozeß in unmittelbarer Nähe auch umgekehrt verlaufen, d.h., Kompression bei gleichbleibender Dicke. Der Umkehrpunkt wird auch als „*reversal line*" bezeichnet (Abb. 16). Überwiegt die Apposition, wird der Knochen dicker, während bei vorherrschender Resorption die Knochenstärke abnimmt. Beides ist auch während des Gesichtsschädelwachstums zu registrieren, wobei in der Summe die Knochenapposition im Laufe der Entwicklung etwas überwiegt.

Relokation und Umbau
Bei Knochenapposition an einem Knochenrand, der gelenkig oder durch eine Naht mit einem anderen in Verbindung steht, kommt es gleichzeitig zur Lageänderung oder Relokation des Knochens in toto. Wenn z.B. mit Hilfe eines funktionskieferorthopädischen Gerätes zum Ausgleich einer Unterkieferrücklage am Kondylus Knochen angebaut wird, erfolgt eine Verlagerung der Mandibula nach ventral. Um jedoch alle bereits bestehenden Funktionen aufrechtzuerhalten, muß kompensativ ein Umbau (Remodellation) an anderen Orten geschehen. Im geschilderten Fall würde das u.a. eine Resorption am Vorderrand des Astes betreffen.

Dieser Vorgang dominiert auch das gesamte natürliche Unterkieferwachstum (Abb. 17). Dabei geht die Relokation immer der Remodellation voraus.

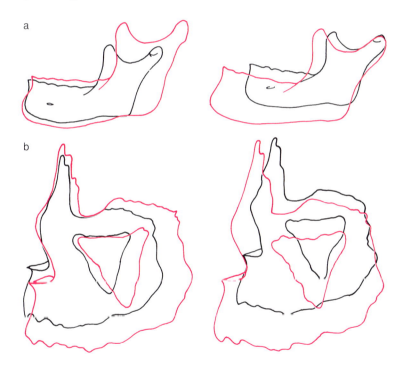

Bei diesem bisher zweidimensional (sagittal und vertikal) betrachteten Prozeß muß jedoch auch die transversale Ausdehnung Berücksichtigung finden. Im Falle des Unterkieferwachstums bedeutet dies eine Anpassung an die Gelenkgruben, die sich nach außen, hinten und unten verlagern. Die Kompensation in transversaler Richtung erfolgt ebenfalls durch abgestimmte Appositions- und Resorptionsprozesse, die dem sogenannten *V-Prinzip* folgen. Dabei wird an der Innenfläche Knochen angebaut, während außen Knochen abgebaut wird. Dadurch öffnet sich das „*V*", wird also breiter und bewegt sich nach hinten (Abb. 18). Ein ähnliches Prinzip gilt auch für die Gaumenverbreiterung.

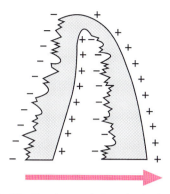

Abb. 15 Knochenwachstum durch abgestimmte Apposition und Resorption (Kortikalisdrift)

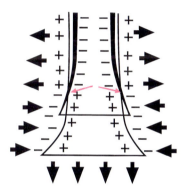

Abb. 16 Umkehr von Apposition und Resorption an einer Fläche ermöglicht Beibehaltung gleicher Formen trotz Längen- oder Breitenwachstum. Der Umschlagpunkt wird als „reversal line" bezeichnet (*Enlow* 1989)

Abb. 17   a) Umbau und Verlagerung des Unterkiefers während des Wachstums. Anbau erfolgt hauptsächlich am Kieferwinkel am Kondylus, am Processus coronoideus und am Alveolarfortsatz (links). Da der Unterkiefer jedoch im Kiefergelenk fixiert ist, kommt es zu einer Verlagerung nach ventral und kaudal. b) Für den Umbau und die Verlagerung des Oberkiefers gilt sinngemäß das gleiche wie für den Unterkiefer (*Enlow* 1989)

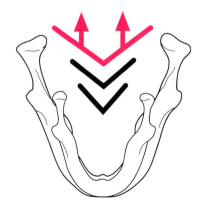

Abb. 18 V-förmiges Wachstum des Unterkiefers (*Enlow* 1989)

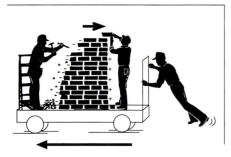

Abb. 19   Die Verlagerung des Gesichtsschädels nach ventral und kaudal (←) verläuft der Richtung des Wachstums bzw. Knochenanbaues (++) entgegengesetzt. Außerdem findet an der Oberfläche des Gesichtsschädels eine „modellierende" Resorption statt (– – –) (*Enlow* 1989)

Verlagerung

Wie bereits erwähnt, kommt es neben den direkten lokalen Wachstumsprozessen durch die unterschiedliche und oft zeitlich versetzte Expansion zur Verlagerung oder Displacement benachbarter und auch weiter entfernter Knochenstrukturen. Dies trifft vor allem auf die Grenzlinie zwischen Gesichts- und Hirnschädel zu. Hier kommt es besonders an den spheno-okzipitalen und fronto-naso-maxillären Nähten durch das spätere Wachstum der Gesichtsknochen zur Verlagerung des Oberkieferkomplexes nach vorn und unten. Dabei erfolgt hauptsächlich Apposition an der Nahtstelle und nicht an der Vorderseite.

Die Verlagerungsrichtung ist damit in den meisten Fällen der Wachstumsrichtung entgegengesetzt (Abb. 19). Im Unterschied zu dieser direkten, durch keilförmiges Wachstum verursachten Verlagerung, kann es auch zum indirekten Displacement durch die Expansion von nicht direkt benachbarten Knochen und Weichteilen, die ebenfalls maßgeblich an der Knochenverlagerung beteiligt sein können, kommen.

2.3.4   Wachstum von Oberkieferkomplex und Unterkiefer

Allgemeine Vorbemerkung zum Mittelgesichtswachstum

Wie im Kapitel zum zeitlichen Ablauf des Schädelwachstums dargestellt, hat der Hirnschädel zum Zeitpunkt der Geburt einen Wachstumsvorsprung, der erst allmählich während der weiteren postnatalen Entwicklung ausgeglichen wird. Dies betrifft vor allem die sagittale und vertikale Ausdehnung des Gesichtsschädels, die noch weitgehend unterentwickelt ist. Dagegen überträgt sich schon zur Geburt die Breite der Schädelbasis, verursacht durch das frühe Wachstum des Gehirns, auf die transversalen Maße von Ober- und Unterkiefer. Aus diesen Zusammenhängen wird auch deutlich, daß die Schädelbasis eine Art Entwicklungsschablone oder dynamisches Schnittmuster für die Kiefer darstellt. Auf Grund der direkten Nahtstellen hat die vordere Schädelgrube mehr eine Leitfunktion für den orbito-naso-maxillären Komplex, im folgenden kurz als Oberkiefer bezeichnet, und die mittlere Schädelgrube beeinflußt die Lage des Unterkiefers.

So ist z.B. davon auszugehen, daß sich bei einer langen schmalen Schädelbasis ein hohes, schmales und langes Gaumengewölbe entwickelt und ein frühes Sistieren der Schädelsuturen mit einer Mittelgesichtshypoplasie verbunden ist (Abb. 20).

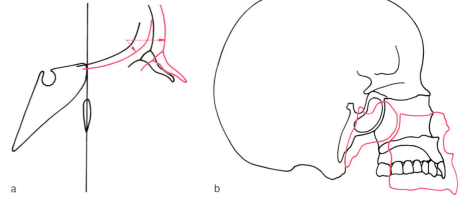

Abb. 20   a) Wachstum und Verlagerung der vorderen Schädelgrube, welche eine Wachstumsschablone für den Oberkieferkomplex darstellt. b) Wachstum der mittleren Schädelgrube beeinflußt das Wachstum und die Verlagerung des Unterkiefers (*Enlow* 1989)

a   b

Das Unterkieferwachstum wird dagegen von zwei übergeordneten Regionen gesteuert. Während die Kondylen über das Wachstum der mittleren Schädelbasis und das der Temporallappen des Gehirns beeinflußt werden, kommt es im vorderen zahntragenden Alveolarfortsatzanteil zum Abgleich über die Zahnokklusion mit dem Oberkiefer (Abb. 20). Diese Verzahnung ist jedoch sehr labil, so daß durch die unterschiedlichsten Einflüsse der Unterkiefer entkoppelt werden und entweder im Wachstum weit zurückbleiben (Distalbiß) oder den Oberkiefer überragen kann (Vorbiß oder mandibuläre Prognathie).

Vordere und hintere Schädelgrube haben die Funktion eines Fundamentes, dessen Ausdehnung weitgehend den Aufbau des Gesichtsschädelgebäudes mitbestimmt. Dies muß auch im Sinne des schon angesprochenen Gleichgewichtes zwischen Form und Funktion als biologisches Prinzip bedacht werden, wenn kieferorthopädisch einseitig in lokale Wachstumsprozesse am Ober- oder Unterkiefer eingegriffen wird. Rezidive und fehlende Behandlungsstabilität könnten ihre Ursache darin haben und nur eine ausreichend lange Retentions- und Kontrollzeit läßt die Chance, einen neuen Gleichgewichtszustand zu erreichen. Weichteilwachstum und -funktion haben in diesem Zusammenhang auch eine wesentliche Bedeutung und werden im Zusammenhang mit den Wachstumstheorien zu den primären Steuerungsmechanismen zu besprechen sein. Andererseits, so vermutet *Enlow* (1989), sind gerade lokale und zeitlich versetzte Wachstumsprozesse, die zu Spannungen in den Schädelnähten und damit zum Ungleichgewicht führen, der Motor für Wachstum und Entwicklung. In welchem Umfang das ärztliche Eingreifen in dieses Wechselspiel von Dysbalance und Wachstumsanpassung neue stabile Gleichgewichtszustände herbeiführen kann, ist heute noch weitgehend ungeklärt. In jedem Falle sollte, abgesehen von schweren kraniofazialen Dysostosen die kieferorthopädische Umformung nicht zu weit getrieben werden.

Oberkieferkomplex

Die Remodellations- und Relokationsvorgänge durch abgestimmte Appositions- und Resorptionsvorgänge nehmen ihren Ausgangspunkt an der Nahtstelle zwischen Oberkieferkomplex und Schädelbasis. Eine sehr wachstumsaktive Zone ist der Tuber maxillae. Bei dessen posteriorer Verlängerung entstehen die sogenannten Molarenfelder, die Voraussetzung für den Durchbruch der Molaren sind (Abb. 21 und 22). Die Apposition am Tuber ist von einer Resorption an der inneren Tuberfläche begleitet. Damit driftet die Kortikalis nach posterior. Der gesamte Oberkieferkomplex wird entgegengesetzt nach anterior und kaudal verlagert (Relokation und Umbau). Durch die Resorption im Inneren kommt es gleichzeitig zu einer Vergrößerung der Kieferhöhle. Zusätzlich zu dieser primären Ventralverlagerung kommt es durch Wachstum in der vorderen Schädelgrube bis etwa zum 7. Lebensjahr zu einer Expansion, die sich sekundär und unabhängig vom Oberkieferwachstum als weitere Ventralverlagerung aufpfropft (s. Abb. 20).

Neben dem Tuberwachstum findet im Bereich des Alveolarfortsatzes Apposition in kaudaler und zentrifugaler Richtung statt. Auch hier kommt es durch Resorption am Kieferhöhlenboden zur vertikalen Kortikalisdrift. Das Gaumengewölbe wird höher, da die Apposition an den Alveolarfortsätzen ausgeprägter ist als am Gaumendach (Abb. 23). Transversal erfolgt ein geringer Zuwachs im Bereich der Sutura mediana.

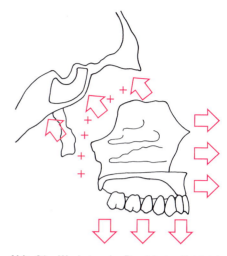

Abb. 21 Wachstum im Bereich der Nahtstelle zwischen Oberkieferkomplex und Schädelbasis (= Apposition), Verlagerung nach kaudal und ventral (*Enlow* 1989)

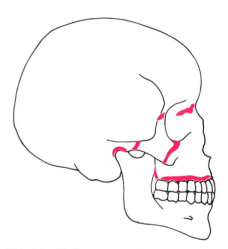

Abb. 22 Wachstumszonen im Bereich des Oberkieferkomplexes und dem Übergang zur Schädelbasis

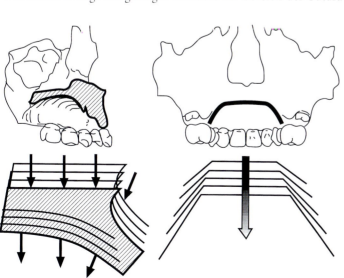

Abb. 23 Wachstum des Oberkieferalveolarfortsatzes und des Gaumens. Apposition im Gaumengewölbe und an den Alveolarfortsätzen, Resorption vom Nasenboden her, Senkung, geringe Verbreiterung und Abflachung sind die Folgen (*Enlow* 1989)

Der Intermolarenabstand vergrößert sich vom 6.–18. Lebensjahr um 3 mm. Dagegen nimmt die Distanz zwischen den Processus zygomatici um 6 mm zu. Die Differenz ist aus der zunehmenden Palatinalaufrichtung der Molaren zu erklären, welche die Expansion, gemessen als intermolare Distanz, abschwächt. Besonders die transversalen Zuwachsmaße sind für den Kieferorthopäden von Interesse, da er vor allem bei einem Schmalkiefer versucht, diesen durch apparative Nachentwicklung zu korrigieren. Gegenüber dem transversalen Zuwachs im Molarenbereich konnte *Björk* (1963) mittels Implantatstudien im interkraninen Bereich jenseits des 10. Lebensjahres keinen Zuwachs mehr beobachten. Dies ist auch der Grund, warum transversale Weitung mit kieferorthopädischen Mitteln in diesem Bereich sehr rezidivgefährdet ist und in der Regel unterlassen werden sollte. In diesem Zusammenhang muß auch noch einmal daran erinnert werden, daß zum Zeitpunkt der Geburt der Schädel schon eine große Breite erreicht hat und die Disproportion zum Hirnschädel hauptsächlich in der sagittalen und vertikalen Ausdehnung liegt.

Der Höhenzuwachs des Alveolarfortsatzes zwischen erster und zweiter Dentition kann abgelesen werden, wenn es zur Ankylosierung von Milchmolaren kommt. Diese stehen dann weit unterhalb der Okklusionsebene der bleibenden Zähne und repräsentieren die Kauebene des Milchgebisses, da sie durch Verlust der parodontalen Faseraufhängung nicht mit der Vertikalverlängerung mithalten konnten (Abb. 24). Warum es zu diesem lokalen Wachstumsdefizit kommt, ist noch nicht geklärt.

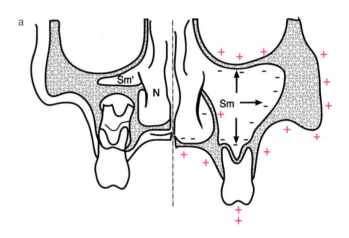

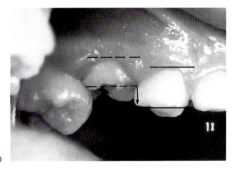

Abb. 24 a) Wachstumsverlauf des Oberkieferkomplexes in der Prämolarenregion, links: Milchgebiß, rechts: bleibendes Gebiß (N = Nasenhöhle, Sm = Sinus maxillaris) (Umzeichnung nach *Stöckli* 1993). b) Ankylosierung eines 2. Milchmolaren, d. h. Verlust der parodontalen Aufhängung und Verwachsung mit der Alveolenkortikalis. Dadurch Hemmung des vertikalen Alveolarfortsatzwachstums (−). Am okklusalen Niveauunterschied ist das Wachstum seit der Ankylosierung ablesbar

Unterkiefer

Weit übersichtlicher als im Oberkiefer gestalten sich die Wachstumsprozesse im Unterkiefer (UK). Der UK entwickelt sich nach der Resorption des Meckelschen Knorpels aus zwei Knochenplatten desmalen Ursprungs, die in der Symphyse zur Zeit der Geburt noch knorpelig miteinander verbunden sind (s. Kap. 2.1 und 2.2). Aus funktioneller Sicht kann der Unterkiefer in einen basalen, einen alveolären und einen muskulären Anteil untergliedert werden. Postnatal wächst der Unterkiefer nach anfänglich allseitiger Apposition nur noch in dorso-kranialer Richtung. Dies bedeutet, daß hauptsächlich im Kieferwinkel nach dorsal, am Kondylus, am Processus coro-

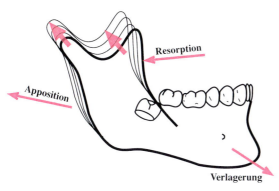

Abb. 25   Appositions- und Resorptions-
sowie Verlagerungsvorgänge am Unterkiefer
(s. Abb. 17) (*Enlow* 1989)

noideus und am Alveolarfortsatz Zuwachs erfolgt, während die remodellierende
Resorption am Vorderrand des Astes die Ausbildung der Molarenfelder ermöglicht
(Abb. 25).

Die bei vielen Individuen ungenügende Remodellation führt zur Durchbruchsbehinderung für den 3. Molaren, da das Molarenfeld nicht ausgebildet ist (Abb. 26).

Vor allem in der Prämolarenregion kommt es sowohl bukkal als auch lingual zur
periostalen Apposition, was zu einer Kompaktaverstärkung führt. Generell ist der
Oberkiefer spongiöser als der Unterkiefer, was allgemein zur Erleichterung des
Umbaus bei orthodontischen Maßnahmen im ersteren beiträgt. Dagegen gehen
natürliche Zahnwanderung bei Lückenbildung und orthodontische Zahnbewegung
im Unterkiefer langsamer vonstatten. Das vertikale Wachstum ist gegenüber dem des
Oberkiefers geringer ausgeprägt. Die Ausformung der Alveolarfortsätze von Ober-
und Unterkiefer wird auch maßgeblich von den innen und außen anliegenden Weichteilen Zunge, Lippen und Wangen geprägt.

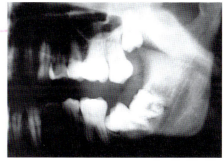

Abb. 26   Durchbruchsbehinderung für 2. und
3. Molaren, da Wachstumsdefizit am Kieferwinkel sowie fehlende Resorption auf der
Innenseite

Dimensionsänderungen der Alveolarfortsätze von Ober- und Unterkiefer

In Abhängigkeit von der Diskontinuität des Körper- und des Gesichtsschädelwachstums verläuft auch die *sagittale und transversale* Dimensionsveränderung der Alveolarbögen von Ober- und Unterkiefer. Gerade diese Veränderungen sind für die kieferorthopädische Therapie jeoch sehr bedeutungsvoll, da eine Wachstumsstimulation in
Phasen maximaler Beschleunigung leichter und schneller möglich ist (Abb. 27). Nach
Stöckli et al. (1994) sind folgende Veränderungen von Bedeutung.

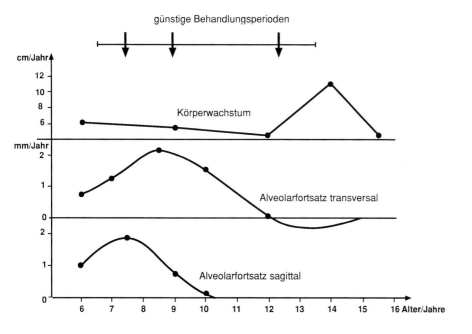

Abb. 27   Zuwachs der Alveolarfortsätze
(Front- und Prämolarenregion) in sagittaler
und transversaler Richtung in mm pro Jahr
(unten), Körperwachstum in cm pro Jahr
(oben), Wachstumsmaxima sind besonders für
eine kieferorthopädische Intervention geeignet

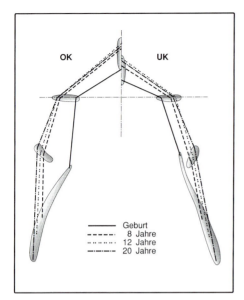

Abb. 28 Zuwächse der Alveolarbögen von Ober- und Unterkiefer im Schneidezahn-, Eckzahn-, Prämolaren- und Molarenbereich (graue Felder) zwischen der Geburt und dem 20. Lebensjahr. Die größte Ausdehnung erfolgt im Bereich der Molaren in sagittaler Richtung. In der Schneide- und Eckzahnregion kommt es dagegen zwischen 12. und 20. Lebensjahr zur Stagnation bzw. zum Rückgang durch die modellierende Resorption

- Nach einer maximalen Breiten- und Längenzunahme in den ersten beiden Lebensjahren folgt bis zum 6. Lebensjahr ein Plateau.
- In Vorbereitung auf die Einstellung der Schneidezähne nimmt nach dem 6. Lebensjahr die transversale Eckzahndistanz in OK und UK, die sagittale Ausdehnung des Schneidezahnsegmentes jedoch nur im OK zu.
- Nach dem 8. Lebensjahr kommt es im Frontzahnsegment nur noch zu einem geringen Zuwachs. Die intercanine Distanz des Unterkiefers verändert sich bis zum Abschluß des Wachstums nur noch geringfügig, weshalb eine transversale Weitung in diesem Bereich nach dem 10. Lebensjahr nicht stabil ist und die Auflösung eines Engstandes nur durch Verschiebung des Eckzahnes im Alveolarbogen erreicht werden kann (Abb. 28).
- Die intermolare Distanz nimmt dagegen bis zum 14. Lebensjahr vor allem im Oberkiefer noch etwas zu. Dies ist auf einen suturalen Wachstumseffekt in der Sutura palatina media zurückzuführen. Dagegen kommt es für die Aufnahme der 1. und 2. Molaren zu einer sagittalen Zunahme und Ausbildung der Molarenfelder. Dies endet jedoch mit dem 16. bis 17. Lebensjahr, so daß fehlendes Längenwachstum dann zur sogenannten Dentitio difficilis des 3. Molaren führt, d.h., er verhakt sich im Unterkiefer am Ast oder bricht im Oberkiefer bukkal bzw. palatinal des 2. Molaren durch.
- Im frontalen Segment kommt es zwischen dem 16. und 20. Lebensjahr zu einer Abnahme der transversalen und sagittalen Distanzen. Dies ist durch die modellierenden Resorptionsprozesse im bukkalen Bereich bedingt und führt neben der vertikalen Translokation des Ober- und Unterkieferkomplexes zur beschriebenen Abnahme der Konvexität und Zunahme der Konkavität des Gesichtsprofils. Außerdem ist diese Regression ein Faktor für das Auftreten eines Zahnengstandes der unteren Schneidezähne (tertiärer Engstand).

Die *vertikale* Veränderung der Alveolarbögen zueinander ist stark an die Dentition und ihre Abfolge gebunden. Sie verläuft ebenfalls nicht kontinuierlich, sondern stufenförmig und ist letztlich lokaler Ausdruck der vertikal-ventralen Translokation des Gesichtsschädels. Es werden damit die sogenannten drei *physiologischen Bißhebungen* in Verbindung gebracht. Die dazu beschriebenen und als Auslöser verantwortlich gemachten Dentitions- und Okklusionsveränderungen sind jedoch bei der Komplexität des Wachstumsgeschehens anzuzweifeln. Sichtbares Zeichen für eine solche Bißhebung ist die Verringerung des vertikalen Übergreifens der oberen über die unteren Schneidezähne, auch als Überbiß bezeichnet.

Die *1. physiologische Bißhebung* soll an die Dentition der 1. Milchmolaren gebunden sein, da mit ihrem Durchbruch die bis dahin flächig aufeinanderliegenden zahnlosen Seitensegmente der Alveolarfortsätze auseinandergedrängt werden.

Die *2. physiologische Bißhebung* wird in Verbindung mit dem Durchbruch der 1. bleibenden Molaren und den Schneidezähnen zwischen dem 6. und 8. Lebensjahr gebracht.

Sie soll durch die Kombination der Streckung des Unterkiefers bei Ausbildung des Molarenfeldes (1. Molar) mit dem Durchbruch der Schneidezähne erzeugt werden. Der wachsende Unterkiefer wird dabei durch die Schneidezähne in sagittaler Richtung entlang der Palatinalflächen der Oberkieferschneidezähne nach ventral und kaudal geführt. Während des Zahnwechsels der einzelnen Schneidezähne bleibt die schiefe Ebene als Gleitfläche durch die Milcheckzähne erhalten.

Die *3. physiologische Bißhebung* ist mit dem Durchbruch des unteren Eckzahnes verbunden und erfolgt zwischen dem 10. und 11. Lebensjahr. Da der bleibende Eckzahn ca. 2 mm breiter ist als sein Vorgänger, muß nach dem Ausfall des Milchzahnes der bleibende, gleich einem Keil, die Zahnreihe auseinanderdrücken, da zu diesem Zeitpunkt der als Platzreserve dienende zweite Milchmolar häufig noch nicht ausgefallen ist. Dadurch vergrößert sich der Zahnbogen des Unterkiefers und der Überbiß durch den Oberkiefer verringert sich. Die beschriebenen Bißhebungen gehen hauptsächlich von der Expansion des Unterkiefers aus, die zeitlich ähnlichen Wachstumsprozessen im Oberkiefer vorgelagert sind. Aus diesem Grund sind die einzelnen Bißhebungen von Bißsenkungen bei entsprechender Expansion des Oberkiefers gefolgt. In der Summe verringert sich jedoch, abgesehen von Tiefbißanomalien, der Überbiß im Laufe der normalen Dentition.

Variation der Verlagerung von Oberkieferkomplex und Unterkiefer
(Wachstumsmuster)

Die Relokation und Umwandlung des Gesichtsschädels wird für kieferorthopädisch-diagnostische Zwecke sinnvollerweise von der Nahtstelle zum Hirnschädel, der Schädelbasis, aus betrachtet und bestimmt. Überdeckt man an dieser Trennlinie, die in einer lateralen Schädelaufnahme durch das Nasion (Sutura nasofrontalis), die Sella turcica und das Basion (Vorderrand des Foramen magnum) gebildet wird, Aufnahmen verschiedener Altersstufen, bewegen sich Kinnspitze und Spina nasalis anterior nach ventral und kaudal. Diese Verlagerung ist jedoch keine geradlinige, sondern auf Grund lokal unterschiedlichen Wachstums im Mittelwertbereich von einer nach kranial zeigenden Rotation begleitet (Abb. 29a). Dieses leicht nach anterior rotierende Wachstum, das sich vor allem am Unterkiefer nachweisen läßt, wird auch als *neutrales Wachstumsmuster* bezeichnet und ist am häufigsten zu finden. Abweichend davon kann vor allem die Rotationskomponente noch mehr nach kranial oder gegenläufig nach posterior verlaufen. Dementsprechend bezeichnet man die Verstärkung der anterioren Rotation auch als *horizontales oder anteriores Wachstumsmuster* und die Abschwächung bzw. Umkehr der Rotation als *vertikales Wachstumsmuster* oder Posteriorrotation (Abb. 29b). Diese Abweichungen vom normalen, neutralen Wachstumsverlauf wirken sich auf den Therapieverlauf bei gleichen Zahnstellungs- und Bißla-

Abb. 29 a) Unterschiedliche Richtungen der Verlagerung und der Rotation des Gesichtsschädels zwischen 11 und 17 Jahren (Umzeichnung nach *Björk* und *Skieller* 1983): Neutrale Wachstumsrichtung (rechts): Unterkiefersymphyse und Spina nasalis anterior verlagern sich gleichmäßig nach ventral und kaudal. Horizontale Wachstumsrichtung (Mitte): Unterkiefer und Oberkiefer werden mehr nach ventral als nach kaudal verlagert. Vertikale Wachstumsrichtung (links): im gezeichneten Fall wird der Unterkiefer stärker nach kaudal als nach ventral verlagert, dies kann auch für den Oberkiefer zutreffen und muß jeweils getrennt für die Kiefer bewertet werden. b) Extreme Arten der wachstumsmäßigen Verlagerung des Gesichtsschädels; links: stark anterior gerichtetes Wachstum bei Tiefbiß und kleinem Kieferwinkel rechts: stark vertikal gerichtetes Wachstum bei offenem Biß und vergrößertem Kieferwinkel (CT-Aufnahmen)

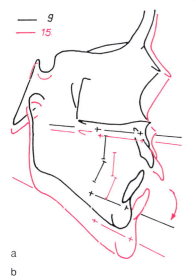
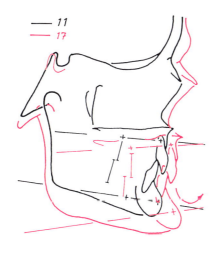
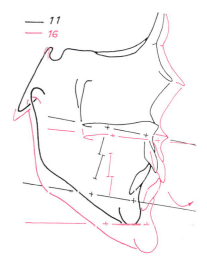

a

b

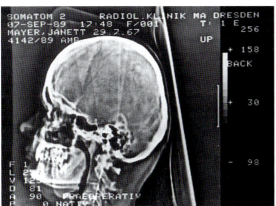
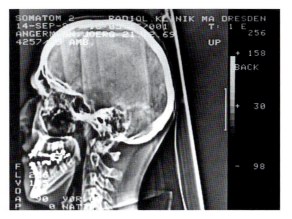

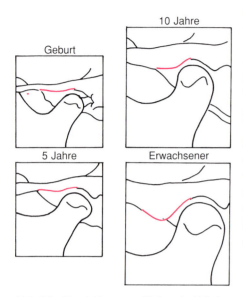

Abb. 30 Entwicklung von Kiefergelenkköpf-chen, Gelenkgrube und Tuberculum articulare (rot), zur Geburt (links oben), mit 5 Jahren (links unten), mit 10 Jahren (rechts oben) und beim Erwachsenen (rechts unten) (Umzeich-nung nach *Stöckli* et al. 1994)

geanomalien sehr unterschiedlich aus und müssen deshalb diagnostisch und nach Möglichkeit prognostisch vor Beginn der Therapie bestimmt werden. Vor allem bei der Festlegung des Behandlungsweges bei der häufigsten Anomalie, dem Zahneng-stand, hat die Wachstumsrichtung ausschlaggebende Bedeutung für die Behebung durch Weitung oder systematische Extraktion von Prämolaren.

Relokation und Verlagerung sind in Ober- und Unterkiefer zwar weitgehend gleich-gerichtet und aufeinander abgestimmt, allein das Ausmaß differiert. So beträgt die durchschnittliche Zunahme im Unterkiefer 2,5 mm/Jahr, während sie im Oberkiefer ca. 1 mm/Jahr ausmacht. Diese Differenz ist zum einen auf die Distanz zu den hauptsächlichen Wachstumslokalisationen zurückzuführen und zum anderen durch die Verlagerung der Kiefergelenkgrube nach dorsal und kaudal bedingt (Abb. 30). Diese gegenläufige Transposition der Fossa mandibularis macht sui generis ein stärkeres Wachstum des Unterkiefers erforderlich, um im Bereich der Okklusion die sagittale Balance zwischen Ober- und Unterkiefer aufrechtzuerhalten. Die Okklusion kann aber auch, wie zu Beginn ausgeführt, als Regelgröße im abgestimmten Wachstum von Ober- und Unterkiefer angesehen werden, da die Überwindung einer stabilen „Ver-zahnung" mit extrem lokal überschießendem Wachstum verbunden ist, so daß ein feedback-Mechanismus zwischen Okklusion und Wachstum sehr wahrscheinlich ist. Dies ist wiederum Grund genug, zum Abschluß einer kieferorthopädischen Therapie eine stabile Verzahnung anzustreben, um damit einem Rezidiv vorzubeugen.

Zusammenfassung:

Die folgenden Wachstumsprozesse in Ober- und Unterkiefer sind auch diagno-stisch-therapeutisch von Bedeutung:

- Kondylus des Unterkiefers,
- Synchondrosis spheno-occipitalis,
- Sutura palatina mediana,
- Periost und Endost der Alveolarfortsätze,
- Verlagerung der Gelenkgrube.

Diese Wachstumsprozesse können einerseits durch die kieferorthopädische Appara-tur, wenn auch teilweise nur bedingt, stimuliert werden, um Disproportionen zwi-schen Zahn- und Kiefergröße und Bißlageabweichungen auszugleichen (Tab. 2). Sie können jedoch auch durch Parafunktionen, falsche Atmung oder Muskelschwäche einen negativen Impuls erhalten und damit der Bildung einer harmonischen Mor-phologie und Funktion entgegenwirken.

Tab. 2 Anwendungsbeispiele für die Wachstumsstimulation, Relokation und Umbau durch kie-ferorthopädische Apparaturen

Wachstumsart	Anwendungsbeispiel
Enchondrale Ossifikation	Unterkieferkonyluswachstum mit Aktivator Synchondrosenaktivierung durch Headgear und Gesichts-maske nach Delaire
Desmale Ossifikation	
• Suturen	Wachstum in der Sutura palatina media durch Apparatur mit Dehnschraube
• Periost	Apposition auf der bukkalen Seite des Alveolarfortsatzes durch Zug auf das Periost mit den Pelotten des Funktions-reglers
• Endost	Apposition und Resorption beim Umbau im Alveolarfortsatz während der Zahnbewegung mit abnehmbaren und festsit-zenden Geräten.

2.3.5   Wachstumssteuerung

Über die Topogenese und den zeitlichen Ablauf des Schädelwachstums besteht weitgehende Klarheit. Ungeklärt sind die Steuermechanismen. Ein determiniertes „autonomes" Wachstumsmuster steht den vielfältigen funktionellen Einflüssen gegenüber. Wie aus den zuvor dargestellten Wachstumsmechanismen deutlich wurde, gibt es lokal differente Zonen der Zellproliferation, also des eigentlichen Wachstums, und der bloßen Verlagerung. Aus diesem Grund ist anzunehmen, daß Primärstrukturen an bestimmten Orten „autonom" wachsen und die Nachbargewebe sich sekundär anpassen. Dieses Primat wird von der Morphogenese her zunächst auf das Periost und Endost sowie auf die knorpeligen und bindegewebigen Nähte und gelenkigen Verbindungen eingeengt, da nur von diesen *Wachstumsfeldern* (Periost/Endost) und *Wachstumszonen* eine Proliferation und die entsprechende Formgebung ausgehen kann. In den vergangenen Jahrzehnten hat es nicht an theoretischen und experimentellen Arbeiten gemangelt, mit denen der einen oder anderen Struktur die Funktion eines primären Wachstumszentrums zugewiesen werden sollte.

So meint *Baume* (1968), daß dem Chondrokranium primäre Wachstumspotenzen innewohnen. Er beobachtete bei der experimentellen Exstirpation von Knorpelfugen während der Embryonalzeit ein ausgedehntes Sistieren des Knochenwachstums.

Sicher (1947) wies einen ähnlichen Effekt bei der Entfernung bindegewebiger Suturen nach und schreibt deshalb diesen Strukturen eine ebensolche autonome Tendenz zu.

Enlow (1989) weist dagegen darauf hin, daß die Vielfalt der „Gesichter" in der Population den unterschiedlichen Appositions- und Resorptionsaktivitäten von Periost und Endost zuzuschreiben ist und primärer Steuerungsmechanismen bedarf.

Da, wie bereits erwähnt, das Gleichgewicht zwischen Form und Funktion auch der im knöchernen Schädel eingebetteten und anliegenden Weichteile bedarf, liegt es nahe, auch Muskeln, Sehnen und Haut in diese Überlegungen einzubeziehen. Pathogentisch sind die gebißverformenden Auswirkungen von Habits, wie Einsaugen der Wange und Daumenlutschen ein ausdrücklicher Hinweis darauf.

Eine extreme Wachstumstheorie vertritt in diesem Zusammenhang *Moss* (1969), der meint: „*Das skelettale Wachstum ist die sekundär kompensatorische und mechanisch obligatorische Antwort auf Reize der funktionellen Matrix.*" Dieser Satz ist Bestandteil seiner funktionellen Schädelanalyse, nach der zunächst jeder Funktion eine bestimmte *Schädelkomponente* zugeordnet wird. Jede dieser Schädelkomponenten setzt sich aus einer Weich- und einer Hartgewebskomponente, der *funktionellen Matrix* und der *skelettalen Einheit* zusammen. Die skelettalen Einheiten entsprechen Knochenarealen, die Schutz- und Stützfunktion für die funktionelle Matrix innehaben.

Die *funktionelle Matrix* wird noch einmal untergliedert in die *periostale* und die *kapsuläre Matrix*. Beiden schreibt er autonome Wachstumstendenzen zu, wobei die periostale Matrix in Form der Muskeln und Sehnen direkt am Knochen angreift und ihn umbaut, führt das Wachstum der kapsulären Matrix zur Verlagerung ganzer Schädelknochen und Komplexe.

	Funktionelle Matrix	
periostale Matrix	*kapsuläre Matrix*
Muskeln und Sehnen, die direkt Wachstumsreize auf die skelettale Einheit übertragen (Apposition, Resorption, enchondrales und perichondrales Wachstum)	Dura, Gehirn, innere Nase, Augen, besitzen über genetische Information primäre Wachstumstendenz, die zur Verlagerung (Translation) großer skelettaler Einheiten führt
↓	↓
Transformation (Umbau)	*Translation* (Verlagerung)

Auch diese Theorie ist nicht unwidersprochen geblieben, da z.B. Ober- und Unterkiefer sich ständig nach vorn und unten verlagern, obwohl der Zug der Kaumuskulatur in die entgegengesetzte Richtung weist. Hier könnte zwar eingewandt werden, daß auch die Kaumuskulatur sich durch Wachstum verlängert und damit zur angegebenen Verlagerungsrichtung beiträgt. Allein die experimentellen Beweise für die hochgradigen Wachstumsstörungen nach der Exstirpation von Suturen und Synchondrosen lassen an der Ausschließlichkeit der Steuerung durch die „funktionelle Matrix" Zweifel aufkommen.

An dieser Stelle sei noch einmal an das Prinzip erinnert, wonach alle Knochenwachstumsprozesse letztlich dem Erreichen eines stabilen Form-Funktion-Gleichgewichts untergeordnet sind. Dieses Ziel wird jedoch erst beim Erwachsenen erreicht. Bis dahin kommt es immer wieder zu „Ungleichgewichten" durch lokalen Wachstumsvorlauf, gefolgt von Anpassung im Nachbarbereich, die wiederum zu einem neuen Gleichgewicht führt oder erneut Anlaß für weiteren Umbau oder Verlagerung ist. Bei diesem permanenten Wechselspiel sind primärer Anschub und sekundäre Anpassung schwer voneinander zu trennen. Unter Berücksichtigung der zeitlichen Hierarchie bestimmter Wachstumsarten (pränatal: enchondral/desmal, postnatal: desmal) und der Richtigkeit bestimmter Teile der unterschiedlichen Hypothesen näherte *van Limborgh* (1972) in einer „Kompromiß"-Hypothese die extremen Theorien einander an und geht von einem multifaktoriellen Steuermechanismus aus, dem drei Faktorengruppen zu Grunde liegen (Abb. 31).

Hypothese zur Wachstumssteuerung des Gesichtsschädels (van Limborgh 1972)

Hauptkategorien der beeinflussenden Faktorengruppen:

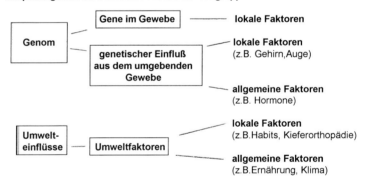

Faktorengruppen und Knochenwachstumsarten

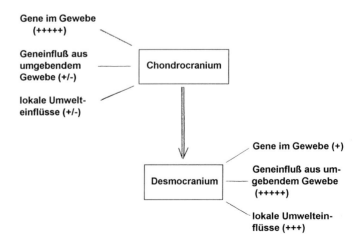

Abb. 31 Hypothese zur Wachstumssteuerung nach *van Limborgh* (s. Text)

1. Steuerung durch Gene im Gewebe selbst = *intrinsic genetic factors*.
2. Steuerung durch Gene angrenzender und entfernter Gewebe = *epigenetic factors*, Unterteilung in *local epigenetic factors* (funktionelle Matrix → *Moss*) und *general epigenetic factors* (Hormone).
3. Steuerung durch Umwelteinflüsse = *environmental factors* Unterteilung in *local environmental factors* (Muskelkräfte und „Kieferorthopädie") und *general environmental factors* (Sauerstoff, Nahrung etc.).

Diese Faktoren werden in den verschiedenen Geweben und Wachstumsintervallen mit unterschiedlicher Intensität wirksam:
Schädeldifferenzierung und Chondrokranium:
intrinsic genetic factors +++, local epigenetic genetic factors ++
Desmokranium epigenetic factors ++, environmental factors ++
Überschneidung von lokalen und allgemeinen Einflüssen.

2.4   Dentition

Verlauf und prophylaktisches Eingreifen bei Störungen
Die Kenntnis zum Ablauf der Zahnung und zu möglichen Störungen in diesem Entwicklungsintervall ist für das prophylaktische Eingreifen zur Verhinderung der vollen Ausprägung von Gebißanomalien von weitreichender Bedeutung. So wie die Schwere einer Dysgnathie in den meisten Fällen mit zunehmendem Alter fortschreitet, kann ein geringgradiger Fehlstand einzelner Zähne eine abwegige Kieferlagebeziehung begünstigen und wachstumsbedingt rasch zunehmen lassen. Dazu sind Kenntnisse zum *Zeitpunkt der Keimbildung*, zum *Mineralisationszeitpunkt*, zum *Durchbruch* und zur *Okklusionseinstellung* erforderlich.

2.4.1   Zahnbildung und -verkalkung

6. Embryonalwoche: Anlage der generellen Zahnleiste durch Epitheleinsenkung
8.–18. Woche: Differenzierung der Zahnkeime über Knospen-, Kappen- und Glockenstadium (Abb. 32) aus dem Ektoderm und Mesoderm (Zahnpapille und Zahnsäckchen)
14.–15. Woche: Differenzierung der Zuwachszahnkeime durch Verlängerung der generellen Zahnleiste (Glockenstadium des 1. Molaren in der 24. Woche)
ab 20. Woche: Differenzierung der Ersatzzahnkeime aus der Ersatzzahnleiste, beginnend an den mittleren Schneidezähnen. Pranatal werden alle Milchzahnkeime, die 1. Molaren, die Schneidezähne, Eckzähne und 1. Prämolaren angelegt. Postnatal bis zum 9. Monat erfolgt die Keimbildung der 2. Prämolaren und 2. Molaren.

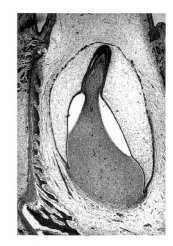

Abb. 32 Schnitt durch die Zahnanlage (Glockenstadium) eines Föten im 6. Monat

Verkalkung
(erste Anzeichen der Mineralisation):

Pränatal
20. Woche: Milchschneidezähne
24. Woche: Milcheckzähne und 1. Milchmolaren
28. Woche: 2. Milchmolaren
36. Woche: 1. Molaren

Klinische Anmerkung: Die Mineralisation des 1. Molaren beginnt vor der Geburt und wird erst mit drei Jahren abgeschlossen. Unregelmäßigkeiten in der Umstellung vom prä- auf den postnatalen Stoffwechsel können sich negativ in einer erhöhten Kariesanfälligkeit für diesen Zahn auswirken.

Postnatal: (röntgenologisch sichtbarer Verkalkungsbeginn)

  6. Monat: Mittlere Schneidezähne und seitlicher Schneidezahn des Unterkiefers
12. Monat: Eckzähne
18. Monat: Seitlicher Schneidezahn des Oberkiefers
2,5 Jahre: 1. Prämolaren
  3 Jahre: 2. Prämolaren
3,5 Jahre: 2. Molaren
ab 10 Jahre: 3. Molaren (sehr variabel)

Klinische Anmerkung: Stoffwechselstörungen (Dyspepsien) können nur in den ersten beiden Lebensjahren zu Mineralisationsstörungen an den Schneide- und Eckzähnen führen.
Karies gefolgt von Pulpitis und Gangrän an den Milchmolaren können noch bis zum Ende des 4. Lebensjahres eine Keimschädigung der 1. und 2. Prämolaren verursachen.
Obwohl am oberen Eckzahn die Mineralisation sechs Monate früher als am seitlichen Schneidezahn beginnt, bricht ersterer wegen seines langen Durchbruchsweges drei Jahre später durch. Diese relativ frühe Mineralisation von Eckzahnkrone und -wurzel kann bei Platzmangel Anlaß zur Querlage und Retention sein.

2.4.2 Zahndurchbruch

Der Zeitpunkt für den Zahndurchbruch unterliegt sehr starken individuellen Schwankungen. Für nur etwa 50% der Kinder trifft der Mittelwert zu. Statt der häufig zitierten Angaben von *Massler* und *Schour* (1955), die für eine nordamerikanische Population erhoben wurden, sind in Abbildung 33 die Zahnungsintervalle für das bleibende Gebiß von 250 Dresdner Schulkindern angegeben, die vom 6. bis 16. Lebensjahr longitudinal registriert wurden (Tab. 3 u. 4).

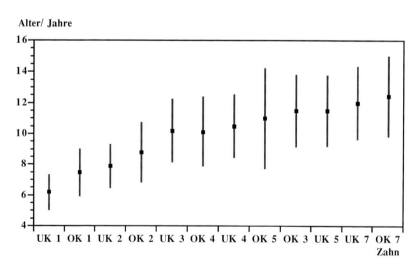

Abb. 33 Intervalle des Zahndurchbruchs bei 250 Dresdner Schulkindern im Alter zwischen 6 und 16 Jahren (longitudinal). Mittelwert und Streuung der Eruptionstermine bei einem Interperzentilbereich von 80% (OK = Oberkiefer, UK = Unterkiefer)

Tab. 3 Durchbruchszeiten der Milchzähne

6.– 8. Monat: I–I	⎫
8.–10. Monat: I+I	⎬ Schneidezähne
10.–14. Monat: II±II	⎭
14.–18. Monat: IV±IV	1. Milchmolar
18.–24. Monat: III±III	Milcheckzahn
24.–30. Monat: V±V	2. Milchmolar
	+ Oberkiefer, – Unterkiefer

Tab. 4   Durchbruchszeiten der bleibenden Zähne

6. – 7. Jahr ±6	1. Zuwachszahnung
6. – 7. Jahr –1	⎫
7. – 8. Jahr +1, –2	⎬ 1. Wechselgebißphase
8. – 9. Jahr +2	⎭
10. –11. Jahr –3, +4	⎫
10,5.–12. Jahr –4, +5	⎬ 2. Wechselgebißphase
11. –12. Jahr –5, +3	⎭
12. –13. Jahr –7, +7	2. Zuwachszahnung
17. –30. Jahr ±8	

Klinische Anmerkung: Die große Variationsbreite ist an das Platzangebot im Alveolarfortsatz zum ungehinderten Durchbruch und damit an den zeitlichen Ablauf des sagittalen, transversalen und vertikalen Kieferwachstums gebunden (s. Kap. 2.3.4). Wie schon an dieser Stelle ausgeführt, wird der Behandlungsbeginn mehr vom individuellen *skelettalen* und *dentalen* Alter bestimmt als vom *chronologischen* Alter. Aus diesem Grund liefern die Altersangaben für den Behandlungsbeginn nur einen groben Anhalt.

2.4.3   Zahnloses Intervall des Neugeborenen und Milchgebißphase

Die Kiefer haben zum Zeitpunkt der Geburt noch wenig an Höhe. Die Form zeigt genetisch bedingte Varianten. Der Oberkiefer hat in der Aufsicht eine Omegaform, während der Unterkiefer mehr einer Parabelform gleicht. Der Oberkiefer zeigt im Bereich des späteren Zahndurchbruchs ein abgeplattetes Schneideplateau. Dieses kann nach *Schwarz* (1961) zum Unterkiefer verschieden geneigt sein und wird bei horizontalem Stand als flacher Stufenbiß und bei starker Neigung als Schachtelbiß bezeichnet (Abb. 34 a). Letztere Form wird auch als Vorform eines Deckbisses mit Überentwicklung der Oberkieferbasis angesehen (Abb. 34b). Die Zahnkeime liegen dicht gedrängt und teilweise rotiert und geschachtelt (Abb. 35). In den ersten sechs Monaten kommt es, wie schon beschrieben, zum Ausgleich der Unterkieferrücklage und stärkerem sagittalen und vertikalen Wachstum gegenüber der transversalen Expansion. Der Zahndurchbruch beginnt im 6. Monat und endet im 30. Monat. Die individuelle Variationsbreite ist weit geringer als bei den bleibenden Zähnen. Nach dem Durchbruch der Schneidezähne liegen die seitlichen Alveolarfortsätze noch flächig aufeinander und erst der Durchbruch der ersten Milchmolaren leitet eine Trennung und damit die erste physiologische Bißhebung ein. Zahndurchbruch, sagittales, transversales und vertikales Alveolarfortsatzwachstum bedingen sich dabei gegenseitig. Der Durchbruchsdruck des 1. Milchmolaren kann deshalb nicht als alleiniger Faktor der Bißhebung angesehen werden. Mit dem Durchbruch des 1. Milchmolaren kommt es auch zu einer ersten Verschlüsselung oder Okklusion der Höcker und Fissuren, die nach Durchbruch der 2. Milchmolaren noch vertieft wird. Damit wird die bis dahin erreichte Lagerelation zwischen Ober- und Unterkiefer in sagittaler und transversaler Richtung fixiert. Die nachfolgende Abrasion ebnet das Höckerrelief wieder weitgehend ein. Dadurch wird ein Vorgleiten von Kiefer und Zähnen bei einer Rücklage wieder möglich (Zielinsky-Modus). Die sagittale Lagebeziehung ist vor allem für die spätere Einstellung der 1. Molaren von Bedeutung, da für eine regelrechte Okklusion der 1. Molar des Unterkiefers etwa 2–3mm mehr mesial als sein Antagonist stehen muß. In der Regel ist der distale Abschluß der Milchzahnreihe jedoch auf gleicher Höhe, so daß erst weitere Entwicklungsmechanismen, wie Abrasion und unterschiedliche Mesialwanderung der Ober- und Unterkieferzahnreihen diese Regel- oder Neutralokklusion ermöglichen (s. erste Zuwachszahnung, Kap. 2.4.4).

Die weitere Nutzungsphase ist durch Abrasion und beginnende Resorption der Wurzeln gekennzeichnet. Die bisher angenommene sekundäre Lückenbildung und die

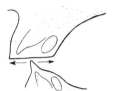
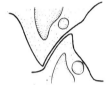

a

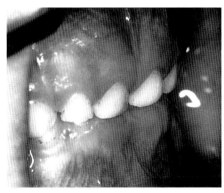

b

Abb. 34   a) Lagevariation der zahnlosen Alveolarfortsätze des Neugeborenen, flacher Stufenbiß (links), Schachtelbiß (rechts) (Umzeichnung nach *Schwarz* 1901). b) Deckbiß im Milchgebiß, welcher durch den Schachtelbiß präformiert werden soll (a, rechts)

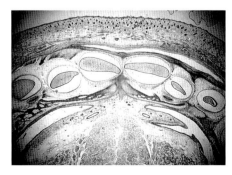

Abb. 35   Lage der Milchzahnkeime im Unterkiefer bei einem sechs Monate alten Föten, womit bereits zu diesem Zeitpunkt die Raumenge der Zähne im Kiefer angedeutet wird

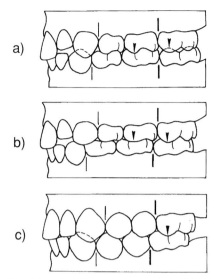

Abb. 36 Einstellungsvarianten der 1. Molaren: a) gerader Abschluß der Milchzahnreihe und Einstellung in Distalokklusion um ¹/₂ Prämolarenbreite (PB) distal. b) Abschluß der Milchzahnreihe mit Stufe und Einstellung der Molaren in Regelbiß. c) Einstellung der Molaren im Regelbiß nach Wechsel von Eckzahn und Prämolaren durch Aufbrauchen des Größenüberschusses des 2. Milchmolaren gegenüber dem 2. Prämolaren im Unterkiefer (lee way space)

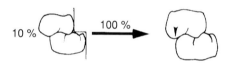

Abb. 37 Einstellungsvariante des 1. Molaren. Die Distalokklusion im Milchgebiß bei 10% der Kinder setzt sich im bleibenden Gebiß fort

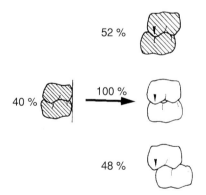

Abb. 38 Einstellungsvarianten des 1. Molaren. Bei 40% der Kinder endet die Milchzahnreihe mit einem geraden Abschluß und führt zu einer Distalokklusion der 1. Molaren von einer halben PB (Abb. 36). Bei 52% dieser Probanden kommt es nach dem Zahnwechsel im Stützzonenbereich zu einer regelrechten Okklusion, während bei 48% der Kinder aufgrund der labilen Verzahnung der Unterkiefer in eine Distalokklusion abgleitet oder der obere 1. Molar durch vorzeitigen Milchzahnverlust nach anterior wandert

sog. Primatenlücken zwischen seitlichem Schneidezahn und Eckzahn im Oberkiefer sowie Eckzahn und 1. Milchmolaren im Unterkiefer zur Aufnahme der breiteren Ersatzzähne ist nicht so häufig wie bisher angenommen. Nur 39,2 % der vier- bis siebenjährigen Kinder weisen ein lückiges Milchgebiß auf. Dagegen wurden bei 46,0 % lückenlose und bei 14,8 % engstehende Milchzähne beobachtet. Damit wird auch der erwähnte Zielinsky-Modus nur bei einem Teil der Kinder möglich (Tab. 5).

Tab. 5 Störungen während der Milchgebißphase und prophylaktische Maßnahmen

Art der Dentitionsstörung	Möglichkeiten der Prophylaxe
Dentes natales DD.: Dentitio praecox	nur Extraktion der überzähligen Dentes natales, da Stillhindernis
Dentitio tarda	keine
Einstellung der Milchschneidezähne in progener Situation	Einschleifen der verfangenen Zähne, damit Oberkieferwachstum nicht gehemmt wird
Milcheckzähne falsch verzahnt	Einschleifen w.o., meist fehlt wegen permanenter Mundatmung die Abrasion Umstellung der Mund- auf Nasenatmung

2.4.4   Erste Zuwachszahnung – Durchbruch des 1. Molaren

Mit dem Durchbruch und der Okklusionseinstellung des 1. Molaren in Unter- und Oberkiefer kann es zu unterschiedlichen Bißlagefixierungen durch den Höcker-Fissurenkontakt kommen, die dann auch die Verzahnung der anderen Ersatz- und Zuwachszähne beeinflußt. *Schwarz* (1961) meint dazu: „Der Sechsjahr-Molar hat im Schachspiel der Okklusion die Rolle der Dame inne.“

Aufgrund des allgemein engen approximalen Zahnkontaktes und der Mesialdrift der Zähne, stellt sich der 1. Molar im direkten Anschluß an die Milchzahnreihe ein. Letztere schließt nur in der Hälfte der Fälle vertikal mit einer Stufe für die regelrechte Molarenverzahnung ab (Abb. 36 b). Bei 40 % der Kinder liegt ein gerader Abschluß (Abb. 36 a) und bei 10 % eine Stufenbildung mit Distalokklusion vor (Abb. 37). Beim stufenlosen Abschluß stellen sich die Molaren zunächst in einem labilen Höcker-zu-Höcker-Kontakt ein (Abb. 38): Von da aus kann der untere Molar zum einen durch den Zielinsky-Modus, d.h. Aufschließen der Milchzahnlücken und Vorgleiten des Unterkiefers bei gleichzeitiger Abrasion, oder zum anderen nach Wechsel der Prämolaren durch Ausnutzung der Platzreserve im Unterkiefer (2. Prämolar ist um etwa 2,6 mm schmaler als sein Milchzahnvorgänger) (Abb. 39) in eine regelrechte Neutralokklusion gelangen. Wie in Abbildung 38 ausgewiesen, geschieht dies jedoch nur bei 52 % der Kinder mit einer labilen Einstellung der Molaren. Permanente Mundatmung und Daumenlutschen fördern die Distalverlagerung des Unterkiefers und damit die stabile Distalokklusion genauso wie der vorzeitige Milchmolarenverlust im

Tab. 6 Störungen während des Durchbruches des 1. Molaren und prophylaktische Maßnahmen

Art der Störung	Möglichkeit der Prophylaxe
Verhakung des 1. Molaren am 2. Milchmolaren	Aufrichtung durch Separierligatur oder -gummiringe
Abgleiten des unteren Molaren in eine Distalokklusion (s. Text)	Ausschalten möglicher äußerer Einflüsse: – Daumenlutschen – Mundatmung – Erhaltung der Milchmolaren und -eckzähne (Kariesprophylaxe und Füllungstherapie)
Verzögerung der Okklusionseinstellung durch Einsaugen der Wange	Ausschaltung der Weichteileinlagerung durch Mundvorhofplatte

Oberkiefer, der von einer Vorwanderung des 1. Molaren begleitet wird. Deshalb sollte bei der labilen Distalokklusion prophylaktisch kontrolliert und eingegriffen werden. Eine stabile Distalokklusion ist nur durch eine längerdauernde kieferorthopädische Behandlung wieder aufzulösen (Tab. 6).

2.4.5   1. Phase des Zahnwechsels (Schneidezähne)

Der Wechsel der Schneidezähne beginnt zeitgleich mit dem Durchbruch der 1. Molaren, d.h. bei manchen Kindern bricht der untere mittlere Schneidezahn vor dem 1. Molaren durch. Im anthropologischen Schrifttum wird aus diesem Grund zwischen Molarentyp oder Schneidezahntyp unterschieden, wobei aus entwicklungsgeschichtlicher Sicht bei den niederen Stufen der Vertebraten letzterer vorherrschte, d.h. der Zahndurchbruch von mesial nach distal erfolgte. Dem unteren zentralen Schneidezahn folgt etwa sechs Monate später der Antagonist im Oberkiefer und der laterale Schneidezahn im Unterkiefer. Danach kommt es zu einer Pause von sechs bis neun Monaten, bevor der seitliche Schneidezahn im Oberkiefer durchbricht und damit im Alter zwischen neun und zehn Jahren die 1. Phase des Zahnwechsels abgeschlossen wird.

Da die Zahnbreitensummen der bleibenden Inzisivi im Oberkiefer (SI) um 4–5 mm und im Unterkiefer (si) um 3–4 mm über den Werten der Milchzahnvorgänger liegen, kommt es während des Durchbruches häufig zur Engstandssymptomatik. Physiologisch können drei Faktoren diesen Platzmangel kompensieren helfen:

- Primäre und sekundäre Lücken im Milchgebiß. Dies ist jedoch nur bei etwa 30% der Kinder zu erwarten.
- Zunahme der Zahnbogenlänge und Vergrößerung des Zahnbogens durch stärkere Labialkippung der bleibenden Schneidezähne.

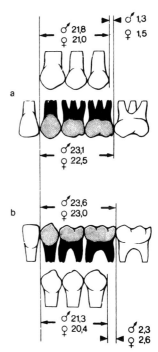

Abb. 39   Einstellung des unteren 1. Molaren unter Ausnutzung des „lee way space" (= Platzüberschuß, der beim Wechsel der Prämolaren für die Mesialdrift der Molaren frei wird) (*Hotz* 1985)

Tab. 7   Störungen während der 1. Phase des Zahnwechsels und prophylaktische Maßnahmen

Art der Störung	Möglichkeiten der Prophylaxe
Bleibender Schneidezahn bricht bei Persistenz des Michzahnvorgängers lingual oder palatinal durch	Extraktion des persistierenden Michzahnes. Auch bei Größenmißverhältnis sollte nur ein Milchzahn (Vorgänger) extrahiert werden.
Schneidezahn des Oberkiefers stellt sich lingual des unteren (progen) ein. Es entsteht ein falscher Überbiß (Abb. 40a).	• Übereinstellung mit Fingerdruck in einer Sitzung • Spatelübungen *erweiterte Prophylaxe* • abnehmbare und festsitzende schiefe Ebene (Brückl) (Abb. 40b) • Oberkieferplatte mit Protrusionssegment und seitlichen Aufbissen
Diastema mediale Ursache: • tiefeinstrahlendes Frenulum tectolabiale (Abzugsprobe)	• Frenektomie vor oder während des Durchbruchs des seitlichen Schneidezahnes
• Mesiodens	• operative Entfernung Zeitpunkt s.o.
• Aplasie des lateralen Schneidezahnes	Bei gegebener Indikation • Einleitung eines kieferorthopädischen Lückenschlusses durch mesiales und distales Beschleifen der Milchmolaren
Ausstoßen von lateralem Milchschneide- *und* -eckzahn beim Durchbruch des seitlichen Schneidezahnes = Symptom für Mißverhältnis der Zahngrößen bzw. Zahn- zur Kiefergröße	nach Indikationsprüfung Einleitung einer Steuerung des Zahndurchbruches mittels Extraktion

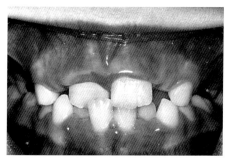

a

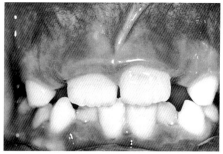

b

Abb. 40   a) Falschverzahnung von 11
b) nach Überstellung mit abnehmbarer schiefer Ebene (Abb. 159)

Die Milchschneidezähne bilden mit der Oberkieferbasis einen Winkel von 97°, während er sich bei den bleibenden Zähnen auf 110° vergrößert.

• Zunahme der Zahnbogenbreite im Eckzahnbereich von 3 mm durch Remodellierungsvorgänge. Von diesem Platzüberschuß profitiert jedoch auch der Eckzahn, der 2 mm breiter als sein Milchzahnvorgänger ist.

Trotz dieser Kompensationsmechanismen gibt es zahlreiche Störungen im Verlauf der 1. Wechselgebißphase (Abb. 40). Ein Mißverhältnis zwischen Zahn- und Kiefergröße oder der Größendisproportion zwischen Milch- und bleibenden Zähnen (Korrelation r = 0,3) lassen die Engstandssymptomatik erstmalig manifest werden. Auch bei einem physiologischen Platzausgleich im Oberkiefer bleibt bei etwa 60% der Kinder ein leichter Platzmangel von 0,5–1,5 mm im Unterkiefer bestehen, der sich durch Mesialdrift der Molaren und Remodellationsprozesse am Kinn noch verstärken kann und beim Erwachsenen als sog. tertiärer Engstand imponiert (Tab. 7).

2.4.6   2. Phase des Zahnwechsels (Prämolaren und Eckzähne)

Nach der Okklusionseinstellung der Schneidezähne im neunten Lebensjahr tritt im Zahnwechsel eine Pause von 12 bis 15 Monaten ein. Die Eckzähne und Prämolaren, auch als *kieferorthopädische Stützzone* bezeichnet, haben eine definierte Platzspanne zwischen lateralem Schneidezahn und 1. Molaren zur Verfügung. Mit etwa 10 Jahren brechen im Oberkiefer der 1. Prämolar und im Unterkiefer der Eckzahn durch. Die Durchbruchsfolge ist im Oberkiefer etwa zur Hälfte 453 oder 435 und im Unterkiefer fast ausschließlich 345. Die Durchbruchsfolge und deren zeitliche Koordination ist für eine störungsfreie Dentition sehr bedeutungsvoll. Dies ist auf die sehr unterschiedliche Plus- und Minusdifferenz zwischen den Milch- und bleibenden Zähnen zurückzuführen.

Oberkiefer*:   Eckzahn + 2 mm breiter
             1. Prämolar ± 0 mm
             2. Prämolar – 2 mm schmaler
Unterkiefer*: Eckzahn + 1mm breiter
             1. Prämolar – 1 mm schmaler
             2. Prämolar – 2,5 mm schmaler
* Auch für diese Größenverhältnisse gibt es nur eine Korrelation von r = 0,3

Diese unterschiedlichen Differenzen machen deutlich, daß der Größenüberschuß der Eckzähne nur durch das Platzreservoire der Prämolaren ausgeglichen werden kann. Nur das Zusammenfallen von Eckzahndurchbruch und Ausfall des 2. Milchmolaren ermöglicht eine derartige Kompensation, wobei dies im Oberkiefer erforderlicher ist als im Unterkiefer, da dort die Größendiskrepanz in der Regel geringer ist. Bricht bei der Folge 453 im Oberkiefer der 2. Prämolar weit vor dem Eckzahn durch, wird der Freiraum (lee way space) durch die Mesialdrift des 1. Molaren aufgebraucht, und der Eckzahn stellt sich im Außen- oder Palatinalstand ein bzw. verharrt in seiner Position. Anders bei der Durchbruchsfolge 435. Hier kann es zwar aufgrund des späten Ausfalls des 2. Milchmolaren ebenfalls zum Eckzahnaußenstand kommen. Mit einem mesialen Beschleifen des 2. Milchmolaren läßt sich dies jedoch prophylaktisch verhindern, da so der Eckzahn mit seinem Durchbruchsdruck den 1. Prämolaren nach distal bewegen kann und den nötigen Platz für eine regelrechte Einstellung gewinnt (Abb. 41). Die Durchbruchsfolge 435 ist deshalb dem prophylaktischen Zugriff zugänglicher als 453. Im Unterkiefer kann bei drohendem Engstand für Eckzahn und 1. Prämolaren ebenfalls durch mesiales Beschleifen am 2. Milchmolaren Platz für die regelrechte Einordnung aller Zähne der Stützzone geschaffen werden. Der größere Platzüberschuß im Unterkiefer wird außerdem, wie schon erwähnt, für die Regelbißeinstellung der 1. Molaren benötigt (s. Abb. 36).

Ein weiterer Einflußfaktor auf den Ablauf der Dentition ist der Durchbruch des 2. Molaren *vor* dem 2. Prämolaren. Dies kommt in 15% der Fälle vor und führt

Tab. 8   Störungen während der 2. Phase des Zahnwechsels und prophylaktische Maßnahmen

Art der Störung	Möglichkeiten der Prophylaxe
Durchbruchsfolge 435 im OK bei Verharren des 2. Milchmolaren, während des Eckzahndurchbruches	Mesiales Beschleifen des 2. Milchmolaren (Abb. 41)
Kariöse Zerstörung der Milchmolaren und -eckzähne	Zahnerhaltung durch Füllungsaufbau der Krone zum Erhalt der mesiodistalen Kontur, sonst Extraktion und Lückenhalter bei starker Einengungstendenz (s. Kapitel Prophylaxe)
Durchbruchsbehinderung durch ausladende Füllungen des Nachbarzahnes in Extraktionslücken hinein.	Füllungskorrektur, bzw. bei vorzeitigem Milchzahnverlust sollten die Füllungen an Nachbarzähnen nicht über die Rekonstruktion der alten Krone hinaus extendiert werden.
Persistenz von Milchzähnen: Gefahr der Dystopie (Eckzahn) oder Aplasie (2. Prämolar)	Röntgenkontrolle, Extraktion des persistierenden Zahnes erst nach Therapiefestlegung.
Reinklusion von Milchmolaren (Ankylosierung)	bei Keimanlage des Nachfolgers sofortige Extraktion, bei Aplasie des Nachfolgers zunächst bis zur Therapiefestlegung belassen

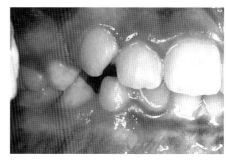

a

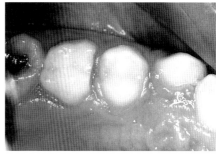

b

Abb. 41   Bei der Durchbruchsfolge 435 im Oberkiefer und verzögertem Ausfall des 2. Milchmolaren sollte dieser anterior beschliffen werden, damit der Platzüberschuß gegenüber dem 2. Prämolaren dem Eckzahn zugute kommen kann, der sich sonst im Außenstand einstellt. a) Durchbruchsfolge 435 mit verzögertem Ausfall von 55. b) 55 wurde anterior beschliffen, der weiter durchbrechende 13 schiebt den 14 nach posterior, was an der komprimierten interdentalen Gingiva ablesbar ist

durch den nach mesial gerichteten Druck auf den 1. Molaren zur Vorwanderung und Lückeneinengung für Prämolaren oder Eckzahn (Tab. 8).

2.4.7   Zweite Zuwachszahnung – Durchbruch der 2. Molaren

Wie schon bei der 1. Zuwachszahnung geht auch dem Durchbruch des 2. Molaren die Ausbildung des Molarenfeldes, d.h. eine Verlängerung der Alveolarfortsätze nach posterior voraus. Geschieht dies zwischen dem 11. und 12. Lebensjahr nicht oder nur unvollständig, kann es zur Verzögerung des Durchbruches oder Teilretention, ähnlich der beim 3. Molaren häufig zu beobachtenden Dentitio difficilis, kommen. Auch die Einstellung in die Okklusion mit dem Antagonisten kann sich dadurch verzögern. Prinzipiell bricht der 2. Molar im Unterkiefer 6 Monate vor dem des Oberkiefers durch. Die Dentition wird damit bis auf den in Anlage, Form und Durchbruchszeitpunkt sehr variablen 3. Molaren im Alter von 12 bis 13 Jahren abgeschlossen. Besonders bei vorausgegangener kieferorthopädischer Behandlung eines Zahnengstandes kann es zu Durchbruchsstörungen für den 2. Molaren kommen. Aus diesem Grund sollte die Überwachung der regelrechten Gebißentwicklung erst nach Okklusionseinstellung des 2. Molaren beendet werden.

Auch nach Durchbruch aller Zähne kommt es durch Remodellations- und Verlagerungsprozesse noch zur Veränderung der interdentalen Beziehungen vor allem in der axialen und vertikalen Einstellung (Tab. 9).

Tab. 9   Durchbruchstörungen während der 2. Zuwachsphase und prophylaktische Maßnahmen

Art der Störung	Möglichkeiten der Prophylaxe
Durchbruch verzögert und mit Symptomen einer Dentitio difficilis verbunden	Desinfizierende Spülungen und Reinigung von Zahnfleischtaschen
2. Molar bricht aufgrund des fehlenden Molarenfeldes bukkal oder palatinal durch	keine Prophylaxe möglich, aber frühes apparatives Eingreifen verhindert Einstellung in bukkale oder palatinale Nonokklusion

3 Ätiologie und Genese von Dysgnathien

3.1 Humangenetische Grundlagen

Vorbemerkung

Das Ziel humangenetischer Wissenschaft ist die Aufklärung der Ätiologie von Krankheiten und die Verhütung schwerer vererbbarer Krankheiten. Seit der Entdeckung der Grundmechanismen für die Weitergabe der Erbinformation durch die DNS-Doppelhelix im Zellkern ist eine Vielzahl von Erkrankungen in ihrem Entstehungsmechanismus aufgeklärt worden. Dies betrifft bisher jedoch nur solche, bei denen die Zahl und der Bau der *Chromosomen* fehlerhaft sind oder die *monogen* durch *einen* Gendefekt verursacht werden. Sehr viele Erkrankungen, wie z.B. der Diabetes mellitus und bösartige Tumoren lassen sich jedoch nicht auf einen einzigen verursachenden Gendefekt zurückführen, sondern entstehen durch die Kombination mehrerer Genwirkungen *(polygen)* mit Umweltfaktoren. Dies trifft auch für die Ätiologie von Zahnstellungs- und Bißlageanomalien zu, die ebenfalls auf ein *Zusammenspiel* von Erbe und Umwelt während der prä- und postnatalen Entwicklungs- und Wachstumsphase zurückzuführen sind. Grundsätzlich muß außerdem vorausgeschickt werden, daß es keine ausschließlich erbbedingten oder umweltbedingten Dysgnathien gibt, sondern im Sinne des *multifaktoriellen* Zusammenwirkens immer innere, anlagebedingte *und* äußere Faktoren gemeinsam die Ausprägung einer Anomalie bestimmen. Obwohl das Zusammenspiel bisher nicht bis auf die verursachenden Einzelfaktoren zurückzuverfolgen ist, braucht der Kieferorthopäde grundlegende Kenntnisse zur Genetik und zu den modifizierenden Einflüssen durch exogene Faktoren.

Im folgenden werden die für den Zahnarzt wichtigen Grundlagen der Ätiologie von Zahn- und Gebißanomalien, entsprechend der angegebenen Systematik (chromosomal, monogen, polygen) dargestellt.

Chromosomenzahl und chromosomale Störung

Bei Krankheiten mit abweichender *Chromosomenzahl* oder *-länge* in den somatischen Zellen kann sowohl der Autosomensatz von 2 × 22 und der Geschlechtschromosomensatz von 2 eine Über- oder Unterzahl aufweisen. Außerdem können Chromosomenteilstücke an das falsche Chromosom angesetzt sein oder gänzlich fehlen. Diese chromosomalen Zahl- und Strukturfehler verursachen schwere Störungen in der Organogenese und Funktion, die in den meisten Fällen auch mit geistiger Behinderung einhergehen.

Bei der *Trisomie 21 (Morbus Down)* ist das Chromosom Nr. 21 nicht zwei-, sondern dreifach in jeder Körperzelle angelegt (Abb. 42). Dies führt zu multiplen Dysmorphien:

- Hypotonie der Zunge,
- Epikanthus, schräge Lidachsen,
- Kurzschädel,
- mandibuläre Prognathie auf Grund der Mittelgesichtshypoplasie,
- Ohrmuschelanomalie,
- Muskelhypotonie,
- Herzfehler,
- Neigung zu Leukosen,
- geistige Behinderung, in den meisten Fällen Imbezillität,
- reduzierte Lebenserwartung.

Das Risiko nimmt mit steigendem Alter der Mutter von 1:1500 (20–30 Jahre) auf 1:60 (über 45 Jahre) zu.

Eine kieferorthopädische Therapie ist in Abhängigkeit von der Lern- und Mitarbeitsmöglichkeit wünschenswert. Im Vordergrund stehen dabei zunächst myotherapeuti-

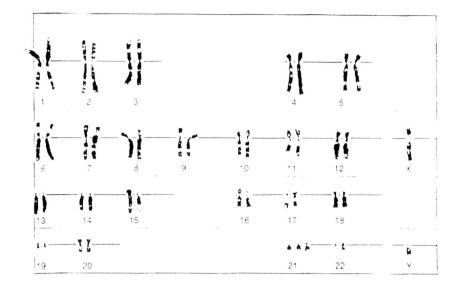

Abb. 42 Freie Trisomie 21 beim Down-Syndrom, gegenüber dem normalen Chromosomensatz ist das Chromosom Nr. 21 nicht doppelt sondern dreifach vorhanden

sche Übungen zum Mundschluß und Verringerung des herauslaufenden Speichels durch Lageveränderung der Zunge an den Gaumen, da diese in den meisten Fällen auf Grund der Hypotonie aus dem Mund heraushängt (Abb. 43) (s. Kapitel Prävention und Myotherapie).

Monogene Vererbung
Die Desoxyribonukleinsäure, Grundsubstanz der Chromosomen, ist die chemische Grundlage des sog. *Genotyps*. Durch die unterschiedliche Ankoppelung von 4 Basenresten ist die Verschlüsselung der Synthese spezifischer Proteine, welche die Grundbausteine für die Morphologie *(Phänotyp)* darstellen, möglich. Die Grenze zwischen Genotyp und Phänotyp wäre demnach der Unterschied zwischen DNS- und Polypeptidmolekül. Ziel der molekulargenetischen Forschung ist die Entschlüsselung des menschlichen Gencodes, d.h., die Auftrennung der DNS-Spirale in Einzelsequenzen und die Zuordnung spezifischer Proteine. Bei dieser immensen Decodierungsarbeit ist deutlich geworden, daß neben den sogenannten Strukturgenen, die z.B. für die Proteinsynthese des schmelzbildenden Amelogenins verantwortlich sind, noch Regulationsgene für die Qualität und die dreidimensionale Morphogenese des Zahnkeimes mitwirken müssen. Modellhaft vorstellbar wäre, daß – wie im Baukastenprinzip – zunächst abrufbereite strukturelle Bausteine genetisch vorprogrammiert werden, die dann durch Regulationsgene zu spezifischen morphologischen Strukturen (z.B. Schmelzorgan) zusammengesetzt werden (Abb. 44). Eine andere Hypothese besagt, daß per Transkription bereits überschriebene strukturelle genetische Produkte im Nachhinein durch Regulationsgene modifiziert werden, d.h., die Genprodukte werden geteilt und auf verschiedene Weise wieder zusammengesetzt (Abb. 45), (*Slavkin* 1990). Bei beiden Ansätzen drängt sich besonders die Frage nach den Steuerungsmechanismen auf. Dazu belegen jüngste molekulargenetische Untersuchungen, daß die Regulation der Odontogenese von Interaktionen zwischen Adhäsionsmolekülen an der Zelloberfläche und wechselnden Substratkonzentrationen in der extrazellulären

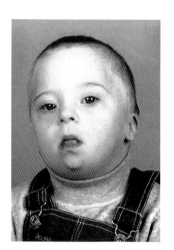

Abb. 43 Fazies und typische Zungenlage bei einem Kind mit Morbus Down

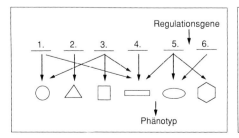

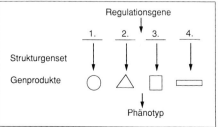

Abb. 44 (links) Molekulargenetische Hypothese für die Proteinsynthese. Ansatz A: Entsprechend des Baukastenprinzips werden abrufbereite strukturelle Bausteine vorprogrammiert, die durch Regulationsgene zu spezifischen Proteinen zusammengesetzt werden

Abb. 45 (rechts) Molekulargenetische Hypothese für die Proteinsynthese. Ansatz B: Per Transkription bereits überschriebene strukturelle Produkte werden durch Regulationsgene wieder zerlegt und neu zu spezifischen Proteinen zusammengefügt

Tab. 10 Genetischer Aufklärungsstand von Zahnzahl-, Zahnstruktur-, Zahnform- und Gebißanomalien

Anomalie/Syndrom	Art der Anomalie	Lokalisation d. Störung
1. Morbus Down	Schädeldysmorphie und Gebißanomalie	Trisomie des Chromosoms Nr. 21
2. Dystostosis mandibulo-facialis (Franchescetti Treacher Collins)	Schädeldysmorphie und Gebißanomalie	Chromosom Nr. 5 Arm q32–q33.12
3. Dysplasia cranio-facialis (Crouzon)	Schädeldysmorphie und Gebißanomalie	autosomal dominant, Chromosom 10, Arm q25–q26
4. Dysplasia cleido-cranialis (Marie-Sainton)	Schlüsselbein- und Schä-deldysmorphie, Dentitio tarda, Hyperodontie	autosomal dominant, Chromosom 8, Arm q22
5. Kongenitale Mikro-retrogenie (Pierre-Robin)	Mandibulahypoplasie, Glossoptose, Gaumenspalte	heterogen, noch nicht bekannt
6. Lippen-Kiefer Gaumen-Segel-Spalten	Spaltbildung im Ober-kiefer mit Hypo- oder Hyperodontie	multifaktoriell mit Schwellenwerteffekt (s.u.)
7. Amelogenesis imperfecta hereditaria	Schmelzhypoplasie, Schmelzhypominera-lisation	autosomal dominant oder X-chromosomal
8. Dentinogenesis imperfecta hereditaria	Dentinhypoplasie, fakultatives Symptom bei der Osteogenesis imperfecta hereditaria	autosomal dominant, Chromosom 4, wenn Typ 1 isoliert, Chromosom 17 Arm q21 in Verbindung mit Osteogenesis
9. Ektodermale Dysplasie (Christ-Siemens-Touraine)	Hypoplasie der Ektoderm-derivate (Haare, Nägel, Schweißdrüsen, Talg-drüsen, Zähne)	X-chromosomal rezessiv, autosomal rezesssiv, X-Chromosom, Arm q12.2–q13.1
10. Incontinentia pigmenti (Bloch-Sulzberger)	Zahnformanomalie, Ein-kerbung der Schneide-zähne, Zapfenform der Schneide- und Eckzähne	X-chromosomal domi-nant, X-Chromosom, Arm q11 Ito-Typ: Chromosom 15, Arm q11-q13
11. Hypodontie mit Zapfenform oder Verkleinerung der restlichen Zähne	Fehlen der 2. Prämolaren und/oder der seitlichen Schneidezähne des Ober-kiefers	polygen mit Schwellen-werteffekt
12. Zahnstellungs und Bißlage-anomalien	Zahnengstand, Schmal-kiefer mit Protrusion, Deckbiß, Kreuzbiß, offener Biß, Progenie, bialveoläre Protrusion, Diastema mediale u. a.	multifaktoriell, d. h. Zu-sammenwirken von ge-netischen Faktoren und Umwelteinflüssen (s.u.)

Matrix geprägt wird. Obwohl in diesem Zusammenhang schon verschiedene Struk-turproteine für die Schmelz- und Dentinentstehung genetisch decodiert wurden, ist man von einer vollständigen Kartierung aller beteiligten Struktur- und Regulations-gene noch weit entfernt (Tab. 10). Gleiches gilt auch für die umgebenden bindege-webigen und knöchernen Strukturen, die in ihrer Gesamtheit eine Zahnstellungs- und Bißlageanomalie ausmachen.

Bei *monogener* Vererbung kann man eine Population oder Familie durch zwei oder drei Phänotypen charakterisieren (*Vogel* und *Motulsky* 1979):

1. Individuen mit dem pathologischen Merkmal (Merkmalsträger),
2. Individuen ohne das Merkmal,
3. Individuen mit der abgeschwächten Form des Merkmals.

Bei familiär gehäuftem Vorkommen einer Erkrankung oder einer Anomalie läßt sich damit auf der Grundlage der Mendelschen Vererbungsregeln ein autosomaler oder gonosomaler bzw. dominanter oder rezessiver Erbgang diagnostizieren.

Autosomal bedeutet, daß der genetische Defekt in einem der 22 Autosomenpaare lokalisiert ist, während die *gonosomale* Störung eine der beiden Geschlechtschromosomen (X und Y) betrifft. Da die Chromosomen paarweise angelegt sind, gibt es immer zwei entsprechende Genorte (*Allele*) auf jedem Chromosom, die jedoch qualitativ in ihrer Wirkungsstärke nicht gleich sein müssen, d.h. ein Allel dominiert (*dominantes*) über das andere (*rezessives*). Befindet sich die genetische Störung auf dem dominanten Allel, kommt die Erkrankung zum Ausbruch. Ist dagegen ein rezessives Allel pathologisch verändert, kommt es nur zur Weitergabe in den Phänotyp, wenn auch das andere Allel diese Störung aufweist oder bei gonosomaler Vererbung der genetische Defekt bei männlichen Individuen auf dem X-Chromosom lokalisiert ist. In der klinischen Genetik werden beide Kategorien zusammengefaßt und z.B. vom *autosomal-dominanten* oder *X-chromosomal-rezessiven Erbgang* gesprochen.

Neben den *Dysmorphiesyndromen* im Kopf-Hals-*Bereich* sind verschiedene *Zahnzahl-*, *Zahnform-* und *Zahnstrukturanomalien* monogenen Ursprungs. Die Diagnostizierung dieser genetischen Störungen ist einerseits von therapeutischer Relevanz. Andererseits sind Zahnanomalien Begleitsymptome schwerer erblicher Ektodermal- und Skeletterkrankungen und treten bei den nahen Verwandten der Betroffenen auch isoliert als sog. Mikrosymptome auf (s.u. Dentinogenesis imperfecta hereditaria). Der Zahnarzt kann damit die humangenetische Diagnostik sichern helfen. Im folgenden sollen einige monogene Zahnanomalien und Dysmorphiesyndrome vorgestellt werden, um Erbgangstypen und die Uniformität der Merkmalsausprägung gegenüber polygen verursachten Erkrankungen und Anomalien zu verdeutlichen.

Die *Amelogenesis imperfecta hereditaria* ist eine Schmelzbildungsstörung und tritt im Gegensatz zu embryopathischen und iatrogenen Schmelzdysplasien bzw. -hypoplasien, generalisiert in beiden Dentitionen und an allen Zähnen auf (Abb. 46). Der Erbgang ist in den meisten Fällen *autosomal-dominant* (Abb. 47). Theoretisch besteht hier das Risiko, daß 50% der Nachkommen befallen werden, wobei der Stammbaum in Abbildung 47 die große Variabilität verdeutlicht.

Die *Dentinogenesis imperfecta hereditaria* ist eine Dentinbildungsstörung und führt im Milchgebiß wegen der durchschimmernden Pulpagefäße und der Ablagerung von Blutabbauprodukten zu einer bernsteinartigen Braunverfärbung (Abb. 48). Im bleibenden Gebiß kommt es dagegen zum Aus- und Abbrechen von Schmelzarealen, da der spröde Schmelzmantel nicht von einem Dentinkern gestützt wird (Abb. 49). Auch diese Mineralisationsstörung wird *autosomal-dominant* vererbt. Die Dentinogenesis ist ein fakultatives Symptom der *Osteogenesis imperfecta*, bei der neben pathologischen Knochenfrakturen Innenohrschwerhörigkeit und blaue Skleren vorkommen. In molekulargenetischen Untersuchungen konnte ein Mangel an Dentin-Phosphoprotein nachgewiesen werden. Die Synthese dieses nichtkollagenen Proteins geht vom langen Arm des *Chromosoms 4* aus. Hinsichtlich der Verknüpfung von Dentinogenesis und

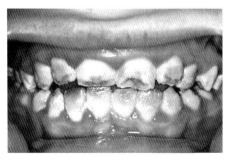

Abb. 46 Abkauung des Schmelzes und schmutzig-gelbe Verfärbung der Zahnkronen bei einer Amelogenesis imperfecta hereditaria

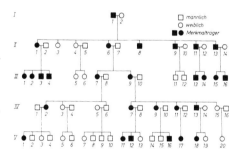

Abb. 47 Stammbaum einer Patientin (Nr. V/18) mit Amelogenesis imperfecta hereditaria (Abb. 46), es liegt ein autosomal-dominanter Erbgang vor

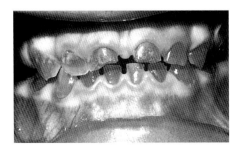
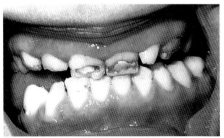

Abb. 48 (links) Dentinogenesis imperfecta hereditaria im Milchgebiß, die Zähne weisen eine bernsteinähnliche Farbe auf, was auf Ablagerung von Blutabbauprodukten aus der Pulpa im minder mineralisierten Dentin zurückzuführen ist. Außerdem sind die Milchzähne stark abgekaut. Die spröde Schmelzschicht platzt leicht ab, da die harte Unterlage des Dentinkernes fehlt

Abb. 49 (rechts) Dentinogenesis imperfecta hereditaria (Mutter der Patientin von Abb. 48), Schmelzschicht an den Schneidezähnen ist herausgebrochen, da die feste Unterlage des Dentinkernes fehlt

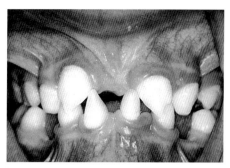

Abb. 50 a) Panorama-Röntgenaufnahme (X-Status) von Ober- und Unterkiefer eines Patienten mit ektodermaler Dysplasie (E.D.) b) Oligodontie und Formanomalien bei E.D.

a   b

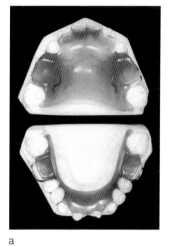

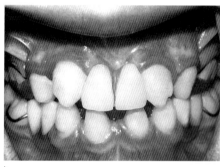

Abb. 51 Mit Hilfe eines Aktivators oder Prothesen ist eine Bißhebung des tiefen Bisses bei Oligodontie (Abb. 50) möglich. a) Partielle Prothesen zum Ersatz der fehlenden Zähne, an den Seitenzähnen sind unter Aussparung der 1. Molaren zur Bißhebung Aufbisse angebracht. b) Prothesen in situ, durch die seitlichen Aufbisse können sich die 1. Molaren verlängern und stabilisieren dadurch die Bißhebung

a   b

Osteogenesis konnte bei beiden Patientengruppen eine Relationsverschiebung vom Typ-I- zum Typ-III-Kollagen und zur Fibronektin-Synthese beobachtet werden.

Ausgedehnte *Zahnzahlanomalien (Oligodontie)* und *Zahnformanomalien* sind Begleitsymptome der *ektodermalen Dysplasie*, einem sehr heterogenen Syndrom, bei dem Ektodermderivate hypo- oder aplastisch sind (s.u.). Die Zahnzahl ist sowohl im Milchgebiß als auch im bleibenden Gebiß so stark reduziert, daß eine intermaxilläre Abstützung fehlt und schon im Kindesalter ein greisenhaftes Mundprofil dominiert (Abb. 50). Neben dem temporären Zahnersatz ist die Bißhebung mit funktionskieferorthopädischen Apparaturen zu erreichen, damit nach Abschluß des Wachstums ein ästhetisch und funktionell befriedigender festsitzender Zahnersatz angefertigt werden kann (Abb. 51).

Die Aplasie einzelner Zähne, wie 2. Prämolar oder seitlicher Schneidezahn, auch als *Hypodontie* bezeichnet, ist in der Regel *polygenen* Ursprungs, da bei den Familienmitgliedern neben dem Fehlen dieser Zahngattungen auch Reduktionsformen (Zapfen- oder Tütenzahn) mit großer Variationsbreite auftreten. Diese Vielfalt der Zahngrößenreduktion bis hin zur Aplasie des Zahnkeimes widerspricht der „Alles- oder Nichts-Regel" für den monogenen Erbgang (s.o.) und ist Hinweis für die Beteiligung mehrerer additiv wirkender Gene. Damit ist auch die einzelne genetische Wirkung nicht mehr nachweisbar.

3.2 Dysmorphiesyndrome mit monogener Ätiologie

Der *Dysostosis mandibulo-facialis* (Franceschetti-Syndrom, Treacher Collins) liegt eine Fehlentwicklung des gesamten ersten Schlundbogens und der ersten Schlundtasche zu Grunde. Folgende Symptome dominieren und verursachen bei den Patienten ein relativ uniformes Gesicht (Abb. 52):

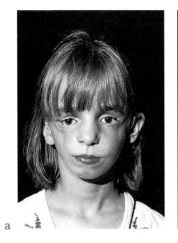
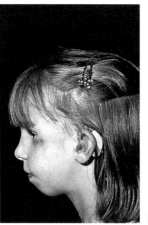

a

b

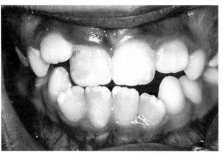

c

Abb. 52 Dysplasia mandibulo-facialis (Franceschetti-Syndrom): a) Fazies eines Mädchens mit Jochbogenhypoplasie. b) Profil, Retrogenie, Schwerhörigkeit durch Dysplasie des Ohres. c) intraorale Übersicht, Engstand aufgrund der Gesichtsschädelhypoplasie

- Mittelgesichtshypoplasie, Dreiecksgesichtsform,
- fehlende oder hypoplastische Jochbögen,
- Ohrmuschelfehlbildung mit Gehörgangsatresie und Schwerhörigkeit oder Taubheit,
- nach unten schräger Lidachsenverlauf,
- Mikroretrogenie des Unterkiefers mit fliehendem Kinn,
- Zahnengstand in Ober- und Unterkiefer auf Grund der basalen Unterentwicklung.

Erbgang: autosomal-dominant, Chromosom 5, Arm q.

Die *Dysplasia cranio-facialis* (*Crouzon-Syndrom*) geht auf die vorzeitige Verknöcherung einzelner oder mehrerer Schädelnähte zurück. Es kommt zum übermäßigen Breiten- und Höhenwachstum des Hirnschädels. Im Röntgenbild dominieren eine wabige Struktur und das Fehlen der Schädelnähte. Im Gesichtsbereich zeigen sich die folgenden Symptome (Abb. 53):

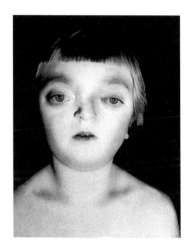

- Exophthalmus und Hypertelorismus,
- gebogene Nase mit breitem Sattel,
- flaches Mittelgesicht,
- Oberkieferunterentwicklung bei normaler Ausbildung des Unterkiefers,
- Progenie oder offener Biß mit Zahnengstand im Oberkiefer.

Erbgang: autosomal-dominant, Chromosom 10, Arm q.

Abb. 53 Dysplasia cranio-facialis (Crouzon-Syndrom)

Bei der *Dysplasia cleido-cranialis* (*Marie-Sainton-Syndrom*) dominieren neben den Dysmorphiesymptomen im Schädelbereich die Hypo- oder Aplasie der Schlüsselbeine. Außerdem sind die Patienten minderwüchsig und zeigen kolbige Auftreibungen an den langen Röhrenknochen. Die Schädelsymptomatik zeigt folgende Besonderheiten (Abb. 54a):

- breiter Schädel mit Stirnhöckern,
- breite Schädelnähte mit verzögerter Ossifikation, offene Fontanellen bis zum Erwachsenenalter,
- Unterentwicklung des mittleren Gesichtsschädels,

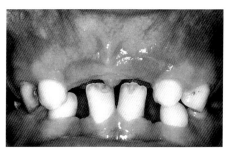

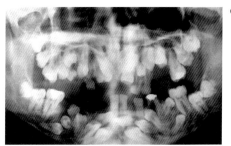

Abb. 54   Dysplasia cleido-cranialis: a) Das Fehlen der Schlüsselbeine erlaubt eine Berührung der Oberarmgelenke. b) Dentitio tarda bei 16jährigem Jungen. c) OPG vom gleichen Patienten mit multipler Zahnüberzahl (Hyperodontie)

- Persistenz von Milchzähnen,
- Zahnüberzahl (Hyperodontie) mit Keimverlagerung und Formanomalien,
- stark verzögerte Dentition, die auch nach Entfernung überzähliger Zahnkeime und damit der Auflösung des Raummangels im Kiefer nicht normalisiert wird (Abb. 54b),
- Zysten und Mineralisationsstörungen.

Erbgang: autosomal-dominant, Chromosom 8, Arm q.

Die *kongenitale Mikroretrogenie* (*Pierre-Robin-Syndrom*) ist eine heterogene Erkrankung, bei der wegen der sehr unterschiedlichen Schwere und Symptomatik noch der Nachweis für eine monogene Ätiologie fehlt. Im Symptomkomplex dominiert eine Trias (Abb. 55):

- Mikro- und Retrogenie des Unterkiefers, die zu lebensbedrohlicher Atembehinderung und Aspirationsgefahr Anlaß geben kann,
- Glossoptose (hypoplastische, tonuslose Zunge),
- Gaumenspalte.

Die tonuslose Zunge sinkt nach dorsal und verlegt den Atemweg. Dies wird auch vom Gaumensegel, das im Normalfall die Zunge nach ventral drückt, nicht verhindert, da es gespalten und insuffizient ist.

Die Schwere der Unterentwicklung des Unterkiefers bestimmt schon in den ersten

Abb. 55   Robin-Syndrom (kongenitale Mikrogenie): a) Neugeborener Patient mit Mikrogenie und Nasentubus, da die Mundatmung wegen des zu kleinen Unterkiefers und der zurückliegenden Zunge nicht möglich ist. b) Unterkieferplatte mit Extensionshaken zur Anteriorverlagerung des Unterkiefers. c) Gerät in situ. d) Patient nach Abnahme des Extensionsgerätes

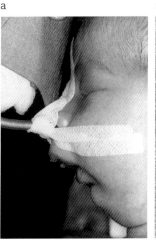

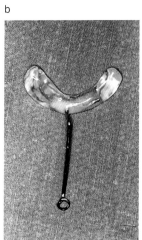

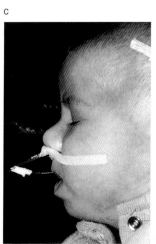

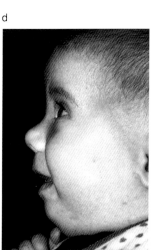

Lebenstagen die Überlebensfähigkeit und erfordert frühzeitige Intervention, wie Glossopexie (Vernähen der Zunge mit der Unterlippe, damit diese nach ventral gezogen wird) und parenterale Ernährung.

Die *ektodermale Dysplasie* ist ebenfalls ein sehr heterogenes Syndrom, bei dem die Ektodermderivate Schweißdrüsen, Talgdrüsen, Nägel, Haare, Pigmente und Zähne in unterschiedlichem Ausmaß hypoplastisch sind (Abb. 56 und 57). Der allgemeine Krankheitswert des Syndroms wird durch das Fehlen oder die starke Verminderung der Schweißdrüsen (anhidrotische, *Christ-Siemens-Touraine* oder hypohidrotische Form) bestimmt. Bei diesen Patienten ist die Transpirationsmöglichkeit und damit die Regulierung der Körpertemperatur stark eingeschränkt. Sie weisen schon zur Geburt hohes Fieber ohne Infektzeichen auf, sind auch in der Folge hitzeunverträglich und müssen die Sonne meiden. Neben der schon beschriebenen Oligodontie, der Bißabsenkung und den Zahnformanomalien, dominieren im Erscheinungsbild die schüttere, farblose Kopfbehaarung, fehlende Wimpern und Augenbrauen sowie eine trockene und rissige Haut.

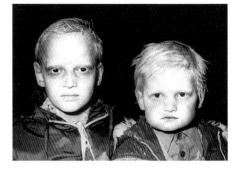

Abb. 56 Bruderpaar mit ektodermaler Dysplasie, neun und fünf Jahre alt

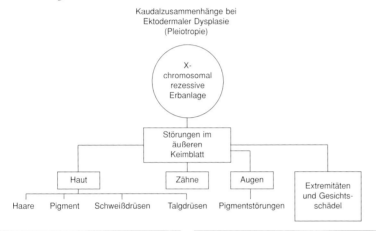

Abb. 57 Befall der unterschiedlichen Hautanhangsgebilde des Ektoderms und Beteiligung des Mesoderms bei der ektodermalen Dysplasie

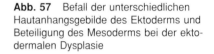

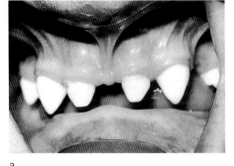

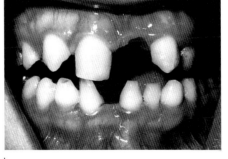

a   b

Abb. 58 Zahnbefunde bei ektodermaler Dysplasie mit X-chromosomal-rezessivem Erbgang. a) erkrankter 3jähriger Junge mit Anodontie im Unterkiefer und Oligodontie im Oberkiefer. b) nicht erkrankte Mutter (Konduktorin) mit Mikrosymptomen für die ektodermale Dysplasie, Aplasie von 12 und 22, Formanomalie der unteren Schneidezähne (Zapfenform)

Erbgang: X-chromosomal-rezessiv, Arm q (anhidrotische und hypohidrotische Form). Bei diesem Erbgang sind die weiblichen Familienmitglieder die Überträgerinnen (Konduktorinnen) der Erkrankung und weisen selbst nur minimale Symptome – sogenannte Mikrosymptome – auf, während ihre Väter und die Söhne das Vollbild des Syndroms zeigen (Abb. 58).
Die Krankheit kann auch autosomal-rezessiv oder autosomal-dominant vererbt werden.

Die *Incontinentia pigmenti* ist eine Pigmentbildungsstörung in den ersten Lebensjahren, die besonders schwere Schäden an der bradytrophen Netzhaut des Auges hinterläßt und das Sehvermögen progredient beeinträchtigt. Dagegen verschwinden ausgedehnte Effloreszenzen und irreguläre Pigmentierungen in der Stammregion der Haut auf Grund der hohen Turnover-Rate der Hautepithelien schon in den ersten Lebensjahren wieder. Neben den Augenschäden sind auch an den Zähnen Formanomalien festzustellen, die auf Schmelzepithelausfälle zurückzuführen sind (Abb. 59).

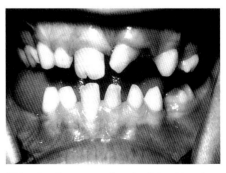

Abb. 59 Formanomalien der Schneidezähne bei einer Patientin mit Incontinentia pigmenti

Erbgang: X-chromosomal-dominant, Arm p und q. Im Gegensatz zum X-chromosomal-rezessiven Erbgang sind Jungen nicht lebensfähig und Mädchen können nur durch das Allel auf dem „gesunden" X-Chromosom überleben, welches Knaben (Y) nicht besitzen.

3.3   Multifaktorielle Vererbung

Ein biometrisch variables Merkmal, z. B. Zahnbreite oder Kieferlänge, wird als *multifaktoriell bedingt* bezeichnet, weil eine Interaktion vieler Gene mit Umweltfaktoren angenommen wird. Da weder die exogenen Faktoren noch die genetischen im einzelnen bekannt und in ihrer Wirkung durch Zwillingsuntersuchungen nur näherungsweise abzuschätzen sind, ist die Unterscheidung von *polygen* und *multifaktoriell* etwas willkürlich. Die Begriffe werden deshalb austauschbar verwendet. Eine polygene bzw. multifaktorielle Ätiologie ist auch für die Entstehung der verschiedenen Gebißanomalien anzunehmen, vorausgesetzt, sie tritt in einer Familie in abgestufter Form auf und die Kriterien für eine monogene Vererbung werden nicht erfüllt.

Die Weitergabe polygen bedingter Merkmale von der Eltern- auf die Kindgeneration wurde experimentell bisher nur für Pflanzen nachvollzogen. Prinzipiell lassen sich die Angaben für die Länge der Blumenkrone bei Kreuzung verschiedener Tabakpflanzen in Abbildung 60 (oben) auch auf die Vererbung quantitativer morphologischer Merkmale wie Zahn- und Kiefergröße, speziell zum Beispiel die Prognathie oder Retrognathie des Ober- oder Unterkiefers betreffend, übertragen. Folgende Gesetzmäßigkeiten sind daraus ableitbar:

1. Bei größenmäßig stark abweichenden Werten in der Elterngeneration liegt der kindliche Wert in der Mitte zwischen beiden (F 1-Generation).
2. In Abhängigkeit von der Durchmischung im Mittelwertbereich und der Anzahl der beteiligten Gene wird die Verteilungskurve höher und steiler oder flacher und breiter (Abb. 60 unten).

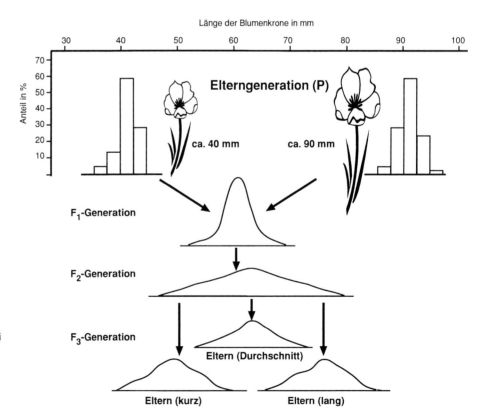

Abb. 60 Additiv-polygene Vererbung am Beispiel der Kreuzung von Tabakpflanzen. Bei Kreuzung von Elternpflanzen aus den Randbereichen der Verteilungskurve (lange oder kurze Pflanze) verschiebt sich der Mittelwert der Population deutlich in diese Richtung (Umzeichnung nach *Passarge* 1991)

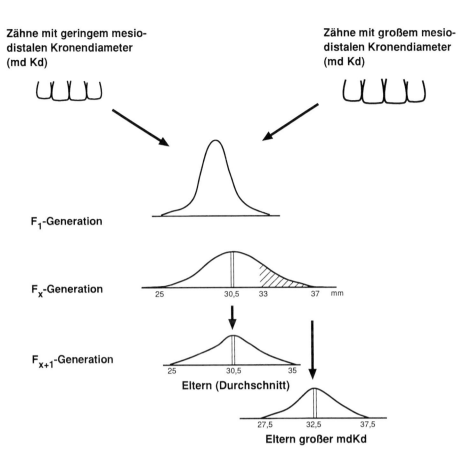

Zähne mit geringem mesio-distalen Kronendiameter (md Kd)

Zähne mit großem mesio-distalen Kronendiameter (md Kd)

F$_1$-Generation

F$_x$-Generation

25   30,5   33   37   mm

F$_{x+1}$-Generation

25   30,5   35

Eltern (Durchschnitt)

27,5   32,5   37,5

Eltern großer mdKd

Abb. 61   Additiv-polygene Vererbung der Zahnbreite (Abb. 60): Bei Selektion von Eltern und einer großen SI (Summe der mesio-distalen-Kronendiameter der oberen Schneidezähne) zwischen 33 mm und 37 mm (schraffiertes Feld der Verteilungskurve Fx-Generation), liegt der Mittelwert für deren Kinder (32,5 mm) deutlich über dem bei einer nicht selektierten Gruppe (30,5 mm) *Harzer* (1984)

3. Bei Zusammentreffen von elterlichen Werten aus den Randbereichen werden die kindlichen Werte in diese Richtung verschoben und liegen außerhalb des elterlichen Mittelwertes der Gesamtpopulation. Dies konnte auch für die Zahnkronenbreite in 44 Familien, von denen jeweils ein Kind mit sehr breiten Zahnkronen als Selektionskriterium diente, nachgewiesen werden (Abb. 61). Obwohl nur ein Kind höhere Werte als die gleichaltrigen nichtverwandten Probanden (n = 250) aufwies, lagen die Durchschnittswerte der Geschwister und Eltern etwa 5 % über denen der Gesamtpopulation.

Schlußfolgerung

Für die Prognose der Zahnbreite von noch nicht durchgebrochenen bleibenden Zähnen im Rahmen der kieferorthopädischen Diagnostik ist die Verwendung von Mittelwerten bei überdurchschnittlich großen oder geringen Zahnbreiten nicht geeignet (Summe der Inzisivi Oberkiefer > 32 mm, < 28 mm).

Aus der quasikontinuierlichen Verteilung der Zahngrößen, gemessen an der Zahnbreite wird auch deutlich, daß die *Odontogenese multifaktoriell (polygen)* bedingt ist. Für die Entstehung von Bißlageanomalien kann zunächst ein ähnliches Modell angewandt werden, d.h. eine ausgeglichene Längen- und Breitenharmonie von Ober- und Unterkiefer geht zu den Randbereichen hin in eine Über- bzw. Unterentwicklung der beiden Kiefer über und führt damit zu den Dysgnathiebildern *Prognathie des Unterkiefers (Progenie), Prognathie des Oberkiefers (Distalbiß, Deckbiß), breiter Oberkiefer (bukkale Nonokklusion, Deckbiß) und breiter Unterkiefer (Kreuzbiß, palatinale Nonokklusion).* Hinzu kommt noch als dritte Dimension die vertikale Kieferbeziehung, die einerseits bei Überentwicklung eines Kiefers zumeist auf Grund fehlender Abstützung als *Tief-* oder *Deckbiß* dominiert oder andererseits durch Abwinklung der Kieferbasen in einen *offenen Biß* übergeht. Bei dem Versuch der Modellfindung für die Ätiologie der Dys-

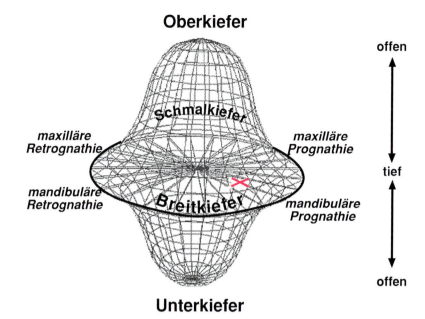

Abb. 62   Modell zur additiv polygenetischen Entstehung von Dysgnathien. Die große morphologische Variationsbreite und die fließenden Übergänge werden durch die mehrdimensionalen Glockenkurven wiedergegeben. Die Lage der Markierung (X) für einen Deckbiß wird durch die Symptome Breitkiefer, maxilläre Prognathie und Tiefbiß bestimmt

gnathien wird deutlich, daß die Übertragung der Normalverteilungskurve auf alle drei Ebenen des Raumes erforderlich ist. Eine Zahnstellungsanomalie, die z. B. durch einen Zahnengstand und einen Deckbiß gekennzeichnet ist, weist eine *polygenetische* Ätiologie auf und könnte am *„Abhang des Berges"* zur Prognathie des Oberkiefers hin (sagittal und transversal) liegen. Die Breite der Zähne und Umwelteinflüsse würden als weitere Faktoren im *multifaktoriellen Geschehen* noch hinzukommen (Abb. 62).

3.4   Ursachenkomplex von Anomalien

Wenn bisher nur deskriptiv nachgewiesen wurde, daß dem morphologischen Mosaik einer Dysgnathie *additiv polygene* Einflüsse zu Grunde liegen, so wurde dabei die *Dynamik der Dysgnathieentstehung,* die untrennbar mit dem wechselnden Einfluß von *Umweltfaktoren* und des *neuromuskulären Systems* verbunden ist, noch nicht berücksichtigt. Das Zusammenwirken der inneren und äußeren Faktoren im Sinne der Reaktion ist jedoch ganz allgemein eine Grundvoraussetzung für die Apassungs- und damit Überlebensfähigkeit eines Lebewesens unter veränderten Umweltbedingungen. Dies bedeutet auch, daß die endgültige Ausdifferenzierung eines Organismus noch nicht im Erbgut vorgegeben sein kann, sondern dies erst im Zusammenwirken mit modifizierenden Umwelteinflüssen erfolgt (Abb. 63). Es ist andererseits davon auszugehen, daß jedes Individuum entsprechend des Erbgutes über eine qualitativ und quantitativ unterschiedliche Differenzierungspotenz für die spezifischen Gewebe und Zellverbände verfügt. Diese kann dann in den einwirkenden äußeren Einflüssen optimale Wachstumsbedingungen vorfinden oder auch starken Hemmungen unterworfen werden. Dabei ist zu berücksichtigen, daß die Gewebereaktion auf den Umwelteinfluß, sei er wachstumfördernd oder -behindernd, nicht sterotyp ist, d. h., ein Lutschhabit führt nicht obligatorisch zu einer Kieferverformung. Damit muß der Erbeinfluß von der bereits genannten *Gewebepotenz* noch um die *Reaktionspotenz* erweitert werden. Dies entspricht auch dem eingangs dargestellten molekularbiologischen Erkenntnisstand, wonach neben Strukturgenen Regulationsgene für die Morphodifferenzierung erforderlich sind. Die genetisch determinierte Reaktionspotenz hat auch praktisch therapeutische Bedeutung in der Gewebeantwort beim einzelnen Patienten auf die Einwirkung einer kieferorthopädischen Apparatur. Besondere Unsicherheiten hinsichtlich des Behandlungseffektes bei gleicher Einwirkungsdauer und

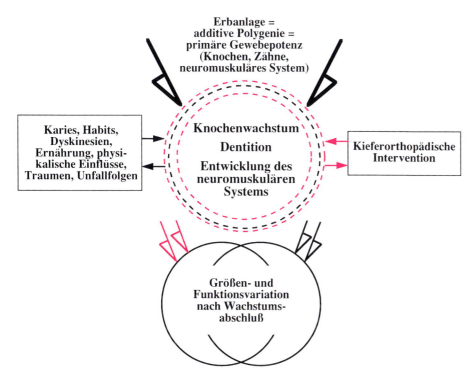

Karies, Habits, Dyskinesien, Ernährung, physikalische Einflüsse, Traumen, Unfallfolgen

Erbanlage = additive Polygenie = primäre Gewebepotenz (Knochen, Zähne, neuromuskuläres System)

Knochenwachstum

Dentition

Entwicklung des neuromuskulären Systems

Kieferorthopädische Intervention

Größen- und Funktionsvariation nach Wachstumsabschluß

Abb. 63 Entsprechend der primären Potenz der Gewebe (Knochen, Zähne, neuromuskuläres System) zur Adaptation an exogene Einflüsse wie z. B. Karies, Habits, Dyskinesien und Ernährung aber auch an die kieferorthopädische Intervention, variieren Morphologie und Funktion in Größe und Ausmaß

-intensität bestehen vor allem in der Anpassungsreaktion im neuromuskulären System nach Anwendung funktionskieferorthopädischer Geräte. Es ist falsch, anzunehmen, daß eine Umstellung im neuromuskulären System, z.B. von Mund- auf Nasenatmung, allein dem Trainingseffekt unterliegt, da im Gegensatz zu den Wachstumprozessen diese Funktionsabläufe unserer Willkür unterliegen. So ist das „Ansprechen" auf myotherapeutische Übungen trotz gleicher Anwendungszeit und -intensität sehr unterschiedlich, womit auch für das neuromuskuläre System eine anlagebedingte Reaktionspotenz signalisiert wird. Die unterschiedliche Beeinflußbarkeit läßt sich auch an der Rückfallneigung (Rezidiv) nach kieferorthopädischer Behandlung bei unterschiedlichen Dysgnathien mit unterschiedlichem Schweregrad ablesen, wobei das Alter zum Zeitpunkt der exogenen (therapeutischen) Einflußnahme entscheidend für die dauerhafte Adaptation des Gewebes an den veränderten Zustand erscheint.

Aus Zwillings- und Familienuntersuchungen sowie aus Nachuntersuchungen zur Stabilität von Behandlungsergebnissen geht hervor, daß *exogene Faktoren* in *unterschiedlichem Ausmaß* das „*genetische Programm*" des Knochen- und Weichteilwachstums und damit auch die Ausprägung der Dysgnathie im individuellen Fall zu modifizieren vermögen. Dabei gilt es, auch topographische Unterschiede in Ober- und Unterkiefer zu berücksichtigen. So ist der Oberkieferalveolarfortsatz am „anfälligsten" für Lutschgewohnheiten und läßt sich andererseits am besten kieferorthopädisch umformen (Abb. 64).

Für die unterschiedlichen Zahnstellungs- und Bißlageanomalien gilt, daß *schwere* und in ihrer *Ausprägung besonders typische (ähnliche) Dysgnathien* einer Modifikation durch *Umwelteinflüsse im Sinne der Wachtumsanpassung weniger zugänglich* sind. Dies trifft für folgende Anomalien zu:

- Zahnengstand durch ein Mißverhältnis der Zahn- zur Kiefergröße,
- Prognathie des Unterkiefers (Progenie),
- Prognathie des Oberkiefers und Steilstellung der Schneidezähne (Deckbiß),
- offener Biß durch Divergenz der Kieferbasen,
- Kreuzbiß durch seitenungleiches Wachstum (z.B. Hemihypertrophia faciei),
- Zahnunter- und Zahnüberzahl, Zahnretention, Zahnkeimdystopie,

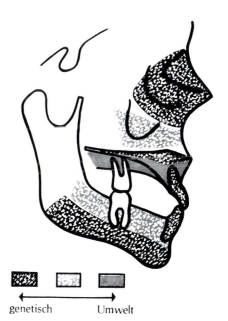

genetisch ⟷ Umwelt

Abb. 64 Der Einfluß von genetischen und Umwelteinflüssen auf das Wachstum des Gesichtsschädels ist unterschiedlich. Die Kieferbasen sind stark genetisch geprägt, während der Oberkieferalveolarfortsatz eher für exogene Faktoren wie Habits und kieferorthopädische Umformung zugänglich ist (*Harzer* 1984)

- Diastema mediale,
- bialveoläre Protrusion der Schneidezähne.

Dagegen sind die folgenden Anomalien für *exogene Faktoren leichter zugänglich* bzw. werden durch diese maßgeblich in ihrer Ausprägung beeinflußt:

- Zahnengstand durch vorzeitigen Milchzahnverlust (Oberkiefer > Unterkiefer),
- sagittale Stufe durch Schmalkiefer (OK) mit Protrusion der Schneidezähne,
- offener Biß bei Lutschanamnese und normalem Kieferbasiswinkel,
- lokale Zahnstellungsanomalie als Folge von Habits und Dentitionsstörungen,
- Anomalien als Folgen von Traumata, schweren Bindegewebs- und Knochenerkrankungen (Osteomyelitis, Tumoren u.a.) sowie auf der Grundlage von Stoffwechselstörungen und Embryopathien (Infektionen, Alkohol etc.).

Trotz der Eingruppierung muß betont werden, daß für jede Anomalie ein genetisches Wachstums- und Steuerprogramm existiert, in dessen Ablauf jedoch äußere Einflüsse mit „unterschiedlicher Wichtung" einbezogen und wirksam werden. Die in der Literatur häufig benutzte Einteilung in „erbliche" und „erworbene" Anomalie sollte auf Grund der dargestellten Zusammenhänge nicht mehr benutzt werden, da sie sachlich falsch ist. Selbst eine Zahnstellungsanomalie als Traumafolge wird in Abhängigkeit vom Alter des Patienten und dessen „geweblicher Potenz" individuell sehr unterschiedliche Ausprägungsgrade erreichen. Andererseits kann bei einer schweren Progenie mit eindeutiger Familienanamnese durch frühzeitige kieferorthopädische Intervention eine weitgehende Wachstumsangleichung des Oberkiefers an das überschießende Wachstum des Unterkiefers erreicht werden.

Obwohl bisher deutlich geworden ist, daß *Zahnstellungs- und Bißlageanomalien generell* eine *multifaktorielle (polygene) Ätiologie* besitzen, gibt es wenige Ausnahmen, die monogenen Ursprungs sind. Dies trifft einerseits auf alle Dysgnathien zu, die Begleitsymptome von Dysmorphiesyndromen sind. Andererseits gibt es eine Form der Amelogenesis imperfecta, die mit einem offenen Biß verbunden und auch monogenen Ursprungs ist (Abb. 65). In der Literatur wird häufig die sogenannte „Habsburger Unterlippe", die im genannten Adelsgeschlecht relativ häufig auftrat und Ausdruck einer Prognathie des Unterkiefers war, als Beispiel für die autosomaldominante, also monogene, Vererbung dieser Anomalie benutzt. Im Ausnahmefall kann dies auch zutreffen. Da jedoch in mehrfachen systematischen Familienuntersuchungen durch *Schulze* (1979) nachgewiesen wurde, daß die besonderen Merkmale für eine monogene Vererbung (gleichmäßiger Ausprägungsgrad bei den Familienmitgliedern und eine Häufigkeit zwischen 25% und 50%) in der überwiegenden Mehrzahl der Fälle nicht zutrafen, bleibt dieses Beispiel die absolute Ausnahme.

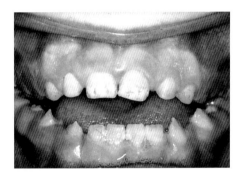

Abb. 65 Skelettal offener Biß in Kombination mit einer Amelogenesis imperfecta hereditaria (Ausnahme für die monogene Vererbung einer Dysgnathie, da in Verbindung mit einer Zahnstrukturanomalie)

3.4.1 Multifaktorielles Schwellenwertmodell

Für ein Merkmal, das nicht den Mendelschen Gesetzmäßigkeiten folgt (dominante oder rezessive Genwirkung) und dessen Häufigkeit in der Weitergabe weit unter 25% liegt, muß, wie dargestellt, eine polygene Ätiologie angenommen werden. Dies gilt nicht nur für morphologische und physiologische Merkmale, sondern auch für Erkrankungen und Anomalien, wie Neuralrohrdefekte, angeborene Herzfehler und die Lippen-Kiefer-Gaumenspalten. Bei diesen läßt sich jedoch im Gegensatz zur kontinuierlichen Abstufung bei der Zahn- und Kiefergröße in *erkrankt* und *nicht erkrankt* differenzieren. Die Grenzlinie, welche die Population in erkrankte und nicht erkrankte Individuen teilt, wird als *Schwellenwert* bezeichnet. Dieser Schwellenwert ist mit einer besonderen *genetischen Prädisposition (Krankheitsneigung*, engl. *liability)* verbunden. Er ist jedoch hinsichtlich seiner Position in der Normalverteilungskurve nicht konstant, sondern verschiebt sich mit zunehmendem Verwandtschaftgrad zu einem Erkrankten nach links (Abb. 66a). So unterscheiden sich Verwandte ersten Grades eines bereits Erkrankten in der Krankheitsneigung (genetische Prädisposition) um die Hälfte des Durchschnitts der Bevölkerung. Sie können also, gemessen

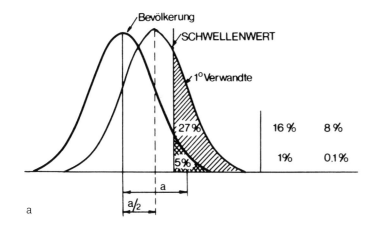

HERITABILITÄT = 1.0 = 100%

a

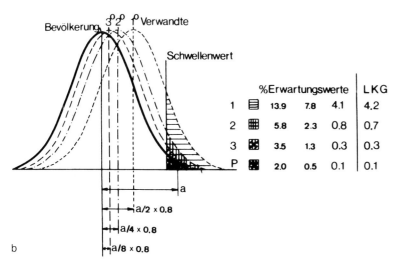

HERITABILITÄT = 0.8 = 80%

		%Erwartungswerte			LKG
1	▤	13.9	7.8	4.1	4.2
2	▦	5.8	2.3	0.8	0.7
3	▨	3.5	1.3	0.3	0.3
P	▨	2.0	0.5	0.1	0.1

b

Abb. 66 a) Verschiebung des Schwellenwertes und damit Erhöhung des Erkankungsrisikos für die Kinder erkrankter Eltern von 5% auf 27%. b) für LKGS-Spalten bestätigten sich die errechneten Erwartungswerte für Verwandte 1., 2. und 3. Grades (aus *Lenz* 1979)

am allgemeinen Risiko, eher diese Erkrankung vererben oder erhalten. Bei Verwandten zweiten Grades nimmt die Prädisposition nur um ein Viertel gegenüber der Population zu (s. Abb. 63). Für das Auftreten von Lippen-Kiefer-Gaumen-Segel-Spalten hat *Carter* (1968) eine Übereinstimmung der theoretischen Erwartungswerte mit der tatsächlichen Häufigkeit festgestellt (Abb. 66b). Damit erhöht sich entsprechend dem Verwandtschaftsgrad und der Häufigkeit bereits betroffener Familienangehöriger das Risiko von 0,2% (Population) auf 37%, wenn beide Eltern bereits eine Lippen-Kiefer-Gaumen-Spalte aufweisen (Tab. 11). Für sehr typische, d.h. phänotypisch einheitliche Anomaliebilder, wie der Deckbiß oder die Progenie, kann ein ähnliches multifaktorielles Schwellenwertmodell angenommen werden, wobei es dazu noch keine gesicherten Aussagen gibt.

Tab. 11   Häufigkeit der LKGS-Spalten bei Verwandten (*Lenz* 1979)

Art der Mißbildung	Erkrankte Geschwister	Erkrankte Eltern	Risiko in %
Lippen-Kiefer-Gaumen-Segel-Spalte	0	0	0,1–0,2
einseitig/doppelseitig	1	0	2,5
	1	0	6
	2	0	10–14
	1	1	11–14
	0	1	3–4
	0	2	37

Zusammenfassung

- Dysmorphiesyndrome, generalisierte Anomalien der Zahnstruktur, der Zahnform und der Zahnzahl (Oligodontie) sind monogenen Ursprungs oder auf eine chromosomale Störung zurückzuführen.
- Anomalien der Zahnstruktur, -form und -zahl sind häufig Begleitsymptom einer übergeordneten Störung im äußeren oder mittleren Keimblatt. Sie können in der genetischen Familienberatung wertvolle Hinweise für den Erbgang und damit das Wiederholungsrisiko einer Erkrankung liefern.
- Zahnstellungs- und Bißlageanomalien beruhen auf einer multifaktoriellen Ätiologie, d. h. mehrere Genorte (additive Polygenie) sind sowohl strukturell als auch regulierend im Zusammenspiel mit exogenen Einflüssen für die Entstehung einer Dysgnathie verantwortlich. Der Ausprägungsgrad einer Zahnstellungsanomalie ist sehr variabel und zeigt auch familiär vielfache Abstufungen.
- Bei Erkrankungen, wie den Lippen-Kiefer-Gaumen-Segel-Spalten, die ebenfalls multifaktoriellen Ursprungs sind, und eine alternative Aufteilung in „erkrankt" und „nicht erkrankt" aufweisen, muß ein genetischer Schwellenwert als Trenngröße angenommen werden. Dieser Schwellenwert, der ein Maß für das Krankheitsrisiko in der Population und in der Familie darstellt, verschiebt sich in Abhängigkeit der bereits erkrankten Familienmitglieder und deren Verwandtschaftsgrad.

3.4.2 Orofaziale Funktionsabläufe

Im Kapitel zur Ätiologie von Dysgnathien wurde bereits auf die multifaktorielle Genese, speziell das Zusammenwirken der Erbfaktoren mit dem neuromuskulären System, hingewiesen. Letzteres, allgemein als Funktion bezeichnet, steht während des Wachstums in einer ständigen Wechselwirkung mit der Formung des knöchernen Gesichtsschädels. Schon *Wolff* stellte 1870 das *Transformationsgesetz* auf, wonach eine Funktionsveränderung eine Anpassung der Form nach sich zieht und auf eine sich ändernde Morphologie eine Funktionsadaptation folgt. Auch *Roux* (1895) stellte die dialektische Einheit von *Form und Funktion* heraus und hob dabei besonders die Muskeltätigkeit hervor, die durch Koordination und Kommunikation zu funktionellen Systemen, wie Sprechen, Kauen, Schlucken, Atmen und Mimik, gebündelt wird und Einfluß auf das Gesichtswachstum nimmt. *Fränkel* (1992) betont in diesem Zusammenhang, daß auf Grund der Grazilität des Schädelskelettes ein *Gleichgewicht* zwischen antagonistisch wirkenden *Muskeln* oder solchen, die von innen oder von außen Knochenoberflächen anliegen, unbedingte Voraussetzung für ein harmonisches Wachstum ist. Damit hat nicht nur die physiologische Funktion bzw. Dysfunktion Einfluß auf eine regelrechte oder abwegige Gebiß- und Kieferentwicklung, sondern auch der unterschiedliche Ruhetonus benachbarter Muskelgruppen. Im folgenden soll deshalb neben den orofazialen Funktionen auch auf deren Störung und Auswirkung auf die Kiefer- und Gebißentwicklung eingegangen werden.

Atmung

Die Zirkulation der Atemluft wird durch den vom Brustkorb und Zwerchfell erzeugten Unter- oder Überdruck in den Lungen aufrechterhalten. Der Luftstrom nimmt in Ruhe seinen Weg durch die Nase und bei notwendiger Erhöhung des Atemvolumens durch den Mund. Der *Nasenatmung* obliegt die Aufgabe der Atemluftkonditionierung, die in einem Anwärmen, Anfeuchten und Entstauben besteht. Sie kann nur bei einer freien *Nasen-Rachen-Kehlkopf-Passage* und dem anterior und posterior abgesicherten Mundschluß permanent und störungsfrei erfolgen (Abb. 67). Der *vordere Mundschluß* wird vom ausgewogenen Ruhetonus der zirkulären und radiären Fasern des M. orbicularis oris bestimmt, da mit dem permanenten Lippenschluß auch eine Haltefunktion des Unterkiefers gegenüber der Schwerkraft desselben verbunden ist. Der *hintere Mundschluß* wird durch die weitestgehende Anlagerung der Zunge an

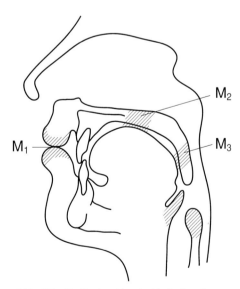

Abb. 67 Dreifacher Mundschluß, der eine korrekte Nasenatmung und Wachstumsausformung der Kiefer gewährleistet (M₁ = Lippen, M₂ = Zunge am harten Gaumen, M₃ = Zunge am weichen Gaumen)

Gaumen und Segel gewährleistet. Nach *Eckert-Möbius* (1962) wird durch den Schluckakt die Luft aus dem Mundinnenraum gedrängt. Dies führt, unterstützt durch die im Pharynx vorbeiströmende Ein- und Ausatmungsluft zu einem *Unterdruck im Mundraum,* der sich wiederum als Sog auf Zunge und Wange auswirkt. Die ständig wechselnden Druckverhältnisse im Mund- und Nasen-Rachen-Raum haben auch eine biomechanische Wirkung im Sinne eines durchblutungsfördernden Massageeffektes, der wiederum wachstumsfördernd und der Pneumatisation des Gesichtsschädels dienlich ist. Eine Austrocknung der Nasenschleimhäute wird durch den sogenannten *nasalen Zyklus* verhindert. Etwa alle sechs Stunden wird durch Schwellung des Gefäßplexus in einem der beiden Nasengänge der Strömungswiderstand erhöht und die Luft hauptsächlich durch den anderen geleitet. Außerdem tritt in dem physiologisch „verstopften Nasenloch" vermehrt Flüssigkeit aus den erweiterten Gefäßen aus, was wiederum den erwähnten Funktionen zugute kommt. Diese zyklisch unterschiedliche Gängigkeit der Nasenatmungskanäle sollte bei der Funktionsprüfung berücksichtigt und nicht als pathologisches Zeichen gewertet werden.

Die permanente Nasenatmung ist eine wichtige Voraussetzung für die normale Gebiß- und Kieferentwicklung. Sie ist jedoch auf Grund der unterschiedlichen Voraussetzungen sehr „*störanfällig*" und kann in eine *zeitweise* oder *permanente Mundatmung* umschlagen.

Bei einer ständigen Mundatmung unterbleibt die Atemluftkonditionierung, der biomechanische Massageeffekt fehlt und das muskuläre Gleichgewicht zwischen M. masseter, M. orbicularis oris und Zunge wird zugunsten der Kaumuskulatur verschoben. Dies bringt gesundheitliche Nachteile mit sich, wie Austrocknung der Mundschleimhaut, Senkung der Remineralisationsprozesse an der Schmelzoberfläche und erhöhte Infektneigung. Der verstärkte Druck der Kaumuskeln auf den Oberkieferalveolarfortsatz kann zur transversalen Kompression und damit zum *Schmalkiefer* führen (Abb. 68). Der M. orbicularis oris verliert wegen der fehlenden Haltefunktion für den Unterkiefer seinen Ruhetonus, und die Mandibula gleitet bei einer Schlaflage auf dem Rücken in eine Distallage ab. Es entsteht eine vergrößerte sagittale Stufe, in die sich sehr häufig die Unterlippe einlagert und damit einer Protrusion und Verlängerung der Oberkieferschneidezähne Vorschub leistet. Die entstehende typische Mundatmerfazies wird als sehr nachteilige Mimik angesehen.

Die Störfaktoren und Hindernisse für eine permanente Nasenatmung im Kopfbereich sind:

- *Verlegung des Atemweges*
  In der Nase durch die Deviation der Scheidewand, entzündlich bedingte Schwellung des Gefäßplexus bei chronischen Infekten, Hyperplasie der Conchae nasales.
  Im Pharynx durch die Hyperplasie der Tonsilla pharyngea (adenoide Vegetationen), Tonusschwäche des Gaumensegels zur Vorhaltung der Zunge.
  Im Larynx durch spastische Verengung der Stimmritze.

In ihrer Gesamtheit können die Atemwegsverengungen unter Beteiligung zentralnervöser Dysregulationen zum *obstruktiven Schlaf-Apnoe-Syndrom (OSAS)* führen, das durch mehrfaches Aussetzen der Atmung für ca. 10 Sekunden sowie entsprechenden Sauerstoffmangel gekennzeichnet ist.

- *Fehlen des Mundschlusses*
  Schwäche des M. orbicularis oris oder muskuläres Ungleichgewicht im M. orbicularis oris zugunsten der radiären gegenüber den zirkulären Fasern.
- *Behinderung des Mundschlusses durch Protrusion der Oberkieferschneidezähne*
  Dies kann sowohl Ursache für als auch Folge des fehlenden Mundschlusses sein.
- *Langer, schmaler Gesichtsschädel*
  Diese Patienten werden auch als *habituelle Mundatmer* bezeichnet. Bei dieser Atmungsform besteht kein mechanisches Hindernis. Die Ursache ist im Aufbau des Gesichtsschädels zu suchen (Abb. 69).

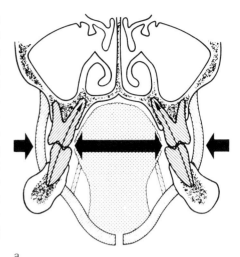

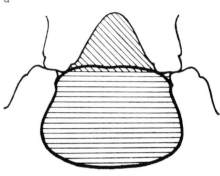

Abb. 68   a) Die Zahnreihen stehen im Druckgleichgewicht zwischen Zunge und Mm. masseterici. b) bei Mundatmung sinkt die Zunge nach kaudal und fehlt im Oberkiefer für das Druckgleichgewicht (Stempelwirkung) → der verstärkte Druck der Mm. masseterici behindert das transversale Wachstum, was zu einem Schmalkiefer und Kreuzbiß führen kann

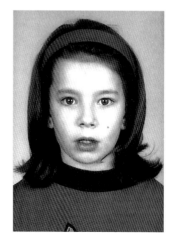

Abb. 69   Mundatmerfazies

- *Fehlen des Mundabschlusses zum Pharynx*
  Tonusschwäche des Gaumensegels zur Anlagerung und Vorhaltung der Zunge.
  Lippen-Kiefer-Gaumen-Segel-Spalten, speziell Gaumensegelinsuffizienz.

Auch bei einer allgemeinen Ateminsuffizienz und Verringerung der respiratorischen Oberfläche in der Lunge, wie dies bei chronischer Bronchitis der Fall ist, besteht eine permanente Mundatmung.

Schlußfolgerung

Nasenatmung fördert die körperliche Entwicklung und das regelrechte Schädelwachstum. Permanente Mundatmung kann dies behindern und führt zu muskulären Dysbalancen. Abnehmbare funktionskieferorthopädische Geräte sind bei permanenter Mundatmung ohne Wirkung und deshalb kontraindiziert. Die Umstellung von Mund- auf Nasenatmung ist ein wichtiger Bestandteil kieferorthopädischer Prophylaxe (s. Kap. 6).

Kauen und Ernährung

Schon in der postnatalen Stillperiode wird aus kinderärztlicher und kieferorthopädischer Sicht auf die Bedeutung der Brust- gegenüber der Flaschenernährung hingewiesen. Obwohl hinsichtlich einer normalen körperlichen und geistigen Entwicklung die Ernährungsform nicht überbewertet werden sollte, sind Vorteile des Stillens für die Kiefer- und Gebißentwicklung offensichtlich. Dies betrifft die Übertragung der *mütterlichen Abwehrkräfte*, die *Sättigung des Saugreflexes*, und die etwa 50mal *stärkere Muskelaktivierung*. Letztere ist für die Behebung der zur Geburt vorhandenen Rücklage des Unterkiefers (→ 2. embryonaler Rückbiß) besonders wichtig, da während des Saugens das Kind ständig den Unterkiefer zum Ausstreichen der Milch vor- und zurückbewegen muß. Hinsichtlich der Prophylaxe von Dysgnathien darf dies jedoch nicht überbewertet werden, da es nur einen Faktor im multifaktoriellen (polygenetischen) Ursachenkomplex darstellt. Auf der anderen Seite sollte der Art und Weise der Flaschenernährung auch die nötige Aufmerksamkeit geschenkt werden. Dies betrifft eine angemessene Trinkzeit von 15 bis 20 Minuten, geregelt durch die Größe der Saugeröffnung, weil damit der natürliche Saugtrieb weitgehend gesättigt und dem Daumenlutschen vorgebeugt werden kann. Der Trink- wie auch der Beruhigungssauger sollte entsprechend der Form der Mundspalte abgeflacht sein und die Saugeröffnung den Trinkstrahl in Richtung des Gaumens lenken. Durch Abflachung des Saugers wird auch die Zunge am wenigsten verdrängt und der Schluckvorgang, der beim Säugling wegen des Kehlkopfhochstandes noch gemeinsam mit dem Atmen erfolgen kann, nicht beeinträchtigt.

Die *Umstellung* von *flüssiger* auf *feste* Nahrung sollte mit dem Durchbruch der ersten Milchmolaren erfolgen (1. physiologische Bißhebung), da dies eine Umstellung von der hackenden auf die mahlende Kaubewegung ermöglicht. Die *Hackbewegung* des Unterkiefers wird hauptsächlich von den *Mm. temporales* ausgeführt, während an der *Mahlbewegung* die *Mm. masseterici* maßgeblich beteiligt sind. Eine stärkere Masseterbeanspruchung und damit eine zeitige Umstellung auf feste Nahrung ist gebißphysiologisch von Vorteil und soll in der Gegenüberstellung zur hackenden Kaubewegung verdeutlicht werden:

Mahlende Kaubewegung	Hackende Kaubewegung
Beanspruchung der Mm. masseter ici	*Beanspruchung des Mm. temporales*
• stärkere und längere Kauintensität	• schwache Kauintensität
• schnellere funktionelle Ausrichtung und Mineralisierung des Knochengerüstes	• langsamere funktionelle Ausrichtung der Spongiosa- u. Trabekelstruktur
• ventrale Zugrichtung → 2. embr. Rückbiß	• dorsale Zugrichtung

Mahlende Kaubewegung

- Abrasion der Milchzähne → Vorgleiten des Unterkiefers bzw. des 1. Molaren in den Regelbiß (Zielinsky-Modus)
- Abstützung der Schneidezähne

Hackende Kaubewegung

- keine oder geringe Abrasion, kein Vorgleiten des Unterkiefers bzw. der Zahnreihe, labile Einstellung der 1. Molaren
- Vertiefung des Überbisses bei mangelnder Schneidezahnabstützung und sagittale Schneidekantenstufe

Auch für diese Gegenüberstellung muß die Einschränkung hinsichtlich der erblichen Anlage zum Rück- oder Vorbiß gemacht werden, welche die funktionellen Vor- oder Nachteile überlagern kann und damit eine primäre Prävention ausgeschlossen ist. Neben den funktionellen Bedingungen behindert auch der *vorzeitige Milchzahnverlust* die Kautätigkeit und hat daneben wegen des kariösen Mundmilieus nachteilige Folgen auf das bleibende Gebiß. Unter vorzeitig ist die Zerstörung oder Extraktion etwa ein bis zwei Jahre vor dem physiologischen Ausfall zu verstehen. Als Ursachen kommen vor allem stark gezuckerte Speisen und fehlende Mundhygiene in Betracht. Eine generalisierte rasche Zerstörung aller Milchzähne schon im Kleinkindesalter ist die Folge einer häufigen Verabreichung gesüßten Tees, süßer Fruchtsäfte und stark gesüßter Kindernahrung aus der Flasche (*Nursing bottle syndrome*). Besonders die ständige Verabreichung zur „Beruhigung" auch außerhalb der normalen Trink- und Eßzeiten hat fatale Folgen (Abb. 70).

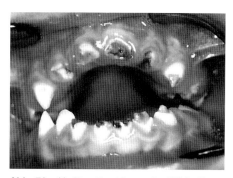

Abb. 70 Kariöse Zerstörung der Milchzähne durch permanente Verabreichung gesüßten Tees oder süßer Fruchtsäfte im Kleinkindesalter (Nursing bottle syndrome)

Schlucken

Der Schluckvorgang steht in enger Verbindung mit der Nahrungsaufnahme und -zerkleinerung. Er kann zwar willkürlich eingeleitet werden, läuft aber danach reflektorisch ab. Peristaltische Bewegungen gehen von der Zungenspitze zum Zungengrund und befördern damit den Speisebolus zur Speiseröhre. Die Lagebeziehung der Zunge zum Gaumen verändert sich vom zahnlosen Neugeborenen zum bezahnten Kind und Erwachsenen hin. Beim Kleinkind wird die Zunge während des Schluckvorganges noch zwischen die zahnlosen Kieferkämme hineingepreßt und damit stabilisiert. Beim Erwachsenen liegt sie im Mundinnenraum hinter den Zähnen. Ersteres wird auch als *infantiles Schlucken* und letzteres als *somatische Schluckart* bezeichnet. Der Übergang von der einen zur anderen Art vollzieht sich mit Zunahme der Bezahnung und Schluß der zeitweiligen Zahnlücken im Wechselgebiß. Bei verschiedenen Dysgnathien, wie dem seitlich oder frontal offenen Biß und der vergrößerten Schneidekantenstufe bleibt die infantile Schluckart erhalten, indem die Zunge in die vertikal und sagittal offenen Zahnzwischenräume weiterhin hineingepreßt wird. Dies muß als Zungendyskinesie gewertet werden und kann zur Aufrechterhaltung oder weiteren Verstärkung der Zahnfehlstellung beitragen. Häufig verhindert die interdentale Zungenlage auch eine Spontankorrektur des offenen Bisses nach Abstellen des Daumenlutschens. Zungendyskinesien kommen häufig auch bei Syndromen wie dem Morbus Down vor und können nur durch intensive myotherapeutische Übungen behoben werden (s. Kap. 6).

Sprechen

Im Gegensatz zum reflektorisch ablaufenden Schluckvorgang ist beim Sprechen die Feinmotorik der Zunge für die normale oder gestörte Artikulation verantwortlich. Die Lautbildung erfolgt durch die differenzierte Anlagerung der Zunge am Gaumen und an den Zähnen (Abb. 71). Dabei entstehen feinste Spalten und Kanäle, in denen die Laute durch Schwingung der darin befindlichen Luftsäule gebildet werden. Die Adaptationsfähigkeit des extrem formbaren und sensiblen Zungenmuskels an den Gaumen und die Zahnreihe ist jedoch begrenzt, so daß Kieferverformungen und Zahnlücken die Lautbildung stören können (*Dyslalien*). Am häufigsten ist die *S-Laut-*

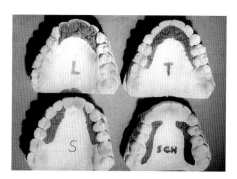

Abb. 71 Anlagerung der Zunge am Gaumen bei unterschiedlichen Lauten (dunkle Felder)

bildung gestört *(Sigmatismus)*. Der S-Laut wird gebildet, indem sich die Zunge am seitlichen Gaumen, an den Molaren, Prämolaren und Eckzähnen anlagert und einen spaltförmigen Raum zum mittleren Teil des Gaumens und zu den Schneidezähnen freiläßt. Beim Sigmatismus, der häufig mit einem *offenen Biß* verbunden ist, lagert sich die Zunge wegen des fehlenden Zahnkontaktes direkt zwischen den Schneidezähnen ein (s. Schlucken), und es entstehen die typischen Lispelzischlaute. Außer diesem *Sigmatismus interdentalis*, werden auch noch der *Sigmatismus lateralis*, bei dem die Zunge der seitlichen Gaumenpartie nicht anliegt und die Luft dort entweicht, und der *Sigmatismus palatinalis*, bei dem die fehlerhafte Lautbildung durch teilweise Anlagerung der Zunge am Gaumengewölbe entsteht, angegeben. Am Beispiel des Sigmatismus wird deutlich, daß Zahnfehlstellungen an der Ausprägung von Lautbildungsstörungen beteiligt sind und aus diesem Grund einer Therapie bedürfen. Da jedoch die mechanische Lautbildung eng mit der Steuerung durch das ZNS verbunden ist, sind logopädische Umstellungs- und Lernerfolge nicht nur an die Beseitigung der Zahnstellungsanomalie gebunden. So hat sich gezeigt, daß die Behebung des Sigmatismus auch ohne eine kieferorthopädische Therapie möglich war, wenn auch unter schwierigeren morphologischen Bedingungen.

Zusammenfassung

Funktionsabläufe im orofazialen System, wie Atmen, Kauen, Schlucken und Sprechen, beeinflussen die Gebiß- und Kieferentwicklung. Unphysiologische Funktionen, Dyskinesien, Habits und unzweckmäßige Ernährungsformen sollten schon frühzeitig behoben werden. Das präventive Eingreifen muß immer im Zusammenhang mit der multifaktoriellen Ätiologie gesehen werden, so daß eine primäre Verhütung von Gebißanomalien durch alleinige Ausschaltung von Fehlfunktionen im Einzelfall unmöglich sein kann.

4 Systematik

4.1 Terminologie und Nomenklatur von Zahnfehlstellung und Okklusionsabweichung

Zahnfehlstellungen, Okklusionsabweichungen und auch die Kieferlagebeziehungen werden entsprechend der drei Dimensionen als *sagittale, transversale und vertikale Abweichungen* benannt. Die Bezeichnung der Fehlstellungen, Okklusionsabweichungen und Kieferlagebeziehungen ist sowohl in der Fachliteratur als auch in der täglichen Praxis sehr unterschiedlich und eine Vereinheitlichung auf der Grundlage der letzten Fassung der *Nomina anatomica (1985)* steht aus. Eine Auswahl häufig verwendeter kieferorthopädischer Fachtermini und ihrer Synonyme sind im Anhang 1 zusammengefaßt.

Um einen Maßstab für die Richtung und das Ausmaß einer Zahnfehlstellung zu bekommen, müssen die morphologisch und funktionell optimal ausgerichtete Zahnstellung und Okklusion vorangestellt werden. *Angle (1907)* meinte, daß die *neutrale Verzahnung* der 1. Molaren (s. Kap. 2.4.4) das Primat für die Ausrichtung der Zahnreihen inne hat. *Andrews (1972)* gebührt das Verdienst, unter Einbeziehung der Zahnkronenmorphologie und Auswertung einer Vielzahl von Idealgebissen, Regeln für die Position des Einzelzahnes und seiner Beziehung zum Nachbarzahn und Antagonisten erarbeitet zu haben. Er faßte sie in den *„six keys of occlusion"* (sechs Schlüssel der Okklusion) zusammen:

Schlüssel 1: Molarenrelation
Die distale Fläche der distalen Randleiste des 1. Molaren im OK okkludiert mit der mesialen Fläche der mesialen Randleiste des 2. Molaren im UK und berührt sie. Der mesiobukkale Höcker des 1. Molaren im OK liegt innerhalb der Grube zwischen dem mesialen und mittleren Höcker des 1. Molaren im UK. Der mesiolinguale Höcker des 1. Molaren im OK sitzt in der mittleren Fossa des 1. Molaren im UK (Abb. 72).

Schlüssel 2: Kronenangulation (mesio-distaler Tip)
Bei normal okkludierenden Zähnen liegt der gingivale Teil der Längsachse jeder Krone distal vom okklusalen Teil dieser Achse. Der Grad der Kippung ist je nach Zahntyp unterschiedlich (Abb. 73).

Schlüssel 3: Kronenneigung (labio-lingualer bzw. bukko-lingualer Torque)
Kronenneigung ist der Winkel zwischen einer senkrecht zur Okklusionsebene gezogenen Geraden und einer Tangente an die Mitte der labialen bzw. bukkalen Fläche der klinischen Krone (Abb. 74).
Bei den OK-Schneidezahnen befindet sich der inzisale Teil der labialen Kronenfläche labial zum gingivalen Teil. Bei allen anderen Zahnkronen befindet sich der okklusale Teil der labialen bzw. bukkalen Fläche lingual zum gingivalen Teil. Bei den unbehandelten Normalfällen betrug der durchschnittliche Interinzisalwinkel 174° (Tangenten an den Labialflächen).
Die linguale Kronenneigung ist bei den OK-Molaren etwas stärker akzentuiert als bei den Eckzähnen und Prämolaren.
Im UK nimmt die linguale Kronenneigung von den Eckzähnen zu den Molaren hin progressiv zu.

Schlüssel 4: Rotation
Die Zähne sollten keine Rotationen aufweisen. Molaren und Prämolaren nehmen in rotierter Stellung mehr, Schneidezähne weniger Platz ein. Beides wirkt sich nachteilig auf Okklusion und Mittellinienverhalten aus.

Schlüssel 5: Enger Kontakt
Sind keine Zahngrößenmißverhältnisse vorhanden, sollten die Kontaktpunkte eng sein.

Schlüssel 6: Speesche Kurve

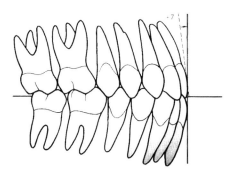

Abb. 72 Molarenrelation nach *Andrews* (1972). Der 1. Molar des Oberkiefers stößt mit seiner distalen Randleiste gegen die anteriore des 2. Molaren im Unterkiefer. An den Schneidezähnen ist die Messung der Torque-Grade angegeben

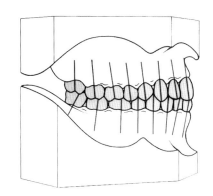

Abb. 73 Kronenangulation nach *Andrews* (1972) zur Erzielung einer optimalen Okklusion

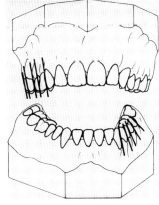

Abb. 74 Kronen-Torque nach *Andrews* (1972) zur Erzielung einer optimalen Okklusion. Im Eck-, Seiten- und unteren Schneidezahngebiet sind die Kronen mehr nach oral und die Wurzeln nach bukkal geneigt, während die oberen Schneidezähne mit ihren Kronen mehr bukkal und mit ihren Wurzeln mehr nach palatinal geneigt stehen (s. Abb. 72)

Die Speesche Kurve sollte relativ flach sein. Bei den unbehandelten Fällen betrug der Abstand von einer Linie zwischen dem am weitesten herausragenden Höcker des 2. UK-Molaren und dem mittleren Schneidezahn zur tiefsten Stelle der Kurve nicht mehr als 1,5 mm.

Eine tiefe Speesche Kurve bedeutet weniger Platz für die Oberkieferzähne, die dann nach mesial oder distal ausweichen.

Die beschriebenen optimalen Grundpositionen der einzelnen Zähne sind zu berücksichtigen, wenn in der Folge abweichende Kippungen, Drehungen und okklusale Differenzen beschrieben werden.

4.1.1   Fehlstellung einzelner Zähne

Grundsätzlich kann der Zahn eine zur Idealposition abweichende *Kippung (Inklination)* und *Drehung (Rotation)* am Ort, einen *Fehlstand im ganzen (Dystopie oder Transposition)* und eine *Retention*, wenn auch die Zahnkrone noch im Kiefer eingeschlossen ist, aufweisen. Es ist sinnvoll, diese Lageveränderungen in Beziehung zu den drei Gebißebenen zu setzen, um damit das Ausmaß der Therapie festlegen zu können. Hinzu kommt, daß Kippung und Drehung in Abhängigkeit von der Lage der *Drehachse* erfolgt, die wiederum von der Länge der im Kiefer verankerten Zahnwurzel und dem inzisalen oder gingivalen Kraftangriff an der Krone bestimmt wird (s. Gewebeumbau und kieferorthopädische Mechanik). Man unterscheidet die *zentrische* und die *exzentrische Kippung*, was vor allem für den Kraftangriff an der Zahnkrone zur Behebung der Zahnfehlstellung Bedeutung hat (Abb. 75). In Anlehnung an *Lischer* (1912) kann die Zahnfehlstellung wie folgt dreidimensional *klassifiziert* werden (Abb. 76):

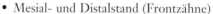

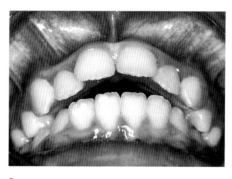

- Mesial- und Distalstand (Frontzähne)
- Anterior- und Posteriorstand (Prämolaren und Molaren).
- Labial- und Lingual- bzw. Palatinalstand (Frontzähne) (Abb. 76a); zusätzliche Kippung: Protrusion und Retrusion
- Bukkal- und Lingual- bzw. Palatinalstand (Prämolaren und Molaren).
- Tief- und Hochstand (Supra- und Infraokklusion)
- Transposition und Retention (Abb. 76b und c)

Zusätzliche Drehungen und Kippungen können noch hinzukommen.

Abb. 75   Schneidezähne der rechten Oberkieferhälfte sind nach rechts gekippt, da 22 sich palatinal eingestellt hat und ein „Vakuum" entstanden ist, in welches der durchbrechende 13 die Schneidezähne „geschoben" hat

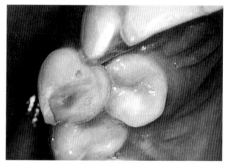

a   b

c

Abb. 76   Abweichung einzelner Zähne:
a) Labialstand 13 und Palatinalstand 12.
b) Transposition 13 und 14 bei Persistenz 53.
c) Retention 13 (Infraokklusion s. Abb. 24b)

4.1.2   Fehlstellung von Zahngruppen und Abweichung der Zahnbogenform

Die beschriebenen Fehlstellungen der Einzelzähne können willkürlich kombiniert oder auch zu typischen Anomaliebildern zusammengesetzt vorkommen. Letztere werden zusammenhängend im Kapitel zur Diagnose und Behandlungsplanung dargestellt. Allgemeine Zahngruppen- und -bogendiskrepanzen sind:

- Zahnengstand/lückiges Gebiß (Abb. 77 a).
- Sagittale Abweichung (Abb. 77 b)
  - Spitzfront/Protrusion,
  - Flachfront/Retrusion,
  - Anterior- oder Posteriorstand von Zahngruppen der einen gegenüber der anderen Seite (Abb. 77 c).
- Transversale Abweichung
  - Schmalkiefer/Breitkiefer (Abb. 77 d),
  - Mittellinienabweichung (Zahnbogenmitte ≠ Kiefermitte).
- Vertikale Abweichung
  - Verkürzung (Infraokklusion, Reinclusion, Intrusion) (Abb. 77 e).
  - Verlängerung (Supraokklusion).
  - verstärkte oder flache Spee-Kurve am Einzelkiefer.

Zahngruppenfehlstellungen und Zahnbogendiskrepanzen sollten immer im Zusammenhang mit dem *Wurzelgrund (apikale Basis)* in *sagittaler* und *transversaler Richtung* betrachtet werden (Abb. 78). Dies ist für die Therapie von ausschlaggebender Bedeutung.

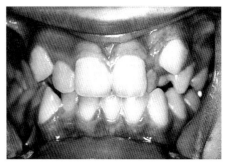
a

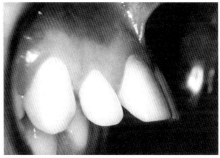
b

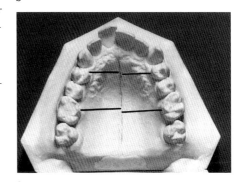
c

Abb. 77   Abweichungen im Einzelkiefer:
a) Zahnengstand. b) Protrusion der oberen Schneidezähne. c) anterior-posterior-Verschiebung der Seitenzähne von rechter und linker Kieferseite. (b und c = sagittale Abweichungen).
d) Breitkiefer mit abgeflachtem Frontsegment. (d = transversale Abweichung). e) verstärkte Spee-Kurve im Oberkiefer beim offenen Biß (vertikale Abweichung)

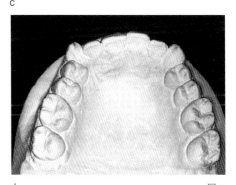
d   ▽ e

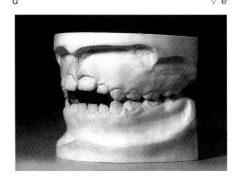

a   b

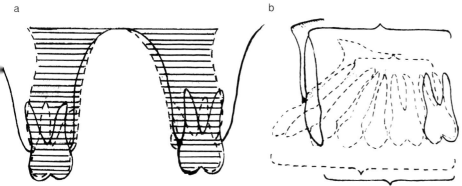

Abb. 78   Apikale Basis: a) transversal (schraffiert = klein), b) sagittal (unterbrochene Linie = klein, durchgezogene Linie = groß)

4.1.3   Okklusionsabweichungen

- Sagittale Abweichung
  - Abweichungen von der neutralen Molarenokklusion (Abb. 79 a–c) *Angle-Klassifikation* (Neutral-, Distal- und Mesialokklusion) Maßeinheit für die Abweichung im Seitenzahngebiet ist die *Prämolarenbreite (PB)* in Viertel- oder Halbschritten, z. B. $^1/_2$ PB Distalokklusion;
  - sagittale Schneidekantenstufe (Abb. 79 d)
- Transversale Abweichung
  - Kopfbiß oder singulärer Antagonismus in transversaler Beziehung (Abb. 80 a),
  - Kreuzbiß,
  - palatinale Nonokklusion,
  - bukkale Nonokklusion (Abb. 80 c),
  Mittellinienabweichung
  zwischen Ober- und Unterkiefer (Abb. 80 b).
- Vertikale Abweichung
  - Offener Biß (Abb. 81 a),
  - Tiefbiß, Deckbiß (Abb. 81 b)
  - verstärkte oder flache Spee-Kurve.

Abb. 79 Sagittale Okklusionsabweichungen: a) Seitenzahngebiet, N = Neutralokklusion, rechts Distalokklusion $^1/_2$ und 1 Prämolarenbreite (Pb), links Mesialokklusion $^1/_2$ und 1 Pb. b) Neutralokklusion, Regelbiß nach Extraktion. c) Distalokklusion, $^1/_2$ Prämolarenbreite (oben), 1 Prämolarenbreite (unten) nach kieferorthopädischem Lückenschluß. d) vergrößerte sagittale Schneidekantenstufe

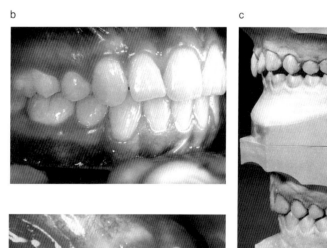

a

← 1 Pb   ← 1/2 Pb   N   → 1/2 Pb   → 1 Pb

Mesialokklusion   **Neutralokklusion**   **Distalokklusion**
(Pb = Prämolarenbreite)

b

c

d

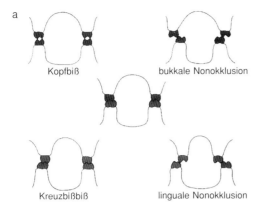

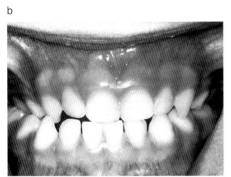

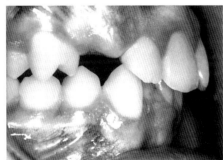

Abb. 80 Transversale Okklusionsabweichungen: a) Schema aus *Rakosi* und *Jonas* (1989). b) Kreuzbiß mit Verschiebung der Unterkiefermitte nach rechts, c) bukkale Nonokklusion des 1. Prämolaren

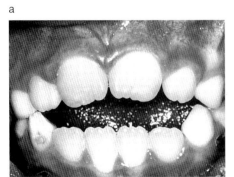

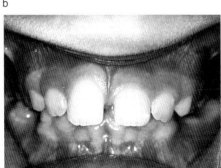

Abb. 81 Vertikale Okklusionsabweichungen im Frontzahngebiet: a) offener Biß, b) tiefer Biß

4.2   Klassifikationen

Zur Zusammenfassung von Einzelmerkmalen und Einordnung in Diagnosegruppen sind in der Vergangenheit die unterschiedlichsten Klassifizierungen vorgenommen worden. Neben der Einteilung nach morphologischen Kriterien, wie die schon dargestellte *Angle-Klassifikation*, schlugen *Kantorowicz* und *Korkhaus* (1926) eine *entwicklungsbezügliche (biogenetische) Einteilung* vor. Sie meinten, daß es vererbte und erworbene Zahnstellungsanomalien gibt und unterteilten in sieben Hauptgruppen. Obwohl im vorangegangen Kapitel gezeigt werden konnte, daß fast alle Anomalien multifaktoriellen Ursprungs sind und der Anspruch einer biogenetischen Einteilung abgelehnt werden muß, soll diese Klassifikation, die später noch von *Reichenbach* und *Brückl* (1971) modifiziert wurde, wegen der auch heute noch verwendeten Dysgnathiebezeichnungen erwähnt werden:

1. *Schmalkiefer*
   a) mit Spitzfront (eng oder lückig),
   b) mit engstehender Front,
2. *Kreuzbiß*,
3. *Progenie*,
4. *Deckbiß*,
5. *Offener Biß*
   a) lutschoffener Biß,
   b) echter offener Biß (gnathisch),
6. *Folgen vorzeitigen Zahnverlustes*,
7. *sonstige einfach bedingte Anomalien*
   (Über- und Unterzahl der Zähne, Zahnretention und Diastema).

Der Begriff der „Progenie" (3.) ist sprachlich unkorrekt, da die Übersetzung des griechischen Begriffes „vorstehendes Kinn" bedeutet, die Dysgnathie jedoch auf eine Überentwicklung des Unterkiefers im ganzen zurückzuführen ist. Es sollte deshalb besser der Begriff „mandibuläre Prognathie" verwandt werden (gnathos = Kiefer). Die zusätzliche Spezifizierung des Terminus Prognathie ist erforderlich, da auch der Oberkiefer eine Überentwicklung aufweisen kann, was als „maxilläre Prognathie" zu bezeichnen ist.

Ein weiterer allgemeiner Kritikpunkt liegt im Widerspruch zwischen der Einheitlichkeit des Begriffes und der großen Variationsbreite einer Dysgnathie, die z.B. bei der mandibulären Prognathie von der umgekehrten Einzelverzahnung bis zur umgekehrten sagittalen Frontzahnstufe von mehreren Millimetern reichen kann. So meint *Schmuth* (1994): „Es sollte vermieden werden, z.B. von der Behandlung der Angle-Klasse II/1 oder des Deckbisses oder der Progenie zu sprechen, denn alle diese Schlagworte bezeichnen nicht eine bestimmte Dysgnathie, sondern es sind damit unterschiedliche Fehlentwicklungen des Kauorgans gemeint, die allerdings in mancher Beziehung morphologisch und auch genetisch ähnlich sind."

Die aufgezeigten Schwierigkeiten bei der Zusammenfassung der morphologischen Vielfalt einer Dysgnathie in wenigen Diagnoseklassen haben dazu geführt, einzelne, das Anomaliebild und das therapeutische Vorgehen bestimmende Merkmale, die sogenannten *Leitsymptome (Reichenbach, Schmuth* (1989), *Klink-Heckmann)* herauszugreifen und zu systematisieren. Damit soll keine Klassifizierung der Anomalien im Sinne der Diagnose erfolgen, sondern in Zusammenfassung und Auswertung der Befunderhebung das *dominierende Symptom* herausgearbeitet und an vorderste Stelle der zu behandelnden Einzelabweichungen gestellt werden. Die Gefahr dieses Einteilungsprinzips, bei dem alles nicht Erfaßbare übergangen wird, besteht in der zu starken therapeutischen Konzentration auf dieses Leitsymptom bei gegebener Komplexität einer Anomalie und die Schwierigkeit der Zuordnung bei Mischformen.

Morphologische Einteilung nach *Leitsymptomen (Klink-Heckmann, Reichenbach,* modifiziert *Harzer):*

- *Platzmangel* (Platzmangel im Schneidezahn-, Eckzahn- und Seitenzahngebiet).
- *Platzüberschuß* (Lückengebiß, Diastema).
- *Ausgeprägte sagittale Schneidekantenstufe* (Protrusion und Retrusion der Schneidezähne mit und ohne Distalokklusion, maxilläre Prognathie, mandibuläre Retrognathie).
- *Unterer Frontzahnvorbiß* (Vorbiß einzelner Frontzähne, Überentwicklung des Unterkiefers, Unterentwicklung des Oberkiefers).
- *Laterale Okklusionsstörung* (Ein- und beidseitiger Kreuzbiß im Seitenzahngebiet, bukkale und palatinale Nonokklusion, Laterognathie).
- *Offener Biß* (alveolär oder gnathisch offener Biß, frontal und/oder seitlich).
- *Steil stehende Schneidezähne* (Steilstand oberer und/oder unterer Schneidezähne, einseitig/beidseitig, mit oder ohne Distalokklusion).
- *Falsch verzahnte Einzelzähne* (Schneidezähne, Eckzähne, Prämolaren und Molaren, Transposition).
- *Fehlerhafte Zahnzahl* (Zahnüberzahl, Zahnunterzahl – Hypodontie/Oligodontie – Retention von Zähnen).
- *Tiefbiß* (Schneidezähne abgestützt oder nicht abgestützt).

Schlußfolgerung

Die Variationsbreite und die morphologische und funktionelle Vielfalt von Zahnstellungsanomalien und Dysgnathien erlauben keine Klassifizierung in einige wenige Diagnosegruppen, bzw. können durch diese nur unzureichend charakterisiert werden. Im Einzelfall sollte eine ausreichend umfassende verbale Beschreibung der Einzelsymptome für die Diagnosestellung erfolgen. Die Angabe der Angle-Klasse und der Gebrauch von Leitsymptomen ist im Sinne einer möglichst einheitlichen Dokumentation und Kommunikation sinnvoll und hilfreich.

4.3 Häufigkeit von Dysgnathien

Zahnstellungs- und Gebißanomalien haben eine große Verbreitung in der Population. Die Häufigkeit ist altersabhängig. Im Alter von drei bis sechs Jahren, der Nutzungsphase des *Milchgebisses* dominiert bei etwa *30%* der Kinder der *offene Biß* oder die *vergrößerte sagittale Schneidekantenstufe*. Sie sind hauptsächlich als Folge von Lutsch- und anderen Habits anzusehen. Dieser hohe Prozentsatz verringert sich, vorausgesetzt die Parafunktionen werden eingestellt, bis zum Alter von acht bis zehn Jahren im *Wechselgebiß* auf *1–2%* für den *offenen Biß* und *12%* für die *vergrößerte sagittale Schneidekantenstufe*. Diese „Selbstausheilungstendenz" muß gegenüber der Progredienz anderer Dysgnathien als Ausnahme betrachtet werden und ist nicht überzubewerten. So zeigen die *mandibuläre Prognathie* und der *Kreuzbiß*, die ebenfalls schon zu *2–4%* im *Milchgebiß* auftreten, eine *Progredienz*, die Anlaß zur prophylaktischen Intervention geben.

Entsprechend der Altersabhängigkeit und der unterschiedlichen Maßstäbe für eine Behandlungsnotwendigkeit schwanken in der Literatur die Häufigkeitsangaben für die Gesamtheit der Dysgnathien zwischen 40% und 80%. Aus eigenen Untersuchungen an 6- bis 18jährigen Schülern ergibt sich eine Häufigkeitsverteilung im Alter von *10 Jahren* bezogen auf ein Gesamtvorkommen von 65% (= 100%):

47,3% Platzmangel, Zahnengstand
 5,0% Platzüberschuß
15,0% vergrößerte sagittale Schneidekantenstufe (> 3,5 mm)
 7,5% Deckbiß mit steil stehenden Schneidezähnen
10,0% Kreuzbiß
 4,6% Zahnunterzahl
 1,0% unterer Frontzahnvorbiß
 2,6% offener Biß
 7,0% lokale Zahnstellungsanomalien

Die Häufigkeitsangabe ist für das Alter zwischen neun und elf Jahren sinnvoll, da in den meisten Fällen mit der Therapie in diesem Intervall begonnen wird. Bei einem Patienten können mehrere der Symptome gleichzeitig vorkommen, z.B. Platzmangel und Zahnunterzahl. Die absolute Häufigkeit liegt in dieser Altersgruppe bei *65% Zahnstellungs- und Bißlageanomalien*. Auch nach dem 10. Lebensjahr kommt es ohne Behandlung noch zu einem Ansteigen der Häufigkeit. Dies betrifft vor allem den Zahnengstand, den Deckbiß und den unteren Frontzahnvorbiß und steht im Zusammenhang mit der 2. Wechselgebißphase und dem pubertären Wachstumsschub.

5 Diagnostik

5.1 Kieferorthopädische Betreuung durch den Hauszahnarzt

In keiner anderen Fachdisziplin der Zahnheilkunde ist die Diagnostik so umfangreich und die fehlende Vollständigkeit so folgenschwer für die Stabilität des Therapieresultates wie in der Kieferorthopädie. Da kieferorthopädische Therapie während der Dentition und des Kieferwachstums die besten Erfolgschancen hat, können diagnostische Erhebungen im Kindes- und Jugendalter nur „Momentaufnahmen" in einem schwer zu prognostizierenden Entwicklungsablauf sein. Gerade letzteres, die Aussagefähigkeit zur weiteren Verstärkung oder Abschwächung der Gebißanomalie, kann nur durch langjährige Berufserfahrung und Vergleich einer großen Anzahl individueller Behandlungsverläufe erworben werden und bedingt neben dem Erlernen spezieller Therapieverfahren die drei- bis vierjährige Weiterbildung zum Fachzahnarzt. Stellt man andererseits die Dauer der Dentition vom 1. bis zum 12. Lebensjahr und die des Kieferwachstums bis zum 16. bzw. 18. Lebensjahr der Zeitspanne für eine kieferorthopädische Behandlung von zwei bis vier Jahren gegenüber, muß letztere optimal in den Wachstums- und Dentitionsablauf „eingebettet" werden, um den maximalen therapeutischen Effekt in möglichst kurzer Behandlungszeit zu erreichen. Für die Festlegung des günstigsten Behandlungsbeginns und damit des besten Zeitpunktes zur Überweisung an den Spezialisten hat der Hauszahnarzt eine wichtige Funktion inne, da er am besten durch regelmäßige Untersuchungen im Rahmen allgemeinzahnärztlicher Prophylaxe die Gebißentwickung kontrollieren kann.

Für eine Überweisung zum optimalen Zeitpunkt bedarf es diagnostischer Basiskenntnisse, um Eltern und Patienten über die Schwere und die therapeutischen Möglichkeiten im individuellen Fall vorbereitend aufklären zu können. Andererseits können durch präventive Maßnahmen Störungen in der regelrechten Gebißentwickung ausgeschaltet werden.

Die Basisdiagnostik in der zahnärztlichen Sprechstunde sollte nach bestimmten Intervallen der Gebißentwickung wiederholt werden und inhaltlich nach einer vorgegebenen Systematik erfolgen. Aus der Sicht der Gebißentwickung und des Wachstums sind vier Altersstufen von besonderer Relevanz für ein prophylaktisches, aber auch therapeutisches, Eingreifen:

- Nutzungsperiode des Milchgebisses (4.–5. Lebensjahr),
- Durchbruch des 1. Molaren und Wechsel der Schneidezähne (6.–9. Lebensjahr),
- Wechsel der Prämolaren und Eckzähne (10.–12. Lebensjahr),
- Abschluß der Dentition und Okklusionseinstellung der 2. Molaren (13.–14. Lebensjahr).

Es sollten mindestens einmal in jeder dieser Etappen die folgenden Befunde aufgenommen werden:

- Stand der Dentition,
- intramaxilläre Unregelmäßigkeit (Zahnengstand, Drehstand, Infraposition, Supraposition, Zahnlücken, Lückeneinengungen, Kieferkompression u. a.),
- intermaxilläre Beziehungen
  - Okklusionsbefund an den 1. Molaren und den Eckzähnen,
  - sagittale Stufe,
  - Überbiß (Tiefbiß, offener Biß),
  - transversale Unregelmäßigkeiten (Kreuzbiß, palatinale und bukkale Nonokklusion),
  - Artikulation,
  - Zwangsführung,

- Gelenkasymmetrien,
- Profilverlauf,
- Habits, permanente Mundatmung.

Es ist zu beachten, daß im Normalfall jede Entwicklungsetappe von ganz bestimmten intra- und intermaxillären Beziehungen sowie einem spezifischen Gesichtsaufbau geprägt wird, die der Zahnarzt kennen muß, um die richtigen Schlußfolgerungen daraus zu ziehen.

Die Kontrolluntersuchungen in den einzelnen Entwicklungsetappen sind auch die Grundlage für den *Überweisungskalender*, da es für jede Anomalieart einen optimalen Zeitpunkt für den Beginn der Therapie gibt (Tab.12). Vorbereitend sollte der Zahnarzt Patienten und Eltern auch über die Dauer einer kieferorthopädischen Behandlung von zwei bis vier Jahren und die unterschiedlichen Therapiearten aufklären. Im Sinne der Steuerung der Gebißentwicklung obliegt es ihm auch, prophylaktische Maßnahmen, zu denen auch kleinere orthodontische Eingriffe zählen, selbst durchzuführen (→ Prophylaxe). Im Interesse einer guten kollegialen Zusammenarbeit sollten alle allgemeinzahnärztlichen Aufgaben während der kieferorthopädischen Behandlung auch weiterhin beim Hauszahnarzt erfolgen. Dazu gehören die mundhygienische Aufklärung und Überwachung, notwendige Füllungen und Extraktionen im Rahmen der kieferorthopädischen Therapie. Besonders zu letzterem bedarf es immer der Abstimmung hinsichtlich der Erhaltungswürdigkeit einzelner Zähne und damit der Wahl der aus kieferorthopädischer Indikation zu extrahierenden Zähne.

Tab. 12 Verlauf der Dentition, Überweisungszeitpunkt für spezifische Dysgnathien und Behandlungsarten

Alter/Jahre	Phasen der Dentition	Überweisungzeitpunkt/ Dysgnathieart	Behandlungsart
3.–6.	Nutzungsphase des Milchgebisses	Milchgebiß/ Kreuzbiß, Progenie, offener Biß	abnehmbar, funktionell (Aktivatoren)
6.–9.	Durchbruch der 1. Molaren Schneidezahnwechsel	nach Durchbruch der seitlichen Schneidezähne/ Zahnengstand, sagittale Stufe (Distalbiß), Tief- und Deckbiß: weitere Dysgnathien w. o.	abnehmbar, aktive Platten und Aktivatoren
10.–12.	Wechsel der Eckzähne und Prämolaren	nach Durchbruch der 1. Prämolaren (OK) und Eckzähne (UK) Zahnengstand (definitive Extraktionsentscheidung), Dysgnathien w. o.	abnehmbare oder festsitzende Apparaturen
12.–14.	Durchbruch der Prämolaren Abschluß der Dentition	Durchbruch der Prämolaren, Eckzähne und 2. Molaren Zahnengstand und lokale Unregelmäßigkeiten	festsitzende Apparaturen

5.2   Psychologische Aspekte in der Kieferorthopädie

5.2.1   Psychosomatik

In den letzten Jahren sind Diskussionen zum Wert der Ganzheitsmedizin wieder stark in den Vordergrund gerückt. Dies umso mehr in Krankheitsfällen, wo die Hochleistungsmedizin versagt hat und die Erkenntnis reift, daß hochauflösende Diagnoseverfahren und Pharmakotherapie nicht allein den Heilungsprozeß bedingen. Dies gilt auch für die Kieferorthopädie, wo die Diagnostik hauptsächlich auf hochentwickelten Meßverfahren für Modelle und Röntgenbildern aufbaut und die Therapie sich häufig an Idealnormen orientiert. Dabei wird die unverwechselbare Persönlichkeitsstruktur in der Diagnostik nur ungenügend erfaßt und für die Behandlungsplanung und -führung zu wenig genutzt. Betrachtet man in diesem Zusammenhang die multifaktorielle Ätiologie der Dysgnathien, ist sehr gut vorstellbar, daß auch psychologische Faktoren in das Beziehungsgefüge zwischen Erbe und Umwelt einfließen und an der Ausprägung einer Zahnstellungs- und Bißlageanomalie beteiligt sind. Die *Psychosomatik*, eine inzwischen etablierte medizinische Teildisziplin, beschäftigt sich mit der Frage nach Zusammenhängen zwischen der Genese von Krankheitssymptomen und seelischen Ursachen. In der Vergangenheit und teilweise auch in der Gegenwart werden diese Zusammenhänge jedoch überbetont und damit gleichzeitig der Wert der Schulmedizin in Frage gestellt, was wiederum dem Grundanliegen der komplexen Ätiologiebetrachtung abträglich ist. *Balters* (1953) schreibt in einer Publikation mit dem Titel „Die Zahnheilkunde vor einer neuen Epoche": „Eine Anomalie ist Ausdruck nicht nur der Störung von einzelnen Daten im Gebiß, sondern der ganzen Persönlichkeit. Besorgnisse, Unsicherheiten, Ungewißheiten, Ohnmacht den Anforderungen des Lebens gegenüber, Enttäuschungen, Wunschstrebungen, Spannungen, Überwindungen, wie auch das Versagen müssen dort morphologisch Ausdruck finden, wo der Unsinn der Umweltbeziehungen liegt: im Mund-, Zahn-, Kieferbereich." Dieser generelle Zusammenhang muß nicht nur wegen ausbleibender Therapieerfolge, sondern auch wegen der schon zitierten multifaktoriellen Ätiologie abgelehnt werden. Sucht man jedoch nach einem Bindeglied zwischen psychischen Spannungszuständen, wie z.B. Streß und Angst und den ätiologischen Faktoren für eine Dysgnathie, so sind Dysfunktionen der orofazialen Muskulatur sehr naheliegend. Das „Zerknirschen des Konfliktes mit den Zähnen" ist dafür nur ein Beispiel. Wie groß der Einfluß dieser oft nur kurzzeitig auftretenden psychisch bedingten Muskelanspannungen auf die Ausprägung einer Dysgnathie ist, bleibt vorerst noch offen. Neben diesen neuromuskulären Dysregulationen gehören auch die *Habits*, wie Daumenlutschen und Nägelkauen, zu den stark psychisch gesteuerten Dysfunktionen. Da das Daumen- oder Fingerlutschen in den ersten Lebensjahren eine ganz normale, physiologische Absattigung des Saugtriebes darstellt und erst das Beibehalten im Alter von vier bis fünf Jahren als unphysiologisch anzusehen ist, sind Kenntnisse zur Entwicklung der Persönlichkeitsstruktur erforderlich, um das Daumenlutschen nicht nur mechanisch, sondern auch mental anzugehen. Dieser ursprüngliche, dem Nahrungstrieb dienende Saugreflex, der im Kleinkindalter in unmittelbarem Zusammenhang mit der Hand-Mund-Koordination steht, wird während der weiteren körperlichen und geistigen Entwicklung durch eine Vielzahl neuer Reaktionen auf Umweltreize „überbaut" und damit zurückgedrängt. Der Auf- und Ausbau kindlicher Reaktions- und Verhaltensweisen muß „geordnet" geschehen und kann z.B. durch fehlende Zuwendung (Reizunterangebot) oder auch Überforderung (multimediale Reizüberflutung) empfindlich gestört werden. In diesen Fällen bleibt das ursprüngliche Muster des Saugtriebes als Abwehrreaktion erhalten und es können neurotische Symptome wie Stottern und Bettnässen hinzukommen. Dieser psychische Hintergrund sollte immer bei Anwendung prophylaktischer Maßnahmen zum Abstellen der Lutschfunktion Berücksichtigung finden (→ Prophylaxe).

Neben möglichen Einflüssen der Psyche auf die Entstehung von Gebißanomalien sind für die Diagnostik auch *Auswirkungen von Zahnstellungs- und Bißlageanomalien auf die Psyche* im einzelnen festzuhalten, da sie ganz entscheidend den Behandlungswunsch und die Mitarbeitsbereitschaft während der Therapie beeinflussen. Die sprachliche Trennung in Zahnstellungs- und Bißlageanomalien (Dysgnathien) ist auch psychologisch nachzuvollziehen. Während bei ersterem nur die störende Mundpartie, speziell die Fehlstellung der Frontzähne Anlaß zu negativen Assoziationen und Impressionen beim Gegenüber und im Spiegelbild reflektieren, werden mit dem abweichenden Gesichtsprofil bei mandibulärer Prognathie oder Retrognathie sehr unterschiedliche Charaktereigenschaften in Verbindung gebracht (*Sergl* 1990). So werden von Laien Patienten mit einer *mandibulären Prognathie* (Angle-Klasse III) Attribute wie *energisch, kraftvoll, rücksichtslos, aggressiv, verschlossen und ernst* zugeschrieben und allgemein als eine *dominierende Persönlichkeit* eingeschätzt. Dagegen ordnet man Patienten mit *mandibulärer Retrognathie* (Distalbiß, Angle-Klasse II) Merkmale wie *sensibel, zurückhaltend, freundlich, naiv, schwächlich und gehemmt* zu und schreibt ihnen eine mehr *sich unterordnende Persönlichkeitsstruktur* zu. Diese Vorstellung wird klischeehaft auch in Comics und Karikaturen genährt, indem Gangster und Diebe mit einem überbetonten Unterkiefer dargestellt werden und Trottel ein mehr fliehendes Kinn aufweisen. Wie schon im vorangegangenen psychosomatischen Teil dargestellt, ist aus den negativen charakterlichen Attributen nicht primär eine psychische Belastung oder gar Leidensdruck abzuleiten, sondern das „Gesicht" ist nur als ein Teil einer Gesamtpersönlichkeit zu sehen. So kann im Einzelfall das prominente Kinn die Führungspersönlichkeit des erfolgreichen Managers unterstreichen. Andererseits kommen sehr viele Patienten in die kieferorthopädische Sprechstunde, die schon bei geringgradiger Zahnfehlstellung unter ihrem Aussehen leiden. Bei Einschätzung der psychischen Belastung, die Anlaß für eine Behandlung gibt, ist in Fällen mit einer sehr geringgradigen Zahnfehlstellung und einer subjektiven Überbewertung durch den Patienten Zurückhaltung und Vorsicht geboten. Diese Differenz zwischen objektivem Ausmaß der Anomalie und subjektivem Empfinden kann Ausdruck einer übergroßen Erwartungshaltung des Patienten zur Lösung andersgearteter psychischer Probleme bis hin zu psycho-pathologischem Verhalten sein. Der Kieferorthopäde sollte in diesen Fällen sehr sensibel auch Hintergründe erfragen und Schlußfolgerungen aus dem Allgemeinverhalten ziehen. Diese Ausnahmen schmälern jedoch in keiner Weise die psychologischen Vorteile einer kieferorthopädischen Behandlung, die durch sehr viele Patientenurteile nach Therapieende belegt werden können. Die „Zähne wieder zeigen können" steigert ganz wesentlich das Selbstwertgefühl und kann helfen, Hemmungen sehr rasch abzubauen.

5.2.2   Motivation und Mitarbeitsbereitschaft (Compliance)

Die Anwendung psychologischer Kenntnisse und Fähigkeiten ist für den Kieferorthopäden essentiell, da er nur bei ausreichender Mitarbeit des Patienten das Therapieziel erreichen kann. Dies stellt von vornherein ein Problem dar, da die Behandlung mit einer unangenehmen Belastung verbunden ist, deren Meisterung dem Willen des einzelnen ausgesetzt ist. Dies betrifft insbesondere das ordnungsgemäße Tragen abnehmbarer Plattenapparaturen, Aktivatoren und des Headgears. Es ist deshalb auch nicht verwunderlich, wenn ca. 30% der Patienten kieferorthopädische Geräte nicht anweisungsgemäß tragen. Nur der psychologisch geschickte Aufbau einer Motivation und der Anschub einer dauerhaften Mitarbeitsbereitschaft kann dagegen Abhilfe schaffen. In der Systematik sollen drei Schwerpunkte herausgegriffen und abgehandelt werden:

• Belastung durch die Behandlung,
• Erkennen und Förderung der Motivation,
• Kontrolle der Compliance.

In der *Belastung durch die Behandlung* sind die folgenden Gründe für das mangelnde Tragen abnehmbarer Geräte zu suchen:

- Fremdkörpergefühl, Speichelfluß, anfängliche Druckstellen, Sprechbehinderungen → Hänseleien.
- Zu den täglichen Pflichten, die ohnehin mit dem Drang nach Freizeit und Unabhängigkeit kollidieren, wird eine weitere hinzugefügt und damit in die Lebensgewohnheiten eingegriffen.
- Konsequenzen spielen für den Heranwachsenden, der sich ohnehin von seinen Eltern durch alternative Meinung und Verhalten abgrenzen möchte, keine entscheidende Rolle.
- Die lange Behandlungszeit führt nach ca. zwei Jahren zu Verdruß und Ermüdungserscheinungen.

Die *Motivation* wird zunächst ganz wesentlich vom *eigenen Erkennen* und beim Jugendlichen und Erwachsenen von der erwähnten psychischen Belastung durch die Anomalie geprägt. Dies kann ausreichend tragfähig für die Erhaltung der Mitarbeitsbereitschaft sein. Der Aufbau eines Motivs muß aber auch für das Kind gelingen. Deshalb sollten, ohne die Schwere zu übertreiben, die Vor- und Nachteile der Behandlung anschaulich demonstriert werden. Aus psychologischer Sicht ergibt sich ein Beziehungskreislauf: Erkennen der Anomalie → Einstellung zur Behandlung → Erwartung → Erleben der Therapie → Erkennen der Verbesserung der Anomalie → Einstellung zur Behandlung usw. (Abb. 82). Dem Kieferorthopäden obliegt es, diesem Kreislauf immer wieder neue Impulse zu geben.

Motivationszyklus

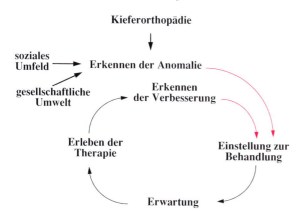

Abb. 82   Motivationszyklus: Für den Aufbau und die Erhaltung einer guten Mitarbeit während der zwei- bis dreijährigen kieferorthopädischen Behandlung ist die Motivation des Patienten eine unabdingbare Voraussetzung

Neben dieser Grundeinstellung gibt es weitere *Persönlichkeitsmerkmale*, die sich mitarbeitsfordernd oder -hemmend auswirken (*Fleischer-Peters* und *Scholz*, 1985) (Abb. 83). Sie können auch als Mitarbeitsindikatoren während der Behandlung genutzt werden. Von diesen Faktoren sollten der *Mundhygiene* und der *Termineinhaltung* besondere Aufmerksamkeit geschenkt werden, da sie als Wertmaßstab für den Körperbezug anzusehen sind und den Stellenwert der kieferorthopädischen Behandlung für den Patienten anzeigen.

Außerschulische Belastungen, wie Sport und Musizieren, sind zwar zu registrieren, müssen aber generell nicht als mitarbeitshemmend angesehen werden. Charakterliche Eigenschaften wie *Pflichtbewußtsein*, *Verantwortungsgefühl* und *Ausdauer* stehen in engerer positiver Beziehung zur Compliance.

Als äußerer Faktor ist an erster Stelle die Dreiecksbeziehung *Eltern-Kind-Zahnarzt* zu nennen. Sie ist in ihrem Stellenwert höher als das soziale Milieu und die Beteiligung an den Behandlungskosten anzusetzen. Die durch Medien forcierte Akzeleration und die Emanzipation von Kindern und Jugendlichen gegenüber der elterlichen Autorität läßt deren Einfluß auf die Compliance mehr und mehr schrumpfen. Andererseits ist

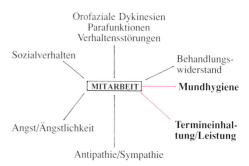

Abb. 83   Einflußfaktoren auf die Mitarbeitsbereitschaft zur kieferorthopädischen Behandlung. Die Qualität der Mundhygiene, Einhaltung der Behandlungstermine und die allgemeine Leistungsbereitschaft sind als besondere Indikatoren für die Mitarbeit anzusehen (Umzeichnung nach *Fleischer-Peters* und *Scholz* 1985)

die Suche der Heranwachsenden nach Leitmotiven und Idealbildern unverkennbar. Hier kann der Kieferorthopäde durch den Aufbau einer „*Behandlungspartnerschaft*" ein Vakuum nutzen und seine Autorität geschickt einsetzen. Die beste Bestätigung für die psychologische Fähigkeit des Behandlers ist die Aussage der Eltern, daß ihr Kind seit dem Ehrenwort gegenüber dem Zahnarzt nicht mehr am Daumen gelutscht oder die Spange hauptsächlich dem Kieferorthopäden „zuliebe" getragen habe. Um dies zu erreichen, sind verschiedene Voraussetzungen für den Beginn und die Führung der Behandlung erforderlich:

- Abbau der überlieferten Horror- und Schmerzvision vom Zahnarzt,
- altersgemäße Erklärung der Anomalie, ihrer Folgen und des therapeutischen Vorgehens (s. o.),
- Vorbereitung auf Unannehmlichkeiten und die Dauer der Behandlung,
- Gewöhnungsphase durch anfänglich kurze Tragezeiten,
- Abstimmung der Geräteart und des Designs auf die Belastbarkeit des Patienten (Skelettierung des Aktivators, Headgeareinsatz),
- Zwischenergebnisdemonstration mit Modell und Spiegel, Lob ist konstruktiv, Tadel sehr häufig destruktiv,
- Aufgeschlossenheit gegenüber den persönlichen Belangen des Patienten.

Von diesen Faktoren sind vor allem für den negativen Ausgang die *Dauer der Behandlung* und das *Alter zu Therapiebeginn* von Bedeutung. Erfahrungsgemäß läßt nach *zwei Jahren* bei sehr vielen Patienten die Compliance zu wünschen übrig und bei Kindern, die sich bereits in der *Pubertät* befinden, ist vor allem wegen der Abgrenzung von der elterlichen Autorität mit *Behandlungswiderständen* und *Unregelmäßigkeiten* im Behandlungsablauf zu rechnen. Letzteres steht im Widerspruch zu den guten therapeutischen Erfolgsaussichten für eine Bißlageverschiebung während des pubertären Wachstumsschubes. Das Primat sollte der guten Mitarbeit gehören, weshalb mit der Therapie präpubertär begonnen werden sollte oder auf festsitzende Geräte auszuweichen ist. Diese können jedoch auch auf Grund mangelnder Mundhygiene kontraindiziert sein.

Die *Kontrolle der Compliance* ist im Praxisalltag bis auf die Registrierung der Termineinhaltung nicht exakt nachprüfbar und steht oft im Widerspruch zu den Antworten auf Fragen nach der täglichen Tragezeit. Durch die *elektronische Tragezeitmessung* mit Hilfe von Mikrochips, die in die kieferorthopädischen Apparaturen eingebaut wurden, eruierten *Landmesser* (1986) und *Sahm* et al. (1987) eine *Diskrepanz* zwischen *objektiver und subjektiver Compliance*. So betrug bei einer geforderten Tragezeit von 15 h/d (Stunden/Tag) die gemessene Verweildauer des Gerätes im Mund nur 8 h/d (± 4). Außerdem stimmte die Einschätzung des Behandlers hinsichtlich der guten oder schlechten Mitarbeit nur in der Hälfte der Fälle mit der tatsächlichen Compliancerate überein. Diese große Diskrepanz sollte im Einzelfall Anlaß sein, Anforderung und zu erwartendes Ergebnis realistisch einzuschätzen und vorhandene Kontrollmöglichkeiten häufig zu nutzen.

Dafür kommen in Frage:

- Sprechen ohne Sigmatismus schon wenige Wochen nach Einsetzen einer Apparatur im Oberkiefer,
- Paßgenauigkeit bei Apparaturen mit Stellschrauben,
- Messen des durch die Schraube erweiterten Plattenspaltes und Vergleich mit dem Stellrhythmus,
- Abnutzungsspuren wie Abrasion, Aufbißspuren und Konkrementansatz in Zonen, die der Reinigung schwer zugänglich sind,
- Einlagerungsspuren an der Schleimhaut,
- Funktionskieferorthopädische Apparaturen ohne Stellschraube weisen bei gutem Tragen an den palatinalen Führungsflächen für die Molaren glatte, reflektierende Schliffacetten auf,

- beim Headgear kann man mit Hilfe der Gebrauchsspuren am Nackenband und der Einsetzroutine in die Molarenröhrchen die Benutzung einschätzen.

Beste Kontrolle im positiven Sinn ist natürlich der morphologisch meßbare Behandlungsfortschritt, wobei ungünstige Wachstumsverläufe dies behindern können und in diesen Fällen Vorsicht vor übereiltem Tadel wegen unzureichendem Tragen geboten ist.

Sehr viele Eltern und Patienten meinen, daß sie dem Problem der abnehmbaren Apparaturen, welches im „Hineinnehmen" besteht, ausweichen, indem sie eine festsitzende Bracket-Bogen-Apparatur wünschen und fordern. Diese hat im Einzelfall auch ihre Indikation und Vorteile gegenüber der abnehmbaren. Der Schwerpunkt der Mitarbeit liegt hier jedoch allein auf der Mundhygiene, die schwieriger ist und bei Fehlen zu schweren Demineralisationen und Kariesfolgeschäden führen kann. Motivation und Compliance ist, wenn auch auf einer anderen Ebene, hier genauso notwendig. Während sich bei abnehmbaren Apparaturen die fehlende Compliance im Ausbleiben des Behandlungserfolges widerspiegelt, führt sie bei festsitzenden Apparaturen zum Mißerfolg an den Zahnhart- und Weichgeweben.

Zusammenfassung

Bei prophylaktischen Maßnahmen gegen Habits und vor Aufnahme einer kieferorthopädischen Behandlung, speziell im Erwachsenenalter, sollten psychosomatische Zusammenhängen eruiert und in die Diagnostik einbezogen werden.

Die Ausbildung einer klaren Motivation beim kieferorthopädischen Patienten ist maßgeblich für die Compliance und das Erreichen des Therapieerfolges. Der Kieferorthopäde hat für den Aufbau einer ausreichenden Mitarbeit eine wichtige Mittlerrolle inne und benötigt dazu psychologische Kenntnisse und Einfühlungsvermögen.

Die Kontrolle der Compliance ist nicht immer ausreichend und objektiv möglich. Zur Stimulation der Mitarbeit während der Behandlung sollte man sich mehr des Lobes als des Tadels bedienen.

Für die Anwendung festsitzender Geräte ist ebenfalls eine Motivation und Mitarbeitsbereitschaft, wenn auch auf anderer Ebene, erforderlich. Der Mangel kann hier fatalere Folgen haben als bei abnehmbaren Apparaturen.

5.3   Anamnese

5.3.1   Erste Vorstellung und Beratung des Patienten

In der Regel wird der kindliche Patient vom Hauszahnarzt zum Kieferorthopäden überwiesen und erwartet mit seinen Eltern von diesem eine weitergehende Aufklärung und Beratung. Der Kieferorthopäde sollte sich in dieser ersten Beratung ein möglichst umfassendes Bild über die Mitarbeitsbereitschaft des Patienten, den Kenntnisstand zur Anomalie und die altersgemäße Motivation zur Behandlung machen. Dabei ist zu erfragen, ob eigenes Begehren oder nur das Befolgen der Überweisung Grund des Erscheinens ist. Sehr schnell wird es im Gespräch mit den Eltern und dem Patienten möglich sein, die charakterlichen Eigenschaften des Patienten einzuschätzen und durch zusätzliche Informationen ein vertrauensvolles Arzt-Patienten-Verhältnis aufzubauen. Die erste Beratung ist aber auch der richtige Zeitpunkt, um dem Patienten wegen fehlender Motivation, desolater Gebißverhältnisse oder falscher bzw. überzogener Erwartungen von einer Behandlung abzuraten. Bei erwachsenen Patienten kann es wegen der aufgezeigten psychosomatischen Zusammenhänge vorteilhaft sein, zur Beratung den Partner oder die Partnerin hinzuzuziehen.

Vor Aufnahme der Anamnese sollten lückenlos alle Patientendaten erfaßt werden (siehe Befundblatt, Anlage 1):

Anlage 1

KIEFERORTHOPÄDISCHES BEFUNDBLATT (Modus Dresden / Harzer)

NAME: GEB.-DATUM: TEL.: priv.
ANSCHRIFT: dienstl.

Versichert durch: Aufnahmedatum: Signum:
Kasse:
———————————————— ANAMNESE ————————————————

DYSGNATHIEN, KFO-Beh. in der FAMILIE:
ALLGEMEINERKRANKUNGEN: Allergien/Anfallsleiden/Stoffwechselstörungen (Transfusion) u.a.
TRAUMATA / OPERATIONEN im Kopfbereich:
BESONDERHEITEN der körperlichen und geistigen Entwicklung:

PARAFUNKTIONEN:
MOTIVATION (Grund des Behandlungswunsches):

———————————————— KLINISCHER BEFUND ————————————————

GRÖSSE: cm   GEWICHT: kg

WIRBELSÄULE: Haltungsfehler / Skoliose / Kyphose
SYNDROME / FEHLBILDUNGEN / LKGS-SPALTEN:

VERHALTENSWEISE: aktiv-vertrauensvoll / still-passiv / ängstlich-mißtrauisch / aggressiv

JOCHBOGENBREITE: mm, ZAHNBOGENBREITE: mm, INDEX nach Izard (JBB/ZBB):

GESICHTSASYMMETRIEN:
PROFIL (Fotostat): Mittelwert-, Vor-, Rückgesicht
              gerade / nach vorn schief / nach hinten schief / neutral / konvex / konkav

———————————————— INTRAORALER BEFUND ————————————————

BEFESTIGTE GINGIVA im UK-FRONTZAHNBEREICH: mm
HOCHANSETZENDES FRENULUM: OK   UK
MUNDPFLEGE (OHI-S od. QHI):

PARODONTALBEFUND: Gingivitis / Parodontitis
                   Parodontatrophie   lokalisiert / generalisiert
ZUNGE: unauffällig / groß / Impressionen / Ankyloglossen
TONSILLA PALATINA: groß / zerklüftet / entfernt
APIKALE BASIS: OK –> klein / ausreichend / groß   UK –> klein / ausreichend / groß

STRUKTUR- und FORMANOMALIEN der Zähne:

———————————————— ZAHNSTATUS ————————————————

Nichtanlage: avital:
Überzahl: Traumata:
Persistenz: extrahiert:
Retention: Rezession:
sanierungsbedürftig: Besonderheiten:

- Name, Vorname, Geburtsdatum, männl./weibl.,
- Anschrift, Telefon (privat/dienstlich),
- Versichert durch: Vater/Mutter/Ehegatte/selbst, mit Angabe der Personalien, Telefon und Arbeitgeberanschrift,
- Krankenkasse/Privatversicherung:
  Name und Anschrift der Geschäftsstelle,
- Überweisung: überweisender Zahnarzt oder Arzt mit Anschrift und Überweisungsdatum,
- Aufnahmedatum.

———————————— FUNKTIONELLER BEFUND ————————————

NASENDURCHGÄNGIGKEIT: genügend / ungenügend
ATMUNG: Nase / Mund / gemischt
LIPPEN (n. Rakosi): kompetent / inkompetent / potentiell inkompetent / Procheilie
LACHLINIE: Gingiva sichtbar / nicht sichtbar
RUHELINIE: Distanz Oberlippe-Schneidekante   mm
ZUNGE: Ruhelage –>   unauffällig / interdental,   Schlucken –> somatisch / visceral
SPRECHEN: unauffällig / Sigm. addentalis / Sigm. interdentalis / Sigm. lateralis
RUHEBEREICH INTEROKKLUSAL: mm   Echter - / Pseudotiefbiß
MAXIMALE MUNDÖFFNUNG: mm SKD
ML-ABWEICHUNG des OK von Gesichtsmitte: rechts / links
ML-ABWEICHUNG des UK in Okklusion: mm rechts / links –> Zwangsführung bei ————
UK bei Öffnung: mm rechts / links
UK-POSITION beim Sprechen: anterior / posterior; Profil bei Zielbiß: günstig / ungünstig
KOPFBISS möglich: ja / nein
RKP-IKP-DISTANZ: mm
DYNAMISCHE OKKLUSION: Frontzahnführung / Eckzahnführung - Gruppenkontakte
                         bilateral balancierte Okklusion / –> Interferenzen bei: ————
KG-DYSFUNKTION: Geräusch / Hypermobilität / Schmerz   rechts / links
PARAFUNKTIONEN: Lutschen .... / Nägelkauen / Knirschen / Pressen /
                    Lippenbeißen / Zungenpressen / Schnarchen

———————————— RÖNTGENBEFUND ————————————

KIEFER / ZÄHNE:
FERNRÖNTGEN:
SKELETTALES ALTER: .... Jahre   PP2 / MP3 = / S / MP3cap / DP3u / PP3u / MP3u / Ru

———————————— MODELLBEFUND ————————————

SI-OK: mm SI-UK: mm INDEX n. TONN: %   SAG. STUFE: mm
                                                ÜBERBISS: mm

ANALYSE nach PONT (modifiziert):
        SOLL | IST | DIFF.   IST | DIFF.   SOLL | IST | DIFF.
14 : R   34 : R   Lo –>
R : 24   R : 44   Lu –>
14 : 24   34 : 44
16 : R   36 : R   ML-Abweichung:
R : 26   R : 46   OK –>   mm   rechts/links
16 : 26   36 : 46   UK –>   mm   rechts/links

WECHSELGEBISSANALYSE n. MOYERS: Verzahnung: 16 / 46   26 / 36
OK-SOLL (%):   mm   : UK-SOLL (%):   mm   –>   –>
         rechts   links   rechts   links   13 / 43   23 / 33
IST   –>   –>
DIFF.   Bißlage nach   rechts –>
DISK.   Rekonstruktion links –>

———————————— DIAGNOSE / KLASSIFIKATION ————————————

————————— THERAPIEPLAN ————————————

GERÄTE:

PROGNOSE:

5.3.2   Familien- und Eigenanamnese

Familienanamnese

Dysgnathien oder kieferorthopädische Therapie in der Familie: Da ein hoher Anteil erblicher Faktoren in der multifaktoriellen Ätiologie bestimmend sein kann, ist die Frage nach Dysgnathien bei Eltern und Geschwistern sinnvoll. Obwohl Enstehung und Verlauf einer Zahnstellungs- und Bißlageanomalie auch bei nahen Verwandten nicht einheitlich sind, können aus bestehenden Anomalien bei den Eltern oder Behand-

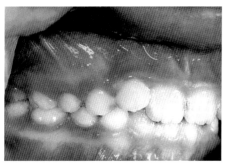

a

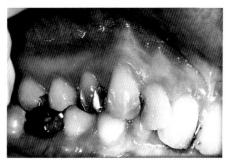

b

Abb. 84   Heridität und Progredienz des Deckbisses bei Mutter (b) und Kind im Alter von neun Jahren (a)

lungsdokumentation und Modellserien von Geschwistern, die bereits kieferorthopädisch behandelt wurden, wertvolle Hinweise für die Prognose abgeleitet werden. Dies bezieht sich auch auf die Motivation und Mitarbeitsbereitschaft.

Bei Vorkommen gleicher Anomalien in der Familie ist es oft möglich, die Progredienz durch Gegenüberstellung des Entwicklungsstandes bei Kind und Elternteil zu demonstrieren (Abb. 84).

Eigenanamnese

Infektionskrankheiten: Mit dieser Frage soll einer möglichen Kontamination der Praxisräume und Infektion des Personals mit virulenten Keimen durch zusätzliche desinfizierende Schutzmaßnahmen vorgebeugt werden. In diesem Zusammenhang sollte bei kindlichen Patienten auch nach Bluttransfusionen gefragt werden, da sie in diesem Alter die wahrscheinlichste Infektionsquelle mit dem HIV-Erreger darstellen.

Allgemeinerkrankungen: Hier ist gezielt nach solchen zu fragen, die den Bindegewebs- und Knochenstoffwechsel beeinträchtigen oder bei denen unerwünschte Nebenreaktionen auf die unterschiedlichen kieferorthopädischen Apparaturen zu erwarten sind. Dabei ist zu berücksichtigen, daß Schmelzhypo- und dysplasien an den permanenten Zähnen nur endogen oder durch Ernährungsstörungen und Krankheiten, einschließlich einer Antibiotikadauertherapie, in den ersten zwei bis drei Lebensjahren entstehen können, da nach diesem Intervall die Mineralisation abgeschlossen ist.

Allergien: Bei den allgemeinen Allergien Rhinitis vasomotorica (Heuschnupfen) und Endogenes Ekzem kann es während der akuten Schübe zu Atembehinderungen und damit zur Einschränkung der Tragezeit kieferorthopädischer Apparaturen kommen. Bei Allergien auf die verschiedenartigsten Stoffe mit antigener Reaktionspotenz sind es vor allem Nickel-Verbindungen, die in den festsitzenden Band-Bogen-Apparaturen zu überschießenden Reaktionen führen können. Bei positiver Anamnese sollte beim Hautarzt der Antikörpertiter bestimmt und eine Hauttestung durchgeführt werden. Interessanterweise sind die lokalen Reaktionen an der Haut oft heftiger als an der Schleimhaut. Es hat sich deshalb bewährt, zur spezifischen Testung zunächst ein kieferorthopädisches Band am Molaren zu zementieren und für ein bis zwei Wochen die lokalen Schleimhautreaktionen zu kontrollieren. Einen Ausweg bieten bei positiver Reaktion Titan- oder Keramikbrackets und kunststoffbeschichtete Bögen. Bei Reaktion der Schleimhaut auf die Platten- und Gerätekunststoffe sollte zunächst versucht werden, durch Anwendung von Heiß- statt Kaltpolymerisaten den toxisch wirkenden Restmonomergehalt in den Apparaturen zu senken.

Anfallsleiden: Bei Patienten mit Epilepsie oder anderen Krampfleiden muß an die Aspirations- und Obturationsgefahr der sich im Anfall lösenden Apparaturen gedacht werden. Hier kann die mehrfach gesicherte festsitzende Apparatur das Mittel der Wahl sein. Die früher unter der Einwirkung antikonvulsiver Hydantoinmedikamente aufgetretenen Gingivahyperplasien können heute durch den Einsatz anderer Pharmaka umgangen werden.

Stoffwechselerkrankungen: Frühkindliche Dyspepsien, der Diabetes mellitus, Resorptionsstörungen, die für den Calcium-Phosphat-Haushalt Bedeutung haben und Nierenerkrankungen können den Verlauf einer kieferorthopädischen Behandlung nachteilig beeinflussen. Dies betrifft einerseits die Knochenregeneration im Rücken der Zahnbewegung und andererseits eine erhöhte Rezidivgefahr.

Die Frage nach einer *Dauermedikation* oder regelmäßigem Besuch einer Spezialsprechstunde können hilfreich sein, diese behandlungserschwerenden Faktoren schnell aufzudecken.

Traumata und Operationen: Da ein gezieltes Fragen nach unfallbedingten Verletzungen und operativen Eingriffen im Kopfbereich sehr zeitaufwendig ist, kann die *Frage nach einem Krankenhausaufenthalt* oder *Unfall* schneller zum Ziel führen. Hierbei sind *Frakturen und Zahntraumata* von Bedeutung für den Behandlungsverlauf. Frakturen (z. B. Collumfrakturen der Mandibula oder des Alveolarfortsatzes) können zu *Okklu-*

sionsstörungen und Zahnverlagerungen führen. Auf die Besonderheiten der operationsbedingten Veränderungen bei LKGS-Spalten wird im Zusammenhang mit der Diagnose und Therapie besonders eingegangen. *Zahnluxationen* können in Form von *Milchzahnintrusion* zur Verlagerung des bleibenden Zahnkeimes führen, die mit einer *Wurzelabknickung (Dilazeration)* verbunden ist. Im *bleibenden Gebiß* werden nach unfallbedingten starken Zahnlockerungen häufig *Ankylosierungen*, d.h. bindegewebige Verwachsungen, beobachtet. Dies kann zu massiven Einschränkungen der orthodontischen Zahnbewegung für den betroffenen Zahn führen. Bei starker Intrusion ist außerdem in den meisten Fällen vom Verlust der Vitalität der Pulpa auszugehen.

Auch die Frage nach erfolgter *Adenotomie* oder *Tonsillektomie* zur Verbesserung der Nasendurchgängigkeit und Senkung der Infekthäufigkeit ist an dieser Stelle zu beantworten (→ Atmungsform).

Besonderheiten der körperlichen und geistigen Entwicklung: Für die frühkindliche Entwicklung ist der Zeitpunkt des *Laufenlernens* und der *ersten Dentition* von Relevanz. Abweichungen vom *altersgemäßen Schulbesuch* und von der *Körpergröße* gleichaltriger Kinder können Hinweise auf Entwicklungsrückstände geben. Die Frage nach dem *Hobby* gibt nicht nur Auskunft über die körperliche und geistige Aktivität, sondern auch über die *Ausdauer-* und *Leistungsfähigkeit*, die für die Mitarbeit während der Behandlung besonders gefragt ist.

Parafunktionen: Hier sind Fragen nach der *Art*, dem *Beginn*, der *Dauer*, der *Intensität* und den *tageszeitlichen Rhythmus* sowie zur bereits erfolgten *Reduktion* oder der *Beendigung* zu stellen. Auch erwachsene Patienten sollten regelmäßig nach bestehenden Habits gefragt werden. Hier können das Einsaugen der Wangen, der Lippen und Fehlfunktionen der Zunge zur Anomalie beitragen. Auch sollte bei diesem Patientenkreis gezielt nach dem Knirschen, Pressen und Schnarchen (→ OSAS) gefragt werden, da dies für Kiefergelenksdysfunktionen und die Atmungsform Bedeutung haben kann.

Die Frage nach der permanenten Mundatmung, wenn auch keine Para-, so doch eine unphysiologische Funktion, sollte schon in der Anamnese gestellt und durch die klinische Befunderhebung definitiv beantwortet werden.

Motivation: Das anamnestische Gespräch sollte mit der Frage nach dem Behandlungswunsch und den Erwartungen, die der Patient und seine Eltern an die Behandlung und ihre Ergebnisse knüpfen, enden (s. Kap. 5.2). Erfahrungen durch vorangegangene kieferorthopädische Behandlungen des Patienten selbst oder seiner Angehörigen müssen dabei einbezogen werden.

5.4   Klinischer Befund

Ein sehr wichtiger Teil der kieferorthopädischen Diagnostik ist die klinische Befunderhebung. Durch sie werden objektive Aussagen zur Behandlungsindikation und zur Prognose des Behandlungsverlaufes erst möglich. Weitere diagnostische Hilfsmittel, wie Röntgenaufnahmen und Modelle, müssen immer in Übereinstimmung mit den klinischen Befunden am Patienten bewertet und interpretiert werden. Der speziellen klinischen Untersuchung des orofazialen Systems sollte immer die Erfassung des Allgemeinzustandes zur Objektivierung anamnestischer Daten vorangestellt werden.

5.4.1   Allgemeinbefund

Die allgemeine körperliche Verfassung kann am besten durch die Gegenüberstellung von *Alter*, *Körpergröße* und *Gewicht* charakterisiert werden. Die Zuordnung kann mit Hilfe des *Somatogrammes* erfolgen (Abb. 85). Aus diesem ist ersichtlich, daß Größe und Gewicht eine sehr breite Streuung in bezug auf das Alter zeigen. Die Abweichungen bei gleichaltrigen Patienten nehmen zur Pubertät hin zu und betragen für das Körpergewicht bis zu ± 15 kg und für die Körpergröße bis zu ± 10 cm.

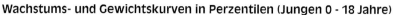

Wachstums- und Gewichtskurven in Perzentilen (Jungen 0 - 18 Jahre)

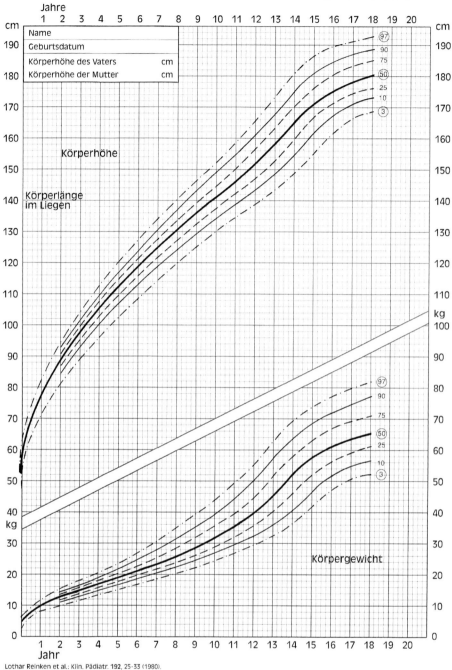

Abb. 85 a) Somatogramm: Körperhöhen-
und Gewichtskurven in Perzentilen für
Jungen, nach *Reinken* et al. (1980) und
Brandt (1980, 1986 und 1988) Pfrimmer Kabi
GmbH

Lothar Reinken et al.: Klin. Pädiatr. **192**, 25-33 (1980).
Ingeborg Brandt: Der Kinderarzt **11**, 43-51 (1980).
Ingeborg Brandt: Human Growth. A Comprehensive Treatise. 2. Ed. Vol. 1. Hrsg. F. Falkner und J. M. Tanner, Plenum Press. New York 1986.
Ingeborg Brandt und Lothar Reinken: Klin. Pädiatr. **200**, 451-456 (1988).
Lothar Reinken und Gerta v. Oost: Klin. Pädiatr. **204**, 129-133 (1992).

Bei einer Differenz über die 3- bzw. 97-Perzentile hinaus ist eine pathologische
Größenordnung erreicht, die einer endokrinologischen Spezialuntersuchung bedarf.
Die körperlichen Entwicklungsdaten müssen für die Festlegung des optimalen
Behandlungsbeginnes mit dem Stand der Dentition (Dentitionsalter Kap. 2.4)
(Abb. 86) und der weitgehend altersunabhängigen skelettalen Reifung (skelettales
Alter) ins Verhältnis gebracht werden.

Im Zusammenhang mit dem allgemeinen Status ist auch der Beurteilung der *Körper-
haltung*, speziell dem *Wirbelsäulenverlauf*, Aufmerksamkeit zu schenken. Verbiegungen
der Wirbelsäule in sagittaler (*Kyphose*) oder transversaler (*Skoliose*) Richtung geben

Kurven für Wachstumsgeschwindigkeit in Perzentilen (Jungen 0 - 18 Jahre)

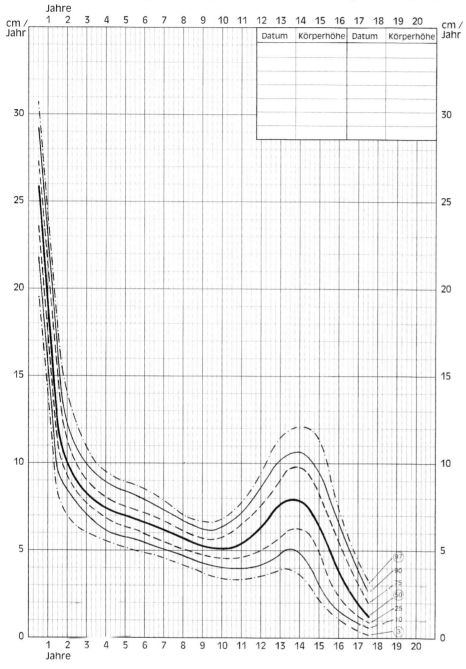

Datum	Körperhöhe	Datum	Körperhöhe

den Hinweis auf eine Bindegewebsschwäche mit den bereits beschriebenen Nachteilen für den Behandlungsverlauf (s. Kap. 5.3.2). Hängende Schultern und ein Rundrücken können weitere Zeichen für eine allgemeine Schwäche des Halte- und Stützapparates sein.

Die *geistige Entwicklung* kann vor allem bei starker Retardierung bis hin zur Debilität die kieferorthopädische Behandlungsfähigkeit stark beeinträchtigen. Sie wird jedoch dadurch nicht von vornherein ausgeschlossen. Die Eltern und Angehörigen der Patienten erweisen sich gegenüber jedem kleinsten Fortschritt in der körperlichen Entwicklung und dem Aussehen sehr dankbar und man sollte diesen wichtigen psy-

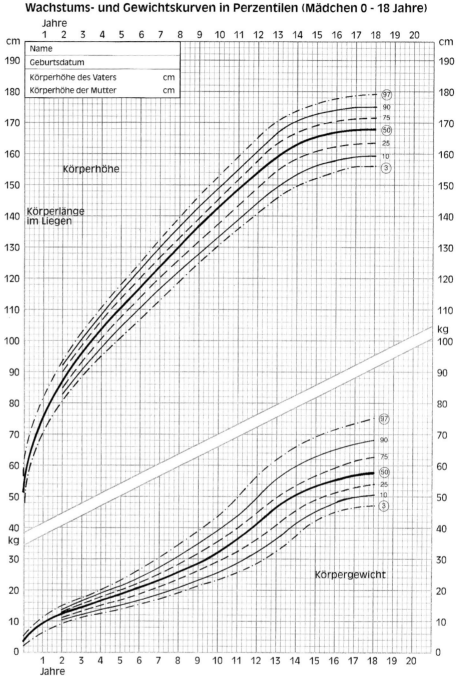

Wachstums- und Gewichtskurven in Perzentilen (Mädchen 0 - 18 Jahre)

Abb. 85 b) Somatogramm: Körperhöhen- und Gewichtskurven in Perzentilen für Mädchen, nach *Reinken* et al. (1980) und *Brandt* (1980, 1986 und 1988) Pfrimmer Kabi GmbH

Lothar Reinken et al.: Klin. Pädiatr. 192, 25-33 (1980).
Ingeborg Brandt: Der Kinderarzt 11, 43-51 (1980).
Ingeborg Brandt: Human Growth. A Comprehensive Treatise. 2. Ed. Vol. 1. Hrsg. F. Falkner und J. M. Tanner, Plenum Press. New York 1986.
Ingeborg Brandt und Lothar Reinken: Klin. Pädiatr. 200, 451-456 (1988).
Lothar Reinken und Gerta v. Oost: Klin. Pädiatr. 204, 129-133 (1992).

chosozialen Faktor bei der Indikationsstellung unbedingt berücksichtigen. Die Durchführbarkeit der Behandlung und die Wahl der Apparatur, abnehmbar oder festsitzend, wird maßgeblich von der Mitarbeitsmöglichkeit durch den Patienten und seine Angehörigen bestimmt. Dabei steht die Fähigkeit und Hilfe zur Mundhygiene im Vordergrund. Die verbesserte Zahnstellung darf auf keinen Fall mit dem erhöhten Risiko für den vorzeitigen, kariesbedingten Zahnverlust erkauft werden. Durch verbesserte professionelle Reinigungsmöglichkeiten und den Einsatz plaquehemmender Medikamente ist in vielen Fällen trotz geistiger Behinderung eine ausreichende Mundhygiene möglich.

Kurven für Wachstumsgeschwindigkeit in Perzentilen (Mädchen 0 - 18 Jahre)

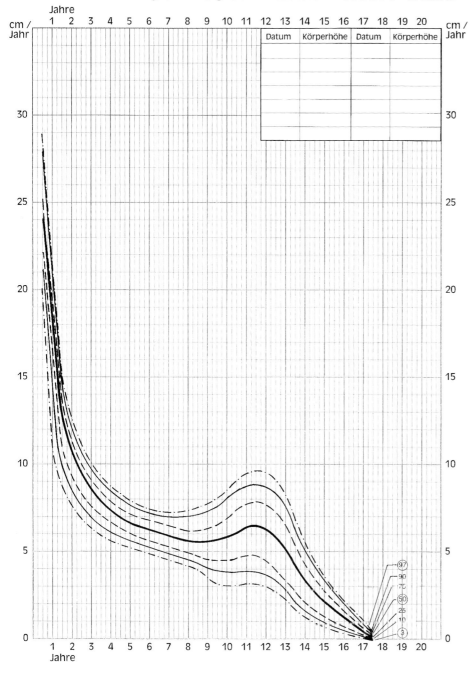

Die *Verhaltensweise* des Patienten hat, wie gezeigt, Einfluß auf die Mitarbeitsbereitschaft und kann auf unterschiedliche Weise eingeschätzt werden (z.B. *aktiv-vertrauensvoll, still-passiv, phlegmatisch, ängstlich-mißtrauisch, aggressiv*). In Zeiten der Reizüberflutung durch die Medien und hoher schulischer Anforderungen müssen Zeichen der Hyperaktivität und Nervosität als „Normalität" hingenommen werden, und es darf nicht auf eine ungenügende Compliance geschlossen werden. Dagegen dürfte das „zu ruhige" und völlig uninteressierte Kind eher Anlaß zur Besorgnis für einen Mangel an Mitarbeitsbereitschaft sein (s. Kap. 5.2)

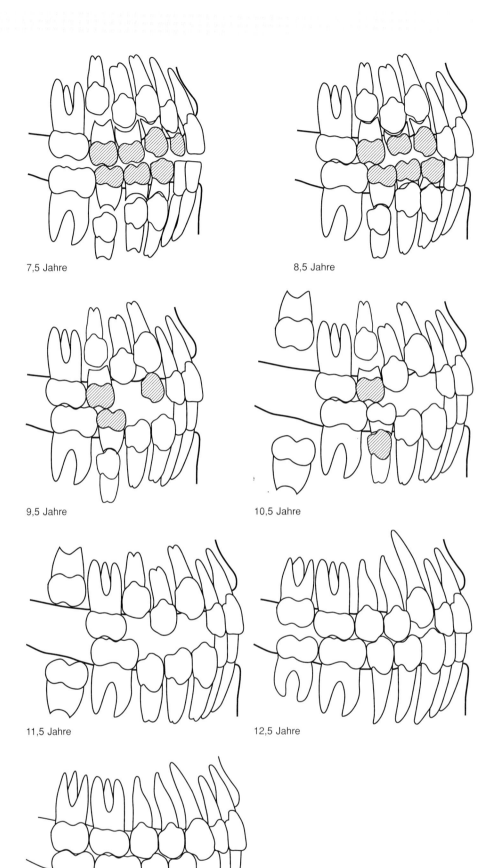

7,5 Jahre

8,5 Jahre

9,5 Jahre

10,5 Jahre

11,5 Jahre

12,5 Jahre

Abb. 86 Durchschnittlicher Dentitionsstand,
bezogen auf das Alter von 7,5 bis 13,5 Jahre
(schraffiert: Milchzähne)

13,5 Jahre

5.4.2   Spezielle klinische Untersuchung

Diese Untersuchung gliedert sich in zwei wesentliche Teile, den *extraoralen Befund*, mit dem Aussagen zum Schädelaufbau und zu den Gesichtsweichteilen gemacht werden können und den *intraoralen Befund*, mit dem der Alveolarfortsatz, das Gebiß und die Weichgewebe im Munde erfaßt werden.

5.4.2.1   Extraoraler Befund

Schädelform und -proportionen
Die Höhe, Breite und Länge der zahntragenden Alveolarfortsätze, die kieferorthopädisch verändert werden sollen, müssen in harmonischer Beziehung zur Schädel- und Gesichtsform stehen. Im Einzelfall kann der sehr schmale Schädel eine Kontraindikation für die transversale Weitung der Kiefer beim Zahnengstand sein und die Weichen für eine Extraktionstherapie stellen. Für die metrische Erfassung und die Einteilung in die mehr breite und kurze (*brachyzephal, euryprosop*) oder schmale und lange (*dolichozephal, leptoprosop*) Schädel- und Gesichtsform bieten sich verschiedene Indizes an, mit denen Höhen-, Längen- und Breitenmaße ins Verhältnis gesetzt werden:
Längen-Breiten-Index des Kopfes (Schädels) LBI: Die größte Länge und Breite des Kopfes werden mit dem Tastzirkel am Patienten erfaßt oder an der frontalen und lateralen Schädelröntgenaufnahme gemessen:

$$LBI = \frac{Kopfbreite \times 100}{Kopflänge}$$

Aus dem Index ergeben sich Grenzwerte für einen Langschädel (dolichozephal) oder Kurzschädel (brachyzephal) am Kopf und am Schädel (Röntgenbild) nach *Karolyi* (1971):

am Kopf		am Schädel	
< 70,9	hyperdolichozephal	< 69,9	hyperdolichokran
71,0–75,9	dolichozephal	70,0–74,9	dolichokran
76,0–80,9	mesozephal	75,0–79,9	mesokran
81,0–85,4	brachyzephal	80,0–84,9	brachykran
> 85,5	hyperbrachyzephal	85,0	hyperbrachykran

Morphologischer Gesichtsindex (MGI): Die *Gesichtshöhe*, begrenzt durch Nasenwurzel und Kinn, wird der *Jochbogenbreite (JBB)* gegenübergestellt. Auch der MGI kann vom Fernröntgenbild in der Norma frontalis gewonnen werden
(Höhe: Nasion-Ganthion, Breite: Jochbögen)

$$MGI = \frac{Gesichtshöhe \times 100}{JBB}$$

Grenzwerte zur Beurteilung des Morphologischen Gesichtsindex (*Richter* 1928):

		Gesicht	Schädel
hypereuryprosop	niedriges	×–79,9	×–78,9
euryprosop	Gesichtsskelett	80,0–84,9	79,0–83,9
mesoprosop	mittelhohes		
	Gesichtsskelett	85,0–89,9	84,0–87,9
leptoprosop	hohes	90,0–94,9	88,0–92,9
hyperleptoprosop	Gesichtsskelett	95,0–×	93,0–×

Index nach Izard: Die *Jochbogenbreite (JBB)* wird mit der größten *Zahnbogenbreite (ZBB)* (Bukkalflächen der 1. oder 2. Molaren, je nach Dentitionsstand) ins Verhältnis gesetzt. Nach Abzug von 10 mm für die Weichteilbedeckung des Jochbogens sollte dieser Diameter doppelt so groß wie das Zahnbogenmaß sein.

$$\text{Index (Izard)} = \frac{\text{JBB} - 10\ \text{mm}}{\text{ZBB}} = \frac{2}{1}$$

Ist der Index > 2, so spricht dies bei einem Schmalkiefer mehr für eine konservative Dehnungstherapie, als bei einem Index < 2, der mehr für eine Platzbeschaffung durch Extraktion Anlaß gibt.

Kollmannsche Proportionen: Dafür wird eine vertikale Aufteilung des Gesichtes in oberes (Stirn), mittleres und unteres *Gesichtsdrittel* vorgenommen. Meßpunkte an der en face Fotostataufnahme sind das Trichion (Haaransatz), Nasion, Subnasale und Gnathion (Kinnunterrand) (s. Kap. 5.5). Durch den Wachstumsvorlauf des Hirnschädels ist bis etwa zum 10. Lebensjahr das Stirndrittel gegenüber den anderen vergrößert (s. Abb. 5). Vertikale Dysgnathien, wie der Tief- und Deckbiß führen zu einer Reduzierung des unteren Gesichtsdrittels, während der frontal offene Biß das Gegenteil, ein Dominieren dieses Gesichtsanteils, verursacht (Abb. 87).

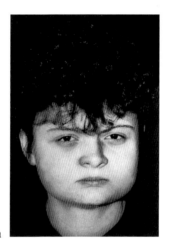 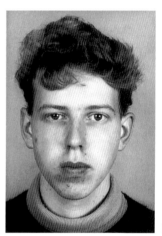

Abb. 87 Typische Gesichtproportion bei Tiefbiß (a) und offenem Biß (b)

a
b

Gesichtsasymmetrien

Bei fast allen Gesichtsformen besteht keine absolute Hälftengleichheit. Diagnostisch von Interesse sind jedoch nur größere Abweichungen, die auch intraoral ihren Niederschlag in Zahnstellungsanomalien und Gebißasymmetrien finden. Meßbar wird dies an der Fotostataufnahme oder a.p.-Fernröntgenaufnahme (s. Kap. 5.5 und 5.6).

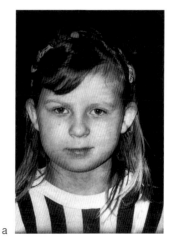 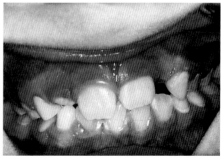

Abb. 88 Hemihypertrophia faciei rechts (Klippel-Trenamy-Syndrom): a) extraoral b) intraoral, seitliche Neigung der Okklusionsebene und seitenungleiche Dentition

a
b

Visuell sollten schon in der klinischen Untersuchung *Seitabweichungen des Oberkiefer-komplexes, auffällige Asymmetrien der Gesichtshälften* und *Deviationen des Kinnes* registriert werden. Häufigstes Syndrom mit ausgeprägten Asymmetrien ist die *Hemihypertrophia faciei,* eine halbseitige Gesichtsüberentwicklung und Wachstumsvorlauf, der durch überschießende Blutversorgung und Gefäßeinsprossung (Hämangiome) gefördert wird (Abb. 88). Von dieser Hälftenungleichheit können auch der Körperstamm und die Extremitäten betroffen sein. Bei starken Abweichungen des Unterkiefers und des Kinns muß immer an *Wachstumsstörungen* im *Kiefergelenk* (Trauma, Osteomyelitis, Dysmorphiesyndrom, Gesichtsskoliose) gedacht werden (Abb. 89). Diese einseitige Kiefergelenksinsuffizienz kann funktionell durch eine Verstärkung der Seitabweichung bei Mundöffnung unterlegt werden (*Laterognathie*).

Gesichtsprofil
Das Profil ist ebenfalls Gegenstand der metrischen Analyse durch Fotostataufnahme und laterales Fernröntgenbild (s. Kap. 5.5 und 5.6). Es sollte jedoch während der klinischen Untersuchung schon eingehend betrachtet werden, da sich daraus erste therapeutische Ansätze hinsichtlich Vor- oder Rückverlagerung der Kiefer ergeben können. Dazu ist die Einlagerung der beiden Kiefer im Verhältnis zur Schädelbasis grob einzuschätzen. Mit einem Holzspatelkreuz kann zum einen die Frankfurter Horizontale und dazu senkrecht die Nasionsenkrechte auf den Patienten projiziert werden (Abb. 90). Tangiert die Nasionsenkrechte das Subnasale *(Schwarz),* entspricht die Lage des Oberkiefers einem *Mittelwertgesicht.* Liegt die Oberlippe vor der Nasionsenkrechten, spricht man von einem *Vorgesicht,* liegt sie dahinter, von einem *Rückgesicht.* Um dazu die Lage des Unterkiefers zu bestimmen, kann mit einem weiteren Spatel die Orbitalsenkrechte (Tangente am Augapfel, senkrecht zur Frankfurter Horizontalen) dargestellt werden. In dem nun zwischen den vertikalen Spateln eingeschlossenen Kieferprofilfeld sollte das Kinn in der Mitte liegen. Man würde dann von einem *geraden* Profilverlauf sprechen. Abweichungen des Kinnes nach dorsal werden als *schief nach hinten* und nach ventral als *schief nach vorn* bezeichnet.
Die Vor- oder Rückgesichtigkeit vermittelt auch den Eindruck eines mehr *konvexen* oder *konkaven Gesichtsprofiles.* Neben der Kieferlage zur Schädelbasis beeinflußt auch die sagittale Neigung der Schneidezähne (Protrusion oder Retrusion) das Mundprofil (Abb. 91), das unabhängig von der Vor- oder Rückgesichtigkeit konvex oder konkav verlaufen kann.
Besonders auffällig ist das sogenannte *Großnasenprofil,* hinter welchem sich meistens eine maxilläre Prognathie mit zurückgekippten, retrudierten Schneidezähnen und ein Tiefbiß verbergen. Der Nasenvorsprung dominiert durch die zusätzliche Vorverlagerung der Oberkieferbasis und das Zurückweichen der Schneidezahnkronen.
Die eingehende klinische Betrachtung des Gesichts- und Mundprofilverlaufes, verbunden mit der anschließenden metrischen Auswertung von Fotostataufnahme und

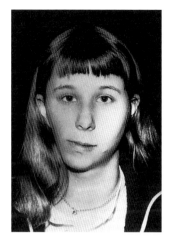
Abb. 89 Schwere Gesichtsasymmetrie (Gesichtsskoliose) durch Wachstumstörung im rechten Kiefergelenk

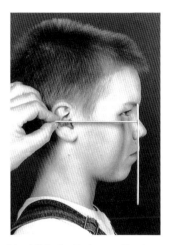
Abb. 90 Klinische Probe zur Bestimmung des Gesichtsprofiles mittels Holzspatelkreuzes: horizontaler Spatel markiert die Frankfurter Horizontale und der vertikale die Nasionsenkrechte. Im vorliegenden Fall handelt es sich um ein Mittelwertprofil mit Tendenz zum Vorgesicht, da die Oberlippe die Nasionsenkrechte etwas überragt, dagegen liegt das Kinn weit zurück, was für ein Profil „schief nach hinten" spricht (s. Abb. 111)

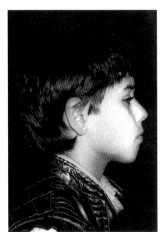 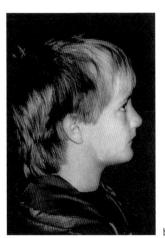
a b
Abb. 91 a) konvexes Mundprofil, b) konkaves Mundprofil

Fernröntgenbild, sind unverzichtbare diagnostische Kriterien für den einzuschlagenden Behandlungsweg. So kann z.B. ein konkaves Profil durch eine Extraktionstherapie bei Zahnengstand wesentlich verschlechtert werden, während dies bei einem konvexen Verlauf zu einer „normalisierenden" Abflachung beiträgt. Auch das Großnasenprofil würde durch einen konservativen Platzgewinn bei Vorwärtskippung (Protrusion) der Schneidezähne abgeschwächt und verbessert.

Bei einer *vergrößerten sagittalen Stufe* dominiert meistens eine schief nach hinten verlaufende Profillinie, deren Angleichung an einen geraden Verlauf sehr häufig durch eine wachstumsstimulierte Vorverlagerung des Unterkiefers ausgeglichen wird. Dies sollte schon während der klinischen Untersuchung simuliert werden, indem die *Mandibula* in eine *Neutrallage* vorgeschoben wird. In dieser Position sollte das Profil erneut betrachtet werden. In den meisten Fällen ergibt sich damit eine wesentliche Verbesserung, die auch dem Patienten im Spiegel demonstriert werden sollte. Bei spitz und prominent auslaufendem Kinn und retrudierten Schneidezähnen kann sich jedoch in der Neutralposition auch eine schief nach vorn verlaufende Profilverschlechterung ergeben, was zur geringeren Unterkiefervorverlagerung bei achsengerechter Einstellung der Oberkieferschneidezähne Anlaß sein kann. Auch in diesen Fällen müssen Foto-, Röntgen- und Modellanalysen sowie funktionelle Befunde zur Absicherung des Therapieweges herangezogen werden.

Die *Lippenkonfiguration* steht im engen Zusammenhang mit der Profilbewertung und ermöglicht gemeinsam mit der Funktionsanalyse (s. Kap. 5.4.2.3) wichtige Rückschlüsse auf die Ätiologie, Morphologie und therapeutischen Möglichkeiten bei der entsprechenden Dysgnathie. In vertikaler Relation sollte die Oberlippe, gemessen von der Mundspalte zur Nasenwurzel, etwa halb so hoch wie die Kinnpartie mit Unterlippe, gemessen von der Kinnspitze zur Mundspalte, sein. In seitlicher Ansicht wird das Vorstehen der Unterlippe bei mandibulärer Prognathie als *positive Lippentreppe* und die Rücklage bei vergrößerter sagittaler Schneidekantenstufe als *negative Lippentreppe* bezeichnet (*Korkhaus* 1939). Hieraus ergibt sich ein terminologischer Widerspruch zur Bezeichnung der sagittalen Schneidekantenstufe, die bei Unterkieferrücklage mit einem positiven Zahlenwert (mm) und bei einer Lage des Unterkiefers vor dem Oberkiefer mit einem negativen Betrag belegt wird.

Auch der *Naso-Labial-Winkel*, der vom Nasensteg und Oberlippenverlauf gebildet wird, gibt Auskunft über die sagittale Einlagerung der Oberkieferbasis (Spina nasalis anterior) im Verhältnis zum zahntragen Alveolarfortsatz bzw. Zahnachsneigung der oberen Schneidezähne. Protrusion verkleinert und Retrusion vergrößert den Naso-Labial-Winkel. Im ersten Fall würde dies gegen eine sagittale Streckung des Oberkiefers sprechen, im anderen Fall dafür.

Wichtige Informationen über die *Atmungsform*, sind von der *Lippenhaltung in Ruhe* abzuleiten. Dieser sollte schon zu Beginn der Untersuchung Aufmerksamkeit geschenkt werden, um über einen gewissen Zeitraum und unbemerkt für den Patienten, den harmonischen Lippenschluß oder eventuelle Verspannungen, die auf temporäre oder permanente Mundatmung schließen lassen, zu registrieren.

Kompetente Lippen sind vorhanden, wenn die Lippen entspannt aufeinander ruhen und ein permanenter Mundschluß ohne Verspannung und Hilfsmuskeln möglich ist.

Inkompetente Lippen ermöglichen keinen dauerhaften Mundschluß, da sie zu kurz und tonuslos sind. Die radiären Fasern des M. orbicularis oris überwiegen in ihrer Spannung gegenüber den zirkulären Fasern (Abb. 92 a). Bei einem Mundschluß stehen die Lippen unter Spannung und der M. mentalis wird zu Hilfe genommen, um die Unterlippe der Oberlippe entgegenzuschieben.

Potentiell inkompetente Lippen: Die protrudierten Oberkieferschneidezähne liegen auf der Unterlippe und verhindern deren Kontakt mit der Oberlippe. Die Lippen sind jedoch nicht zu kurz, um spannungsfrei in Kontakt zu kommen. Es gibt fließende Übergänge zwischen dieser Lippenkonfiguration und den inkompetenten Lippen (Abb. 92 b). Häufig verursachen die protrudierten Schneidezähne auch *Impressionen* auf der Unterlippe.

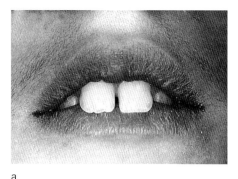
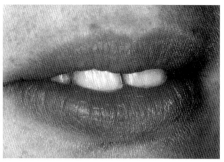
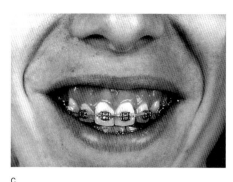

a   b   c

Procheilie: Die Lippen sind voluminös und nach außen aufgerollt. Der Muskeltonus ist nicht ausreichend, um die normalen Lippenrotproportionen zu wahren.

Bei permanenter Mundatmung sind die Lippen zumeist trocken und rissig, begleitet von Mundwinkelrhagaden.

Eine kurze Oberlippe und/oder verlängerte obere Schneidezähne wirken sich nicht nur in der Ruhehaltung, sondern auch beim Lachen nachteilig aus. Die Oberlippe wird dann so weit nach oben gezogen, daß außer den Zähnen auch die Gingiva als breites Band sichtbar wird. Dieses sogenannte „*gummy smile*" unterstreicht die vertikale Disharmonie zwischen Oberlippe und Höhe des Alveolarfortsatzes. Plaque am Kronenübergang zum Sulcus und unsaubere Abschlußränder bei Zahnersatz durch Kronen, Brücken und abnehmbare Teilprothesen werden besonders während des Lachens sichtbar (Abb. 92 c). Durch myotherapeutische Übungen kann eine Erhöhung des Lippentonus und Verlängerung der Oberlippe erreicht werden. Das „gummy smile" ist auch bei kompetentem Lippenschluß und Tiefbiß mit Verlängerung der oberen und unteren Schneidezähne zu registrieren. In diesem Fall kann durch eine Intrusion der Schneidezähne mit festsitzenden Apparaturen die Höhe des Alveolarfortsatzes verringert und eine Abstützung der Schneidezähne erreicht werden. Diesem Verfahren sollte dann gegenüber einer Extrusion der Seitenzähne zur Bißhebung bei Tiefbiß der Vorzug gegeben werden.

Abb. 92 Lippenmorphologie und -kompetenz zum Mundschluß (nach *Rakosi* 1989): a) Inkompetenter Lippenschluß, da Oberlippe kurz und geringer Muskeltonus. b) Potentiell inkompetenter Lippenschluß, Lippenvolumen und -tonus ist für den dauerhaften Mundschluß noch ausreichend, dieser wird jedoch durch die protrudierten Schneidezähne verhindert, was langfristig zum Tonusverlust und Verkürzung der Oberlippe führt. c) Disproportion zwischen Länge der Oberlippe und vertikalem Ausmaß des Oberkieferalveolarfortsatzes, dadurch wird beim Lachen die Gingiva breitflächig sichtbar („gummy smile")

Zusammenfassung

Der extraorale Befund richtet sich zunächst auf den harmonischen und symmetrischen Aufbau des Schädels, speziell des Gesichtes. Dabei ist eine frontale und seitliche Betrachtung und Bewertung vorzunehmen.

Besondere Aufmerksamkeit ist dem Profilverlauf und der sagittalen Einlagerung von Ober- und Unterkiefer in den Gesichtsschädel zu widmen.

Unabhängig von einer Funktionsanalyse sind schon beim extraoralen Befund die Lippenkonfiguration, der Lippentonus und die Ruhehaltung mit zu erfassen.

5.4.2.2 Intraoraler Befund

Die intraorale Inspektion sollte mit der Untersuchung des *Vestibulum oris,* der *beweglichen und befestigten Gingiva* und der *Zunge* eingeleitet werden, bevor *Zahnstatus, Anomaliebefund* und *funktioneller Status* erhoben werden.

Die Höhe des *Vestibulum oris* hat Bedeutung für die kieferorthopädische Therapie mit dem *Funktionsregler,* da er über Seitenschilder und Pelotten, die weit in den Mundvorhof hineinragen, einen Zug auf das Periost ausüben soll und damit die Knochenapposition gefördert wird. Je höher das Vestibulum ist, desto mehr wirkt sich diese Kiefererweiterung auch im Bereich des Wurzelgrundes aus.

Die apikale Basis kann durch Palpation des Mundvorhofes eingeschätzt werden. Bei einer *Konvergenz* der Wurzeln im Oberkiefer *nach kranial* spricht man von einer *kleinen apikalen Basis,* bei einer *Divergenz* von einer *großen apikalen Basis* (s. Abb. 81). Der kleine Wurzelgrund spricht gegen und der große für eine Kieferdehnung beim Zahnengstand. Die Registrierung der Größe der apikalen Basis sollte immer in *sagittaler und transversaler Richtung* erfolgen.

Der Mundvorhof wird durch verschiede *Frenula* unterteilt. Besonderes Augenmerk ist dabei dem *tief einstrahlenden Oberlippenbändchen* zu schenken, da die zwischen den mittleren Inzisivi einstrahlenden Bindegewebszüge ein *Diastema mediale* entstehen lassen können. Dieser bis zum Periost einstrahlende Faserverlauf kann durch ein Abziehen der Oberlippe überprüft werden, da es dann zu einer deutlichen Anämie in diesem Bereich kommt. Röntgenologisch wird dies auch durch eine knöcherne Inzisur zwischen den Schneidezähnen sichtbar. Eine Frenektomie, d.h. eine Herauslösung des Faseransatzes, sollte erst beim Durchbruch der seitlichen Schneidezähne erfolgen. Auch im Unterkiefer kann das Lippenbändchen hoch am Gingivasaum ansetzen und zu einer Lückenbildung oder Gingivarezession Anlaß geben. In diesen Fällen sollte im Sinne der Zugentlastung eine Frenulotomie als Z- oder Y-Plastik durchgeführt werden. Die Breite der befestigten Gingiva hat Einfluß auf die Höhe des Vestibulums (s.o.). Ist dieser Saum sehr schmal, können ebenfalls bindegewebige Züge zur Gingivaretraktion an einzelnen Zähnen führen.

Der *Gingivabefund* erlaubt Aussagen über die bindegewebige Beschaffenheit (derb oder zart und brüchig) und die Mundhygiene bzw. den Entzündungsstatus. Eine gesunde Gingiva zeigt die typische Orangenschalenstippelung und ist frei von Entzündungszeichen. Dagegen signalisiert eine geschwollene und gerötete Gingiva eine mangelhafte Mundhygiene und übermäßigen Plaquebesatz. Wulstige Zahnfleischränder und lokale Gingivarezessionen deuten auf medikamentös oder belastungsbedingte parodontale Reaktionen hin.

Die *Mundhygiene* sollte quantitativ beim Kind nach dem *Oral hygiene index simplified (OHI/S)* oder dem *Plaque-Index* nach *Quigley* und *Hein* (QHI) (1962) erfaßt werden. Die Anfärbung der Beläge ist für die objektive Beurteilung erforderlich. Wenn eine umfangreiche Mundhygiene- und Kariesdiagnostik im Rahmen der kieferorthopädischen Diagnostik zu aufwendig erscheint, sollte sie unbedingt verbal eingeschätzt werden, z.B. gut, mäßig oder schlecht, da vor allem bei Anwendung festsitzender Apparaturen eine ungenügende Mundhygiene hohe Risiken für irreversible Schmelzschäden und parodontalen Abbau in sich birgt.

Ein Indikator für die besondere *Kariesanfälligkeit* ist der *Streptococcus mutans-* und der *Laktobazillus-Test.* Während mit ersterem eine Aussage über die *Kariesaktivität* gemacht werden kann, gibt der zweite Auskunft über den *Kohlenhydratkonsum.* Besonders bei stark verschmutzten Gebissen und Beteuerungen der Patienten über eine regelmäßige Mundhygiene können diese Verfahren zur Befundobjektivierung herangezogen werden.

Unter dem Einfluß mangelnder Mundhygiene kommt es relativ rasch zu einer *marginalen Gingivitis.* Ein Übergang in eine Parodontitis, wie dies beim Erwachsenen die Regel ist, kommt beim Kind auf Grund der größeren Widerstandsfähigkeit nicht so schnell zustande.

Von einer entzündungsbedingten Gingivitis und Parodontitis ist die sehr seltene Form der *juvenilen Parodontitis* differentialdiagnostisch abzugrenzen. Sie zeichnet sich durch umfangreichen horizontalen und vertikalen Knochenabbau ohne ausgeprägte Entzündungszeichen im Kindes- und Jugendalter aus. Eine kieferorthopädische Behandlung kann in diesen Fällen wegen der unsicheren Regenerationstendenz kontraindiziert sein.

Vom generellen parodontalen Abbau ist die *lokale Gingivarezession* abzugrenzen. Diese ist vor allem im Kindesalter bei Falschverzahnung und Zwangsführung im Schneidezahngebiet zu beobachten und sollte wegen des irreversiblen Attachmentverlustes umgehend beseitigt werden (Abb. 93).

Der *Zunge* beeinflußt durch den Druck gegen die Zahnreihen und den Gaumen in Ruhe und beim Schlucken die Alveolarfortsätze während des Wachstums in ihrer Form. Die Beweglichkeit kann durch die *Adhärenz* des *Zungenbändchens* an der Spitze eingeschränkt sein und die Artikulation stören. Die Diagnose *Ankyloglosson* ist beim

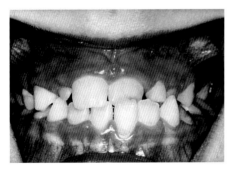

Abb. 93   Die Falschverzahnung von 21 führt zur Protrusion und Gingivaretraktion an 31

Herausstrecken der Zunge leicht zu stellen (Abb. 94). Eine chirurgische Durchtrennung sollte schon im Kleinkindesalter vorgenommen werden. Eine voluminöse Zunge, die häufig bei mandibulärer Prognathie zu finden ist und Bedeutung für die Ätiologie und das Rezidiv besitzt, fällt klinisch durch Impressionen der Zähne an den Seiten und ein Erreichen der Nasenspitze oder des Kinnes beim Herausstrecken auf. Ätiologische Bedeutung hat auch das Beibehalten des *viszeralen Schluckens*, d. h. die Zunge preßt sich während des Schluckens zwischen die Zahnreihen hinein und fördert den vertikal offenen Biß (s. Kap. 8.2.4). Die Abgrenzung zum normalen *somatischen Schlucken* kann zwar mit dem Lippenspekulum oder Spreizen der Lippen während des Schluckvorganges beobachtet werden, ist jedoch nicht immer möglich. Objektive Messungen zur Zungengröße und -lage sind wegen der dauernden Verformung des Muskelschlauches nur mit Hilfe der Sonographie oder Fernröntgendarstellung in zwei Ebenen möglich. Im Zuge der Zungeninspektion sollten auch die *Tonsillae palatinae* bewertet werden. Große und zerklüftete oder entfernte Gaumenmandeln sind Hinweis auf die Infekthäufigkeit und mögliche Auswirkungen auf die permanente Nasenatmung.

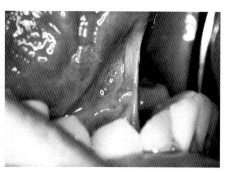

Abb. 94   Adhärentes Zungenbändchen (Ankyloglosson), welches zur Bewegungseinschränkung der Zunge führt

Klinische Gebißuntersuchung – Zahnstatus

„*First count the teeth*" (Zuerst zähle die Zähne), hat *Nord* (1957) als wichtigstes Kriterium des Zahnstatus herausgestellt. Trotz Trivialität dieser Forderung sind in der Vergangenheit immer wieder Fälle bekannt geworden, bei denen im Rahmen einer Extraktionstherapie vier Prämolaren trotz Aplasie eines weiteren Prämolaren entfernt wurden und damit aus einem Platzmangel eine Zahnlücke zwischen Eckzahn und erstem Molaren gemacht wurde. Da der Zahnstatus zumeist im Wechselgebiß erhoben wird, ist die Eintragung der Milch- und bleibenden Zähne in den Befundbogen (römische und arabische Ziffern) bei gleichzeitiger Überprüfung der Zahnanlagen in der Röntgenübersichtsaufnahme (Orthopantomogramm) sinnvoll (Abb. 86, S. 76). Nichtanlagen, Überzahl, Dystopien und Retentionen sollten zusätzlich notiert und hervorgehoben werden. Neben den *Zahnzahlanomalien* sind bei der intraoralen Inspektion auch *Struktur-* und *Formanomalien* zu erfassen. Außer den hereditären Strukturveränderungen, wie sie bei der Amelogenesis und Dentinogenesis imperfecta zu registrieren sind, können auch Dauermedikationen von Oxytetracyclinen und Chloramphenicol in den ersten Lebensjahren und Stoffwechselstörungen zu lokalen oder generalisierten Strukturveränderungen führen (Abb. 95 u. Abb. 96). *Schmelz-* und *Dentinfrakturen* sowie *Zahnlockerungen* und *Vitalitätsverlust* als Traumafolgen sind genauso zu registrieren, wie *Zahnverlust* durch Totalluxation oder Extraktion.

Der *Kariesstatus* und *Sanierungsgrad* sind ebenfalls besser intraoral als am Modell zu erheben und können im Zahnschema eingetragen werden. Dieser Befund ist besonders für die Wahl der Zahngattung bei der Extraktionstherapie von Bedeutung.

Wie im Zahnkreuz des Befundbogens angegeben (Anlage 2 oben), sind Zahngattung und Befunde mit den entsprechenden Kürzeln einzutragen. Dabei ist die folgende Systematik sinnvoll:

Abb. 95   Schmelzstrukturanomalien durch exogene Einflusse. a) Dauermedikation mit Oxytetracyclin-Präparat in den ersten beiden Lebensjahren. b) Dentalfluorose 3. Grades durch Brunnenverseuchung mit fluoridhaltigen Abwässern

Abb. 96   Schmelzstrukturanomalie durch Glutenunverträglichkeit und Verdauungsinsuffizienz (Zöliakie) in den ersten Lebensjahren

a

b

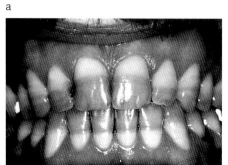

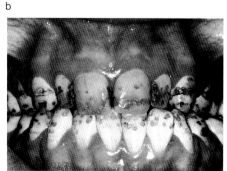

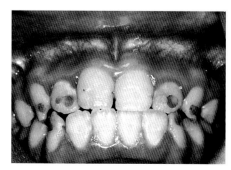

Anlage 2

Kieferorthopädisches Befundblatt II (Zahnstatus und Modellanalyse)

Name: .... Vorname: .... geb.: ....

Zahnstatus

55	54	53	52	51	61	62	63	64	65			

18	17	16	15	14	13	12	11	21	22	23	24	25	26	27	28
48	47	46	45	44	43	42	41	31	32	33	34	35	36	37	38

85	84	83	82	81	71	72	73	74	75

Segmentanalyse nach Lundström

											Differenz OK
											Platzangebot
											Platzbedarf
16	15	14	13	12	11	21	22	23	24	25	26	
46	45	44	43	42	41	31	32	33	34	35	36	
											Platzangebot
											Platzedarf
											Differenz UK

Zahnbreiten

SI: si: Tonn`scher Index:

Zahnbogenbreite: Jochbogenbreite: Index nach Izard:

Wechselgebißanalyse nach Moyers

	Platzangebot	Platzbedarf	Differenz	Gesamt
OK rechts				
links				
UK rechts				
links				

- *Zahnstatus präsens* (alle zum gegenwärtigen Zeitpunkt in die Mundhöhle durchgebrochenen Milch- und bleibenden Zähne, Symmetrievergleich des Zahnwechsels, Persistenz von Milchzähnen).
- *Zahnanlagen*, die noch im Kiefer liegen (Diagnose mit Hilfe des Orthopantomogramms). Spätanlagen des zweiten Prämolaren können noch bis zum 8. Lebensjahr, des dritten Molaren bis zum 12. Lebensjahr erfolgen. Bei seitenungleichem Zahnwechsel ist besonders auf *Retentionen, Dystopien und Aplasien* zu achten.
- *Struktur- und Formanomalien* lokal und generalisiert.
- *Kronenfrakturen, Schmelzsprünge und Zahnlockerungen.*

Pont`sche Vermessung

OK	ist	soll	Differenz	UK	ist	soll	Differenz
14:R				34:R			
R:24				R:44			
14:24				34:44			
16:R				36:R			
R:26				R:46			
16:26				36:46			
LO				LU			

————————— ZAHNSTATUS —————————————————

Nichtanlage: avital:

Überzahl: Traumata:

Persistenz: extrahiert:

Retention: Rezession:

sanierungsbedürftig: Besonderheiten:

Dentale Mittellinienabweichungen

OK   mm nach rechts: UK   nach rechts:

          mm nach links: nach links:

Bißlage nach Rekonstruktion: ☐ Regelbiß

                                    ☐ Distalhiß   PM

                                    ☐ Mesialbiß   PM

Overbite:

Overjet:

- Abrasionen und Schliffacetten.
- Karies-, Füllungs- und Extraktionsstatus (bei Bedarf Sensibilitätstest und Perkussion).
- *Wurzelkanalfüllungen, Parodontalspalt und apikale Veränderungen* (s. Kap. 5.5, Röntgendiagnose).

Okklusion

Nach der Erhebung des Zahnstatus werden die *Okklusionsbeziehungen* in allen drei Gebißebenen diagnostiziert und metrisch quantifiziert.

Die *sagittale Okklusionsrelation* wird an den *ersten Molaren* und im *Wechselgebiß zusätzlich* an den *Milcheckzähnen* registriert. Die Abweichung von der Regel- bzw. Neutralokklusion wird in *Bruchteilen einer Prämolarenbreite*, z.B. $^1/_2$ Prämolarenbreite Distalokklusion oder $^1/_4$ Prämolarenbreite Mesialokklusion, angegeben. Die Angaben beider Seiten können auf Grund von Zahnwanderungen und Unterkieferrotation voneinander abweichen (s. Kap. 5.7.2.5, Rekonstruktion). Auch besteht in der Regel vor der 2. Wechselgebißphase an den 1. Molaren eine mehr distale Okklusionsbeziehung als bei den Milcheckzähnen. Dies ist auf die Größendifferenz zwischen den Milch- und bleibenden Zähnen zurückzuführen (*leeway-space)*, die nach dem Zahnwechsel durch eine stärkere Mesialwanderung des unteren gegenüber der des oberen ersten Molaren ausgeglichen wird. Die sagittale Okklusionsbeziehung der Milcheckzähne sollte deshalb im Zeitintervall zwischen dem 7. und 11. Lebensjahr immer zusätzlich zur Molarenbeziehung angegeben werden. Sie stimmt zu diesem Zeitpunkt mehr mit der skelettalen Bißlage zwischen Unter- und Oberkiefer überein als die Molarenrelation. In der Praxis ist es üblich, die Molarenrelation nach einer modifizierten *Angle-Klassifikation* anzugeben (Klasse I = Neutralokklusion, Klasse II/1 = Distalokklusion mit Protrusion der Schneidezähne, Klasse II/2 = Distalokklusion mit Retrusion der Schneidezähne, Klasse III = Mesialokklusion).

Neben der Okklusionsbeziehung wird in sagittaler Richtung auch die Größe der *sagittalen Stufe (Overjet)* bewertet, wobei die Messung besser an den okkludierenden Modellen durchzuführen ist.

In *transversaler Richtung* sind ein *Kreuzbiß* und eine *bukkale* oder *palatinale Nonokklusion* zu diagnostizieren. Nonokklusionen sind besonders an den Prämolaren und 2. Molaren zu finden und sollten möglichst rasch behoben werden, da sie zu Zwangsführungen und anderen funktionellen Störungen für die Muskulatur und das Kiefergelenk Anlaß geben.

In der *Vertikalen* ist der *Überbiß (Overbite)* zu bestimmen, wobei besonders in *Tiefbißfällen* auf die *Traumatisierung* der palatinalen oder bukkalen *Gingiva* zu achten ist. Weiterhin muß auf die fehlende Okklusion im Front- und Seitenzahngebiet, als *offener Biß* bezeichnet, geachtet werden. Der fehlende Okklusionskontakt kann im Wechselgebiß auf die noch nicht abgeschlossene Dentition oder auf deren Störungen durch eingelagerte Weichteile zurückzuführen sein. Dazu gehören *Habits* wie Fingerlutschen, Einsaugen der Wange und Zunge zwischen die Zahnreihen oder die *Ankylose* oder *Infraokklusion* von *Milchmolaren*.

5.4.2.3   Funktionelle Proben und Funktionsanalyse

Wie bereits im Kapitel zur Ätiologie dargestellt, haben neben den hereditären Faktoren auch funktionelle Abläufe einen Einfluß auf die Entstehung von Dysgnathien und die Stabilität eines kieferorthopädischen Behandlungsresultates. In die klinische Gebißuntersuchung muß deshalb neben dem *statischen Okklusions-* und *Bißlagebefund* auch die *dynamische Analyse* von Bewegungsabläufen im stomatognathen System einbezogen werden. Darin sollten die Unterkieferbewegungen, speziell von der Okklusion in die Ruhelage, aber auch die Kiefergelenkbahn und orofaziale Dyskinesien, enthalten sein.

Funktionelle Proben

Mit den funktionellen Proben wird in den einzelnen Dysgnathiearten die therapeutisch angestrebte Bißlageveränderung simuliert. Mit dieser und aus physiologischen Bewegungszuständen wie Unterkieferruhelage und Schneidekantenbißmöglichkeit wird die Prognose für den Behandlungserfolg eingeschätzt.

Ruhelage des Unterkiefers

Als *interokklusaler Ruheabstand* oder Ruhelage wird die Unterkieferposition bezeichnet, in welcher sich die synergistische und antagonistische Muskulatur zum Öffnen und Schließen des Mundes im Gleichgewicht befinden. Bedingt durch das Gewicht des Unterkiefers und die Gravitationskraft hat die Mandibula in Ruhelage, gemessen an den Eckzähnen, einen Abstand von 2–3 mm zur habituellen Okklusion. Diese interokklusale Distanz kann sich durch muskuläre Dysbalancen, durch die Kopfhaltung (Ante- und Dorsalflexion), Streß und Ermüdung aber auch dysgnathiebedingt vergrößern oder verkleinern. Die *Bestimmung* der *Ruhelage* sollte am entspannt und aufrecht sitzenden Patienten vorgenommen werden. Zur Entspannung und Erzielung reproduzierbarer Ergebnisse sollte zunächst mit dem „Klappertest" verspannte Muskulatur gelockert werden und anschließend durch die Aufforderung zum Schlucken oder Sprechen des Wortes „Mississippi" die Ruhelage fixiert werden. Die Messung des interokklusalen Abstandes an den Eckzähnen gestaltet sich oft schwierig, da hierzu die geschlossenen Lippen auseinandergedrückt werden müssen und dies leicht zur Veränderung der Ruheposition führt. Hilfreich kann deshalb der Einsatz eines ringförmigen Spekulums sein. Extraoral kann durch Anzeichnung von Punkten eine Messung erfolgen (Abb. 97). Die objektive und berührungsfreie Messung ist nur mit der instrumentellen Bißregistrierung möglich (siehe Funktionsanalyse).

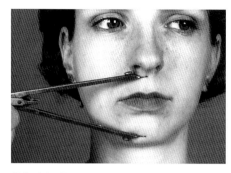

Abb. 97 Extraorale Messung des interokklusalen Ruheabstandes mit dem Meßzirkel

Die Bestimmung der *Unterkieferruhelage* hat besondere Bedeutung für die Therapie des *Tiefbisses. Hotz* (1980) unterscheidet auf Grund der Variation der interokklusalen Distanz in der Unterkieferruhelage den *echten* und den *Pseudotiefbiß*. Während bei ersterem ein großer Ruhelageabstand von 8–10 mm besteht, ist beim Pseudotiefbiß eine normale Distanz von 2–3 mm zu registrieren. Da während des Wachstums und der Gebißentwicklung der Tiefbiß durch Elongation der Seitenzähne behoben wird, ist dies auch mit einer Reduktion des interokklusalen Abstandes verbunden. Dies führt beim echten Tiefbiß zum angestrebten Normalwert, während beim Pseudotiefbiß der gesamte Ruheabstand aufgebraucht würde. Da nach der Meinung von *Hotz* (1980) ein Minimalwert von ca. 2 mm jedoch nicht unterschritten werden sollte, ist der *Pseudotiefbiß für die Therapie durch Elongation der Molaren (indirekte Bißhebung) prognostisch ungünstiger als der echte Tiefbiß* einzuschätzen. In eigenen Untersuchungen (*Eckardt* et al. 1996) wurde eine Korrelation der Schneidezahnachsen mit der Größe des Interokklusalabstandes nachgewiesen, d. h., je größer der Interinzisalwinkel, desto größer der interokklusale Ruheabstand.

Mittellinienabweichung in Okklusion und bei Mundöffnung

Bei Seitabweichungen der Kiefermitten in Okklusion ist die Überprüfung dieser transversalen Kieferlageabweichung auch während der Mundöffnungsbewegung unerläßlich. Besonders beim *Kreuzbiß* kann der Unterkiefer bei Erreichen des Zahnkontaktes nach einer Seite *zwangsgeführt* werden. Bevor jedoch diese Probe durchgeführt wird, muß zunächst überprüft werden, ob die Zahnbogenmitten, welche als Meßpunkte dienen, mit den Kiefermitten übereinstimmen. Dies kann am Oberkiefermodell sichergestellt werden, wenn die Raphe palatina media in der Verlängerung auf die Zahnbogenmitte trifft. Im Unterkiefer wird dies exakt mit einer Röntgenaufbißaufnahme nachgewiesen. In dieser sollten Spina mentalis und Zahnbogenmitte ebenfalls auf einer zur Tuberebene senkrechten Linie liegen. Eine grobe Orientierung erlaubt der Vergleich von Philtrum und Zahnbogenmitte im Oberkiefer, während man im Unterkiefer bei abgezogener Unterlippe und angehobener Zunge bei frontaler Betrachtung Lippen- und Zungenbändchen anpeilt. Die gedachte Linie sollte auch hier durch die Zahnbogenmitte des Unterkiefers verlaufen. Abweichungen der Zahnbogenmitte von der Kiefermitte sind nicht selten und werden oft durch einseitige Lücken oder Zahnengstand verursacht. Bleibt nach entsprechender Rekonstruktion die transversale Abweichung bestehen, wird nun das Verhalten der Kiefermitten während der Öffnungsbewegung überprüft. Bei einer *dentalen Zwangsführung* kommt es sofort nach Disklusion zur *Einstellung* des *Unterkiefers* in die *Gesichtsmitte*.

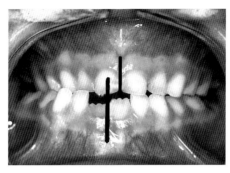
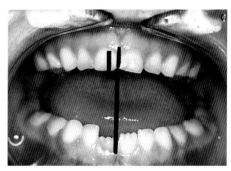

Abb. 98 Abweichung der Unterkiefermitte bei einseitigem Kreuzbiß nach rechts. a) In Okklusion. b) Bei Mundöffnung stellt sich die Mitte auf die des Oberkiefers ein = dentale Zwangsführung (artikuläre Mittellinienabweichung)

a   b

Dies wird auch als *artikuläre Mittellinienabweichung* (Abb. 98 a und b) bezeichnet. In diesem Fall hat sich das Kiefergelenk (noch) nicht an die dentale Zwangsführung angepaßt. Im zweiten Fall bleibt die Mittenabweichung auch bei Mundöffnung bestehen, und die Ursache ist nicht in einer Zwangsführung zu suchen, sondern an seitenungleiches Kieferwachstum, Gelenkasymmetrien oder eine Kieferschwenkung gekoppelt. Die Mittellinienabweichung durch eine *dentale Zwangsführung* ist *prognostisch günstiger* einzuschätzen als die, welche auch in der Mundöffnung bestehen bleibt, da erstere durch Einschleifen (Milchgebiß) oder lokale Zahnstellungskorrekturen auszugleichen ist.

Schneidekantenbißmöglichkeit
Diese funktionelle Probe ist vor allem bei *fehlendem Vorbiß* (*Overjet*) der oberen gegenüber den unteren Schneidezähnen von prognostischer Bedeutung. *Mandibuläre Prognathie* (*Progenie*) oder maxilläre Retrognathie können die Ursache für diesen falschen Überbiß sein. Man fordert den Patienten auf, beim Mundschluß soweit wie möglich mit dem Unterkiefer nach distal zu kommen. Der Untersuchende hilft durch leichten Fingerdruck auf das Kinn nach und der Patient versucht so, mit den Unterkieferschneidezähnen auf die Schneidekanten der lingual stehenden oberen Inzisivi aufzutreffen. Ist dies möglich, kann mit einer Protrusionsplatte oder einem funktionskieferorthopädischen Gerät in den meisten Fällen eine rasche Überstellung der oberen über die unteren Schneidezähne erreicht werden. Dagegen kann die *fehlende Schneidekantenbißmöglichkeit* eine schwerere Bißlageanomalie mit einer *ungünstigen Prognose* signalisieren.

Maximaler Vorbiß und Sprechprobe
Für die Therapie eines *Distalbisses* (Angle-Klasse II) ist die *Vorschubmöglichkeit* des Unterkiefers von Bedeutung, da diese in schweren Fällen durch *Gelenkdysmorphien* und *funktionelle Behinderung* stark eingeschränkt sein kann. Dies ist jedoch die Ausnahme, so daß in den meisten Fällen ein maximaler Vorschub von 10–20 mm, gemessen an den Schneidezähnen, möglich ist. Diese Registrierung ist, abgesehen von den beschriebenen Ausnahmen, für die Behandlungsprognose wenig aussagefähig. Bedeutender ist dagegen die sagittale Position des Unterkiefers in der Ruhelage und bei physiologischen Funktionen, da bei einem transversal zu schmalen Oberkiefer dieser den Unterkiefer beim Okkludieren in eine mehr distale Lage drängt, um ihn noch allseits umgreifen zu können. In diesen Fällen ermöglicht die apparative Erweiterung des Oberkiefers eine relativ rasche Umstellung des Unterkiefers in eine neutrale Bißlage, da dies muskulär schon „präformiert" war. Als weitere funktionelle Probe eignet sich dazu das Sprechen. Man beobachtet z.B. beim Zählen von eins bis zehn die sagittale Lageveränderung des Unterkiefers im Profil. Stellt er sich während des *Sprechens* in eine mehr *neutrale Lage* ein, kann dies als *prognostisch günstig* gewertet werden.

Gelenkbahnneigung und Schneidezahnprotrusion

Die Neigung der Gelenkbahn und der palatinalen Führungsebene an den oberen Schneidezähnen beim Vorschub des Unterkiefers ist in der Regel sowohl beim eugnathen als auch beim dysgnathen Gebiß aufeinander abgestimmt. So ist bei einer Angle-Klasse-II/2, die durch eine Retrusion der oberen Schneidezähne gekennzeichnet ist, von einer steilen Protrusionsbahn auszugehen. Sehr häufig ist in diesen Fällen auch das Tuberculum articulare prominent ausgebildet und die Gelenkbahn ist ebenfalls steil. Umgekehrt beobachtet man bei einer Klasse II/1, die sehr oft mit einer Schneidezahnprotrusion verbunden ist, ein weniger prominentes Tuberculum articulare und eine flachere Gelenkbahn. Zum Behandlungsziel gehört bei allen skelettalen Klasse-II-Fällen neben der achsgerechten Einstellung der Schneidezähne auch der Umbau von Kondylus, Fossa und Tuberculum articulare. Eine flache Gelenkgrube und Gelenkbahnneigung ermöglichen diese Relokationsprozesse schneller und ungehinderter als bei Klasse-II/2-Fällen. Dies mag auch ein Grund für die oft langwierige Bißumstellung bei den zuletzt genannten sein.

Klinisch kann die Übereinstimmung von dentaler Protrusions- und Gelenkbahn überprüft werden, indem der Patient die Zähne in den Kantenbiß bringt und dann der Verlauf und die Breite des interokklusalen Spaltes im Seitenzahngebiet eingeschätzt wird. Divergiert er nach distal, ist die Gelenkbahn steiler ausgeprägt. Konvergiert er nach distal, ist die dentale Protrusionsbahn stärker geneigt. Ist dieser interokklusale Spalt dagegen mesial und distal gleich breit, haben beide Führungsbahnen die gleiche Neigung (Abb. 99).

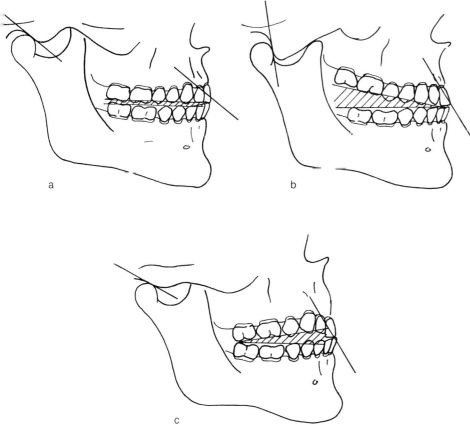

a   b

c

Abb. 99 Funktionsprobe zur Bestimmung der Relation zwischen Gelenkbahn- und Schneidezahnführung bei der Protrusion in Schneidekantenbiß. a) Interokklusaler Spalt gleich breit = gleiche Neigung der Führungsbahnen. b) Interokklusaler Spalt divergiert nach posterior = steilere Gelenkbahn. c) Interokklusaler Spalt konvergiert nach posterior = flachere Gelenkbahn

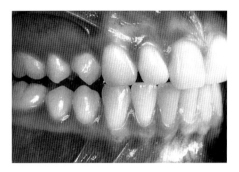

Abb. 100   Starke Abrasionen an den Eckzähnen und funktionelle Probe nach dem
Schlüssel-Schloß-Prinzip

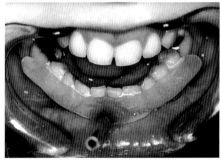

a

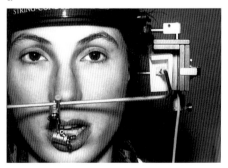

b

Abb. 101   Elektronische Aufzeichnung der
Unterkieferbewegungen in drei Ebenen
(System String-Condylocomp LR 3 nach
Klett). a) Paraokklusaler Löffel zur Aufnahme
des Unterkiefermeßbogens. b) Unterkiefer-
meßbogen in situ und Meßgehäuse, opto-
elektronische Meßwertübertragung

Funktionsanalyse von Kiefergelenk und Muskulatur

Während die bisher dargestellten funktionellen Proben Aussagen über die Adaptationsfähigkeit und Dysbalancen zwischen Kiefergelenk, Dysgnathie und Okklusion
erlaubten, müssen im Rahmen der kieferorthopädischen Diagnostik auch Gelenk-
und Muskelerkrankungen (*Dysfunktionssyndrom*), die möglicherweise erst im Entstehen sind, aufgedeckt werden.

Grundsätzlich wird mit der kieferorthopädischen Therapie immer einseitig in den
Regelkreis zwischen *Okklusion*, *Muskulatur* und *Gelenk* durch Zahnstellungsänderung
eingegriffen. Dies kann und wird beim *Wachsenden* in der Regel durch *Adaptation* der
einzelnen *Stellglieder* kompensiert. Mit fortschreitendem Wachstums- und Dentitionsalter festigen sich jedoch die Funktionsabläufe und die Zahnstellungs- und Bißla-
geänderungen nach dem pubertären Wachstumsschub können bei mangelnder Adaptation zu Störfaktoren für Muskulatur und Gelenk werden und letztlich auch ein
Anlaß für ein Dysfunktionssyndrom sein. Andererseits können auch schon beim
unbehandelten Kind und Jugendlichen Symptome von Funktionsstörungen vorliegen, die es aufzudecken gilt, damit sie nicht einer späteren kieferorthopädischen
Behandlung angelastet werden. Besondere Hinweiszeichen für diese Patientengruppe
sind *lokale Schliffflächen*, die in eine Schlüssel-Schloß-Beziehung gebracht werden
können (Abb. 100) sowie auffällige Diskrepanzen bei den funktionellen Unterkiefer-
bewegungsproben.

Untersuchung von Kiefergelenk und Muskulatur

Gelenkknacken, -geräusche und -schmerzen sind die Hauptbefunde, welche eine
Funktionsstörung anzeigen. Sie sind durch *Auskultation* mit dem Stethoskop und *Palpation* von Kiefergelenk und Kaumuskulatur während der Öffnungs- und Schließbewegung zu erfassen. Daneben gibt auch die mechanische oder elektronische *Registrierung der Unterkieferbewegung* Aufschluß über Unregelmäßigkeiten der Diskuslage
während des Gleitens des Kondylus zum Tuberculum articulare.

Bei der Auskultation des Kiefergelenkes muß vor allem auf Reibegeräusche und
Knacken geachtet werden. Beim Knacken zu Beginn der Öffnungsbewegung (*initiales
Knacken*) ist davon auszugehen, daß der Kondylus zunächst hinter dem Diskus liegt
und erst auf ihn aufspringt. Dagegen ist beim *terminalen Knacken* von einem nach
vorn vom Diskus abspringenden Kondylus auszugehen. Als *reziprokes Knacken* wird
ein initiales Öffnungsknacken, das mit einem terminalen Schließknacken verbunden
ist, verstanden. Es ist auf einen nach vorn und zur Mitte verlagerten Diskus zurückzuführen. Bei der Öffnungsbewegung tritt initial, während der Kondylus über den
posterioren Rand des Diskus springt, ein Knacken auf, das sich in gleicher Weise wiederholt, wenn der Kondylus den Diskus mit hoher Geschwindigkeit wieder verläßt
(*Freesmeyer* 1993). Das *intermediäre Knacken* während der Öffnungs- oder Schließbewegung weist auf traumatisch oder degenerativ strukturell bedingte Veränderungen
an den Gelenkflächen hin.

Obwohl Knack- und Reibegeräusche im Kindes- und Jugendalter sehr selten sind,
sollte vor allem den schon erwähnten lokalen Schliffflächen und Palpationsbefunden
(s. u.) besondere Aufmerksamkeit geschenkt werden.

In die Palpation sollten Kiefergelenke und die Mm. masseterici, temporales, und
pterygoidei einbezogen werden. Die Palpation des *M. pterygoideus lateralis* erfolgt
dorsal und kranial des Tubers maxillae. Gerade dieser Muskel kann schon im Kindes-
und Jugendalter eine *Druckdolenz* aufweisen und eine beginnende Funktionsstörung
bzw. fehlende Anpassungsbereitschaft signalisieren. Erst wenn dieser Befund positiv
ist, sollte auch die gesamte Kau-, Gesichts- und Halsmuskulatur intensiv palpiert
werden, wie dies bei der Funktionsanalyse beim Erwachsenen routinemäßig durchgeführt wird.

Die klinische Beobachtung der Öffnungs-, Schließ-, Vorschub- und Lateralbewegun-
gen des Unterkiefers und die funktionellen Proben sind in der Regel für die Funktionsanalyse am kindlichen Patienten ausreichend. Treten jedoch okklusale Interfe-

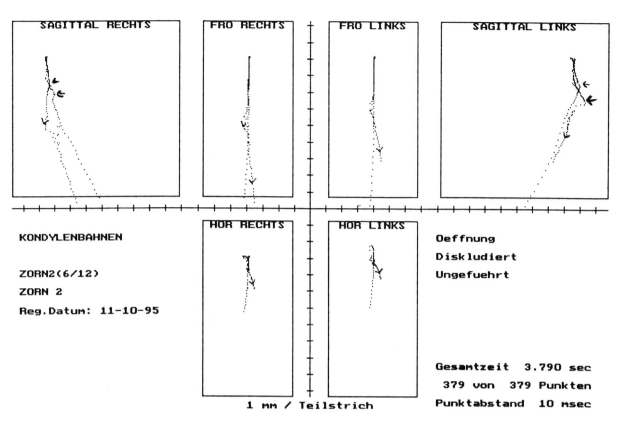

SAGITTAL RECHTS   FRO RECHTS   FRO LINKS   SAGITTAL LINKS

KONDYLENBAHNEN

ZORN2(6/12)

ZORN 2

Reg.Datum: 11-10-95

HOR RECHTS   HOR LINKS

Oeffnung

Diskludiert

Ungefuehrt

Gesamtzeit 3.790 sec

379 von   379 Punkten

Punktabstand 10 msec

1 mm / Teilstrich

Notiz:

rucken   uto-Druck   lotten(COM2)   =Hilfe

Abb. 102   Elektronische Funktionsdiagnostik mit dem Condylocomp®. Bei sagittaler Betrachtung der Gelenkbahn ist zu Beginn beidseits ein vertikales Aufweichen zu registrieren, was mit dem Aufspringen auf den Diskus und Knackgeräusch verbunden ist

renzen und/oder Knacken und Reibegeräusche auf, ist die instrumentelle Analyse und die Darstellung des Gelenkaufbaues durch bildgebende Verfahren sinnvoll.

So wurden bei einer 15jährigen Patientin, die sich mit dem Wunsch der Zahnstellungskorrektur vorstellte, atypische Schliffflächen an den Eckzähnen (Abb. 100) und Kiefergelenkknacken diagnostiziert. Außerdem gab die Patientin Schmerzen bei der Muskelpalpation (M. pterygoideus lateralis) an. In diesem Fall war unbedingt vor Aufnahme der kieferorthopädischen Behandlung eine Registrierung der Unterkieferbewegung und Gelenkdarstellung mit anschließender Therapie der akuten Funktionsstörung indiziert, um eine mögliche Verschlechterung und weitere Manifestierung der Funktionsstörung durch die Zahnverschiebung auszuschließen. Die elektronische Registrierung der Unterkieferbewegungen erfolgte berührungsfrei mit dem 3-Koordinaten-Meßsystem Condylocomp®, das auf Ultraschallbasis arbeitet (Abb. 101). In der Aufzeichnung wird ein unregelmäßiger Verlauf der Öffnungsbahn sichtbar, der eine Diskusverlagerung signalisiert (Abb. 102). Dies wurde auch bei der Gelenkdarstellung mit Hilfe der *Magnetresonanztomographie (MRT)* deutlich (Abb. 103). Mit der anschließenden Schienentherapie, bei welcher der Unterkiefer mehr nach anterior eingestellt wurde, sollte ein Abgleiten des Kondylus hinter den Diskus in der Schließbewegung verhindert werden (Abb. 104). Dies wurde auch acht Wochen nach Beginn der Therapie erreicht. Gleichzeitig war damit auch die Bißumstellung, d.h. der Zielbiß für die sich nun anschließende kieferorthopädische Behandlung gegeben.

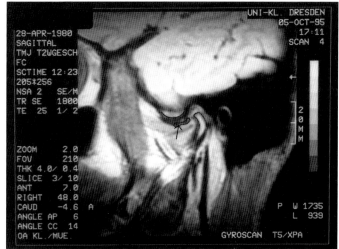

a

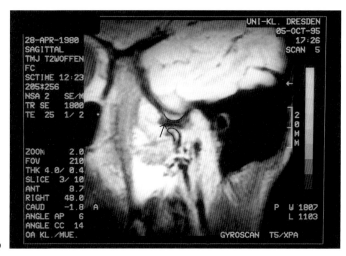

Abb. 103   Darstellung von Kiefergelenkkon-
dylus und Discus articularis bei einer Patientin
mit Gelenkknacken in der magnetresonanzto-
mografischen Aufnahme. a) Geschlossener
Mund; der Diskus liegt atypisch vor dem Kondylus. b) Geöffneter Mund; der Kondylus ist
nach vorn auf den Diskus aufgesprungen

b

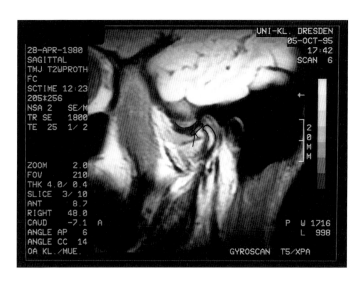

Abb. 104   MRT-Aufnahme von gleicher Patientin wie in Abb. 103, jedoch mit Aufbiß-
schiene. Beim Mundschluß springt der Kondylus nicht mehr vom Diskus ab.

Schlußfolgerung und Zusammenfassung

Auch ohne instrumentelle Unterstützung wird der Kieferorthopäde bei der Funktionsanalyse vor und nach der Therapie sein Augenmerk folgenden Punkten zuwenden:

- Besteht Übereinstimmung zwischen der gelenkbezüglichen Oberkiefer-Unterkiefer-Relation (zentrische Relation) und der habituellen Okklusion (Unterkieferposition bei maximaler Verzahnung)?
  Eine Diskrepanz von 1 mm, gemessen an den Schneidekanten, wird noch als „normal" toleriert. Die Bestimmung der zentrischen Relation erfolgt bevorzugt unter manueller, aber unforcierter Führung des Unterkiefers durch den Untersucher.
- Die Beobachtung der Vorschubbewegung gibt Hinweis auf die Protrusionskontakte, das Ausmaß der Seitenzahndisklusion und auf die Neigung der Gelenkbahn.
  Die Beobachtung der Seitschubbewegung gibt Hinweis auf die Art der Arbeitsseitenkontakte und auf das Vorhandensein von Balance- oder Hyperbalancekontakten.
- Aus auffälligen Schliffacetten kann man auf Parafunktionen schließen.

5.5 Röntgenanalyse und bildgebende Verfahren

Die Röntgenuntersuchung gehört in jedem Fall zur kieferorthopädischen Diagnostik. Sie sollte jedoch routinemäßig wegen der Strahlenbelastung und des jugendlichen Alters der Patienten auf einen *Minimalstandard (Orthopantomogramm* und *Fernröntgenaufnahme*) mit maximalem Informationsgehalt beschränkt werden. Erst bei zusätzlichen Fragestellungen oder unzureichender Information sollte von weiteren Aufnahmetechniken und Verfahren Gebrauch gemacht werden.

Die Röntgenanalyse dient einerseits der Beurteilung des *Zahnstatus*, des Zustandes der *Parodontien* und der umgebenden *Knochenstrukturen*. Andererseits wird mit ihrer Hilfe der *Gesichtsschädelaufbau* und die *Einlagerung des Gebisses* für die spezielle Gebißanomalie bewertet und Rückschlüsse für das erreichbare Therapieziel abgeleitet. Die *Handröntgenaufnahme* gibt spezielle Hinweise über das *günstigste Zeitintervall* für die *Wachstumsstimulation* durch funktionskieferorthopädische Maßnahmen.

Das *Orthopantomogramm (OPG)* ist eine Panoramaschichtaufnahme, die in der Regel als Übersichtsaufnahme für die kieferorthopädische Befundung von Zahnstatus, Parodontien, Knochenstrukturen und Kiefergelenken ausreichend ist (Abb. 105). Wegen ihres hohen Informationsgehaltes und ihrer relativ geringen Strahlendosis ist sie anderen Aufnahmetechniken überlegen. Nachteilig wirkt sich die Überlagerung der Wirbelsäule im Frontzahnbereich aus. Bei Informationsbedarf in dieser Region, z.B. Mesiodens und Spaltbildung, sind zusätzlich Zahnfilm- oder Aufbißaufnahmen anzufertigen. Auch die exakte Positionierung retinierter und verlagerter Zahnkeime ist mit dem OPG nicht möglich und bedarf zusätzlicher Kleinaufnahmen.

Die sogenannte *Zahnfilmaufnahme* dient der Präzisierung lokaler Befunde im Orthopantomogramm, so z.B. bei Aplasie, Dystopie, fraglicher Vitalität und Wurzelfrakturen. Besonders bei der präoperativen Lagebestimmung retinierter Eckzähne, die zur orthodontischen Elongationsbehandlung chirurgisch freigelegt werden müssen, eignen sich mesio- und distoexzentrische Aufnahmen. Folgt dabei der Zahn der Bewegung der Röntgenröhre, liegt er palatinal der Schneidezahnwurzeln, erscheint seine Lage bei mesialem Schwenk der Röntgenröhre mehr distal, liegt er bukkal (Clark-Regel, Abb. 106).

Zahnfilmaufnahmen werden auch im Wechselgebiß vor Durchbruch der Prämolaren und Eckzähne zu deren Breitenbestimmung und Vorhersage des Platzbedarfs in der

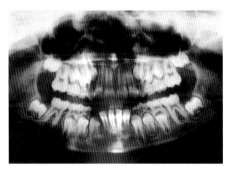

Abb. 105 Orthopantomogramm (OPG) im Wechselgebiß eines 9jährigen Jungen, die dichte Keimlage ist besonders im Oberkiefer ausgeprägt

Abb. 106 Lokalisierung eines dystopen oder retinierten Zahnes durch zusätzliche mesial- oder distalexzentrische Röntgenaufnahme (Clark-Regel), horizontale Bewegung der Strahlenquelle (a), vertikale Bewegung der Strahlenquelle (b)

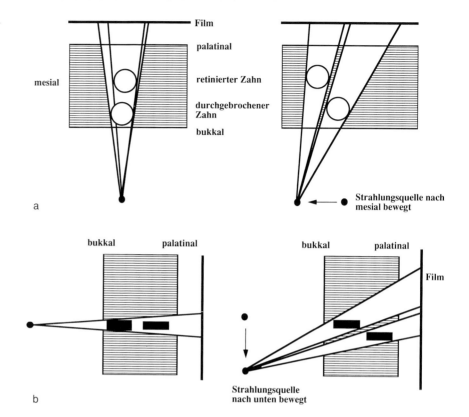

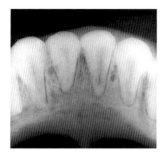

Abb. 107 Ausschnitt aus einer Unterkiefer-Aufbiß-Röntgenaufnahme mit Darstellung der Spina mentalis zur Bestimmung der Unterkiefermitte

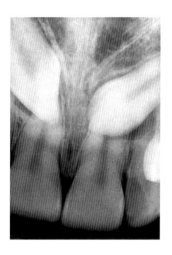

a

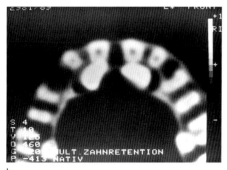

b

Abb. 108 a) Darstellung der retinierten Zähne 13 und 23 im Zahnfilm, wobei nicht festzustellen ist ob diese die Wurzeln von 11 und 21 bereits resorbiert haben. b) Computertomogramm von der gleichen Situation, in dem differenziert werden kann, daß nur 23 (links) eine Resorption ausgelöst hat, während auf der rechten Seite zwischen 13 und 11 noch eine Kontinuitätstrennung festzustellen ist

Stützzone angefertigt. Dies sollte jedoch wegen der erhöhten Strahlenbelastung nur in Ausnahmefällen bei schwieriger Entscheidung zwischen Extraktion und konservativem Vorgehen beim Platzmangel geschehen.

Die *Ober-* oder *Unterkieferaufbißaufnahme* ist einerseits als ergänzende Aufnahme zur topographischen Bestimmung dystoper Zähne indiziert und dient andererseits im Unterkiefer zur Objektivierung der Übereinstimmung von Zahnbogen- und Kiefermitte. Dabei sollten die Spina mentalis und die Mitte zwischen den Schneidezähnen übereinander liegen (Abb. 107).

In Ausnahmefällen werden auch zur kieferorthopädischen Diagnostik das *Computertomogramm (CT)* und die *Magnetresonanztomographie (MRT)* herangezogen. In Fällen mit Eckzahnretention kann es durch die Nähe der dystopen Keime zu den Wurzeln der Schneidezähne zu ausgedehnten Resorptionen an letzteren kommen. Diese sind jedoch durch die Überlagerung im normalen Röntgenbild oft nicht eruierbar. Dagegen erlaubt die *horizontale Schichtung* im *Computertomogramm* die Darstellung der Beziehung von Zahnkeim und Wurzel im fraglichen Bereich. Die Indikation für diese zusätzliche Aufnahmetechnik ist vor allem dann gegeben, wenn Patienten eine kieferchirurgisch-orthodontische Einordnung ablehnen und die Frage nach Belassen oder operativer Keimentfernung steht (Abb. 108). Zur speziellen Diagnostik vor Dysgnathieoperationen und bei Dysmorphiesyndromen kommt auch die computertomographische Darstellung zur Anwendung. Sie dient besonders der Darstellung von Asymmetrien und der Vorbereitung der chirurgischen Rehabilitation, in die prä- und postoperativ zur Okklusionsverbesserung auch kieferorthopädische Maßnahmen einbezogen werden. Die CT-Darstellung wird in diesem Zusammenhang auch zur Gewinnung von 3D-Modellen (*Stereolithographie/Rapid prototyping technique*) aus Acryl oder Styropor genutzt, um an diesen Modellen das operative Vorgehen zu simulieren (Abb. 109).

Die Magnetresonanztomographie kann, wie bereits erwähnt, bei Funktionsstörungen des Kiefergelenkes zur Darstellung des Discus articularis genutzt werden. In jedem Fall sollten dann zwei Aufnahmen bei geöffnetem und geschlossenem Mund erfolgen.

Die *Handröntgenaufnahme* ist ein spezielles diagnostisches Hilfsmittel, das bei Kindern, die sich kurz vor oder im sogenannten pubertären Wachstumsschub befinden und bei denen eine skelettale Diskrepanz zwischen Ober- und Unterkiefer mit funktionskieferorthopädischen Mitteln behoben werden soll, angewandt wird. Das Knochenwachstum, die Dentition und die somatische Reife laufen häufig nicht alterskonform, so daß chronologisches, dentales und skelettales Alter stark differieren können. Der Bestimmung des *skelettalen Alters* aus der Handröntgenaufnahme liegt der Zusammenhang zwischen definierten Wachstumsstadien an Epi- und Diaphysen der Finger, des Radius, der Handwurzelknochen und der Körperhöhenzunahme zu Grunde. Das Verfahren kommt aus der Pädiatrie und wird zur Diagnostik von Minder- und Großwüchsigkeit herangezogen. Dafür werden die im mehrjährigen Abstand gewonnenen Handröntgenaufnahmen mit 35 Standardtafeln im Atlas von *Greulich* und *Pyle* (1959) verglichen und danach die skelettale Reife bestimmt. In der Kieferorthopädie hat sich die Analyse von *Björk* (1972) bewährt, bei der eine Aufnahme einem von 9 Reifestadien zwischen dem 8. und 16. Lebensjahr bei Mädchen und zwischen dem 10. und 18. Lebensjahr bei Jungen zugeordnet wird (Abb. 110). Weicht das skelettale Alter um mehr als ein Jahr vom chronologischen ab, wird es als verfrüht oder verspätet bezeichnet. Ein pathologischer Hintergrund ist erst bei einer Differenz von ± 2 Jahren anzunehmen.

Die Handröntgenaufnahme gehört nicht zur Routinediagnostik und sollte folgenden *Indikationen* vorbehalten sein:

- *Behandlung einer skelettalen Anomalie* (Distalbißlage, mandibuläre Prognathie, skelettal offener Biß), sowohl als Selektionskriterium für den optimalen Beginn als auch zum Behandlungsausschluß bei einer späten Erstvorstellung um den Wachstumsgipfel,
- *forcierte Gaumennahterweiterung* zur Behebung einer ausgeprägten Schmalkiefrigkeit,
- *ausgeprägte Differenz zwischen dentalem und chronologischem Alter,*
- *Dysgnathieoperation vor dem 18. Lebensjahr.*

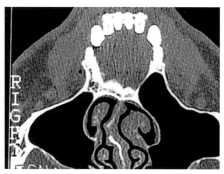
a

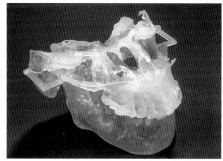
b

Abb. 109 Herstellung eines Acrylmodelles aus einer 3D-Rekonstruktion von CT-Aufnahmen Stereolithographie: a) CT durch Oberkieferfrontzähne und Kieferhöhle. b) Stereolithographie-Modell

---

Abb. 110 Bestimmung des skelettalen Alters: Den neun Reifestadien der Handwurzel- und Fingerknochen kann eine definierte skelettale Altersstufe und ein Bereich in der Wachstumskurve (Tanner et al. 1976) zugeordnet werden (s. 8 Bildtafeln für Jungen und Mädchen). Die neun Reifungsstadien sind wie folgt zu definieren:

1. PP2 = Epi- und Diaphyse der **p**roximalen **P**halange (PP) des 2. Fingers (Zeigefinger) sind gleich breit (=)
2. MP3 – Epi- und Diaphyse der mittleren Phalange (MP) des 3. Fingers (Mittelfingers) sind gleich breit (=)
3. Pisi sichtbare Verknöcherung des Os pisiforme
   H 1 Höcker am Os hamatum wird sichtbar
   R = Epi- und Diaphyse am Radius sind gleich breit (=)
4. S sichtbare Verknöcherung des Sesamoids am Daumen
   H 2 gut abgrenzbarer Höcker am Os hamatum
5. MP3 cap Diaphyse der mittleren Phalange des 3. Fingers wird von Epiphyse überkappt (cap), d. h. sie ist breiter und überragt kappenförmig die Diaphyse
   PP1 cap Diaphyse der proximalen Phalange des Daumens wird von der Epiphyse überkappt
   R cap Diaphyse des Radius wird von Epiphyse überkappt
6. DP3 u Epi- und Diaphyse der distalen Phalange des 3. Fingers sind miteinander vereinigt (unit)
7. PP3 u Epi- und Diaphyse der proximalen Phalange des 3. Fingers sind verschmolzen
8. MP3 u Epi- und Diaphyse der mittleren Phalange des 3. Fingers sind vereinigt
9. R u Epi- und Diaphyse am Radius sind vereinigt

Reifestadien, skelettales Alter und Positionsmarkierungen in der Wachstumskurve für Jungen und Mädchen (in Klammern Reifestadien nach Greulich und Pyle, Angabe zum Beginn mit funktionskieferorthopädischen Geräten)

+++ optimal   – nicht mehr sinnvoll
++ gut möglich –– kontraindiziert
+ noch möglich

▶

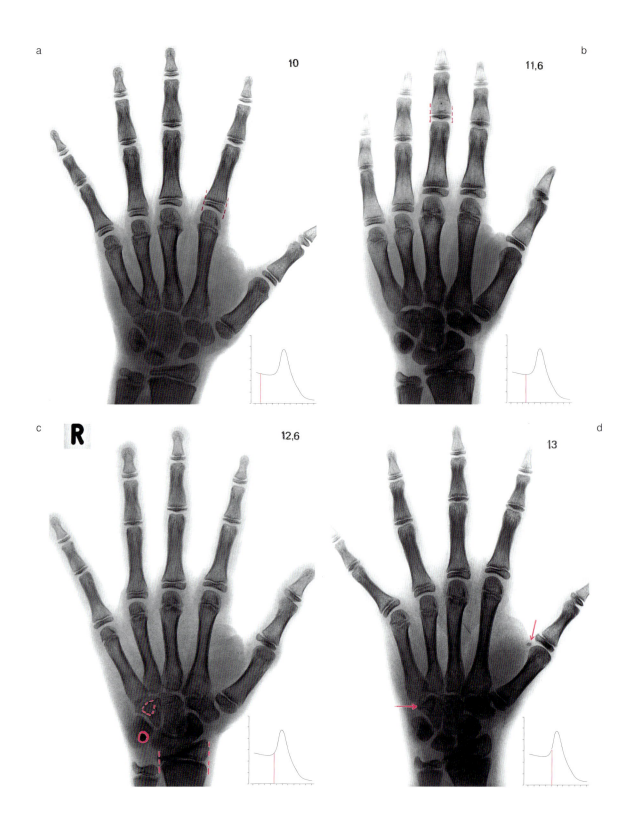

Jungen
a) 10 Jahre (Stadium 19) PP2 = präpubertär
b) 11,6 Jahre/Monate (St. 21) MP3 = vor Beginn des pubertären Wachstumsschubes (+)
c) 12,6 Jahre/Monate (St. 22) Pisi, H 1, R = pubertäre Wachstumsbeschleunigung beginnt (++)
d) 13 Jahre (St. 23) S, H2, Wachstumbschleunigung in vollem Gang (+++)
e) 14 Jahre (St. 25) MP3 cap, PP1 cap, R cap, Maximum der Wachstumsbeschleunigung erreicht (Peak high velocity) (++)
f) 15 Jahre (St. 26) DP 3 u, Abnahme der Wachstumsgeschwindigkeit (+)
g) 16 Jahre (St. 28) PP3 u, geringes Restwachstum (+–)
h) 19 Jahre (St. 31) R u, Wachstum abgeschlossen (– –)

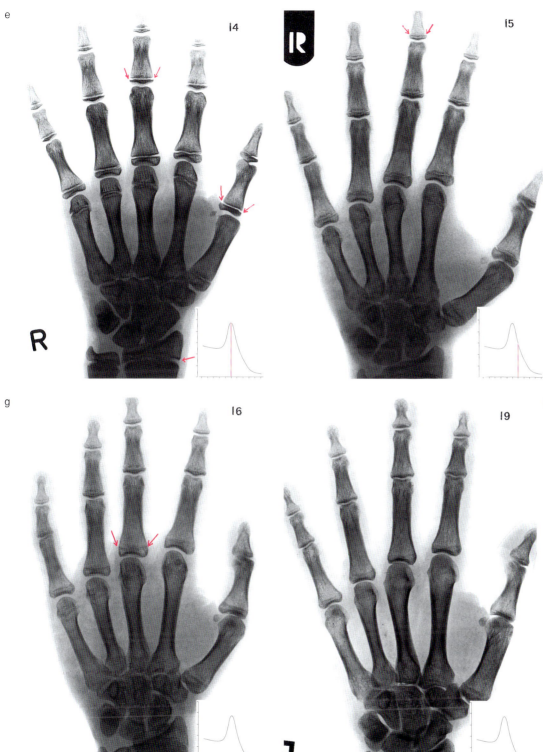

e 14

f 15

R

g 16

h 19

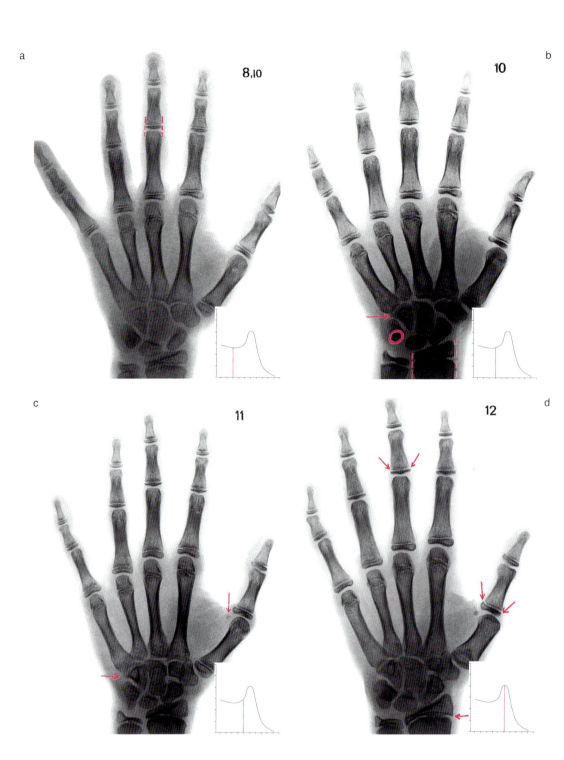

Mädchen

a) 8,10 Jahre/Monate (St. 17) MP3 =, lange vor Beginn des pubertären Wachstumsschubes (+)
b) 10 Jahre (St. 18) Pisi, H 1, R = Beginn der pubertären Wachstumsbeschleunigung (++)
c) 11 Jahre (St. 19) S, H 2, Wachstumsbeschleunigung im vollen Gang (+++)
d) 12 Jahre (St. 20) MP3 cap, R cap, PP1 cap, Maximum der Wachstumsbeschleunigung erreicht (++)
e) 13,6 Jahre/Monate (St. 22) DP3 u, starke Abnahme der Wachstumsgeschwindigkeit (+)
f) 14 Jahre (St. 23) PP3 u, geringes Restwachstum (+–)
g) 15 Jahre (St. 24) MP3 u, Wachstum fast abgeschlossen (–)
h) 16 Jahre (St. 25) R u, Wachstum abgeschlossen (––)

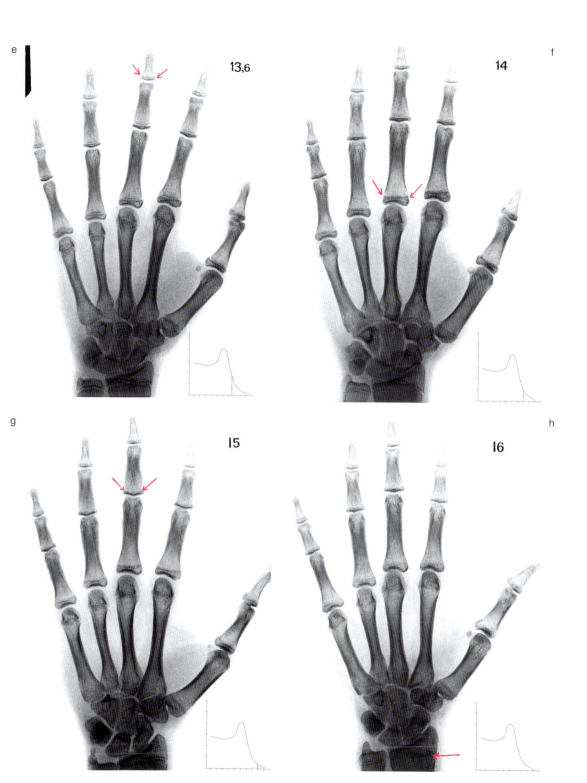

e   13,6   f

g   I5   h

14

I6

Angaben zum prozentualen Wachstumspotential bezogen auf das skelettale Alter (*Bayley* und *Pinneau*) und Berechnungsformel für die Endgröße:

Skelettalter Jahre und Monate	Knaben Skelettalter			Mädchen Skelettalter		
	ver- früht	normal	ver- zögert	ver- früht	normal	ver- zögert
6,0			68,0		72,0	72,3
6,6			70,0		73,8	75,1
7,0	67,0	69,5	71,8	71,2	75,7	77,0
7,6	68,5	70,9	73,8	73,2	77,2	78,8
8,0	69,6	72,3	75,6	75,0	79,0	80,4
8,6	70,9	73,9	77,3	77,1	81,0	82,3
9,0	72,0	75,2	78,6	79,0	82,7	84,1
9,6	73,4	76,9	80,0	80,9	84,4	85,8
10,0	74,7	78,4	81,2	82,8	86,2	87,4

Fortsetzung nächste Seite ▶

Fortsetzung von Seite 99

10,6	75,8	79,5	81,9	85,6	88,4	89,6
11,0	76,7	80,4	82,3	88,3	90,6	91,8
11,6	78,6	81,8	83,2	89,1	91,4	92,6
12,0	80,9	83,4	84,5	90,1	92,2	93,2
12,6	82,8	85,3	86,0	92,4	94,1	94,9
13,0	85,0	87,6	88,0	94,5	95,8	96,4
13,6	87,5	90,2		96,2	97,4	97,7
14,0	90,5	92,7		97,2	98,0	98,3
14,6	93,0	94,8		98,0	98,6	98,9
15,0	95,8	96,8		98,6	99,0	99,4
15,6	97,1	97,6		99,0	99,3	99,6
16,0	98,0	98,2		99,3	99,6	99,8
16,6	98,5	98,7		99,5	99,7	99,9
17,0	99,0	99,1		99,8	99,9	100,0
17,6		99,4		99,95	99,95	
18,0		99,6			100,0	
18,6		100,0				

aktuelle Körpergröße ..... cm

$$\text{voraussichtliche Endgröße} = \frac{\downarrow \times 100}{\% \text{ (aus Tabelle)}}$$

Fotostatverfahren

Das Fotostatverfahren beinhaltet die fotografische En-face- und Profilaufnahme. Durch sie wird, bedeckt von den Weichteilen, die Einlagerung der Kiefer in den Schädel beurteilt. Das Verfahren gehört damit zu den kephalometrischen Diagnostikverfahren und ist der Vorläufer der Fernröntgenanalyse (s. Kap. 5.6). Das Fotostatverfahren ist eine hilfreiche Ergänzung der Fernröntgenanalyse, kann aber auch bei Fehlen der Fernröntgeneinrichtung erste diagnostische Hinweise liefern.

Die beiden Aufnahmen sollten bei natürlicher Kopfhaltung gemacht werden. Dazu schaut der Patient geradeaus in einen Spiegel. Das Bild sollte mindestens ein Format von 9 × 13 cm haben, damit eine Einzeichnung von Hilfslinien für den Profilverlauf möglich ist.

Grundlage für die Beurteilung bildet das sogenannte Mittelwertprofil nach *Schwarz* (1958) (Abb. 111). Beim geraden Durchschnittsgesicht verläuft die Kieferprofillinie innerhalb des Kieferprofilfeldes (KPF) und wird durch folgende Merkmale bestimmt:

- Das Subnasale liegt auf der Senkrechten Pn,
- die Oberlippe berührt diese Linie (beim Kind liegt sie, bedingt durch den Wachstumsvorlauf des Hirnschädels, noch zurück),
- die Unterlippe steht $1/3$ der KPF-Breite hinter der Pn (beim Kind etwa $1/2$),
- das Hautpogonion PG liegt in der Mitte des KPF,
- die Mundtangente sn-pog halbiert das Oberlippenrot und berührt die Unterlippe.

Neben dem Mittelwert- oder Durchschnittsgesicht werden noch das Vor- und Rückgesicht unterschieden. Bei ersterem liegt das Subnasale vor, bei letzterem hinter der Profilsenkrechten. Bei diesen drei Typen spricht man von geradem Profilverlauf.

Abb. 111 a) Mittelwertprofil des Gesichtes (Biomet- oder Durchschnittsgesicht nach *A. M. Schwarz*): Oberlippe liegt am Vorderrand des Kieferprofilfeldes (KPF) und berührt die Nasion-Senkrechte, Unterlippe liegt im vorderen Drittel des KPF und Kinnspitze in der Mitte, Nasion-Senkrechte (Pn) und Orbital-Senkrechte (Po) begrenzen das Kieferprofilfeld, welches bei Kindern ein Breite von 13 mm bis 14 mm und bei Erwachsenen von 15 mm bis 17 mm hat, die beiden Senkrechten stehen im rechten Winkel auf der Frankfurter Horizontale (H), welche durch die obere Begrenzung des Hautporions (p) und den Orbitalpunkt (o) gebildet wird. Letzerer liegt eine Lidspaltbreite unter der Pupille des geradeaus blickenden Auges. Die Orbital-Senkrechte tangiert den Augapfel, sn = Subnasale, tr = Trichion, Haaransatz, gn = Hautgnathion, die vertikalen Segmente tr-n, n-sn und sn-gn sollten etwa Dritteln entsprechen, wobei der Unterkieferanteil (sn-gn) häufig größer ist. b) Mittelwert-Kieferprofil (*A. M. Schwarz*): Ober-, Unterlippe und Kinn sollten harmonisch im Kieferprofilfeld liegen (s. Pkt. a), in vertikaler Beziehung sollten die Operlippe ein Drittel, Unterlippe und Kinn zwei Drittel des Abstandes zwischen Subnasale (sn) und Hautgnathion (gn) betragen, die Lippentangente (T) vom Subnasale (sn) zum Hautpogonion (pg) sollte mit der Nasion-Senkrechten (Pn) einen Winkel von 10° bilden. c) Profilfoto eines Jungen mit einem nach hinten schiefen Mittelwertgesicht, da das Kinn nicht in der Mitte, sondern am distalen Rand des Kieferprofilfeldes liegt

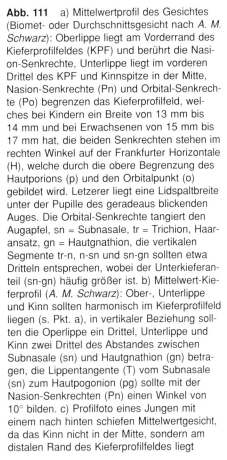

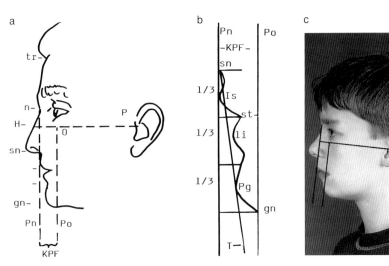

Abweichungen ergeben sich durch eine zusätzliche Schiefheit nach vorn oder hinten. *Brückl* unterscheidet deshalb neun Gesichtstypen (*Klink-Heckmann* und *Bredy* 1991). In der En-face-Aufnahme werden die Symmetrie und die vertikalen Proportionen beurteilt. Dabei sollte das Untergesicht (Mund) dem Mittelgesicht in der Höhe entsprechen und die Kollmannschen Proportionen sollten gewahrt sein (s. Kap. 5.4.2.1, Abb. 112 und 87).

Gesichts- und Mundprofil

Ein mehr konvexer oder konkaver Profilverlauf im Gesichtsschädel ist ästhetisch bedeutungsvoll. Er wird sowohl durch das Wachstum als auch durch die Therapie beeinflußt. Wie in Kapitel 2.3.1 (s. Abb. 10) beschrieben und gezeigt, kommt es während des Gesichtsschädelwachstums zu einer Abflachung des rundlichen, konvexen kindlichen Profils, das, je nach Kinnprominenz und Zurückbleiben des Mittelgesichtswachstums, von einem mehr konkaven Verlauf bestimmt wird. Durch Einzeichnung eines Winkels in der Profilaufnahme, dessen Scheitelpunkt die Oberlippenkante und dessen Endpunkte die Glabella und die Kinnspitze sind, kann man dies objektivieren. Aus Abbildung 113 a und b wird deutlich, daß schon beim Kind, unabhängig vom weiteren Wachstumsverlauf, eine derartige Differenzierung möglich ist. Prognathie des Oberkiefers und/oder Retrognathie des Unterkiefers sowie eine Protrusion der Schneidezähne bestimmen den mehr konvexen Profilverlauf, während mandibuläre Prognathie und Retrusion der Schneidezähne die mehr konkave Form bedingen. Der ausgeglichene gerade Profilverlauf ist, wie schon erwähnt, das therapeutische Ziel und kann durch den sagittalen Ausgleich der Bißlage und die Ausrichtung der Schneidezahnachsen erreicht werden. Besondere Probleme kann es in Fällen mit ausgeprägtem Zahnengstand und einer Indikation für die systematische Prämolarenextraktion geben. Hier kommt es durch die distale Verschiebung der Eckzahnprominenz und die generelle Verkleinerung der Zahnbögen zu einer deutlichen Verstärkung der Konkavität, im angloamerikanischen Sprachgebrauch auch als „Dish face" (Schüsselgesicht) bezeichnet. Dieser ästhetische Nachteil wird mit Zunahme der skelettalen Reife noch verstärkt und kommt um so mehr zum Tragen, je stärker schon zu Beginn der Therapie ein konkaver Gesichtsprofilverlauf vorlag. Deshalb sollte besonders bei Extraktionsentscheidungen auf die Gesichtskurvatur geachtet werden.

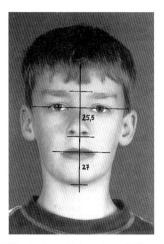

Abb. 112   En-face-Fotografie mit Einzeichnung der Gesichtsmitte, der Bipupillarlinie und der Mundspalte, das Mittelgesicht sollte etwa gleich hoch wie das Untergesicht sein (25,5:27 mm im Foto)

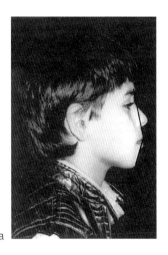

a

5.6   Fernröntgenanalyse und Kephalometrie

Die Fernröntgentechnik wurde 1931 von *Broadbent* und *Hofrath* in die Kieferorthopädie eingeführt. Sie ist aus dem Fotostatverfahren hervorgegangen und sollte die Verfälschungen, welche bei diesem Verfahren durch die verschiedenen Weichteilstärken auftreten, verhindern. Durch einen großen Film-Fokus-Abstand wurde es möglich, nahezu verzeichnungsfreie Aufnahmen anzufertigen, die eine Vermessung der Gebiß- und Schädelstrukturen ermöglichten. Prinzipiell unterteilte *Schwarz* (1958) in eine Gnatho- und eine Kraniometrie. Er wollte mit dieser Systematik zum Ausdruck bringen, daß einerseits die Kiefer zueinander und andererseits Kiefer und Schädelbasis in ihren Relationen metrisch zu überprüfen sind. Dieser Vorgehensweise sollte man sich auch heute noch in der Analyse der Fernröntgenaufnahme anschließen. Die metrische Auswertung des Fernröntgenbildes kann nur eine flankierende Maßnahme für die kieferorthopädische Diagnostik sein, d.h. eine alleinige Fernröntgendiagnostik ist nicht ausreichend, um zu therapeutischen Entscheidungen und prognostischen Einschätzungen zu gelangen. Die Fernröntgenanalyse hat sich in den letzten Jahrzehnten auch für die erfahrenen Kieferorthopäden zu einer essentiellen Diagnosehilfe entwickelt, da mit ihr eine deutlich höhere Entscheidungssicherheit für die Behandlungsschritte und die Stabilität des Therapieresultates gegeben wird.

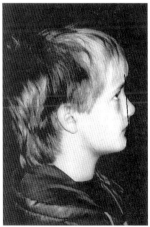

b

Abb. 113   a) konvexes Profil, kleinerer Winkel Glabella-Oberlippe-Kinn. b) konkaves Profil, großer Winkel

Information durch die Fernröntgenanalyse
Gnathometrie
- antero-posteriore Beziehung zwischen Ober- und Unterkiefer,
- vertikale Relation zwischen Oberkiefer- und Unterkieferbasis,
- Lage der Okklusionsebene in Relation zu den Kieferbasen,
- Größe, Form und Winkel zwischen Unterkieferast und -körper,
- Höhe des Alveolarfortsatzes im Front- und Seitenzahngebiet,
- Winkel zwischen den Schneidezahnachsen,
- sagittale und vertikale Position des 1. Molaren,
- Ausprägung der Kinnprominenz.

Kraniometrie
- antero-posteriore Lage der Kieferbasen zur Schädelbasis,
- vertikale Relation der Kieferbasen und der Okklusionsebene zur Schädelbasis, anteriore oder posteriore Neigung des Oberkiefers oder des Unterkiefers in Relation zur Schädelbasis,
- Neigung der vorderen zur hinteren Schädelbasis (Schädelbasisknickungswinkel),
- Relation von vorderer zu hinterer Gesichtshöhe,
- Relation von Ober- zu Untergesicht.

Wachstumsprognose
Oberkieferkomplex und Unterkiefer werden durch das Wachstum im posterioren Bereich in der Regel nach vorn und unten verlagert (neutrale Wachstumsrichtung). Abweichend kann es zu einer mehr horizontalen oder vertikalen Wachstumsrichtung kommen.
Diese Wachstumsrichtung kann aus dem bisher abgelaufenen Wachstum abgeleitet werden. Mit Hilfe struktureller Merkmale am Unterkiefer, so z.B. Verlauf des Mandibularkanales und Steilheit des Collum mandibulae, läßt sich die bisherige Verlaufsrichtung des Wachstums gut ablesen. Vertikale und horizontale Wachstumsrichtung werden auch als posteriore und anteriore Rotation bzw. Clockwise- und Counterclockwise-Wachstum bezeichnet. Diese Richtungen können für Oberkiefer und Unterkiefer unterschiedlich verlaufen und werden deshalb oft getrennt angegeben.

Nebeninformation
- Größe der Tonsillen und der Adenoiden,
- Zungenausdehnung,
- Sinusausdehnung und Relation zu den Wurzeln der Seitenzähne,
- Lage der Kiefergelenke,
- strukturelle Merkmale, wie sie für die Wachstumsprognose von Bedeutung sind; (Unterkiefersymphyse, Kortikalisstärke, Verlauf des Canalis mandibularis).

Kritische Anmerkung
Durch die zweidimensionale Darstellung des Gesichtschädels kann es einerseits durch die Projektion der beiden Seiten ineinander zu Verzeichnungen kommen, die trotz Einstellung im Kephalostaten zu fehlerhafter Einzeichnung der Meßpunkte Anlaß geben, andererseits sind bei Asymmetrien des Gesichtes Fernröntgenaufnahmen in der Norma lateralis kontraindiziert bzw. bedürfen der Ergänzung durch eine frontale Aufnahme. Eine weitere Schwierigkeit besteht im Auffinden der Meßpunkte, da die individuellen Knochendichteschwankungen trotz Standardisierung der Aufnahmetechnik zu unterschiedlicher Wiedergabetechnik führen.

Einführung in die Fernröntgenkephalometrie
Für die im folgenden vorgestellte Fernröntgen-Kephalometrie wird im wesentlichen die Bergen-Analyse nach *Hasund* genutzt. Sie wird durch die Vermessung des Lippenprofils über die Ästhetiklinie nach *Ricketts* ergänzt. Die kephalometrische Wachs-

tumsanalyse geht auf zwei autorisierte Methoden nach *Björk* (1963), die Ermittlung der Rotationstendenz und des Translationstrends der Mandibula, zurück.

Die Bergen-Analyse basiert in einer Reihe von Messungen auf die vergleichsweise ältere Methode nach *Steiner* (1955). Es werden fast ausschließlich anguläre Messungen verwendet. Dies ermöglicht eine Minimierung projektionsbedingter Meßfehler.

Grundlage der Analyse sind 19 Referenzpunkte, die im Bereich der mittleren Inzisivi, der äußeren Weichteilkonturen des Gesichts, des Gesichtsschädels sowie der Schädelbasis liegen. Es wird damit eine vergleichsweise überschaubare Anzahl an Bezugspunkten erfaßt und bearbeitet. Die verwendeten Referenzpunkte sowie die daraus abgeleiteten Referenzlinien und die auf dieser Grundlage definierten Winkel- und Streckenmessungen gehen aus Abbildung 114 hervor.

Die *Hasund*-Analyse (1972) nutzt für die skelettalen Messungen SNA, SNB, NL-NSL, ML-NSL und NSBa individualisierte Normwerte, was der Forderung nach einer individuellen Diagnostik entspricht. Zwischen den Werten der multinormativen Skalen stellt *Hasund* korrelative Zusammenhänge heraus und beschreibt die korrelierenden Werte im Sinne korrespondierender Normwerte (multinormativ-korrelatives Normwertkonzept). Bezüglich der korrespondierenden Normwerte unterscheidet *Hasund* drei skelettale Hauptkonstellationen, welchen er definitionsgemäß drei Grundgesichtstypen zuordnet (Abb. 115). Da die Zuordnung der korrespondierenden Meßwerte nach ihrer Korrelation im eugnathen Gebiß erfolgte, also bei Vorliegen harmonischer skelettaler Beziehungen, wird dieses Normogramm von *Hasund* auch als Harmoniebox bezeichnet.

Nach der Markierung der skelettalen Meßwerte eines konkreten Falles in der Harmoniebox wird eine Ausgleichslinie für die markierten Werte festgelegt, welche eine Zuordnung des individuellen Falles zu einem der drei Grund-Gesichtstypen dient. Unter Registrierung des Gesichtstyps werden die auf dieser Linie liegenden skelettalen Normwerte als individuelle Normwerte angenommen. Die individuellen Normwerte werden ausschließlich entsprechend der Lage der Ausgleichslinie festgelegt, d.h. das multinormativ-korrelative Konzept wird fließend angewendet („Fließende Normwerte"). Bei der Betrachtung der Anomalie des konkreten Falles werden darauf die Prognathiegrade (SNA, SNB) und die Neigungswinkel (NL-NSL, ML-NSL) der Kiefer intra- und intermaxillär bezüglich ihrer Übereinstimmung mit den individuellen Normwerten betrachtet. Abweichungen von den individuellen Normwerten werden als dysharmonische Konstellation beschrieben und stellen die Diagnose der Dysgnathie im skelettalen Bereich dar („basaler Trend der Anomalie") (Abb. 116).

Bei der kephalometrischen Beurteilung der mittleren Inzisivi werden Winkelmessungen zur Beschreibung der Zahnachsenneigungen und Streckenmessungen zur Beurteilung der Position der Schneidezahnkanten genutzt.

Mit der Verwendung der Ästhetiklinie nach *Ricketts* (1988) ist es möglich, das Lippenprofil insgesamt (d.h. sowohl Ober- als auch Unterlippe) zu einer Bezugslinie zu beurteilen. Diese Bezugslinie verbindet zwei wachstumsaktive Meßpunkte, welche die Entwicklung des Weichteilprofils entscheidend bestimmen, womit der ästhetische Aspekt in der Profilentwicklung analysiert werden kann.

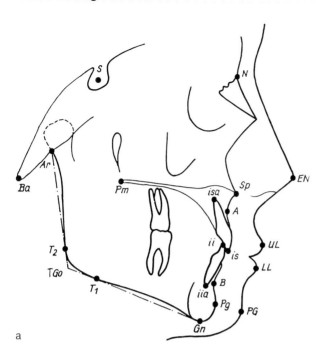

a

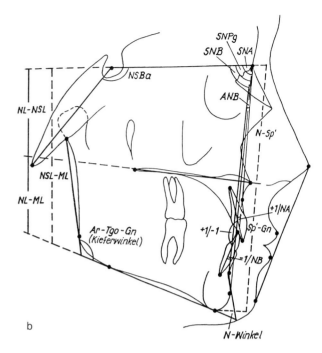

b

Abb. 114 a) Einzuzeichnende kephalometrische Punkte für die Bergen-Analyse (Modus Dresden, Definition siehe Nebenseite).
b) Kephalometrische Winkel und Strecken, Kommentare im Text

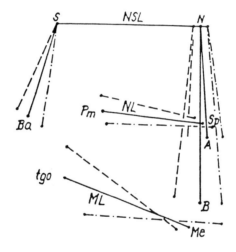

--- Retrognather Typ
SNA = 69°   NL-NSL = 12,3°
SNB = 69,9°   ML-NSL = 37,6°
NSBa = 138°

___ Orthognather Typ
SNA = 83°   NL-NSL = 7,4°
SNB = 81,1°   ML-NSL = 27,8°
NSBa = 131°

–·–·– Prognather Typ
SNA = 97°   NL = NSL = 2,5°
SNB = 92,3°   ML = NSL = 18°
NSBa = 124°

Abb. 115 Gesichtstypen nach *Hasund,* die sich in ihrer Lage zur Schädelbasis unterscheiden (retrognath, orthognath und prognath). Mit dieser Lageänderung von retrognath nach prognath ist eine Vergrößerung des ANB-Winkels und Verkleinerung des ML-NL-Winkels verbunden

Abb. 116 Harmoniebox nach *Hasund:* Entsprechend der individuellen Winkel SNA, NL–NSL, NSBa, ML–NSL und SBN (*) wird als Regressionsgerade eine individuelle Norm mit Varianzbereich (+‾‾‾++) errechnet. An diese sollte therapeutisch eine Annäherung erfolgen. Im Beispielfall betrifft dies eine Vergrößerung des SNB- und ML-NSL-Winkels sowie Verkleinerung des SNA-Winkels. Kritisch ist anzumerken, daß bei einzelnen Extremwerten die individuelle Norm zu stark und einseitig in diese Richtung orientiert wird und damit die Allgemeingültigkeit in Frage gestellt wird. Am unteren Rand ist die Wachstumstendenz ablesbar, welche aus den sechs Kriterien nach *Björk* errechnet wurde (s. Anlage)

	SNA	NL-NSL	NSBa	ML-NSL	SNB	!	ML-NL
	63.0	14.4	141	41.8	65.1	!	28.0
	65.0	13.7	140	40.4	66.7	!	27.3
	67.0	13.0	139	39.0	68.3	!	26.5
Retro-	69.0	——12.3	⊕ 138—	37.6	69.9	!	25.8
gnath	71.0	11.6	137	——36.2——	71.5	!	25.0
	73.0	10.9	136	34.8	⊕ 73.1	!	24.3
——	75.0—	10.2	135	33.4	——74.7—!	!	23.5
+++	77.0+++ ⊕	9.5+++++	134++++++	32.0++++++	76.3+++!	!	22.8
——	79.0—	8.8	133	30.6	——77.9——!	!	22.0
Ortho-	81.0	8.1	132	29.2	79.5	!	21.3
gnath ⊕	83.0	7.4	131	——27.8——	81.1	!	20.5
	85.0—	6.7	—130—	⊕ 26.4	82.7	!	19.8
	87.0	6.0	129	25.0	84.3	!	19.0
	89.0	5.3	128	23.6	85.9	!	18.3
Pro-	91.0	4.6	127	22.2	87.5	!	17.5
gnath	93.0	3.9	126	20.8	89.1	! * 16.8
	95.0	3.2	125	19.4	90.7	!	16.0
	97.0	2.5	124	18.0	92.3	!	15.3
	99.0	1.8	123	16.6	93.9	!	14.5
	101.0	1.1	122	15.2	95.5	!	13.8

WACHSTUM: Rot.-Tendenz:stark anter. Translat.-Trend: ausgepr. sag.
Basaler Trend ->   sagittal: distal   vertikal: T3

Definitionen für die kephalometrischen Meßpunkte der Dresdner Fernröntgenkephalometrie

Punkt	Symbol	Lage	Hinweise und Fehler
Basion	Ba	unterster, hinterster Pkt. des Clivus, Vorderrand des Foramen magnum	Clivus stellt sich als dreieckförmige Spongiosastruktur dar; Spitze ist Vorderrand am Foramen magnum
Sella	S	Punkt im Zentrum der Sella turcica, Mittelpunkt des größten Diameters	Nicht zu verwechseln mit dem Se-Punkt (Sella-Eingang nach A. M. Schwarz)
Nasion	N	Übergang vom Os nasale zum Os frontale Hinterster Punkt des Nasensattels	Geht Sutur nach vorn in eine offene V-Form über, so wird das N zum Os nasale hin markiert
A-Punkt	A	hinterster Punkt der ventralen Kontur des Oberkieferalveolarfortsatzes	Durch Verbindung zwischen Sp-Punkt u. Prosthion (OK-Alv.rand) sowie Parallelverschiebung, läßt sich A-Pkt. konstruieren
B-Punkt	B	hinterster Punkt der ventralen Kontur des Unterkieferalveolarfortsatzes	Konstruktion sinngemäß wie A-Pkt. durch Verbindung von Pg u. Infradentale (UK-Alv.rand)
Pogonion	Pg	ventralster Punkt der Unterkiefersymphyse	Vor Markierung ist Verb. von S-N horizontal zu orientieren
Gnathion	Gn	kaudalster Punkt der Unterkiefersymphyse	S-N Ausrichtung s. o.
Tangentenpunkt 1	T1	Berührungspunkt der Tangente durch Gn an der kaudalen Begrenzung des Corpus mandibulae nahe dem Kieferwinkel	Bei Doppelprojektion, Mitte zwischen den Punkten beider Seiten
Tangentenpunkt 2	T2	Berührungspunkt der Tangente durch Ar an der dorsalen Begr. des UK-Astes nahe dem Kieferwinkel	Bei Doppelprojektion wie T1; T1 und T2 sind Hilfspunkte zur Konstruktion tgo (Tangentengonion)
Articulare	Ar	Schnittpunkt d. post. Schädelbasisrandes mit dem dorsalen Rand des Unterkieferastes	Bei Doppelprojektion s. o.
Tangentengonion (Tang. T1/T2)	tgo	Schnittpunkt der Tangenten Gn-T1 und Ar-T2	
Pterygomaxillare	Pm	Schnittpunkt der dorsalen Kontur des Oberkieferknochens mit der Kontur des harten und weichen Gaumens im Bereich des nach mesial einstrahlenden Schattens der Fossa pterygopalatina	
Spinapunkt	Sp	Der Spinapunkt ist der am weitesten anterior gelegene Punkt der Spina nasalis anterior	
Sp'-Punkt	Sp'	Schnittpunkt der Verbindungslinien Pm-Sp und N Gn	
Incisivus superior	is	Mittelpunkt der Inzisalkante des am weitesten ventral stehenden mittleren Oberkieferschneidezahnes	Bei stark rotierten Inzisivi besonders auf Einzeichnung des Mittelpunktes der Inzisalkante achten
Incisivus superior apicale	isa	apikalster Punkt des Schneidezahnes, an dem is markiert wurde	Bei noch nicht abgeschlossenem Wurzelwachstum wird die Mitte des noch offenen Foramen apicale markiert
Incisivus inferior	ii	Mittelpunkt der Inzisalkante s. o. → is	s. o. → is
Incisivus inf. apic.	iia	apikalster Punkt, an dem ii markiert wurde	
Oberlippenpunkt	UL	der am weitesten ventral liegende Oberlippenpunkt	Als Referenzlinie dient die Verbindung zwischen Weichteil-PG und Weichteilnasenspitze
Unterlippenpunkt	LL	der am weitesten ventral liegende Unterlippenpunkt	
Weichteilpogonion	PG	der am weitesten ventral liegende Kinnpunkt	
Esthetiklinie	EL	Tangente vom PG an die Nasenspitze (EN)	

Kommentare für den gnathometrischen Bereich

OK1-UK1	kleiner Interinzisalwinkel	großer Interinzisalwinkel
OK1-NL (NL = PM-Sp)	retrudierte OK-Inzisivi	protrudierte OK-Inzisivi
OK1-NA	retrudierte OK-Inzisivi	protrudierte OK-Inzisivi
UK1-ML (ML = Gn-lGgo)	retrudierte UK-Inzisivi	protrudierte UK-Inzisivi
UK1-NB	retrudierte UK-Inzisivi	protrudierte UK-Inzisivi
OK1-Na (mm)	OK1 hinter OK-Basis	OK1 vor OK-Basis
UK1-NB (mm)	UK1 hinter UK-Basis	UK1 vor UK-Basis
Pg-NB	gering ausgeprägtes Kinn	ausgeprägtes Kinn
UK1-Pg	Kippung der UK-Inc. kritisch oder zu tolerieren	

(Nach *Holdaway* [1983] befinden sich die Unterkieferinzisivi in einer normgerechten Position, wenn der Abstand ii-NB gleich Pg-NB. Standardabweichung +/– 2,0 mm)

Kommentare für den kraniometrischen Bereich

SNA	maxilläre Retrognathie	maxilläre Prognathie
SNB	mandibuläre Retrogenie	mandibuläre Prognathie
ANB	sagittale Basisdifferenz von OK und UK	
NSBa	Schädelbasisknickung	
NL-NSL	anteriore Neigung des OK	posteriore Neigung des OK
ML-NSL	anteriore Neigung des UK	posteriore Neigung des UK
ML-NL	kleiner Kieferbasiswinkel	großer Kieferbasiswinkel
ArtgoGn	kleiner Kieferwinkel	großer Kieferwinkel
ML-B/Pg		
tangente		
= Norderval-Winkel	(N-Winkel) gibt Neigung der Symphyse an	
NSp'-Sp'Gn	große Untergesichtshöhe	kleine Untergesichtshöhe

(Der Index NSp'/Sp'Gn mal 100 [in %] beträgt im Normalfall 79%)

Wachstumsprognose

In der Björkschen Wachstumsanalyse wird zwischen 3 Rotationsformen der Mandibula unterschieden: anterior, posterior und neutral. In Erweiterung kann die Translation der Mandibula klassifiziert werden: vertikal, horizontal und indifferent (Abb. 117). Das Wachstum der Mandibula wird damit als eine zusammengesetzte Bewegung aus einer Rotation und einer Translation verstanden. Diese Differenzierung soll für die Beurteilung des offenen und tiefen Bisses eine höhere Sicherheit bringen. In der genutzten Kriterienskala finden sich sowohl strukturelle, subjektiv eingeschätzte als auch metrisch-objektivierbare Merkmale. Über die Einbeziehung von metrisch-objektivierbaren Merkmalen (Norderval-Winkel, Kieferwinkel, Index) ist eine quantitative Differenzierung des sagittalen Wachstums möglich. Zudem soll der Subjektivität in der Befundung entgegengewirkt werden. Die erfaßten subjektiven, strukturellen Wachstumskriterien gehen aus Abbildung 117 hervor. Letztere werden nur alternativ bewertet. Aus der Summe der metrisch-objektivierten und der strukturellen, subjektiv eingeschätzten Kriterien wird die Rotationstendenz der Mandibula ermittelt (anterior/posterior: vgl. Abb. 118). An Hand der Kondylenform und des Kieferwinkels wird der Translationstrend der Mandibula klassifiziert. Die der

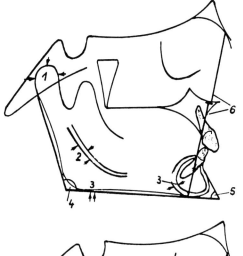

morphologisches Bild einer
anterioren Unterkieferrotation

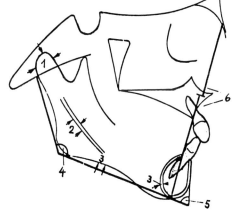

morphologisches Bild einer
posterioren Unterkieferrotation

1	Kondylenform	4	Kieferwinkel
2	Bogenform des Mandibularkanals	5	NORDERVAL-Winkel
3	Unterrand der Mandibula und Symphysendicke	6	INDEX

Abb. 117 Subjektiv einzuschätzende Kriterien zur Form der Kondylen, zum Verlauf des Canalis mandibularis und zum Unterrand der Mandibula mit Symphyse (1, 2, 3) sowie die objektiven Kriterien (FR-Bild) Neigung der Symphyse (Norderval-Winkel), Index und Kieferwinkel (4, 5, 6), welche insgesamt zur Prognose des Wachstumsverlaufes verwandt werden

Björkschen Analyse zu Grunde gelegten Kriterien wurden mit Hilfe von Knochenimplantatstudien objektiviert.[1]

Neben der beschriebenen Methode existiert eine große Anzahl weiterer Analyse- und Bewertungsmethoden, die teilweise auf einer größeren Anzahl von Meßpunkten basieren und damit eine erweiterte Aussage zulassen (*Ricketts* [1988], *Rakosi* [1988], *Jarabak* [1970], *Tweed* [1966] *u.a.*). Obwohl in der Regel das angeführte Verfahren den diagnostischen Anforderungen genügt, sind die für spezielle Aufgaben wesentlichen Meßkriterien und Proportionen in tabellarischer Form zusammengefaßt (Tab.13).

Zur Reduzierung der Röntgenstrahlenbelastung gibt es in jüngster Zeit auch Versuche, die digitale Bildverarbeitung für die Kephalometrie nutzbar zu machen. Die bisherigen Ergebnisse liegen jedoch qualitativ unter der Abbildungsschärfe der Röntgendarstellung.

---

[1] Zur Demonstration der kephalometrischen Analyse kann vom Autor das Video „Bergen-Analyse nach *Hasund* (Modus Dresden)" angefordert werden

WACHSTUMSANANLYSE

+ = anteriore Tendenz
- = posteriore Tendenz

1. Form der Kondylen

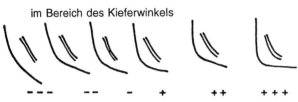

---   --   -   +   ++   +++

posterior   anterior

2. Canalis mandibularis

im Bereich des Kieferwinkels

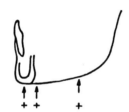

--   --   -   +   ++   +++

3. Unterrand der Mandibula mit Symphyse

-    -   -   ++   +

Abb. 118 Bewertungstabelle für die sechs Kriterien zur Wachstumsprognose des Gesichtsschädels (Abb. 117)

4. Neigung der Sympyse

(N-Winkel = Norderval-Winkel)

Prominentes Kinn - N = klein = anteriore Tendenz
Fliehendes Kinn - N = groß = posteriore Tendenz

N	< 50°	50° - 55°	55° - 60°	60° - 65°	65° - 70°	70°>
Rot.	+++	++	+	-	–	---

5. Anteriore Untergesichtshöhe INDEX

$$\text{Index: } \frac{N \; Sp`}{Sp´Gn} \times 100 = \%$$

I =	> 90%	89% - 84%	83% - 75%	74% - 70%	69% - 66%	65%<
Rot.=	+++	++	+	-	–	—

6. Kieferwinkel

<118°	118° - 122°	123° - 129°	130° - 134°	135° - 140°	140°>
+++	++	+	-	–	—

Tab. 13   Weitere Kephalometrie-Richtwerte

Autor/Analyse	Gegenstand/Meßstrecke/Proportion	Befund/Regel/Aussage
Schwarz	1. Unterkiefer-Basislänge:	UK-Basis = N-Se + 3mm
	2. Oberkiefer-Basis: Unterkiefer-Basis	OK-Basis : UK-Basis = 2 : 3
	3. Ramus ascendens: Unterkieferbasis	Ast : Corpus = 5 : 7
	4. Höhe des Alveolarfortsatzes gemessen von der OK-Basis zum Okklusalplanum	Höhe bei 6/6 : Höhe b.1/1 = 4 : 6 Indikator für alveolären oder skelettalen offenen Biß (Tweed)
Tweed	Dreieck	
Björk	Summenwinkel	
Holdaway Ratio	Distanz U1–NB = Distanz Pg–NB	
Ricketts	Abstand 6/6 OK (distal) zur Pterygoid-Senkrechten (PTV)	Alter (Jahre) +3 mm (± 3 mm) Indikator für Extr. oder Headgeardistalisation
	Facial-axis Winkel zwischen N-Ba und Pt-Gn	90° ± 3 mm Indikator für Wachstumsrichtung des Kinnes (< 90° = vertikal, > 90° = horizontal)
	Proportionen zwischen Winkeln, Strecken und Zahnbogenmaßen	3° Protrusion, gemessen an der Schneidekante entspricht 1 mm Protrusion = 2 mm Platz im Zahnbogen

Anlage 3
Altersabhängige Mittelwerte kephalometrischer Winkel und Strecken (*Bhatia* und *Leighton*: A manual of Facial Growth, Oxford, 1993) (w = weiblich, m = männlich)

Meßwert	6 w	7 w	8 w	9 w	10 w	11 w	12 w	13 w	14 w	15 w	16 w	6 m	7 m	8 m	9 m	10 m	11 m	12 m	13 m	14 m	15 m	16 m	18 m
SNA (Grad)	79,8	79,2	79	79,1	79,4	79,7	79,9	80	80	80	80	80,3	79,8	79,6	79,7	79,8	80	80,3	80,5	80,7	80,8	80,9	81
SNB (Grad)	75,7	75,6	76,8	76,1	76,4	76,8	77,2	77,5	77,7	77,8	78	76	75,9	75,9	76,2	76,5	76,8	77,1	77,4	77,8	78	78,4	79
ANB (Grad)	4,1	3,6	3,2	3	3	2,9	2,7	2,5	2,3	2,2	2	4,3	3,9	3,7	3,5	3,3	3,2	3,2	3,1	3	2,8	2,5	2
NL-NSL (Grad)	7,1	7,4	7,4	7,6	7,7	7,6	7,6	7,8	8	8,1	8	6,4	6,3	6,4	6,4	6,5	6,4	6,5	6,6	6,9	6,8	6,9	6,9
ML-NSL (Grad)	35,2	35,3	34,9	34,5	34,2	33,8	33,3	32,8	32,5	32,1	31,8	35,3	34,8	34,4	34	33,9	33,6	33,2	33	32,8	32,2	31,5	30,3
ML-NL (Grad)	28,1	27,9	27,5	27	26,5	26,2	25,7	25	24,5	24	23,8	28,9	28,5	28	27,6	27,4	27,2	26,7	26,4	25,9	25,4	24,6	23,5
O1/NA (Grad)	18,5	21,3	23	23,5	22,4	22	21,6	21,5	21,3	20,9	21,2	17,6	19,1	21,1	22,4	22,7	22,5	22,4	22	21,6	21,8	22,1	22,2
U1/NB (Grad)	17,3	21,1	22,9	23,6	23,8	23,9	23,6	23	22,4	22,1	21,8	15,6	19,1	21,1	21,9	22,5	23,5	24,2	24,3	24,3	24,2	23,7	22,1
U1/ML (Grad)	96	92,2	90,3	89,6	89,2	89	89,3	90,9	90,3	90,4	90,6	97,2	93,3	91	90,3	89,8	88,9	88,3	88,2	88,2	88,2	88,3	89,8
O1/U1 (Grad)	140,1	134	131,4	130,5	131,3	131,7	132,6	133,6	134,7	135,4	135,6	141,6	137,1	133,6	131,9	131,2	130,4	129,8	130,3	130,7	130,9	131,3	132,4
O1/NA (mm)	-1,6	0,8	2,6	3,2	3,2	3,3	3,3	3,5	3,6	3,6	3,7	-2,2	0	1,8	2,7	3,2	3,5	3,7	3,7	3,7	3,8	4	4,3
U1/NB (mm)	0,1	2	2,8	3,1	3,3	3,3	3,2	3,2	3,1	3,1	3	-0,2	1,5	2,5	2,9	3,3	3,6	3,9	4	4,1	4,1	4	3,6
Pg-NB (mm)	0,2	0,6	1	1,2	1,4	1,6	1,9	2,2	2,5	2,6	2,7	0,1	0,6	1,1	1,5	1,7	1,8	2	2,2	2,5	2,9	3,3	3,9
SNPg (Grad)	76,3	76,3	76,8	77,2	77,5	78	78,6	79,3	79,3	79,5	79,7	76	76,3	76,6	77,1	77,5	77,8	78,2	78,6	79	79,5	80	80,9
NSBa (Grad)	131,7	131,6	131,5	131,3	131,2	131,2	131,1	131,4	131,7	131,8	131,6	130,8	130,4	130,1	130	129,8	130	129,9	129,9	130,1	130,1	130,2	129,6
Ar-Tgo-Gn (Grad)	128,1	127,4	126,5	126,1	125,6	125,6	125,2	125	124,3	123,9	123,8	129,4	128,1	127,1	126,2	125,9	125,6	125,3	125,3	125	124,8	124,1	132,2
N-SP' (mm)	42	43,5	44,6	45,8	46,8	47,7	48,6	49,4	50	50,3	50,3	43,3	44,7	45,9	46,9	47,9	48,9	49,7	50,7	52	53	53,8	54,5
Sp'-Gn (mm)	52	53,1	54	54,6	55,5	56,4	57,4	58,6	59,5	60,1	60,5	53,3	54,3	55	55,8	56,8	57,7	58,6	59,9	61,6	63,3	64,4	65,7
Index (%)	80,9	82	82,7	83,9	84,4	84,6	84,6	84,3	84	83,6	83,1	81,4	82,4	83,5	84,2	84,4	84,7	84,8	84,7	84,3	83,8	83,4	82,9
UL-EL (mm)	-1,9	-2,3	-2,4	-2,7	-2,8	-3,2	-3,6	-4	-4,5	-4,8	-4,9	-1,8	-1,8	-2	-2,4	-2,5	-2,4	-2,4	-2,6	-3,1	-3,4	-4,1	-5,3
LL-EL (mm)	-1,9	-2	-1,8	-1,9	-1,9	-2,2	-2,5	-2,9	-3,3	-3,5	-3,4	-1,9	-1,8	-1,9	-2,1	-2,1	-2	-2,1	-2,1	-2,4	-2,7	-3,1	-3,8

Anlage 4
EDV - Auswertungsblatt für die Fernröntgenaufnahme (DM 3,
modifizierte Bergen - Analyse nach Hasund mit individualisierten
Normwerten und Harmoniebox sowie der Wachstumsprognose
nach Björk, Überlagerung des Anfangs- und Endzustandes

```
U K D - D M 3 - Methode BERGEN/ Bearb.:     ha/V3.41/90/  14.7.1992

I D E N T I F I K A T I O N S D A T E N
   Name,Vorname             :
   Patientenkennzahl (PKZ): 3108805
   Leitsymptom              : Vergr. sag. Schneidekantenstufe - II/1
   Roentgendatum            : 14.7.92
   Alter (chronologisch)    :         11.9 Jahre
W A C H S T U M S P A R A M E T E R
   Kondylenform                               : A
   Mandibularkanal                            : AP
   Unterrand  der Mandibula und  Symphysendicke  : A
```

Variable	Einheit	IST	SOLL	Differenz	Interpretation
SNA	Grad	78.1	75.1 i	3.0	prognath
SNB	-"-	71.7	74.5 i	-2.8	retrognath
ANB	-"-	6.4	0.5 i	5.9	
NL-NSL	Grad	11.2	10.0 i	1.2	neutral
ML-NSL	-"-	32.5	33.0 i	-0.5	neutral
ML-NL	-"-	21.3	23.3 i	-2.0	
O1-NA	Grad	22.5	22	0.5	neutral
U1-NB	-"-	32.4	25	7.4	
U1-ML	-"-	71.8	87.1 i	-15.3	protrudiert
O1-U1	-"-	118.7	131	-12.3	
O1-NA	mm	-1.4	4	-5.4	
U1-NB	-"-	5.2	4	1.2	
Pg-NB	-"-	4.1	-		
SNPg	Grad	73.9	75.5 i	-1.6	
NSBa	-"-	133.2	134.7 i	-1.5	
Ar-Tgo-Gn	-"-	120.2	126	-5.8	
N-Sp'	mm	53.3	-		
Sp'-Gn	-"-	58.2	-		
Index	%	91.6	79	12.6	
UL-EL	mm	-3.3	-4..-1		neutral
LL-EL	-"-	-0.9	0..+2	-1.9	posterior
N-Wkl	Grad	61.7	58	3.7	

```
              SNA      NL-NSL      NSBa      ML-NSL        SNB   !  ML-NL
        ---------------------------------------------------------+-------
              62.5       14.4       141        41.8       64.5   !   28.0
              64.5       13.7       140        40.4       66.1   !   27.3
              66.5    ---13.0------139---       39.0       67.7   !   26.5
Retro-        68.5       12.3       138     ---37.6---     69.3   !   25.8
  gnath       70.5       11.6       137        36.2     * 70.9   !   25.0
        ---   72.5--- * 10.9        136        34.8     ---72.5---!   24.3
        +++   74.5+++++10.2+++++135+++++33.4++++++74.1+++!   23.5
        ---   76.5---    9.5        134      * 32.0     ---75.7---!   22.8
          *   78.5       8.8      * 133        30.6       77.3   !   22.0
Ortho-        80.5       8.1        132     ---29.2---     78.9   ! * 21.3
  gnath       82.5    --- 7.4------131---       27.8       80.5   !   20.5
              84.5       6.7        130        26.4       82.1   !   19.8
              86.5       6.0        129        25.0       83.7   !   19.0
              88.5       5.3        128        23.6       85.3   !   18.3
              90.5       4.6        127        22.2       86.9   !   17.5
Pro-          92.5       3.9        126        20.8       88.5   !   16.8
  gnath       94.5       3.2        125        19.4       90.1   !   16.0
              96.5       2.5        124        18.0       91.7   !   15.3
              98.5       1.8        123        16.6       93.3   !   14.5
             100.5       1.1        122        15.2       94.9   !   13.8
```

```
WACHSTUM: Rot.-Tendenz:schw. anter. Translat.-Trend: ausgepr. sag.
Basaler Trend ->     sagittal: distal      vertikal: T2
Rotationsgruppe: A1 DDB Wachstums-Potential: MAXILLA < MANDIBULA (5)
```

Überlagerung von Anfangs- und Endzustand

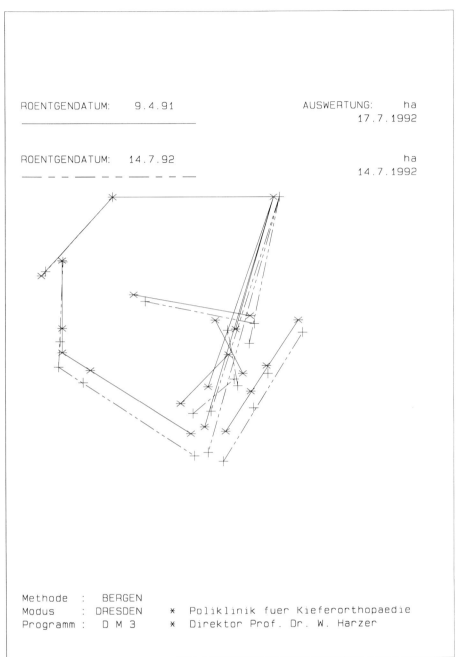

ROENTGENDATUM: 9.4.91   AUSWERTUNG: ha
                                               17.7.1992

ROENTGENDATUM: 14.7.92   ha
                                               14.7.1992

Methode   : BERGEN
Modus   : DRESDEN   * Poliklinik fuer Kieferorthopaedie
Programm   : D M 3   * Direktor Prof. Dr. W. Harzer

Imagingverfahren

Mit Einführung der computergestützten Auswertung und Verarbeitung von kephalometrischen Aufnahmen und Daten wird die Fernröntgendurchzeichnung nach Überlagerung mit einer Profilfotografie oder einem Videoscan genutzt, um vor einer Dysgnathieoperation das Ergebnis zu simulieren (*Videoimaging*). Durch die Überlagerung
von Foto und Fernröntgendurchzeichnung ist es möglich, die beabsichtigte mono-
oder bimaxilläre Verlagerung präoperativ auch quantitativ in Grad- und Millimeter-
schritten festzulegen und in den Artikulator und auf die Splinte zu übertragen
(Abb. 119, s. Kap. 10).

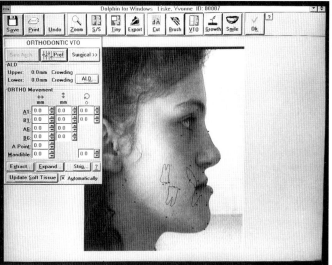

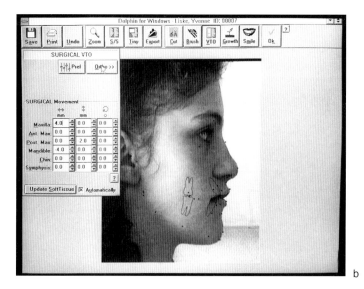

Abb. 119   Videoimaging vor Dysgnathieoperation, das Profil der Patientin wird über eine Videokamera aufgenommen und die Fernröntgendurchzeichnung darüber gelagert a) Status präsens der 19jährigen Patientin mit mandibulärer Prognathie falschem Überbiß und Mesialbiß, b) simulierte bimaxilläre Operation durch Vorverlagerung der Maxilla (4 mm) und Rückverlagerung der Mandibula (−4 mm), außerdem wird Maxilla posterior um 2 mm nach kranial geschwenkt, die Verlagerungsmaße sind seitlich eingeblendet (Dolphin for windows)

5.7   Modellanalyse

Zur Aufstellung eines kieferorthopädischen Behandlungsplanes ist die Anfertigung eines dreidimensional ausgerichteten Modelles und dessen Vermessung unverzichtbar. Neben den aus der Modellvermessung abzuleitenden Schlußfolgerungen für die Therapie ist es ein wichtiges Dokumentationsmittel, das aus forensischen Gründen 3 Jahre nach Behandlungsabschluß aufzubewahren ist.

5.7.1   Abdrucknahme und Modellgewinnung

Da es häufig für den kindlichen Patienten die erste Abdrucknahme ist, muß dieser darauf vorbereitet werden. Um Angst abzubauen, sollte man das Kind zunächst den unbeschichteten Abdrucklöffel selbst in den Mund nehmen lassen und ihm die Abdrucknahme erklären. Es sollte auf die Nasenatmung während des Abdruckes hingewiesen und der Unterkiefer zuerst abgeformt werden. Wichtig ist auch die sparsame Beschichtung mit dem Alginatmaterial und das Aufsetzen des Löffels mit dem Hinterrand zuerst, um ein Herausquellen des Abdruckmaterials in Richtung Pharynx zu vermeiden. Kommt es dennoch zum Würgereiz, ist auf die konsequente Nasenatmung zu achten. Die Patienten können auch durch konzentriertes Heben des Beines oder Armes abgelenkt werden.

Wichtig bei kieferorthopädischem Abdruck und Modellherstellung:

- Umschlagfalte so hoch wie möglich abformen, → apikale Basis,
- Darstellung der Raphe palatina media,
- Zungenbändchen,
- Zwischenbiß über die ganze Zahnreihe, um exakte Lage der Kiefer zueinander festzustellen,
- Ausgießen mit Hartgips,
- dreidimensional trimmen oder sockeln,
- wenn Modelle auf Rückseite (Tuberebene) gestellt werden, muß Bißlage ablesbar sein.

Eine rationelle Art des Sockelns ist das Einbringen der Modelle in Plastikschalen, nachdem vorher eine Ausrichtung nach Okklusionsebene und Raphe palatina media mit Hilfe einer Sockelhilfe vorgenommen worden ist (nach *Hinz*, Abb. 120). Mit zwei Plastikscharnieren werden beide Modelle aufklappbar verbunden, so daß auch damit die Okklusion reproduzierbar und die Rechtwinkligkeit der drei Modellgrundebenen gegeben ist (s. u.).

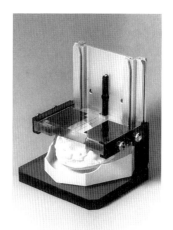

Abb. 120 Herstellung eines gesockelten Modelles in Plastikschalen im Sockler nach Hinz: im ersten dargestellten Schritt wird der Oberkiefer an einer Acrylscheibe mittig, entsprechend der Raphe palatina media, befestigt und dann der Zwischenraum zwischen Modell und Schale mit Gips ausgegossen. Die Spitze der Schale entspricht der Kiefermitte und die Schalenoberfläche der Kauebene

5.7.2 Modellanalyse und -vermessung

Bei der Analyse sollte immer eine systematische Betrachtungsreihenfolge vom *Einzelzahn* über den *Einzelkiefer* zu den *Kiefern in Okklusion* eingehalten werden, um keinen Befund zu übersehen.

Die Bezugsebenen, die der Angabe von Abweichungen dienen, stehen jeweils rechtwinklig aufeinander und tragen folgende Bezeichnungen (Abb. 121):

1) Raphe-Median-Ebene,
2) Tuber-Ebene,
3) Okklusionsebene.

(Die Abweichungen stehen immer im 90°-Winkel zur Bezugsebene)

ad 1) Raphe-Median-Ebene

Lage:

1. Punkt = Kreuzungspunkt der 2. queren Gaumenfalte mit der Raphe palatina media. Strukturen, die vor dem 1. Punkt liegen, verändern sich mit der Wanderung der Schneidezähne.

2. Punkt = Spina nasalis posterior am Übergang zum weichen Gaumen oder verläßlicher Punkt auf der Raphe palatina media.

Von der Raphe-Median-Ebene aus werden *transversale Abweichungen* gemessen (s. Kap. 4, Systematik)

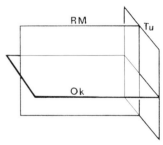

Abb. 121 Modellebenen: RM = Raphe-Median Ebene, Tu = Tuberebene, Ok = Okklusionsebene

a) am Einzelzahn: Rotation, Außen-(Bukkal-) oder Innen-(Palatinal)-Stand,

b) am Einzelkiefer:
- Schmalkiefer (früher Kompression)
- Breitkiefer (früher Expansion),
- Abweichung der Mittellinie von der Zahnbogenmitte,

c) am okkludierenden Modell:
normal = transversaler Überbiß des Oberkiefers,
- transversaler singulärer Antagonismus, Kopfbiß (s. Abb. 80a),
- Kreuzbiß,
- palatinale oder bukkale Nonokkklusion (bezogen auf den Unterkiefer), (s. Abb. 80c),
- Verschiebung der Mittellinien durch Zahnwanderung oder Unterkieferschwenkungen (s. Abb. 80b).

ad 2) Tuber-Ebene
- Sie steht senkrecht auf der Raphe-Median-Ebene und tangiert die Tubera des Oberkiefers.
- Von der Tuber-Ebene aus werden die *sagittalen Abweichungen* gemessen.

a) Einzelzahn:
Labial- und Lingualstand einzelner Zähne (s. Abb. 76a) und/oder Protrusion bzw. Retrusion.

b) Sagittale Abweichungen am Einzelkiefer:
- Protrusion der Front (Spitzfront) (s. Abb. 77b),
- Retrusion oder Inversion der Front (Flachfront),
- Anterior- und evtl. Posteriorwanderung von Prämolaren oder Molaren (Lücken-einengung oder -öffnung).

c) Sagittale Abweichungen am okkludierenden Modell:
- sagittale Schneidekantenstufe im Frontzahnbereich (s. Abb. 79d)
- Bißlage: Regelbiß (Neutralbiß) Angle Kl. I (s. Abb. 79a)
  Rückbiß (Distalbiß) Angle Kl. II
  Vorbiß (Mesialbiß) Angle Kl. III

Ausmaß der Okklusionsverschiebung in Prämolarenbereiten PB = 6–7 mm, $^1/_2$ PB ist singulärer Antagonismus in sagittaler Richtung.

ad 3) Kauebene
Sie steht senkrecht zur Raphe-Median-Ebene und zur Tuber-Ebene und wird durch die mesiobukkalen Höcker des 1. Molaren und die bukkalen Höcker der Prämolaren gebildet.

vertikale Abweichungen
a) Einzelzahn:
   Tief- und Hochstand einzelner Zähne (Supra- und Infraposition) (s. Abb. 76c).

b) vertikale Abweichung am Einzelkiefer:
- Verkürzung von Zahngruppen (Hochstand) Infraokklusion (s. Abb. 24b),
- Verlängerung von Zähnen (Tiefstand) Supraokklusion,
- Infraposition oder Intrusion (extreme Lage unter Kauflächenniveau),
- ausgeprägte oder flache Spee-Kurve.

c) vertikale Abweichung am okkludierenden Modell:
- offener Biß: Zahngruppen erreichen nicht das Kauflächenniveau (Front- und Seitzahngebiet) (s. Abb. 81a),
- tiefer Biß im Frontzahnbereich
  normal   = 0–4 mm
  tiefer Biß = über 4 mm
  Deckbiß = Überdeckung der UK-Frontzähne durch OK-Frontzähne bei gleich-zeitiger Retrusion (s. Abb. 81b).

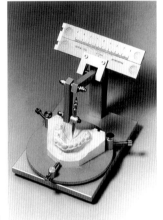

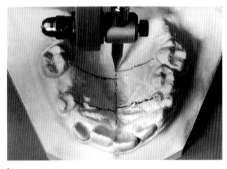

b

Abb. 122 Symmetrograph nach Beeren-donk. a) Meßgerät mit eingespanntem Ober-kiefermodell, der Arm mit Meß- und Bleistift-spitze kann verschoben werden und der Meßwert am Lineal abgelesen werden, der Teller mit Modell ist um 90° drehbar und damit transversale und sagittale Parameter meßbar. b) Oberkiefermodell mit eigezeichneter Raphe sowie der vorderen und hinteren Zahnbogen-breite nach *Pont* (Abb. 124). Dabei fällt auf, daß sich die Teilstrecken von rechter und lin-ker Kieferhälfte nicht treffen, was durch eine Mesialwanderung von 26 und 24 bedingt wird

Für die *Modellvermessung* wird das folgende Instrumentarium benötigt:

- *Stechzirkel* und *Lineal* oder *Meßschieber* mit Noniuseinteilung für $^1/_{10}$ mm zur Zahnbreiten- und Lückenmessung
- *Symmetrograph* nach *Beerendonk/Korkhaus* (1939) (Abb. 122) oder *Visiermeßkreuz* nach *Schmuth* oder dreidimensionaler Zirkel nach *Korkhaus* zur Messung der sagit-talen, transversalen und vertikalen Kiefermaße.

Das *orthodontische Besteck* nach *Korkhaus* enthält Meßzirkel, Zirkelhülse mit Millime-terskala (zur Messung der sagittalen Stufe geeignet), zwei Symmetroskopscheiben zur Zahnbogenbreiten- und -längenmessung und ein Orthometer mit der Sollwertskala nach *Pont*.

Ziel der Modellvermessung:

Die metrische Analyse der Situationsmodelle von Ober- und Unterkiefer dient einerseits dem Vergleich von Zahnbogenumfang und Summe der mesiodistalen Zahnbreiten aller bleibenden Zähne, um z. B. bei einem Platzmangel aus der Differenz den therapeutisch zu schaffenden Platz abzuleiten. Im Wechselgebiß werden dafür die Breiten noch nicht durchgebrochener bleibender Zähne aus Korrelationstabellen entnommen oder am Röntgenbild bei entsprechender Korrektur der Verzeichnung gemessen. Andererseits werden die individuellen Zahnbogenlängen- und -breitenmaße mit Sollwerten eugnather, harmonischer Gebisse verglichen oder in Relation zu Breiten- und Höhenmaßen des Schädels gesetzt, um neben einer engstandsfreien und regelmäßigen Zahnreihe auch ausgewogene Proportionen zwischen Gebiß und Gesichtsschädel anstreben zu können. Diese Proportionen wurden in den meisten Fällen von den Autoren an unbehandelten Idealgebissen gewonnen und als Indizes zusammengefaßt. Da im Kapitel zur Ätiologie der Dysgnathien aufgezeigt wurde, daß die Variationsbreite der einzelnen Gebiß- und Schädelmaße sehr groß ist, kann im individuellen Fall die Indexzahl nur als Orientierungsgröße gelten und nicht als starrer Normwert umgesetzt werden.

5.7.2.1   Methoden der Platzbilanz im Zahnbogen

Wechselgebißanalyse nach Moyers (Abb. 123)

Bei der Beurteilung der Platzverhältnisse im Wechselgebiß stützt sich *Moyers* (1988) auf die Korrelation zwischen der Breitensumme der unteren Schneidezähne und der Breitensumme von Eckzahn und Prämolaren aller vier Quadranten.

Er empfiehlt folgendes Vorgehen:

1. Die Breite jedes unteren Schneidezahnes wird gemessen und die Breitensumme (si) gebildet. Eintragung in das Analysenschema.
2. Die Breitensumme der beiden unteren Schneidezähne der rechten Seite wird in der Meßlehre eingestellt und von der Mitte zwischen den unteren mittleren Schneidezähnen ausgehend entlang des Bogenverlaufes eine distale Markierung gesetzt. Diese Markierung trifft immer dann die Labialfläche des Eckzahnes, wenn die Frontzähne eng stehen = Distanz A.
   Der gleiche Vorgang wiederholt sich auf der linken Seite = Distanz B.
3. Nun wird die Strecke von der Markierung bis zum mesialen Punkt der 1. Molaren auf jeder Seite gemessen = Distanz C.
   Eintragung in die Spalte des Platzangebotes.
4. Aus der Tabelle wird der Vorhersagewert für die Breitensumme des Eckzahnes und der Prämolaren unter dem gemessenen si-Wert abgelesen und in die Spalte des wahrscheinlichen Platzbedarfs eingetragen. Nach *Moyers* (1988) hat sich die Benutzung des 75%-Niveaus als zweckmäßig erwiesen.
5. Durch Subtraktion des wahrscheinlichen Platzbedarfs vom Platzangebot ergibt sich entweder ein Platzmangel (Minus-Differenz) oder eine Platzreserve (Plus-Differenz). Eine Platzreserve in den unteren Stützzonen ist für eine korrekte neutrale Einstellung der 1. Molaren von Bedeutung.
   In gleicher Weise kann auch der obere Zahnbogen analysiert werden.

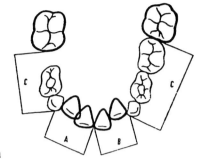

Zahn	42	41	31	32
Breite	7	6	6	7
Breitensumme (si)	26			
	rechts		links	
Platzangebot nach Einreihung der Schneidezähne	19		22	
Wahrscheinlicher Platzbedarf	24		24	
Differenz	−5		−2	
Diskrepanz	−7			

a

Oberkiefer

b

si	19,5	20,0	20,5	21,0	21,5	22,0	22,5	23,0	23,5	24,0	24,5	25,0	25,5	26,0	26,5	27,0	27,5	28,0	28,5	29,0
75%	20,6	20,9	21,2	21,5	21,8	22,0	22,3	22,6	22,9	23,1	23,4	23,7	24,0	24,2	24,5	24,8	25,0	25,3	25,6	25,9

Unterkiefer

si	19,5	20,0	20,5	21,0	21,5	22,0	22,5	23,0	23,5	24,0	24,5	25,0	25,5	26,0	26,5	27,0	27,5	28,0	28,5	29,0
75%	20,1	20,4	20,7	21,0	21,3	21,6	21,9	22,2	22,5	22,8	23,1	23,4	23,7	24,0	24,3	24,6	24,8	25,1	25,4	25,7

Abb. 123 Platzanalyse für das Wechselgebiß nach *Moyers* (Erläuterung s. Text).
a) Tabelle mit Beispielzeichnung (Baugut 1983). b) Tabelle für Sollwerte nach si (mesiodistale Kronendiameter der unteren Schneidezähne, Vorhersagewert auf dem 75 %-Niveau, d. h. in 75% aller Fälle ist diese Stützzonendistanz für die Einstellung von Eckzahn und Prämolaren ausreichend (*Baugut* 1983)

Segmentanalyse des Zahnbogens im permanenten Gebiß nach Lundström (1955)
Verfahren:

1. Der Zahnbogen wird in sechs Segmente (S1–S6) eingeteilt. Jedes Segment erfaßt ein Zahnpaar.
2. Von jedem der 12 bleibenden Zähne wird die Breite – der größte mesiodistale Kronendurchmesser – ermittelt und in die obere Spalte des Auswertungsschemas eingetragen.
3. Für jedes Zahnpaar wird die Breitensumme gebildet und als Platzbedarf eingetragen.
4. Die Weite jedes Segmentes wird zwischen den Kontaktpunkten der benachbarten Zähne gemessen und als Platzangebot eingetragen. Dabei wird entlang des Zahnbogens gemessen.
5. Die Differenzen der Segmente zu den Summen der mesiodistalen Kronendiameter (Zahnpaare) geben dann den Platzmangel (Minus-Differenz) oder den Platzüberschuß (Plus-Differenz) an.

Auswertungsschema für die Segmentanalyse

Zahn	16	15	14	13	12	11	21	22	23	24	25	26
Breite	11,5	7,5	8,0	8,5	7,5	10,5	10,5	8,0	8,5	8,0	7,5	12
Segment	S 1		S 2		S 3		S 4		S 5		S 6	
Platzangebot	19		14		17,5		18,5		16,5		17,5	
Platzbedarf	19		16,5		18		18,5		16,5		19,5	
Differenz	0		−2,5		−0,5		0		0		−2	
Diskrepanz	−5											

Weitere Methoden zur Stützzonenprognose im Wechselgebiß

Auswertungsschema für die Segmentanalyse

Neben der Vorhersage der Stützzonenlänge zur Aufnahme von Eckzähnen und Prämolaren aufgrund ihrer Korrelation zu den Breiten der unteren Schneidezähne wurde
eine Vielzahl weiterer Prognosemethoden angegeben, von denen die gebräuchlich-
sten in Tabelle 14 zusammengefaßt sind. Für alle korrelationsstatistischen Verfahren
muß kritisch angemerkt werden, daß in den Randbereichen, d.h., bei sehr breiten
oder schmalen Zähnen, die Vorhersagegenauigkeit sinkt. Dort sind die kombinierten
Methoden unter Einbeziehung des Röntgenbildes überlegen.

Tab. 14   Methoden zur Stützzonenprognose nach Abschluß der ersten Wechselgebißphase
(Korrelationswert r ist Maß für Vorhersagegenauigkeit)

Autor	Bezeichnung	Methode
Hixon und Oldfather (1958)	Kombinierte Methode: Röntgenbild (Long-cone) und Korrelationstabelle	UK-4, -5 im Röntgenbild messen (Langtubus-Technik), Meßwerte von UK-12 addieren, Wert für -3 aus Tabelle ablesen, nur für Unterkiefer gültig (r = 0,87)
Seipel (1948) Staehle (1958)	Kombinierte Vorhersage aus dem Röntgenbild (Short-cone) und der Korrelationstabelle	Prämolaren im unverzerrten Röntgenbild messen u. Abzug von 0,5 mm/Prämolaren im Ober- kiefer und 0,6 mm im Unterkiefer, Konstruktion des Eckzahnes auf Grund korrelativer Beziehungen zum mittleren Schneidezahn (r = 0,77)
Beerendonk (1965)	Stützzonenvorher- sage in Ober- und Unter- kiefer	Korrelation zwischen Summe der Schneidezähne im Oberkiefer (SI) und der mesiodistalen Länge der Stützzone in Ober- und Unterkiefer
Gerlach (1966)	Gerlach-Analyse	Relation der SI zur Cordalinie. (= anterior des Eckzahnes bis post. des 1. Molaren) = Lateralsegment (LS). SI = Cordalinie, LS in Ober- und Unterkiefer
Lutz (1969)	Messung am Röntgen- bild (Zahnfilm, kein OPG)	Wegen d. projektionsbedingten Vergrößerung müssen vom unver- zerrten Röntgenbild folgende Werte abzogen werden: +5 = −0,3 mm, +4 = −0,3 mm, +3 = −0,4 mm, −5 = −0,5 mm, −4 = −0,3 mm
Stanley (1973)	Stützzonenvorhersage	Messung am Röntgenbild und Regressionsanalyse (r = 0,85)
Harzer (1986)	Genetische Stützzonen- vorhersage	Prognose der kindlichen Stützzone (Oberkiefer) aus den elterlichen Mittelwerten der Stützzonen und der Summe der Schneidezähne (SI) im Oberkiefer (r = 0,78)
Fantoni (1972)	Prognose von ±3	Korrelation unter Berücksichtigung von ± 5421
Ingervall und Lennartsson (1978)	Stützzonenvorhersage	Vorhersage der Stützzone des Oberkiefers aus der Breite des +4 und Faktormultiplikation

Index nach Tonn (Schneidezahnrelation von Ober- und Unterkiefer)

Nach *Tonn* (1937) gibt es eine Korrelation zwischen den Breitensummen der bleibenden Schneidezähne des Oberkiefers (SI) und des Unterkiefers (si). Er fand dafür die
Indexzahl 0,74. (Die Streuung beträgt nach *Gerlach* (1966) s = ± 0,04).

Daraus ergibt sich die Formel:

$$\frac{si}{SI} \times 100 = 74\%$$

Verhältnis zwischen den Breitensummen der oberen und unteren bleibenden Schneidezähne (SI:si) in Millimetern

SI	27	28	29	30	31	32	33	34	35
si	20,0	20,7	21,5	22,2	23,0	23,7	24,4	25,2	26,0

Eine Disharmonie im Zahnmaterial zwischen oberem und unterem Schneidezahnbereich kann mit der Indexzahl und der Tabelle festgestellt werden:
Ist das prozentuale Verhältnis si:SI > 74%, dann besteht im unteren Schneidezahnbereich ein Überschuß an Zahnmaterial. Bei einem Verhältnis si:SI < 74% befindet sich im oberen Schneidezahnbereich ein Zuviel an Zahnmaterial. Der Überschuß in Millimetern wird errechnet, indem von der realen si der ideale (Tabellen-)Wert ausgehend vom OK subtrahiert wird.

Beispiel: si   = 26,0 mm $\frac{26}{32} \times 100 = 81,2\%$
          SI   = 32,0 mm

          26,0   −   23,7   = 2,3 mm
          reale si   ideale si   Überschuß

Bolton-Analyse (Relation der Breitensummen bleibender Zähne im Ober- und Unterkiefer)
Bolton (1958) errechnete für das durchschnittliche Verhältnis zwischen den Breitensummen der 6 oberen und der 6 unteren bleibenden Frontzähne (= vorderes Verhältnis) den Prozentwert 77,2 und für das durchschnittliche Verhältnis zwischen den Breitensummen der 12 oberen und der 12 unteren bleibenden Zähne (= Gesamtverhältnis) den Prozentwert 91,3.

Vorderes Verhältnis (6 Zähne)   77,2 ± 2,6%
Gesamtverhältnis (12 Zähne)   91,3 ± 1,9%.

Verhältnis zwischen den Breitensummen der 6 oberen und 6 unteren Frontzähne in Millimetern nach *Bolton*

Oberkiefer	40,0	40,5	41,0	41,5	42,0	42,5	43,0	43,5
Unterkiefer	30,0	31,3	31,7	32,0	32,4	32,8	33,2	33,6

Oberkiefer	44,0	44,5	45,0	45,5	46,0	46,5	47,0	47,5
Unterkiefer	34,0	34,4	34,7	35,1	35,5	35,9	36,3	36,7

Oberkiefer	48,0	48,5	49,0	49,5	50,5	50,5	51,0	51,5
Unterkiefer	37,1	37,4	37,8	38,2	38,6	39,0	39,4	39,8

Oberkiefer	52,0	52,5	53,0	53,5	54,0	54,5	55,0	
Unterkiefer	40,1	40,5	40,9	41,3	41,7	42,1	42,5	

Verhältnis zwischen den Breitensummen der 12 oberen und 12 unteren Zähne in Millimetern nach *Bolton*

Oberkiefer	85	86	87	88	89	90	91	92
Unterkiefer	77,6	78,5	79,4	80,3	81,3	82,1	83,1	84,0

Oberkiefer	93	94	95	96	97	98	99	100
Unterkiefer	84,9	85,8	86,7	87,6	88,6	89,5	90,4	91,3

Oberkiefer	101	102	103	104	105	106	107	108
Unterkiefer	92,2	93,1	94,0	95,0	95,9	96,8	97,8	98,6

Oberkiefer	109	110						
Unterkiefer	99,5	100,4						

Ergibt sich aus den gemessenen Zahnbreiten und den errechneten Breitensummen für das vordere Verhältnis ein Wert > 77,2% oder für das Gesamtverhältnis ein Wert > 91,3% dann besteht in der unteren Zahngruppe ein Überschuß an Zahnmaterial. Der Überschuß in Millimetern wird berechnet, indem von der realen Breitensumme der ideale (Tabellen-)Wert abgezogen wird.

Beispiel für eine Disharmonie im Gesamtverhältnis:

$$\text{reale } \Sigma \text{ 12 UK-Zähne = 90 mm} \quad \frac{90}{95} \times 100 = 94{,}7\%$$
$$\text{reale } \Sigma \text{ 12 OK-Zähne = 95 mm}$$

$$\begin{array}{ccc} 90 & - & 86{,}7 & = 3{,}3 \text{ mm} \\ \text{reale } \Sigma \text{ 12 UK} & & \text{ideale } \Sigma \text{ 12 UK} & \text{Überschuß} \end{array}$$

Wird für das vordere Verhältnis ein Wert < 77,2% oder für das Gesamtverhältnis ein Wert < 91,3% errechnet, dann besteht in der oberen Zahngruppe ein Überschuß an Zahnmaterial.

5.7.2.2   Zahnbogenform und Symmetrievergleich

Pont (1909) stellte bereits zu Beginn des Jahrhunderts an Schädeln mit Idealgebissen eine Abhängigkeit zwischen der Breitensumme der oberen Inzisivi (SI) und der transversalen Ausdehnung im Seitenzahngebiet fest. Nach dem von ihm angegebenen *Index* errechnet sich die sog. *hintere Zahnbogenbreite*, gemessen an den 1. Molaren und *vorderen Zahnbogenbreite*, gemessen an den 1. Prämolaren nach folgenden Formeln:

$$6 : 6 = \frac{\text{SI} \times 100}{64} \qquad 4 : 4 = \frac{\text{SI} \times 100}{80}$$

Die errechneten Sollwerte wurden in Tabellenform zusammengefaßt. Die Indexwerte, die an einem südfranzösischen Material aufgestellt wurden, erfuhren in der Folgezeit vielfache Ergänzung und Anpassung an regionale Gegebenheiten. So fügten *Korkhaus, Linder* und *Harth* (1939) noch ein Zahnbogenlängenmaß, gemessen von der Labialfläche der oberen bzw. unteren Schneidezähne bis zur vorderen Zahnbogenbreite (*Lo, Lu*), hinzu und *Mühlberg* et al. gaben für alle Maße ± Variationen an (Abb. 124):

Leipziger Richtwerte nach *Mühlberg* et al.

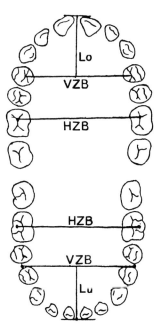

Abb. 124 Meßstrecken für den Index nach Pont, die in das Verhältnis zur Summe der Incisivi des Oberkiefers gesetzt werden (VZB = vordere Zahnbogenbreite, HZB = hintere Zahnbogenbreite, Lo = obere Zahnbogenlänge, Lu = untere Zahnbogenlänge)

SI	Vordere Zahnbogenbreite S ± 1,5		Hintere Zahnbogenbreite S ± 2,0		Zahnbogenlänge Lo S ± 1,5	
(mm)	Jungen	Mädchen	Jungen	Mädchen	Jungen	Mädchen
27–27,5	35	34,5	46	45,5	17,5	15,5
28–28,5	36	35,5	47,5	46	18,5	17
29–29,5	37,5	36	49	47	18	17
30–30,5	36,5	35	48	47	18	17
31–31,5	37,5	36,5	49	48	18	17,5
32–32,5	37,5	36,5	49,5	48	18,5	18
33–33,5	38,5	37	50	48	19	18,5
34–34,5	38,5	37,5	50,5	48	19,5	19,5
35–35,5	38,5		50,5		20,5	
36–36,5	39,5		51		20	

Meßpunkte und -strecken für den Index nach PONT (s. Abb. 124)

Meßpunkte im   = Mitte der Fissur des 1. Prämolaren
Oberkiefer   (im Wechselgebiß: distales Grübchen der 1. Milchmolaren)
                       = tiefste Stelle der Hauptfissur oder vordere Kreuzung der H-Fissur der 1. Molaren

Meßpunkte im Unterkiefer	= distaler Kontaktpunkt der 1. Prämolaren (im Wechselgebiß: distobukkaler Höcker der 1. Milchmolaren) = Spitze des distobukkalen Höckers oder des mittleren bukkalen Höckers bei einem fünfhöckrigen Zahn der 1. Molaren
Vordere Zahnbogenbreite	= Strecke 14–24 und Strecke 44–34 zwischen den Meßpunkten
Hintere Zahnbogenbreite	= Strecke 16–26 und Strecke 46–36 zwischen den Meßpunkten
Zahnbogenlänge	= größter Abstand des Zahnbogens von der vorderen Zahnbogenbreite zur Labialfläche der mittleren Schneidezähne Bezeichnung im Oberkiefer: Lo Bezeichnung im Unterkiefer: Lu
Summe der Inzisivi	= Summe der größten mesiodistalen Kronendurchmesser der vier Schneidezähne Bezeichnung im Oberkiefer: SI Bezeichnung im Unterkiefer: si

In der Vergangenheit stand der Pontsche Index wegen der schon beschriebenen großen individuellen Variationsbreite und fehlenden therapeutischen Umsetzbarkeit von Idealmaßen, sowie der Nichtberücksichtigung von Zahnachsenstellung und apikaler Basis sehr häufig in der Kritik. Er sollte deshalb nicht als absolute therapeutische Richtschnur, sondern als Orientierungshilfe genutzt werden. Auch der *Symmetrievergleich* der Kieferhälften, *Mittellinienabweichungen* und *Zahnwanderungen* in sagittaler Richtung können nach Einzeichnung der Bogenmaße auf den Modellen sehr gut sichtbar gemacht werden.

5.7.2.3   Kaukurve und Gaumenhöhe

Die bisher dargestellten Verfahren für die Platzbilanz im Zahnbogen lassen Kaukurve und deren Verwindung unberücksichtigt. Beide führen jedoch je nach Ausprägungsgrad zur Erhöhung des Platzangebotes im einen und Erniedrigung im anderen Kiefer (Kap.4.1, Schlüssel 6 der Okklusion). Während die Verwindung (Wilson-Kurve) durch die Zahnachsenstellung bestimmt wird und diese nur am seitlichen oder frontalen Fernröntgenbild zu messen ist (s.u.), kann die *Kaukurve* n. *Spee* am Modell bestimmt werden. Sie sollte im Unterkiefer bei Messung von der geraden Verbindungslinie zwischen den Schneidekanten der Inzisivi und den Höckern der 2. Molaren nicht tiefer als *1,5 mm* sein. Ist sie stärker ausgeprägt, so bedeutet *1 mm* der *Nivellierung (Abflachung)* auch *1 mm Zahnbogenverlängerung*. So könnte man sich z.B. bei einer tiefen Spee-Kurve im Falle eines Zahnengstandes mittleren Ausmaßes und gut entwickelter apikaler Basis eher zu einer konservativen Zahnbogenverlängerung als zur Platzbeschaffung mittels Extraktion entschließen, da allein durch die Nivellierung der Kaukurve das Platzangebot steigt.

Die *Gaumenhöhe* wird ebenfalls von der Kauebene aus gemessen. *Korkhaus* (1939) hat sie als Lot von der hinteren Zahnbogenlänge (Pont) zur Raphe palatina media definiert und folgenden Index angegeben:

$$\text{Gaumenhöhenindex (in \%)} = \frac{\text{Gaumenhöhe} \times 100}{\text{hintere Zahnbogenbreite}} \qquad \text{Soll} = 42\,\%$$

Bei einer größeren Indexzahl ist der Gaumen höher und schmaler. Dies war nach Ansicht von *Korkhaus* auf eine Kieferkompression durch Mundatmung, Rachitis und/oder Lutschfunktion zurückzuführen. Auf Grund heutiger Erkenntnisse zur Ätiologie dürfte jedoch auch in diesen Fällen die hereditäre Komponente an der Dysgnathieentstehung maßgeblich beteiligt sein.

5.7.2.4   Ergänzung der Modellanalyse durch die Kephalometrie (Schneidezahnachsenposition)

Die alleinige Bestimmung des Platzangebotes und der Symmetrieverhältnisse ist für die Therapieplanung nicht ausreichend, da z.B. in die Platzbedarfsermittlung nur die mesiodistale Zahnbreite und nicht die Achsneigung der Zahnwurzeln eingeht. Letztere spielt jedoch unabhängig vom Platzangebot für die harmonische Einordnung des Gebisses in den Gesichtsschädel, für das Weichgewebsprofil und die Ästhetik eine wichtige Rolle. Um ein stabiles Therapieresultat und eine gute intermaxilläre Abstützung der Zahnreihen zu erhalten, müssen auch die Zähne mit ihrer Längsachse entsprechend der physiologischen Kaubelastung in einem definierten Winkel zur Kiefer- und Schädelbasis ausgerichtet werden, damit eine optimale Aufhängung im Parodont und Abstützung durch die Spongiosa und Kompakta des Knochens gewährleistet ist. Im Wachstumskapitel wurden bereits die Umbau- und Anpassungsvorgänge beim Heranwachsenden zur Erzielung des Form-Funktion-Gleichgewichtes beschrieben. Einer besonderen Beachtung bedarf die Ausrichtung der *Schneidezahnachsen im Unterkiefer*, da das „Fundament" des Alveolarfortsatzes, auf dem diese Zähne stehen, sehr schmal ist. Würde man beispielsweise einen frontalen Engstand im Schneidezahngebiet durch eine Protrusion dieser Zähne beheben wollen, wäre die Ausgangssituation, d.h. eine bereits bestehende *Protrusion* oder *Retrusion*, auch bei geringem Platzbedarf unbedingt zu beachten. Würden z.B. bei einer schon bestehenden Protrusion der Unterkieferschneidezähne diese zum Platzgewinn und zur Vergrößerung des Zahnbogens noch weiter nach labial gekippt, so würde die auftreffende Kaukraft nicht mehr durch die Unterkieferbasis abgefangen, sondern führte zu einer weiteren Verstärkung der Protrusion. Da das jugendliche Gebiß sehr anpassungsfähig und noch im Auf- und Umbau begriffen ist, wird diese ungünstige Belastungssituation nicht beibehalten, sondern nach Absetzen der Apparatur und Beendigung der Therapie „ziehen" sich die Zähne wieder auf ihre Basis zurück und der Zahnengstand rezidiviert. Im Gegensatz zu dieser Ausgangssituation kann bei einem Platzmangel mit Retrusion durch Aufrichtung der Schneidezähne die regelrechte Achsenposition eingestellt und der Zahnbogen auf das zur Beseitigung des Engstandes nötige Maß vergrößert werden. Dabei ist zu beachten, daß die dünne labiale Kortikalis die Protrusion einschränkt.

Besonders bei der Entscheidung zwischen Extraktionstherapie oder konservativer Zahnbogenerweiterung zur Behebung eines Zahnengstandes ist deshalb die Verknüpfung der Modellanalyse mit kephalometrischen Daten besonders wichtig.

Methode nach Tweed (1965)

1. Platzanalyse im Zahnbogen, Zahnkeime werden am Zahnfilm gemessen und Vergrößerungsfaktor subtrahiert, Platzangebot wird mit Messingdraht entlang des Zahnbogens gemessen.
2. Für die kephalometrische Auswertung wird das sog. Tweedsche Dreieck verwandt (Abb. 125).

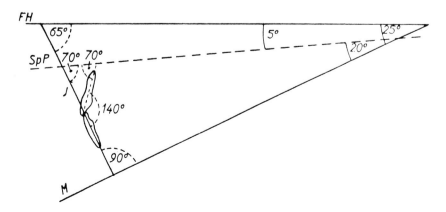

Abb. 125 Tweedsches Dreieck: Dieses wird von der Frankfurter Horizontalen (FH), der Achse eines unteren Schneidezahns und der Mandibularlinie (M) gebildet, SpP = Spinaplanum, weitere Erläuterung im Text

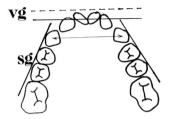

Abb. 126 Vordere und seitliche Grenzlinie (vg, sg) für die sagittale und transversale Zahnbogenerweiterung im Unterkiefer (Hasund), Festlegung der vorderen Grenzlinie durch Übertragung der Inklinationsnorm für die unteren Schneidezähne aus dem Fernröntgenbild auf das Modell.

vg ---, Schneidezahnengstand kann durch Protrusion der Schneidezähne aufgelöst werden, da diese aufgrund der FR-Analyse retrudiert stehen, vg ———, Protrusion der Schneidezähne zur Auflösung des Zahnengstandes ist kontraindiziert, da diese im Verhältnis zur FR-Norm bereits protrudiert stehen. Da die intercanine Distanz (↔) nach Durchbruch der Eckzähne nicht mehr verändert werden sollte, bleiben zum Platzgewinn in letzterem Fall nur die approximale Schmelzreduktion oder die Extraktion

3. Die Seiten des Dreieckes werden durch die Mandibularlinie, die Frankfurter Horizontale und die Zahnachse eines mittleren unteren Schneidezahnes gebildet. Obwohl in Abhängigkeit vom Schädelaufbau (dolicho- oder brachyzephal) die Normwerte für die einzelnen Winkelwerte im Dreieck variieren (s. u.), sollte der Winkel zwischen Mandibularlinie und Schneidezahn (IMPA) zwischen 84° und 92° liegen, da sonst die Rezidivgefahr groß ist. Sollwerte: FMA < 20° → FMIA > 68° FMA 21°–29° → FMIA = 68° FMA ≥ 30° → FMIA < 65°. Entsprechend der Sollwertvorgaben für die Winkel FMA und FMIA wird die korrekte Schneidezahnachse in die aktuelle Patientenaufnahme eingezeichnet. Entlang der Okklusionsebene wird die Distanz zwischen konstruierter und tatsächlicher Schneidekantenposition gemessen. *1 mm* erforderliche *Protrusion* oder *Retrusion* bedeuten ca. *2 mm Platzgewinn* oder *-verlust* im *Zahnbogen.*

Die Analyse nach Tweed kann nur als *Orientierungshilfe* dienen, da sie im Zusammenhang mit der von Tweed entwickelten speziellen Behandlungstechnik zu sehen ist. *Hasund (1992)* weist ebenfalls auf die Bedeutung der Schneidezahnachsenstellung und Eckzahnposition im Unterkiefer hin und schlägt vor, eine *anteriore* und zwei *transversale Grenzlinien* in der Modellanalyse zu berücksichtigen, um damit Richtung und Größe der Zahnbewegung, die den ästhetischen, funktionellen und Stabilitätsanforderungen an das Therapieresultat gerecht wird, festzulegen (Abb. 126). Die *transversalen Grenzlinien* werden durch den *Eckzahnabstand* vorgegeben. Diese interkanine Distanz läßt sich nach Durchbruch dieser Zähne nicht mehr stabil vergrößern. Die *anteriore Grenzlinie* wird durch die *inzisale Kante* der *achsgerecht* stehenden *mittleren Schneidezähne* des *Unterkiefers* gebildet. Der Sollwert für die Schneidezahninklination variiert in Abhängigkeit von der sagittalen und vertikalen Lage des Gesichtsschädels zur Schädelbasis (Kap. 5.6). So wird nach *Steiner* (1955) eine prognathe Einlagerung durch eine stärkere Protrusion kompensiert, während bei einem retrognathen Gesichtsschädelaufbau die Schneidezähne mehr retrudiert stehen (Abb. 127). *Norderval* zeigte außerdem den Einfluß von ANB-Winkel, Kieferbasiswinkel und Kinnprominenz (Norderval-Winkel) auf die Schneidezahnachsen im eugnathen Gebiß. *Eckardt* erstellte in Anlehnung an *Nordval, Hasund* und *Segner* (1991) eine dentale Harmoniebox. Ausgangspunkt ist die bereits beschriebene Harmoniebox nach *Hasund* (1972), deren individuelle Norm auf die Werte für die oberen und unteren Schneidezähne übertragen wird. Der Einflußfaktor „Kinnprominenz" fließt als Variable Pg-NB (mm) in die Bewertung ein (Abb. 128). Aus dieser dentalen Harmoniebox können neben dem Sollwinkel U1-NB auch der Winkel O1-NA und der Interinzisalwinkel abgelesen werden. Nach Festlegung der regelrechten Schneidezahnachsenposition können damit die von *Hasund* angegebenen anterioren Grenzlinien festgelegt und aus der Distanz zur Istposition der Schneidekante die auszuführende Zahnkippung abgeleitet werden. In Umsetzung auf die Platzverhältnisse im Zahnbogen gilt, wie bei der Tweed-Analyse erwähnt, daß 1 mm Labialkippung ca. 2 mm Zahnbogenerweiterung bedeuten. Auch hierbei ist zu beachten, daß die linguale und labiale Knochenkompakta die Kippung einschränkt bzw. resorbiert würde.

Abb. 127 Schneidezahninklination in Abhängigkeit vom ANB-Winkel im Fernröntgenseitenbild nach Steiner: Zahlenreihen von oben nach unten, ANB-Winkel (°), Abstand der Schneidekante 1 zur NA-Linie (mm), Schneidezahninklination 1/NA (°), −1/NB (°), −1/NB (mm), bei der Bewertung ist auch die Holdaway-ratio −1/NB : Pg/NB (mm) zu beachten

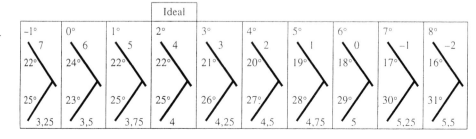

	Ideal							
−1°	0°	1°	2°	3°	4°	5°	6°	7°	8°
7	6	5	4	3	2	1	0	−1	−2
22°	24°	22°	22°	21°	20°	19°	18°	17°	16°
25°	23°	25°	25°	26°	27°	28°	29°	30°	31°
3,25	3,5	3,75	4	4,25	4,5	5	5,25	5,5

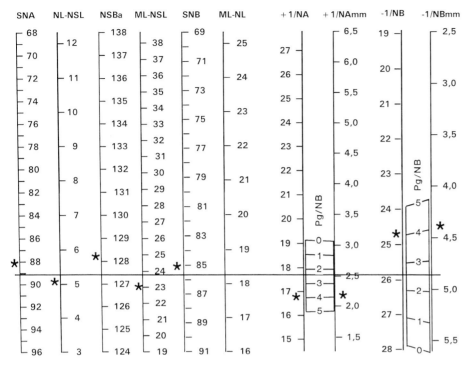

SNA	NL-NSL	NSBa	ML-NSL	SNB	ML-NL	+ 1/NA	+ 1/NAmm	-1/NB	-1/NBmm
68	12	138	38	69	25	27	6,5	19	2,5
70		137	37	71			6,0	20	
72	11	136	36	73	24	26			3,0
74	10	135	35		23	25	5,5	21	
76		134	34	75		24	5,0		
78	9	133	33	77	22	23	4,5	22	3,5
80	8	132	32	79	21	22	4,0	23	
82		131	31			21			4,0
84	7	130	30	81	20	20	3,5	24	
86	6	129	29	83		19	3,0	25	4,5
✷ 88	✷	128	28	✷ 85	19		0		✷
			27				1		
			26				2		
			25			18			
90	✷ 5	127	24		18		2,5	26	5,0
92		126	✷ 23	87		17 ✷	3		
94	4	125	22	89	17	16	4 ✷	27	
96	3	124	21	91	16	15	5	28	5,5
			20				2,0		0
			19				1,5		

Pg/NB (appears on + 1/NAmm scale)
Pg/NB (appears on -1/NBmm scale)

Abb. 128   Harmoniebox nach *Hasund* zur Bestimmung der individualisierten Frontzahnachseninklination (Verfahren nach *Eckardt*): zunächst werden die kephalometrischen Werte in die Harmoniebox eingetragen und eine Regressionsgerade gebildet. Diese wird auf den rechten Teil der Frontzahnachsen verlängert und nach Markierung des Abstandes Pg/NB (4 mm) die Inklination der Schneidezähne bestimmt. Im Beispiel würden der obere Schneidezahn eine Inklination von 17°! und der untere von 25° haben müssen (jeweils ✷ 4 ✷)

5.7.2.5   Okklusion und Frontzahnbeziehung

Auch die intermaxilläre Beziehung von Ober- und Unterkiefer muß dreidimensional analysiert werden.

Die *sagittale Okklusionsbeziehung* der Kiefer wird im bleibenden Gebiß an den 1. Molaren und im Milch- und Wechselgebiß zusätzlich an den Milcheckzähnen erhoben. Entsprechend der Klassifikation nach *Angle* (1907) kann eine Neutral- bzw. Regelokklusion, eine Distal- oder eine Mesialokklusion bestehen (Kap. 4.1.3, s. Abb 79 a).

Die sagittale Frontzahnbeziehung wird als *sagittale Schneidekantenstufe (Overjet)* bezeichnet. Sie wird an den oberen und unteren Schneidezähnen von Labialfläche zu Labialfläche gemessen, schwankt zwischen 2 und 4 mm und kann vergrößert sein oder einen negativen Wert haben (s. Abb. 79 b).

Der *transversale Okklusionsbefund* wird in der Aufsicht von vorn erhoben. Übergreifen die oberen Molaren oder Prämolaren die unteren nicht mit ihren bukkalen Höckerspitzen, kann ein transversaler *Kopfbiß*, ein *Kreuzbiß* (ein- oder beidseitig) oder eine *Nonokklusion* (bukkal oder lingual) vorliegen (Kap. 4.1.3, s. Abb. 80 a). Im Frontzahngebiet kann eine *Mittellinienabweichung* zwischen beiden Kiefern bestehen (s. Abb. 80 b). Sie wird als mm-Distanz zwischen den beiden Kiefermitten bestimmt und, da der Unterkiefer beweglich aufgehängt ist, als mandibuläre Abweichung nach rechts oder nach links (vom Modell her gesehen) angegeben.

Voraussetzung für diese Unterkieferabweichung in toto ist, daß die Zahnbogenmitten mit den Kiefermitten kongruent sind.

Der *vertikale Okklusionsbefund* wird ebenfalls in der frontalen Aufsicht und bei Einblick in den Zungenraum von hinten erhoben. Dabei kann die Okklusion seitlich oder frontal gänzlich fehlen (*offener Biß*, s. Abb. 81 a) und die lichte Weite wird mit Angabe der Lokalisation gemessen, oder an den Schneidezähnen dominiert ein *tiefer Biß* (s. Abb. 81 b). In der Regel übergreifen die oberen die unteren Schneidezähne um 2–4 mm, gemessen am unteren Schneidezahn, nach Projektion der Schneidekante des oberen mittleren Schneidezahnes auf die Labialfläche des unteren (*Überbiß, Overbite*). Bei einem tiefen Überbiß wird außerdem angegeben, ob eine *Abstützung* der unteren Schneidekanten an den Palatinalflächen der oberen Schneidezähne vorhanden ist oder ob bei fehlender Abstützung bereits *Einbisse in die Gingiva* bestehen.

Letzteres kann man sehr gut beim Einblick von oral, aber auch während der klinischen Untersuchung beurteilen.

Rekonstruktion

Bei der dreidimensionalen Modelldiagnostik muß immer zwischen dem rein *dentalen Okklusionsbefund* und der *Bißlage der Kiefer* zueinander differenziert werden. Eine Neutralokklusion stimmt nur dann mit einer Neutral- oder Regelbißlage überein, wenn die Zahnbögen völlig symmetrisch sind und keine Zahnwanderungen stattgefunden haben. Ist jedoch letzteres der Fall, müssen zunächst diese Zahnverschiebungen und -kippungen durch vorzeitigen Milchzahnverlust, Dystopie der Zahnkeime und Mesialdrift der Molaren gedanklich auf ihre regelrechte Position zurückgeführt werden, um zu einer Übereinstimmung zwischen Okklusion und Bißlage zu kommen. *Grünberg* (1912) hat dies als *Rekonstruktion* und *Schwarz* (1936) als „Umdenken" bezeichnet. Diese „Demaskierung" der Bißlage durch Asymmetrien und Zahnwanderungen ist besonders bei der *sagittalen Modellanalyse* von Bedeutung, um zu eruieren, ob sich hinter einer Distalokklusion auch eine distale Bißlage verbirgt oder der 1. Molar des Oberkiefers nur auf Grund vorzeitiger Extraktion des 2. Milchmolaren nach anterior gewandert ist. Eine Diskrepanz zwischen Okklusion und Bißlage besteht auch in den meisten Fällen vor dem Zahnwechsel in der Stützzone, da der 1. Molar des Unterkiefers erst nach Ausfall des 2. unteren Milchmolaren in eine Neutralokklusion kommen kann und zuvor eine Distalokklusion von ca. $^1/_2$ Prämolarenbreite besteht (s. Abb. 38 und 39). In diesen Fällen ist ersatzweise die Okklusion an den Milcheckzähnen zu bestimmen. Auch transversale Abweichungen, speziell Mittellinienverschiebungen, sind in gleicher Weise zu rekonstruieren.

5.7.2.6 Checkliste der Modellanalyse

Analyseschritt	Aufgabe/Diagnose
Zahnappell	Dentitionsstand, Zahnunter- und -überzahl, Retention
Einzelzahn	Formanomalien, kariöser Zerstörungsgrad, Rotation
Einzelkiefer	Zahnbogenform, Asymmetrien (transversal und sagittal) Pont-Index, Spee-Kurve, Gaumengewölbe
• *Platzbilanz im Zahnbogen* ⇓	Wechselgebißanalyse n. Moyers, Stützzonenprognose Segmentvermessung (Lundström) im bleibenden Gebiß
• *Ergänzung durch Kephalometrie*	Platzverlust oder -gewinn durch regelrechte Zahnachsenposition der Schneidezähne des UK (anteriore Grenzlinie) Eckzahndistanz im UK (seitliche Grenzlinie)
• *Harmonie der Zahnbreiten von OK und UK* ⇓	Tonn-Index, Bolton-Index
Kiefer in Okklusion ⇓	Okklusionsbefund (sagittal, transversal und vertikal), Rekonstruktion und Bißlagebestimmung
Zusammenfassung der **Modellbefunde** ⇒	*Ergänzung und Synthese mit* **klinischem Befund, funktionellem Befund, Kephalometrie, Wachstumsprognose** ⇓ **Diagnose** ⇓ **Therapieplan**

Zusammenfassung und Schlußfolgerungen zur kieferorthopädischen Diagnose

Zur Erstellung einer kieferorthopädischen Diagnose, aus der ein Therapieplan abgeleitet werden kann, ist eine umfassende Befunderhebung notwendig. Klinische Untersuchung und Modellanalyse haben dabei ein besonderes Gewicht, sind aber getrennt betrachtet nicht für die Diagnosefindung und Erzielung eines stabilen Therapieresultates ausreichend. Nur die Erfahrung aus der Untersuchung und Behandlung einer großen Anzahl individueller Patientenfälle erlaubt es dem Geübten, aus der großen Menge morphologischer und funktioneller Abweichungen die wichtigsten zu selektieren, um damit die umfangreiche Befunderhebung auf das notwendige Maß einzugrenzen.

Die Diagnose zu Beginn einer kieferorthopädischen Therapie muß während der zwei- bis vierjährigen Behandlungszeit ständig „aktualisiert" werden, da Wachstum und Entwicklung das Anomaliebild selbst, aber auch deren Schwere und Verlauf, verändern kann. Der kieferorthopädischen Diagnosefindung sollte deshalb mehr die Dynamik eines Prozesses als die Statik der einmalig zu treffenden Krankheitsdiagnose innewohnen. Zwischendiagnosen und Befunderhebungen zum geplanten Abschluß einer kieferorthopädischen Therapie legen häufig unvorhergesehene Entwicklungsabläufe offen und zwingen zur Abänderung bzw. Fortsetzung der Therapie. Nur diese *„laufende Diagnostik"* ermöglicht das zielgerichtete Reagieren auf das die Anomalie verursachende *multifaktorielle* Wachstum und eröffnet die Chance auf die *Stabilität* des Therapieresultates.

6 Kieferorthopädische Prophylaxe

Die Prophylaxe von Zahnstellungs- und Bißlageanomalien ist, wie eingangs ausgeführt, nicht primär wie bei der Karies- und Gingivitisverhütung möglich, sondern nur im Sinne der Vermeidung der vollen Anomalieschwere durch Frühbehandlung und Eliminierung von dysgnathiefördernden Habits und Parafunktionen. Dies ist durch die multifaktorielle Ätiologie begründet, deren erblicher Anteil äußeren Einflüssen nicht zugänglich ist.

Prophylaktische Maßnahmen müssen auch auf den zeitlichen Rahmen der alters-, dentitions- und wachstumsspezifischen Entstehung einer Gebißanomalie abgestimmt werden. Aus diesem Grund wurde bereits in den Kapiteln „Dentition", „Orofaziale Funktionsabläufe" und „Psychosomatik" darauf eingegangen. In diesem Kapitel, das nur in Verbindung mit den genannten zu sehen ist, soll deshalb das methodische Vorgehen für die noch nicht beschriebenen Prophylaxemaßnahmen im Vordergrund stehen.

6.1 Habits und Dyskinesien

Unter den Oberbegriffen „Habits" und „Dyskinesien" werden Angewohnheiten und neuromuskuläre Fehlfunktionen zusammengefaßt, die einerseits physiologische Wachstumsprozesse stören und damit andererseits die Ausbildung einer Zahnstellungs- und Bißlageanomalie fördern. Dazu gehören z. B.:

- Lutschen an Fingern und anderen Lutschkörpern,
- Fingernägelkauen,
- Lippen- und Zungenbeißen,
- Zungenpressen, Einsaugen von Lippe und Wange,
- viszerales Schlucken.

Das Abstellen dieser Gewohnheiten und Fehlfunktionen ist oft auf biomechanischem Wege allein nicht möglich, sondern bedarf sehr häufig psychologischer Beratung und Betreuung (Kap. 5.2).

6.1.1 Fingerlutschen

Häufigste Lutschangewohnheit ist die am Daumen. Sie ist, wie beschrieben, im ersten Lebensjahr noch als physiologisch anzusehen, da sie Ausdruck der Saugreflexstillung und der Hand-Mund-Koordination zum Kennenlernen der Umwelt für den Säugling ist. Das Beibehalten über die ersten Lebensjahre hinaus kann zur Deformierung der Alveolarfortsätze in vertikaler oder sagittaler Richtung führen.

Die kritische Grenze der Einwirkungszeit dieser „negativen kieferorthopädischen Apparatur" wird mit 6 Stunden pro Tag angegeben. Folgende Veränderungen im Kieferbereich können durch die Lutschfunktion bei genetischer Disposition induziert werden:

- Protrusion der oberen und/oder Retrusion der unteren Schneidezähne mit Vergößerung der sagittalen Schneidezahnstufe → Behinderung des Lippenschlusses.
- Distalokklusion und/oder distale Bißlage durch Hebelfunktion des Daumens in dorsaler Richtung.
- Schmalkiefer (OK) durch verstärkten Wangendruck und Verdrängung der Zunge nach kaudal während des Saugens am Finger. Dies fördert gleichzeitig die Rücklage des Unterkiefers, da der verschmälerte Oberkiefer diesen auf Grund der Parabelform nur noch in einer mehr distalen Lage übergreifen kann.
- Frontal offener Biß durch Auseinanderdrücken der Alveolarfortsätze und Behinderung des Schneidezahndurchbruchs und deren Okklusionseinstellung.

Mit einer *Spontankorrektur* der negativen Folgen kann bei Abstellen des Habits bis zum *3. Lebensjahr* gerechnet werden. Eine *zeitliche Grenze*, nach der bei Fortbestehen der Parafunktion nicht mit einer Selbstausheilung zu rechnen ist, stellt die *Okklusionseinstellung* der *1. Molaren* und der *Durchbruch der Schneidezähne* dar. Dies entspricht etwa dem 6.–7. Lebensjahr. Damit ist der Zeitraum zwischen dem 3. und 5. Lebensjahr besonders intensiv für das Abstellen des Habits zu nutzen. Die Umstellung vom Daumen auf den Beruhigungssauger als Lutschkörper ist nur eine Teillösung des Problems, da auch das „Nuckeln" als Parafunktion sistieren kann und nur dann sinnvoll ist, wenn der Sauger nur zu den „Lutschzeiten" nach der Nahrungsaufnahme und vor dem Einschlafen gegeben wird, um gleichzeitig gezielt auf das Abstellen jeglicher Lutschfunktion hinzuarbeiten. Leider wird der Beruhigungssauger oder „Pacifier" durch permanente Verabreichung auch dazu genutzt, um nicht nur den Saugreflex des Kindes zu stillen, sondern auch für die Eltern „Ruhe und Frieden" zu schaffen und sie so von einer vermehrten Zuwendung zu befreien. Gerade dies kann die psychische Ursache für das Weiterbestehen eines Lutschhabits sein. Zuwendung ist jedoch für das Abstellen unbedingte Voraussetzung und besitzt einen höheren Stellenwert als prophylaktisch wirkende Apparaturen.

Wenn Eltern ihr Kind mit dieser Anomalie vorstellen oder bei der zahnärztlichen Routineuntersuchung schon die Lutschfolgen offenkundig sind, sollten zunächst Kind und Eltern über die Folgen des Habits aufgeklärt werden, um dann gemeinsam über die Möglichkeiten des Abstellens zu „beraten". Zunächst muß in der Folgezeit jedes „Hineinrutschen des Fingers in den Mund" dem Kind bewußt gemacht und registriert werden. Dazu bieten sich die sog. Lutschprotokolle an, in denen täglich der Erfolg oder Mißerfolg durch das Einzeichnen von Sonne und Regen gekennzeichnet werden. Wichtig ist dabei, daß das Kind den Erfolg seiner Bemühungen bewußt mitgestalten und erleben kann. Zusätzlich kann eine genormte Mundvorhofplatte (nach *Schönherr* [1956] oder *Hinz*) mitgegeben werden, um besonders vor dem Einschlafen das unbewußte Lutschen am Daumen zu verhindern. Auch zu einem späteren Zeitpunkt sollten immer psychologische und biomechanische Möglichkeiten parallel genutzt werden.

Folgende Prophylaxemaßnahmen sind in den einzelnen Altersgruppen geeignet, das Daumenlutschen abzustellen:

Säugling und Kleinkind bis 3. Lebensjahr:
- Beruhigungssauger → als Hilfe zum gänzlichen Abgewöhnen des Lutschens, da auch der Beruhigungssauger bei permanentem Gebrauch negative Folgen hat.
- Bestreichen des Daumens mit unangenehmen Geschmacksstoffen, wie *Daumexol* oder *Tinctura amara SR.* Das Umwickeln der Hände und das Anlegen von Armmanschetten ist psychologisch nicht vertretbar.
- Wenn bereits Lutschfolgen bestehen, kann zur Unterstützung der Selbstausheilung die konfektionierte *Mundvorhofplatte* gegeben werden

3.–6. Lebensjahr (Vorschulkind):
- Gespräch mit den Eltern und dem Kind zur Aufdeckung und *Ausschaltung* möglicher *psychischer Überbelastung*, die Anlaß zur Lutsch(ab)reaktion sein könnten.
- Aufzeigen der Lutschfolgen und Ausnutzung der zahnärztlichen Autorität zur Motivation des Kindes.
- Lutschprotokoll zum Bewußtmachen der Häufigkeit und Dauer des Lutschens und zum Miterleben des Erfolges bei Reduzierung, was wiederum zur Motivation beiträgt. Bestrafung und Ausschimpfen haben oft gegenteilige Folgen.
- Konfektionierte Mundvorhofplatte zur Beseitigung der vergrößerten Schneidekantenstufe und des offenen Bisses (mit Zungengitter). Bei nächtlichem Herausfallen können inkompetente Lippen oder die verlegte Nasenatmung die Ursache sein → myotherapeutische Übungen/Adenotomie?

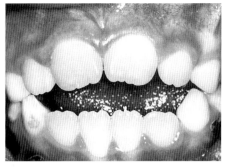

a

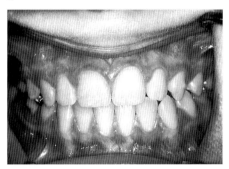

b

Abb. 129 a) Frontal offener Biß. b) Schluß des offenen Bisses nach zweijähriger Behandlung mit einer Mundvorhofplatte nach Kraus (Vestibulär- und Zungenschild)

ab 6. Lebensjahr (Schulkind):

- Aufdeckung möglicher *Einflußfaktoren* (Reizüberflutung durch TV, fehlende Zuwendung durch Eltern) müssen am Beginn aller prophylaktischer Bemühungen stehen, da das Beibehalten des Habits im Schulalter außerhalb der entwicklungsphysiologischen Variationsbreite liegt. Es sollten die gleichen Methoden wie beim Vorschulkind, jedoch noch mehr vernunftbetont (z. B. Ehrenwort mit Handschlag), angewandt werden. In schwierigen Fällen sollte der Kinderpsychologe oder -psychiater konsultiert werden.
- Mundvorhofplatte (konfektioniert oder individuell) zur Behebung der Lutschfolgen. Für die vergrößerte sagittale Schneidekantenstufe eignet sich die Mundvorhofplatte nach *Hotz* (1980) mit Auflage an den oberen Schneidezähnen und für den offenen Biß die mit zusätzlichem Zungenschild. Mit letzterer wurde ein 9jähriger Junge, der zum Zeitpunkt des Einsetzens noch lutschte, behandelt und der offene Biß innerhalb von 18 Monaten geschlossen (Abb. 129). Bei ungenügendem Atemvolumen durch die Nase kann ein Loch in die Mundvorhofplatte geschliffen werden.
- Apparative Frühbehandlung mit aktiver Platte oder Aktivator, da auch das Gerät zur Desorientierung des Lutschfingers und damit zum Abstellen des Habits beitragen kann. Dieser frühe Beginn einer Therapie muß in Fällen mit offenem Biß oder vergrößerter Schneidekantenstufe bereits mit einer fernröntgenkephalometrischen Analyse untersetzt werden, da z. B. ein vergrößerter Kieferbasis- oder ANB-Winkel ein deutlicher Hinweis für die Beteiligung des Gesichtsschädelaufbaus an der Ätiologie ist und die Anomalie durch das Abstellen des Habits kaum behoben werden kann, da sie hauptsächlich auf skelettale Disharmonien zurückzuführen ist. Ohne Zweifel bedeutet in diesen Fällen die Frühbehandlung auch eine prophylaktische Maßnahme im Sinne der Verhütung einer weiteren Anomalieverstärkung.

6.1.2 Lippen- und Zungenbeißen, Einsaugen von Lippe und Wange

Lippen-, Zungen- und Wangenhabits treten nicht so häufig wie das Lutschen auf. Sie stellen sich jedoch manchmal als Folge des Daumenlutschens ein und füllen das hinterlassene „Vakuum" zwischen den Zahnreihen in sagittaler und vertikaler Richtung aus. Beim offenen Biß in der Front schiebt sich die Zunge von lingual hindurch und im Seitenzahngebiet wird die Wange eingesogen. Dadurch wird der Durchbruch und die Einstellung der bleibenden Zähne in die Okklusion behindert. Das *Zungenbeißen* und -pressen kann im Kleinkind- und Vorschulalter durch ein *linguales Gitter* an konfektionierten und das *Lingualschild* an der doppelten Mundvorhofplatte nach *Kraus* verhindert werden. Besteht die Angewohnheit auch nach Durchbruch der permanenten Schneidezähne, hat sich das Aufkleben von *Spikes* (Klebebrackets mit abgerundeten Spitzen) auf den Lingualflächen der unteren Schneidezähne bewährt. Im Seitenzahngebiet kann ebenfalls die Mundvorhofplatte zur Verhinderung des Wangeneinsaugens genutzt werden oder an einen Aktivator oder eine aktive Platte wird ein *Bukkalschild* angebracht.

Gleiche Folgen wie das Zungenpressen kann auch die interdentale Einlagerung der Zunge beim infantilen oder *viszeralen Schlucktyp* (s. Diagnostik) haben. Eine Umorientierung der Zunge zum Gaumen kann durch das Anbringen von *Reizkörpern* am *Gaumen* (Knopf oder Mulde an der Oberkieferplatte oder Kugel am Transpalatinalbogen), mit dem die Zungenspitze spielt, erzielt werden.

Zur Verhinderung des *Lippenbeißens* und der Einlagerung der Unterlippe zwischen oberen und unteren Schneidezähnen dient im Kleinkind- und Vorschulalter ebenfalls die *Mundvorhofplatte*. Nach Durchbruch der bleibenden Schneidezähne ist in den meisten Fällen eine *apparative Frühbehandlung* mittels Aktivator oder aktiver Platte angezeigt. Da die Unterlippeneinlagerung oft mit einer Mundatmung und Tonusverlust des M. orbicularis oris einhergeht, sollten parallel *myotherapeutische Übungen* durchgeführt werden (s. u.).

6.2   Myofunktionelle Übungen

Der Einfluß orofazialer Funktionsabläufe und muskulärer Ungleichgewichte auf die Pathogenese von Dysgnathien ist bekannt. *Rogers* (1918) gab deshalb mundgymnastische Übungen zur Stärkung verschiedener mimischer und Kaumuskelanteile an, um die apparative Therapie zu unterstützen. Auch das Fränkelsche Konzept zur Funktionskieferorthopädie mit dem Funktionsregler (s. Kap. 7.5.1.2.2) sieht im muskulären Training den Schlüssel zur stabilen Bißlagekorrektur.

Myofunktionelle Übungen werden zur Umstellung der Zungenlage und Kräftigung der Fasern des M. orbicularis oris bei fehlendem Mundschluß empfohlen.

Die Gymnastik zur besseren Anlagerung der Zunge am Gaumen (Schlucktyp) besteht im *Sprechen* von *Konsonanten*, z.B. g und k, und gleichzeitigem *Balancieren* eines *Gummiringes* auf der Zungenspitze, um die Anlagerung besonders bewußt werden zu lassen. Da dies eine besondere Geschicklichkeit und entwickelte Feinmotorik voraussetzt, sind diese Zungenübungen erst bei Schulkindern anzuwenden.

Zu einem früheren Zeitpunkt sollte mit *myofunktionellen Übungen* bei Kindern mit *Morbus Down* begonnen werden. Bei diesen Patienten besteht das Ziel, die tonuslose und oft aus dem Mund hängende Zunge zu stimulieren. Dazu muß zunächst die Zungensensibilität verbessert werden, bevor durch Anbringen von Reizkörpern an der Palatinalfläche einer aktiven Platte die Zunge umorientiert werden kann (Abb. 130).

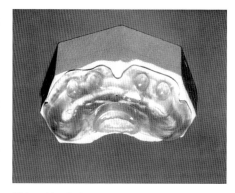

Abb. 130   Reizplatte zur Zungenstimulation bei Morbus Down auf dem Modell, vestibuläre Perlen und Mulde am Gaumen sollen Zunge zum Aufsuchen dieser Unregelmäßigkeiten anregen

Myofunktionelle Übungen dieser Art sind oft sehr betreuungsaufwendig, und der Erfolg ist nicht immer meßbar. Trotzdem sollte gerade bei diesen Patienten, möglichst unter physiotherapeutischer Anleitung, alles versucht werden, um funktionell und physiognomisch eine Verbesserung zu erreichen.

Myofunktionelle Übungen zur Verbesserung des Lippentonus können mit der konfektionierten oder individuellen *Mundvorhofplatte*, deren Ränder durch Radieren der Umschlagfalte extendiert werden, durchgeführt werden. Der Lippenschluß erfordert eine stärkere Muskeldehnung und -kraft. Außerdem kann versucht werden, trotz Zuges am extraoralen Ring, die Platte im Vestibulum zu halten. Der steigende Lippentonus – und damit der Erfolg – kann durch die Messung der Abzugskraft mittels Federwaage demonstriert werden.

Eine weitere Möglichkeit zur Verbesserung des Lippentonus bei Schulkindern besteht im Halten eines *Holzspatels* mit den Lippen für 20–30 Minuten täglich, z.B. während der Hausaufgaben. Dabei darf das Ende nicht mit den Zähnen gehalten werden und man kann, um die aufzuwendende Kraft zu steigern, das andere Ende mit einer Knetkugel oder selbstgeformten Figuren beschweren.

Die angeführten *Kräftigungsübungen* für den M. orbicularis oris stehen im engen Zusammenhang mit der *Umstellung* von der permanenten Mund- zur *Nasenatmung*. Neben der beschriebenen Ausschaltung von Atemweghindernissen in der Nase können die beschriebenen Mundschlußübungen ganz wesentlich zum Erreichen der physiologischen Atmungsform beitragen. Unterstützend kann auch eine *luftdurchlässige Mundbinde*, die *nachts* angelegt wird, wirken, da während des Schlafes auf dem Rücken der Unterkiefer besonders leicht nach unten und hinten absinkt.

6.3   Beschleifen von Milchzähnen

Das okklusale oder approximale Beschleifen von Milchzähnen dient einerseits der Aufhebung dentaler Zwangsführungen, die eine Funktionseinschränkung und Wachstumsbehinderung darstellen können, und soll andererseits die zeitliche Koordination des Zahndurchbruchs bei Größendiskrepanzen zwischen Milch- und bleibenden Zähnen unterstützen.

So führt der *Labialstand* eines unteren *Milcheckzahnes* gegenüber dem oberen zum Abgleiten des Unterkiefers aus der Mitte zur betroffenen Seite hin. Dieser einseitige Kreuzbiß kann zu Entwicklungsungleichheiten im Kiefergelenk und zur Wachstums-

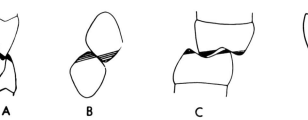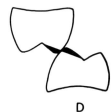

Abb. 131   Einschleifen bei Falschverzahnung von Milchzähnen, A) Schneidezähne, B) Eckzähne, C) Milchmolaren, D) bukkale Nonokklusion bei Milchmolaren

hemmung des Oberkieferalveolarfortsatzes durch den übergreifenden Unterkiefer führen. Deshalb muß diese Zwangsführung zum frühestmöglichen Zeitpunkt aufgehoben werden. Ist der Überbiß gering, kann durch *Beschleifen* beider Eckzahnspitzen in Form *schiefer Ebenen* (→ die Eckzahnspitze wird durch das Beschleifen in die regelrechte Position verlegt) die Zwangsführung aufgehoben werden (Abb. 131). Ist der Überbiß zu tief, sollte mit einem Aktivator oder einer Oberkieferdehnplatte die Mittellinieneinstellung des Unterkiefers erreicht werden. Auch an Schneidezähnen oder Milchmolaren ist das Aufheben einer Kreuzbißsituation durch okklusales Beschleifen möglich, wobei an den Seitenzähnen auch die Höcker der Gegenseite einbezogen werden sollten, da hierdurch der Unterkiefer besser zu dieser Seite hin gleiten kann.

Das *approximale Beschleifen* von Milchzähnen dient besonders der Verhinderung des Eckzahnaußenstandes trotz ausgeglichener Platzbilanz. Bei einer Dentitionsfolge 435 im Oberkieferstützzonenbereich bzw. 345 im Unterkiefer kann es durch Verharren des 2. Milchmolaren während des Eckzahndurchbruches zum Außenstand kommen, da letzterer den ihm fehlenden Platz (bleibender Eckzahn ist 2 mm breiter als sein Vorgänger) nicht durch eine Distalverschiebung des 1. Prämolaren bei Aufbrauchen des Platzüberschusses zwischen 2. Milchmolaren und Prämolaren erhält. Dies kann durch das *mesiale Beschleifen* des *2. Milchmolaren* während des Eckzahndurchbruchs erreicht werden (s. Abb. 41). Der 2. Prämolar hat dann immer noch ausreichend Platz. Dieses Verfahren ist jedoch nur bei leichtem Platzmangel möglich und bedarf der weiteren Dentitionskontrolle. Verschiedentlich wird auch das mesiale Beschleifen des Milcheckzahnes zur besseren Einstellung des seitlichen Schneidezahnes, der auf Grund von Platzmangel rotiert oder im Außenstand durchbricht, empfohlen. Die regelrechte Einstellung erfolgt zu diesem Zeitpunkt auch noch leichter, da die Wurzel noch nicht vollständig ausgebildet ist, und eine Derotation zu einem späteren Zeitpunkt wegen der stärkeren parodontalen Verankerung sehr rezidivgefährdet ist. Dem Vorteil dieser prophylaktischen Maßnahme steht der Platzverlust für den bleibenden Eckzahn gegenüber, weshalb in solchen Fällen unbedingt eine Platzbilanz für den Zahnbogen folgen muß.

Bei allen Beschleifmaßnahmen muß auch bei fortgeschrittener Wurzelresorption eine Touchierung zur Desensibilisierung des freigelegten Dentins mittels eines Fluoridpräparates und anschließender Ausfällung (z.B. Magnesiumsilikofluorid und Kalziumhydroxyd) erfolgen.

Wie im Kapitel zur Dentition ausgeführt, ist die Gebrauchsperiode des Milchgebisses durch natürliche Abrasion gekennzeichnet, was einer Einstellung des Unterkiefers aus einer Distal- in eine Regelokklusion dienlich ist (Zielinsky-Modus).

Unterbleibt dieses natürliche „Einschleifen", und dies ist vor allem bei permanenten Mundatmern der Fall, kann es mit dem Schleifsteinchen nachgeholt werden.

6.4   Erhalt der Stützzone

Entsprechend dem Dentitionsablauf wird der Platz für den Durchbruch von Eckzahn und Prämolaren nach anterior vom lateralen Schneidezahn und nach posterior vom 1. Molaren begrenzt, da diese schon etwa zwei Jahre früher durchbrechen. Bis zur Eruption wird diese Distanz, die als Stützzone bezeichnet wird, durch die Milchzähne gehalten. Dies ist erforderlich, da durch kariöse Zerstörung oder Extraktion eines Milchmolaren der 1. Molar auf Grund seiner Mesialdrift rasch in die Lücke einwandert. Aber auch von anterior kippt der laterale Inzisivus in die Lücke und es kommt in der Folge zu einer Mittellinienabweichung zur betroffenen Seite hin. *Baume* (1968) meint, daß eine Zahnlücke zu $^1/_3$ von anterior und zu $^2/_3$ von posterior geschlossen bzw. eingeengt wird. Dies wiederum führt zur Durchbruchsbehinderung oder zum Außenstand. Ein Erhalt der Milchzähne in ihrer vollen mesiodistalen Breite ist deshalb für die 2. Wechselgebißphase und die Verhütung von Gebißanomalien sehr wichtig. Hinsichtlich der Wirksamkeit dieser prophylaktischen Maßnahme muß einschränkend darauf hingewiesen werden, daß auch die Entstehung des sog. sekundären Engstandes nach Einbruch der Stützzone durch vorzeitigen Milchzahnverlust immer durch genetische Einflüsse überlagert wird. Dazu gehören das Mißverhältnis zwischen Zahn- und Kiefergröße, dem zwischen Milch- und bleibenden Zähnen sowie die individuell sehr unterschiedliche Lückeneinengungstendenz. So beobachteten *Ullmann* und *Scherf* (1991) in einer Längsschnittstudie an 250 Schulkindern im Alter zwischen 7 und 15 Jahren nach vorzeitigem Milchzahnverlust eine durchschnittliche Lückeneinengung von 1,7 mm im Ober- und 1,9 mm im Unterkiefer. Bei Verlust von zwei Milchmolaren schwankte die Einengung zwischen 0,3 mm und 5,0 mm und korrelierte mit dem bereits vorhandenen Weit- oder Engstand der bleibenden Schneide- und Milchzähne. Damit ist auch nicht in jedem Fall eine Lückenhalterprothese oder festsitzender Lückenhalter zum Halten der Stützzonenlänge indiziert. Dies entbindet jedoch nicht von kariesprophylaktischen Maßnahmen und der Füllungstherapie zur Erhaltung dieser Milchzähne, da weder Einengungstendenz noch Zahn- und Kiefergrößenmißverhältnis sicher zu prognostizieren sind. Die Indikation für einen Lückenhalter ist außerdem vom Zeitpunkt des Milchzahnverlustes im Verhältnis zum Durchbruch des Nachfolgers abhängig. Ein Jahr vor dem natürlichen Ausfall des Milchzahnes hat die Krone des bleibenden Zahnes schon die trennende Knochenlamelle aufgelöst und liegt unmittelbar unter dem Gingivaniveau, so daß dadurch das Halten der Stützzonendistanz bereits gewährleistet ist. Außerdem bricht dann der Zahn auch beschleunigt durch. Von einem *vorzeitigem Milchzahnverlust* sollte nur gesprochen werden, wenn der Extraktionszeitpunkt *mehr als ein Jahr vor* dem *natürlichen Ausfall* liegt.

Folgende Möglichkeiten zum Erhalt der Stützzone sollten genutzt werden:

- Kariesprophylaxe durch ausreichende Mundhygiene, Reduzierung des Kohlenhydratkonsums und Fluoridapplikation.
- Regelmäßige zahnärztliche Kontrolle alle sechs Monate.
- Füllungstherapie und Überkronung bei kariösen Defekten. Schon bei kleineren Defekten sollte die Karies entfernt und durch eine Füllung versorgt werden, da eine hohe Kariesprogression besteht und es wegen der geringen Hartgewebsdicke rasch zu einer Pulpitis kommt. Als endodontisches Verfahren ist die Mortalamputation geeignet, um eine temporäre Erhaltung des Milchzahnes bis zum Ausfall zu gewährleisten. Bei größeren kariösen Defekten eignen sich konfektionierte Stahlkronen zur Rekonstruktion der mesiodistalen Zahnbreite.

Ist bereits eine Pulpanekrose oder -gangrän eingetreten, sollte der Zahn extrahiert werden, da er so ein Durchbruchshindernis darstellt und die verbleibenden Kronen- und Wurzelfragmente ihrer Platzhalterfunktion in keiner Weise mehr gerecht werden. Als Ausnahme ist das kurzzeitige Belassen eines 2. Milchmolaren gerecht-

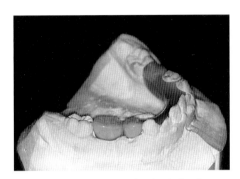

Abb. 132 Abnehmbarer Lückenhalter im Unterkiefer, keine Klammerelemente und Kunststoffbasis im Vestibulum, um Alveolarfortsatzwachstum nicht zu behindern

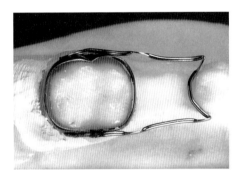

Abb. 133 Festsitzender Lückenhalter auf Modell, bestehend aus Molarenband und angeschweißtem U-Bügel, der sich am 1. Milchmolaren abstützt

fertigt, wenn der 1. Molar gerade im Durchbruch ist und dadurch das Driften nach anterior aufgehalten werden kann.

- Abnehmbare und festsitzende Lückenhalter sind indiziert, wenn nach vorzeitiger Milchzahnextraktion der regelrechte Durchbruch der bleibenden Zähne gefährdet ist. Da, wie eingangs ausgeführt, die Einengungstendenz individuell schwankt, ist die routinemäßige Anfertigung von Lückenhaltern nicht gerechtfertigt. Zunächst sollte die Lücke über einen Kontrollzeitraum von 6–8 Wochen gemessen werden und erst bei einer Einengung von mehr als 1,5 mm in dieser Zeitspanne sollte ein Lückenhalter angefertigt werden. Neben dem Halten der Stützzonenlänge hat der Lückenhalter bei einseitigem Milchzahnverlust die Aufgabe, eine Mittellinienverschiebung zu verhindern.

Die *abnehmbare Lückenhalterprothese* ist besonders nach Verlust mehrerer Milchmolaren indiziert. Bei der Anfertigung ist darauf zu achten, daß so wenig wie möglich Halteelemente angebracht werden und der Kunststoff nicht nach bukkal übergreift. Das Wachstum des Alveolarfortsatzes darf durch den Lückenhalter in keiner Weise behindert werden. Es ist möglich, im Unterkiefer ganz auf Halteelemente zu verzichten, da die linguale und interdentale Retention häufig ausreicht (Abb. 132). Wegen des Höhertretens der Zahnkeime und des Kieferwachstums ist eine ständige Kontrolle der Paßfähigkeit des Lückenhalters erforderlich. Deutet sich ein Mißverhältnis zwischen Zahn- und Kiefergröße an oder ist die Lückeneinengung sehr umfangreich, sollte sich bald eine kieferorthopädische Diagnostik zur Entscheidung zwischen konservativer Platzbeschaffung oder Extraktionstherapie anschließen, da bei letzterer der Lückenhalter zumeist kontraindiziert ist.

Der *festsitzende Lückenhalter* ist besonders nach Verlust nur eines Milchzahnes – speziell des 2. Milchmolaren – indiziert. Hierfür wird auf den 1. Molaren ein orthodontisches Band aufgesetzt, an das ein U-förmiger Draht zur Abstützung am 1. Milchmolaren angeschweißt wird (Abb. 133). Voraussetzung ist der vollständige Durchbruch des 1. Molaren. Ist dies nicht der Fall, kann der Distanzdraht auch an einer konfektionierten Krone für den benachbarten Milchmolaren befestigt werden. Auch festsitzende Lückenhalter sind regelmäßig zu kontrollieren, da es zum Verrutschen des U-Drahtes, zum Kippen der Ankerzähne und zur Verlängerung der Antagonisten in die Lücke kommen kann.

In die *kieferorthopädische Prophylaxe* müssen natürlich auch alle Maßnahmen zur *Vorbeugung* gegen *Karies* und *Parodontalerkrankungen eingeschlossen* werden und dürfen besonders während der kieferorthopädischen Behandlung, die durch eine Erschwerung der Mundhygiene gekennzeichnet ist, nicht vernachlässigt werden. Aus Platzgründen sei jedoch auf spezielle kinderzahnärztliche Publikationen und Literatur zur allgemeinzahnärztlichen Prophylaxe (*Gülzow* 1995) verwiesen, die eine sinnvolle Ergänzung zur Problematik darstellen.

Zusammenfassung

Kieferorthopädische Prophylaxe muß immer in Bezug zur Dentition, zum Wachstum und zur psychischen Entwicklung eingesetzt werden.

Die Vorbeugungsmaßnahmen dienen dem Ausschalten von Störfaktoren für eine regelrechte Gebißentwicklung.

Mit den prophylaktischen Maßnahmen kann eine Dysgnathie schon während des Entstehens abgeschwächt und in Eugnathie überführt werden. Eine primäre Verhütung ist nicht möglich.

Kieferorthopädische Prophylaxe ist eine Ergänzung zu den allgemeinen Vorbeugemaßnahmen gegen Karies und Parodontalerkrankungen. Letztere sind besonders während einer kieferorthopädischen Behandlung zu intensivieren, da abnehmbare und festsitzende Apparaturen die Zahnbelagsbildung fördern und die Mundhygiene erschweren.

7 Therapie

7.1 Ziel und Grenzen kieferorthopädischer Therapie

Andresen (1931) meint: „*Jede kieferorthopädische Behandlung hat das Ziel, das individuelle, funktionelle und ästhetische Optimum zu erreichen.*" Dies bedeutet, daß in den meisten Fällen durch die Behandlung keine Idealzahnstellungs- und -gebißformen zu erzielen sind, da Wachstum und erblicher Hintergrund die Kieferumformung eingrenzen. Auch sollte nicht versucht werden, eine biometrische Norm zu erreichen, da der errechnete Durchschnittswert für den Einzelfall häufig nicht zutrifft.

Die Kriterien für das individuelle Optimum sind:

- wohlgeformter Zahnbogen ohne Engstand, Lücken und Rotationen,
- gute okklusale Abstützung und Höcker – Fissuren – Verzahnung bukkal und oral,
- frontaler Überbiß 2–4 mm,
- Eckzahnführung bei Laterotrusionsbewegung.

Neben diesen Zielen, welche der *Verbesserung* von *Ästhetik, Funktion* und Erhalt der *Stabilität* des Behandlungsresultates dienen, wird auch der *Karies-* und *Parodontalprophylaxe* durch die Beseitigung von Plaqueretentionsnischen und traumatischer Okklusion Rechnung getragen. Konservierende und prothetische Behandlungsmaßnahmen lassen sich durch verbesserte Zugänglichkeit nach Auflösung eines Platzmangels besser durchführen, und beim Deckbiß kann durch Verkleinerung des Interinzisalwinkels und Bißhebung das Abscheren dünner keramischer Kronenränder am Gingivalsaum vermieden werden.

Trotz eindeutiger Ziele ist unklar, wie groß aus epidemiologischer Sicht der Anteil behandlungsbedürftiger Patienten ist. Da die Übergänge vom leichten zum schweren Engstand oder kleinen und großen Overjet fließend sind, ist eine Begrenzung der Behandlungsnotwendigkeit schwer vorzunehmen. Das Vorkommen von Zahnstellungs- und Bißlageanomalien bei 9–11jährigen Kindern wird mit etwa 60% angegeben. Um auf eine auch ökonomisch vertretbare *Behandlungsnotwendigkeit* nach ästhetischen, funktionellen und zahngesundheitlichen Kriterien zu kommen, müssen die einzelnen Anomaliekomponenten gewichtet und bewertet werden.

Da sich jede Zahnstellungsanomalie aus Einzelabweichungen und -symptomen zusammensetzt (z.B. frontaler Engstand, Kreuzbiß, vergrößerte sagittale Stufe), liegt es nahe, diese nach dem Schweregrad mit Punkten zu bewerten und eine Summenpunktzahl als Grenze für die Behandlungsnotwendigkeit anzusetzen. Von *Hotz* (1975) liegt ein solcher Vorschlag vor, wonach entsprechend der Punktzahl vier Kategorien gebildet werden:

1. Behandlung ist abzulehnen,
2. Behandlung möglich,
3. Behandlung wünschenswert,
4. Behandlung unbedingt notwendig.

Eismann (1969), der ebenfalls die Abweichungen jedes einzelnen Zahnes mit Punkten bewertet, leitet daraus sowohl die Behandlungsnotwendigkeit als auch die Erfolgsbewertung nach abgeschlossener Behandlung ab. Er untergliedert die Punktvergabe nach den drei Kategorien Ästhetik (Morphologie), Funktion und potentielle Folgeerkrankungen (Karies und Parodontalerkrankungen). Im europäischen Maßstab findet zunehmend der *Index of Orthodontic Treatment Need* (*IOTN*) Anwendung (*Shaw* und *Richmond* 1990). Er setzt sich zusammen aus einer ästhetischen patientenbezogenen Komponente, dem SCAN-Index, der auf der Einstufung intraoraler Fotos mit zehn Schweregraden fußt und dem DHC-Index (*Dental Health Component*), mit welchem wiederum morphologische und funktionelle Abweichungen wie Überbiß, sagittale Schneidekantenstufe, Kreuzbiß, Engstand und Mittellinienabweichungen bewertet

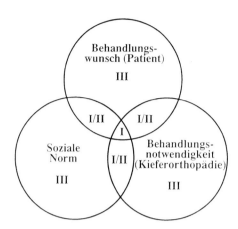

Abb. 134 In die Einschätzung zur kieferorthopädischen Behandlungsnotwendigkeit muß neben der Indikationsstellung durch den Kieferorthopäden die Anforderung von seiten des Patienten und des sozialen Umfeldes einfließen. Wenn alle drei Seiten in der Forderung nach Behandlung übereinstimmen, ist eine dringende Behandlungsnotwendigkeit gegeben (I), während bei Anforderung von nur einer Seite (III) in der Regel von einer geringeren Schwere im Sinne der gesundheitlichen und/oder sozialen Belastung für das Individuum ausgegangen werden kann

werden. Bei Kalkulation nach dem IOTN-Index liegt die Behandlungsnotwendigkeit bei 40 %, wobei von einer dringenden Behandlungsindikation in 25 % der Fälle auszugehen ist.

Die *Grenzen* kieferorthopädischer Therapie werden von folgenden objektiven und subjektiven Faktoren bestimmt:

- Schweregrad der Zahnstellungs- und Bißlageanomalie, da die wachstums- und apparatemäßige Adaptation durch das genetische Wachstumsmuster eingeschränkt wird.
- Das *Alter* des Patienten schränkt vor allem kieferorthopädische Maßnahmen zur Bißlagekorrektur zwischen Ober- und Unterkiefer ein. Mit zunehmendem Alter verlängert sich auch die Behandlungszeit durch eine verlangsamte Zahnbewegung auf Grund verringerter turn-over-Rate und höherem Mineralisationsgrad des Knochens.
- Frühzeitiger *Zahnverlust*, ungenügende Sanierung und *Mundhygiene* lassen auf eine *fehlende Motivation* und Compliance schließen.

Neben diesen alters- und zahngesundheitlichen Faktoren spielen auch der Wunsch des Patienten nach ästhetisch-funktioneller Verbesserung und sozial-ökonomische Normvorstellungen eine entscheidende Rolle bei der Festlegung der Behandlungsnotwendigkeit (Abb. 134). Aus der gänzlichen oder teilweisen Überlappung dieser verschiedenen Betrachtungsfelder können auch der Schweregrad und die Dringlichkeit für eine Therapie abgeleitet werden (s. Abb. 134, I → III).

7.2   Biologie und Mechanik der Zahnbewegung

Einleitung

Ein Zahn wird durch seine parodontale Faseraufhängung in der Alveole befähigt, auftreffende *Kaukräfte*, die zwischen 20 N und 300 N liegen, durch die eigene Auslenkung abzupuffern, so daß die starke Druckbelastung in abgeschwächter Form auf die funktionell ausgerichteten Trabekel der Knochenspongiosa weitergeleitet werden. Wegen des nur sehr *kurzen Einwirkens* der Kaukräfte sind die Dehnung oder die Kompression parodontaler Fasern sowie die Alveolendeformierung *reversibel* und der Zahn kehrt in seine alte Position zurück. Die Anzahl der Zahnwurzeln ist auf den Querschnitt der Kaufläche und damit die Größe der Kraftaufnahme während des Kauens und Beißens abgestimmt. Treffen den Zahn neben den erwähnten kurz dauernden Kaukräften solche, die lang anhalten oder in sehr geringen zeitlichen Abständen wiederholt einwirken, kommt es zu irreversiblen parodontalen Verformungen, denen Gewebereaktionen der Gefäße und Fasern im Parodont sowie der Alveolenkortikalis und Spongiosa folgen. Im Ergebnis dieser Anpassungsreaktionen wird der Zahn in Richtung der Belastung bewegt. Schon mit geringen Dauerbelastungen zwischen 1,0 N und 2,0 N werden diese Reaktionen ausgelöst, wenn die Kraft nicht axial/okklusal, wie beim Zerkleinern des Speisebolus, sondern seitlich von labial, oral oder approximal auf die Zahnkrone auftrifft. Dieses Phänomen der weitgehenden Widerstandslosigkeit des Parodonts gegen unphysiologisch auftreffende Kräfte wird für die orthodontische Bewegung genutzt. Die Anpassungsfähigkeit parodontaler und knöcherner Gewebe auf diese Druckapplikation ist jedoch begrenzt, so daß bei Überschreiten individueller Grenzwerte negative Begleiterscheinungen, wie Verlust parodontalen Gewebes und Wurzelresorptionen ein Risiko für die Zahngesundheit und den langfristigen Erhalt darstellen. Damit werden einerseits die kieferorthopädischen Behandlungsmöglichkeiten in ihrem Ausmaß begrenzt, und andererseits muß, wie in allen Bereichen der Medizin, das Dosis (Kraft)-Wirkungs-Prinzip eingehalten werden. Die Toleranzschwelle ist nicht nur von der absoluten Kraftgröße, sondern auch vom unterschiedlichen Kraftangriff an der Zahnkrone abhängig. Der Angriff der orthodontisch wirksamen Kraft muß so erfolgen, daß es zur gleichmäßigen Druck-

und Zugverteilung auf den gesamten Faserapparat kommt und eine punktmäßige Überbelastung vermieden wird. Für eine erfolgreiche Therapie sind deshalb neben den Kenntnissen zur Gewebereaktion auch die Grundlagen der Biomechanik zu beherrschen.

Mit dem Begriff Zahnhalteapparat oder Parodontium werden die folgenden Strukturen zusammengefaßt:

- Als *Desmodont* wird das Bindegewebsfaser-, -zell-, Nerven- und Gefäßsystem bezeichnet, welches den *0,05 mm–0,3 mm breiten Spalt* zwischen Alveolarknochen und Zahnzement ausfüllt. Die sehr straffen und nur um ca. 5% dehnbaren *Bindegewebsfaserbündel* stellen den Hauptanteil am Desmodont und ziehen strahlenkranzartig vom Zahnzement zur Alveolenkortikalis und zur Gingiva (Abb. 135 a). Durch den wechselnden Schräg-, Horizontal- und Vertikalverlauf der Fasern wird einer Kompression des Desmodontes in Fortsetzung der Kraftrichtung durch die Zugbeanspruchung der anderen Fasern entgegengewirkt. Eingelagerte Zellen, Gefäße und Grundsubstanz dienen als zusätzliches Polster.

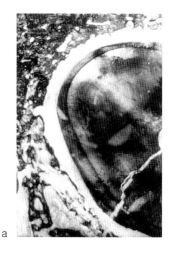

a

Obwohl der *Gefäßanteil* am Desmodont nur etwa 3% beträgt, ist die gesamte Wurzel korbartig von sehr feinen Gefäßen umgeben. Störungen in der Mikrozirkulation durch Kompression des Parodontalspaltes oder Strangulation zwischen den auf Zug beanspruchten Kollagenfasern haben eine wichtige Signalwirkung bei der Auslösung von Umbaureaktionen inne (*Rahn* 1991, *Harzer* 1993) (Abb. 135 b).

Auch die *Nerven* umgeben wie die Gefäße die Zahnwurzel geflechtartig und registrieren jede Veränderung des Zahnes in seiner Aufhängung. Die intradesmodontalen Drucksteigerungen durch Gasbildung bei der Pulpagangrän werden als heftiger Schmerzreiz über den N. trigeminus weitergeleitet. Die zwischen den Faserbündeln liegenden *Zellen* sind in der Mehrzahl Fibroblasten. Daneben kann man die Osteo- oder Zementoprogenitorzellen finden, aus denen sich zum Umbau von Knochen und Zement Osteoblasten und Osteoklasten bzw. Zementoblasten und Zementoklasten differenzieren können.

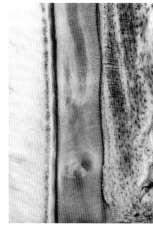

b

Abb. 135   a) Form des Parodontalspaltes im Querschnitt unterhalb des Limbus alveolaris, b) Gefäße im Längsschnitt im Parodont, links Zement und Wurzeldentin, rechts Kortikalis (Polarisationsmikroskopie, Sammlung *Klimm*)

- Das *Wurzelzement* ist dem Wurzeldentin aufgelagert und dient zur Retention der Desmodontalfasern. Es ist in der Zusammensetzung knochenähnlich und hat eine Stärke von ca. 0,1 mm. Die *Zementoblasten* und *Zementoklasten* liegen im Desmodont am Rande des Zementes und können Zement von der Oberfläche her an- oder abbauen. Die *Zementozyten*, welche wie die Osteozyten von mineralisierter Hartsubstanz umgeben sind, können kollagene Fasern und Grundsubstanz synthetisieren, aber auch abbauen. Damit sind die zellulären Bestandteile des Zementes ganz wesentlich am Umbau des Parodontes während der orthodontischen Bewegung beteiligt.

- Der *alveoläre Knochen*, ebenfalls ein wichtiger Bestandteil des Parodontes, ist hinsichtlich seiner Zusammensetzung an periostalen, kortikalen und spongiösen Bestandteilen (s. auch Kap. 2.3.2) ganz auf die funktionelle Belastung des Zahnes abgestimmt. Dies betrifft in besonderem Maße die Stärke der Kompakta und die Ausrichtung und Dichte der spongiösen Knochenbälkchen. Die Alveolenwand, wegen ihrer siebartigen Struktur als *Lamina cribriformis* bezeichnet, ist ca. 0,3 mm stark und dient der Befestigung der desmodontalen Faserbündel. Ihr Gefäßreichtum ermöglicht bei veränderter funktioneller Beanspruchung oder orthodontischer Belastung des Zahnes eine rasche Umbaureaktion. Während bisher angenommen wurde, daß sich dieser knöcherne Umbau nur auf den angrenzenden alveolären Bereich beschränkt, wurde experimentell nachgewiesen, daß funktionelle Veränderungen im gesamten Alveolarfortsatz Appositions- und Resorptionvorgänge induzieren (*Diedrich* 1991, *Rahn* 1991).

- Die *Gingiva* ist durch kollagene Faserbündel am Zahnzement und in der Alveolenkortikalis verankert (Abb. 136). Sie ist gefäß- und nervenreich. Den knöchernen Umbauvorgängen während der orthodontischen Therapie folgen solche im Faser-

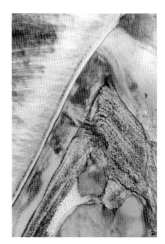

Abb. 136   Am Zahn anhaftende Bindegewebsfaserzüge der Gingiva oberhalb des Limbus alveolaris (Sammlung *Klimm*)

system der Gingiva nur sehr zögernd. Besonders die oberhalb der interradikulären Septen sich ausspannenden *transseptalen Kollagenfasern* können den Zahn im Sinne eines Rezidivs in die alte Lage „zurückziehen".

7.2.1   Parodontium und orthodontische Belastung

7.2.1.1   Theoretische Konzepte zur Gewebereaktion auf die Zahnbewegung

Kieferorthopädische Maßnahmen, bei denen aktiv-mechanische Kräfte für gezielte Zahnbewegungen eingesetzt werden, basieren auf dem Prinzip, daß der knöcherne Teil des Periodontiums auf diese Reize mit Resorptions- und Appositionsvorgängen reagiert. Über die auslösenden Faktoren der kraftspannungsunterschiedlichen Zellreaktionen gibt es divergente Hypothesen.

Um die Mitte des vorigen Jahrhunderts stellte *Flourens* ein Postulat auf, wonach eine Druckapplikation zur Resorption des Knochens führt. Später setzte sich auch *Tomes* für diese sogenannte Drucktheorie ein. Mit den vor allem tierexperimentell gewonnenen Erkenntnissen von *Sandstedt* (1904), *Gottlieb* und *Orban* (1931) und *Schwarz* (1956, 1961) wurde die Flourens-Tomessche Drucktheorie bestätigt und weiterentwickelt. Nach dieser Theorie zur Zahnbewegung führt jede Krafteinwirkung primär zu einer Veränderung des parodontalen Gewebes, bevor sekundär die Reaktion am Knochen beginnt. Es entsteht eine Zugseite mit Erweiterung und eine Druckseite mit Einengung des Parodontalraumes.

Als Mediatoren, die von der Veränderung der Parodontalspaltbreite zum Umbau am Alveolarknochen führen, werden unterschiedliche Faktoren angegeben. *Rygh* (1976) verweist auf eine veränderte Hämodynamik. Danach sollen auf der Druckseite als Folge der durch die Einengung verursachten Zirkulationsstörung die Osteoklastentätigkeit und damit die Knochenresorption zunehmen. Auf der Zugseite setzt mit der Induktion der Osteoblasten eine entgegengesetzte Reaktion ein. Diese belastungsbedingten Zirkulationsstörungen im Parodontium wurden von *Gianelly* (1969), *Khouw* und *Goldhaber* (1970) mit Hilfe der Tusche-Infusion nachgewiesen.

Auch der direkte mechanische Einfluß wird als Faktor der kraftspannungsunterschiedlichen Zellreaktion angesehen (*Young* 1963). *Reitan* (1967) sieht die in diesen Arealen eintretende Kollagenverspannung als bedeutsamen Faktor an, da desmodontale Fasern eine Zugkraft übermitteln und eine Osteoblastenanreicherung mit neuer Knochenbildung induzieren. Er postulierte drei Phasen als Antwort auf eine orthodontische Dauerbelastung. Sie sollen, ergänzt durch neuere histomorphologische und zellphysiologische Erkenntnisse für die Darstellung des derzeitigen Erkenntnisstandes zur Gewebereaktion auf orthodontische Kraftapplikation genutzt werden:

In der *Initialphase*, die sich auf die ersten fünf Tage beschränkt, kommt es durch die anhaltende richtungsfixierte Krafteinwirkung zur maximalen Kompression des Desmodontalspaltes. Die schon zu diesem Zeitpunkt meßbare Ortsveränderung ist jedoch nicht allein auf den an den Rand der Alveole gedrängten Zahn zurückzuführen. Die Verbiegung des Zahnes selbst auf Grund der Eigenelastizität, das Auspressen des Gefäß- und Gewebsflüssigkeitspolsters, die Streckung der kollagenen Faserbündel und die Deformation der knöchernen Alveole, welche die physiologischen Dämpfungsmechanismen bei kurzzeitigem Auftreffen von Kräften darstellen, müssen als normales Bewegungsspiel von einer initialen Bewegungsstrecke abgezogen werden. Durch das anhaltende Ungleichgewicht von Druck- und Zugspannungen im Fasersystem und den angrenzenden parodontalen Strukturen kommt es in der *2. Phase* zu *Zirkulationsstörungen*, die histomorphologisch durch Dilatation und Thrombosierung der Gefäße gut differenzierbar sind und lichtmikroskopisch oft durch ein glasiges Aussehen imponieren. Deshalb wird dieser Reaktionsschritt auch als *Hyalinisationsphase* bezeichnet. In dieser Phase, die etwa zwei bis drei Wochen dauern kann, sistiert wegen des fehlenden Stoffwechsels die Zahnbewegung. Erst in der *3. Resorptiven Phase*, wenn die zwischenzeitlich *differenzierten Osteoklasten* von der Lamina cribriformis her die Knochenresorption so weit vorangetrieben haben, daß nach Abtransport des nekrotischen Parodontal- und Knochengewebes der verengte Desmodontalspalt verbreitert wird und damit eine Druckentlastung eintritt, kommt die Zirkulation wieder in Gang und der Umbau des Zahnhalteapparates kann fortgesetzt werden. Da die völlige Kompression des Desmodontalspaltes keinerlei Stoffwechsel, Zellproliferation und Phagozytose des nekrotischen Gewebes zuläßt, kann die dekomprimierende Erweiterung des parodontalen Spaltes nur durch die *indirekte Resorption* von der Lamina cribrosa her erfolgen. Wird dagegen bei verminderter Druckapplikation der Desmodontalspalt nicht völlig komprimiert, so daß die Blutzirkulation bestehen bleibt, kommt es im Desmodont selbst zur Differenzierung von Osteoklasten, die durch *direkte Resorption* den Spaltraum verbreitern. In beiden Fällen sind diese Vorgänge von einer erhöhten Zahnbeweglichkeit begleitet. Den resorptiven Vorgängen in der Kompressions- oder Druckzone folgt im Rücken der Bewegung, wo die desmodontalen Fasern einer erhöhten Spannung unterliegen (Zugzone), Osteoidproduktion und damit Knochenanbau durch Osteoblasten (Abb. 137). Beide Zellarten entwickeln sich aus den Osteoprogenitorzellen, wobei hinsichtlich der Differenzierungszeit eine große Altersabhängigkeit besteht. So geht man bei Kindern und Jugendlichen von 1–2 Tagen aus, während für Erwachsene 1–2 Wochen anzusetzen sind.

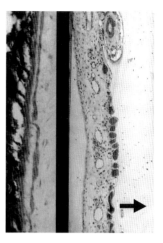

Abb. 137 → Richtung der Zahnbewegung, ganz rechts Knochen mit Osteoklastensaum und Resorptionslakunen, Parodont mit dilatierten Gefäßen, Dentin, Trennlinie symbolisiert Zahnwurzel, links davon Parodont mit perlschnurartig aufgereihten Osteoblasten, Osteoid, Kortikalis

Im beschriebenen Ablauf der Gewebereaktion sind verschiedene Zusammenhänge und Phänomene noch nicht hinreichend aufgeklärt. So ist die *Frage, wie mechanischer Druck zur Zellstimulation und zum Umbau führen kann*, nur in Ansätzen zu beantworten. *Fukada* und *Yasuda* (1957) konnten bei mechanischer Verformung eines Femurknochens elektrische Potentiale erzeugen, welche sie als piezoelektrischen Effekt des Knochengewebes beschrieben. *Basset* und *Becker* (1962) untersuchten die Piezoelektrizität des Knochens näher und stellten an Katzenfibulae fest, daß die Größe der Amplitude des entstandenen elektrischen Potentials proportional der einwirkenden Kraft ist und daß in Gebieten mit Kompression (konkave Seite) negative Potentiale und in Gebieten mit Dehnung (konvexe Seite) positive Potentiale auftreten.

Neben der elektrischen Ladungsverschiebung als Antwort auf Druck- und Zugspannungen sind neuere Erkenntnisse zur Zell- und Molekularbiologie ebenfalls bei der Aufklärung der physiko-chemischen Zusammenhänge im Rahmen der orthodontischen Bewegung hilfreich. Auf Grund des heutigen Erkenntnisstandes muß man von folgenden Reaktionsketten physikalischer, neurophysiologischer und chemischer Art ausgehen (*Davidovitch* 1994) (Abb. 138):

- Druckapplikation führt zur extrazellulären *Flüssigkeitsbewegung* (*piezoelektrisches Phänomen* s.o.) und *Zelldeformierung* → Öffnung von Ionenkanälen in der Plasmamembran und Einstrom von Ca^{++}, Mg^{++} und K^+ Ionen → Verschiebung der elektrischen Strömungspotentiale und des Membranpotentials.

- Parallel zum Zellstreß und zur Flüssigkeitsverschiebung kommt es auch zur Dehnung der *parodontalen Nervenfasern*, die gespeicherte *Neuropeptide* freigeben. Neben der Vermittlung der Schmerzreaktion, kommt es bei Ausschüttung vasoaktiver Neuropeptide (Substanz P) zur Reaktion mit den Endothelzellen und zur *Vasodilatation*. Mit dem Plasmaaustritt aus den Gefäßen kommt es zur *entzündungsspezifischen Einwanderung* von Leukozyten (*Lymphozyten, Monozyten und Makrophagen*) in das Gewebe. Diese Zellen setzen *Zytokine* frei, welche Fibroblasten zur *Differenzierung* in *Osteoblasten* und *Osteoklasten* anregen können.

- Im Zusammenhang mit diesen physikalischen Phänomenen und Zellstimulationen müssen auch die *intrazellulären chemischen Reaktionen* betrachtet werden. Diese bestehen in der Zunahme von Phosphorylierungsreaktionen, die über Zwischenstufen von Proteinkinasen zur *Synthese* von *Kollagen* und *Proteoglykan* genutzt werden.

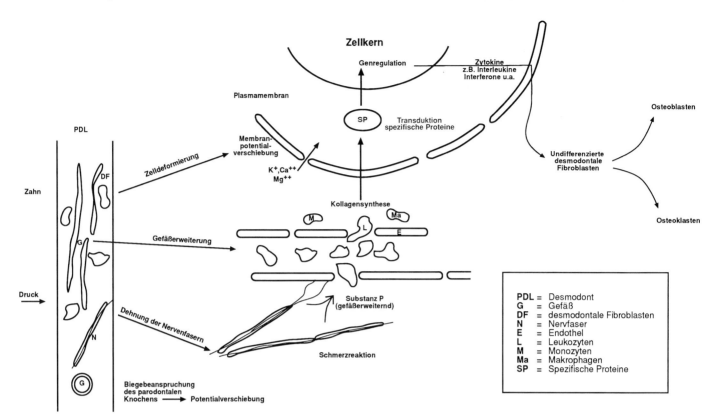

Abb. 138 Zelluläre und vaso-neurale Reaktionen bei orthodontischer Druckbelastung im Parodont und angrenzenden Knochengewebe

Mit den dargestellten Reaktions- und Stimulationsmechanismen kann jedoch der orthodontisch induzierte Umbaumechanismus nur bruchstückhaft erklärt werden. Neben den ungeklärten Auslösemechanismen für die Alternativen Apposition oder Resorption, können die für den praktisch tätigen Kieferorthopäden wichtigen Fragen nach der optimalen Kraftgröße, nach den Vor- und Nachteilen von permanent oder intermittierend angreifenden Kräften und nach der Risikoschwelle für Wurzelresorptionen nur empirisch und noch nicht naturwissenschaftlich gestützt beantwortet werden. Vor diesem Hintergrund ist es besonders wichtig, lokale Überbelastungen des parodontalen Gewebes zu vermeiden, die altersabhängige Reaktionslage und Gewebekonsistenz (Dicke des alveolären Knochens, Anteil an Kompakta und Spongiosa, Mineralisationsgrad) zu beachten und die Behandlungszeit zu straffen. Kenntnisse zur Mechanik des Kraftangriffes, zur auftreffenden Kraftgröße und -dauer sind unbedingt erforderlich, um dem „nihil nocere" für die Zahngesundheit gerecht zu werden.

7.2.1.2 Biomechanik der Zahnbewegung

Kraftangriff und Drehmoment
Entsprechend der diagnostisch erhobenen Zahnstellungsabweichungen müssen die einzelnen Zähne durch die kieferorthopädische Apparatur gezielt und ohne „Umwege" in die richtige Position bewegt werden. Neben der *körperlichen* (translatorischen) Bewegung von Eckzahn und 2. Prämolaren im Rahmen der Extraktionstherapie kann es z.B. notwendig werden, einen Schneidezahn mit seiner Wurzelspitze oder Inzisalkante am Ort zu belassen und nur die Krone oder Wurzel nach bukkal bzw. palatinal zu *kippen*. Weiterhin sind für die Nivellierung der Okklusionsebene *Extrusionen* oder *Intrusionen* von Einzelzähnen erforderlich. Letztlich müssen die Zähne auch oft *derotiert* werden, um eine stabile Okklusion mit dem Antagonisten zu erreichen. Für diese unterschiedlichen Bewegungsarten müssen die angreifenden Kräfte gezielt in das Parodont eingeleitet werden um zusätzliche Resorptionen und damit erhöhte Zahnlockerung zu vermeiden. Die *Kraftgröße*, der *Kraftangriff* an der Zahnkrone und damit verbundene *Drehmomente* sind die Stellgrößen für eine optimale Zahnbewegung.

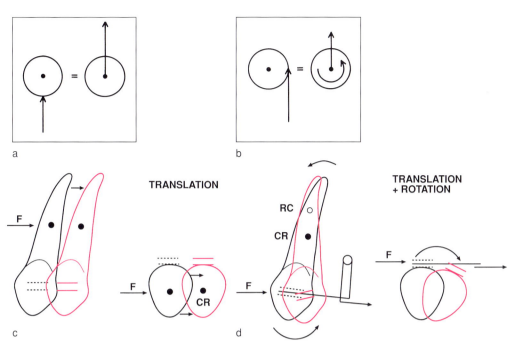

Am Beispiel der Billardkugel wird deutlich, daß für eine gerade Bewegung (Translation) der Kraftvektor durch den *Massenschwerpunkt* gehen muß (Abb. 139a). Sobald die Kraft neben diesem Punkt auftrifft, dreht sich die Kugel (*Drehmoment*) und weicht von der geradlinigen Bewegung ab (Abb. 139b). Bei einem Zahn, der mit seiner Wurzel im Knochen steckt, ist der Punkt, in dem man sich den Widerstand gegen eine Bewegung für mathematische Berechnungen vorstellen kann, nicht gleich dem Massenschwerpunkt dieses Zahnes. Nach *Burstone* und *Pryputniewicz* (1980) liegt dieser Punkt (*Widerstandszentrum, CR = centre of resistance*) bei einem einwurzligen Zahn mit parabolischer Wurzelform etwa $^4/_{10}$ apikal des marginalen Alveolenrandes (bezogen auf die im Knochen steckende Wurzellänge). Bei horizontalem Knochenabbau (Erwachsenenbehandlung) liegt das Widerstandszentrum eines Zahnes also weiter apikal als bei einem parodontal gesunden Zahn (Abb. 139c). Bei einem Molaren befindet sich das Widerstandszentrum ungefähr in der Bifurkation. Jede Kraft, deren Wirklinie nicht durch das Widerstandszentrum geht, verursacht neben einer translatorischen immer auch eine rotatorische Komponente (Drehmoment) (Abb. 139d). Die Größe dieses *Drehmoments M*, das auf den Zahn wirkt, ist abhängig von der Kraftgröße F und dem senkrechten Abstand d der Kraftwirkungslinie vom Widerstandszentrum (M = F × d) (Abb. 140b). Jeder Punkt eines Zahnes rotiert bei einem derartigen Kraftangriff um das Widerstandszentrum des Zahnes, wobei sich dieses wiederum translatorisch bewegt. Insgesamt gesehen kann die Bewegung auch als eine reine Rotation beschrieben werden. Die Drehachse, (*Rotationszentrum, RC = centre of rotation*), um die der Zahn kippt, liegt bei einem Kraftangriff am Bracket leicht apikal des Widerstandszentrums. Oftmals ist die rotatorische Komponente bei der Zahnbewegung unerwünscht, d.h. man will den Zahn körperlich (translatorisch) bewegen. Es gibt zwei Möglichkeiten, die kippende Tendenz bei der Zahnbewegung zu minimieren bzw. auszuschalten. Eine besteht darin, den Abstand der Kraftwirkungslinie zum Widerstandszentrum zu reduzieren, zum Beispiel mit sogenannten power arms. Gelingt es, die Kraftwirkungslinie so weit nach apikal zu verschieben, daß diese durch das Widerstandszentrum des Zahnes verläuft, resultiert eine rein körperliche Bewegung. Allerdings sind dieser Methode auf Grund von Schwierigkeiten bei der Mundhygiene und wegen der Schleimhautirritation Grenzen gesetzt. Eine weitere Möglichkeit, eine unerwünschte Kippung zu verhindern, besteht darin, ein entgegengesetztes Drehmoment zu erzeugen, das das Drehmoment, welches durch die angrei-

Abb. 139 Billardkugelversuch: a) Kraft geht durch den Massenschwerpunkt → Kugel wird geradeaus in Fortsetzung der Kraftrichtung bewegt (reine Translation). b) Kraft trifft seitlich auf → Kugel dreht sich und wird linear bewegt (Translation und Rotation) (*Mulligan* 1987). c) Würde eine Kraft einen Zahn im Widerstandszentrum (CR) treffen, resultierte ebenfalls eine reine Translation. d) Der Kraftangriff ist nur außerhalb des Widerstandszentrums (CR) möglich, weshalb eine Translation und eine Kippung bzw. Rotation um eine Quer- (links) und eine Längsachse (rechts) erfolgt, (RC = Rotationsachse)

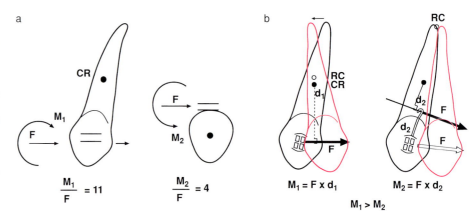

Abb. 140 a) Die Größe des Gegendrehmomentes (M), welches die Kippung oder die
Rotation durch den exzentrischen Kraftangriff
neutralisieren soll, ist abhängig von der Entfernung zwischen Kraftangriff und Widerstandszentrum (CR), M1 > M2, da die Distanz
zwischen Kraftangriff und CR bei der Kippung
des Zahnes größer ist als bei der Rotation um
seine Längsachse. b) Gelingt es, den Kraftangriff näher an das Widerstandszentrum
(CR) heranzubringen (rechts), wird das
Drehmoment geringer und die Kippungsachse
(RC) verschiebt sich in apikaler Richtung
(*Schmuth* 1982)

fende Kraft erzeugt wird, neutralisiert. Bei runden Drähten kann dies mit sogenannten Hilfsfedern erreicht werden. Bei Kantbögen kann die notwendige Kraft zur
Zahnbewegung und das entsprechende Drehmoment zur Aufhebung der unerwünschten Kippung mit einem einzigen Draht aufgebracht werden. Man erzeugt in
diesem Falle ein *Kräftepaar* am Bracket, das dem von der Kraft erzeugten Drehmoment entgegenwirkt. Ein Kräftepaar nennt man zwei gleich große, aber entgegengesetzt gerichtete Kräfte. Diese bewirken *keine* translatorische Komponente, sondern
haben lediglich die Eigenschaft, den Zahn um das Widerstandszentrum zu rotieren.
Die Größe des Drehmoments, das durch ein Kräftepaar erzeugt wird, ist immer
gleich dem Produkt aus Kraftgröße und Abstand der beiden Kraftwirkungslinien,
unabhängig davon, wo am Zahn das Kräftepaar angreift (in der Regel am Bracket,
Abb. 140a). Das Verhältnis von Größe des Drehmoments, das die kippende Tendenz
aufheben soll, und Größe der Kraft, die den Zahn bewegen soll, nennt man *moment
to force ratio*. Durch Variation dieses Verhältnisses kann das Rotationszentrum RC
beliebig verschoben, d.h. kontrolliert werden (*kontrollierte Kippung*):
Bei einem M/F-Verhältnis von 0 kippt der Zahn um ein Rotationszentrum, das fast
deckungsgleich mit dem Widerstandszentrum ist. Steigert man nun das M/F-Ver-
hältnis, d.h. erzeugt man ein der Kipptendenz entgegenwirkendes Kräftepaar, so entfernt sich das Rotationszentrum vom Widerstandszentrum nach apikal. Bei einem
M/F-Verhältnis von ca. 9:1 (abhängig von der Wurzellänge) liegt das Rotationszentrum im Unendlichen, und es kommt zu einer reinen Translationsbewegung. Erhöht
man die Größe des Drehmomentes weiter (M/F=12:1) schlägt die Translation wieder
in eine Kippung um, wobei dann die Rotationsachse in der Zahnkrone liegt und
damit hauptsächlich die Wurzel bewegt (getorquet) wird (Abb. 141).
Diese Wechselwirkung von angreifender Kraft und Drehmoment gilt für alle drei
Ebenen des Raumes. So kommt es bei der Distalbewegung eines Eckzahnes durch
geradlinigen Zug am Bracket immer zu einer Kippung des Zahnes nach distal und
einer Rotation nach palatinal. Um auch hier zu kompensieren, müßte das Gegen-

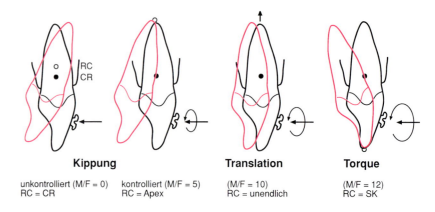

Abb. 141 Unterschiedliches Verhältnis von
Kraft zum Drehmoment bei unkontrollierter
und kontrollierter Kippung, bei der Translation
und beim Torquen (RC o = Drehachse,
CR = Widerstandszentrum, M = Drehmoment,
F = Kraft, SK = Schneidekante)

drehmoment zur Aufhebung der Kippung 11 : 1 und zur Derotation 4 : 1 sein. Letzteres muß geringer sein, da der Abstand der Kraftwirkungslinie zum Widerstandszentrum, welches in dieser Ebene etwa mit der Zahnlängsachse zusammenfällt, nur etwa halb so groß ist wie bei der seitlichen Betrachtung (Abb. 142). In der Praxis kann zur Kompensation der Kippung ein Kräftepaar erzeugt werden, indem man einen Knick in den Bogen (gable bend = Giebelbiegung) einbiegt und zur Derotation ein elastischer Zug genutzt werden, der an den Palatinalflächen ansetzt (Abb. 143 u. 144).

Es muß an dieser Stelle betont werden, daß alle Kräfte und Drehmomente, die erzeugt werden, nach dem 3. Newtonschen Gesetz entsprechende gegengerichtete Kräfte und Drehmomente hervorrufen. Die Summe aller Kräfte und Drehmomente eines Systems muß nämlich zu jeder Zeit gleich Null sein. So erzeugt zum Beispiel eine den Eckzahn retrahierende Kraft eine gleich große, aber entgegengesetzt gerichtete Kraft, die den Molaren zu mesialisieren sucht. Auch das Kräftepaar, das man mit der Gable bend erzeugt, um die kippende Tendenz zu neutralisieren, fordert die Anwesenheit eines gleich großen, aber entgegengesetzt gerichteten Kräftepaares, damit die Summe im System null bleibt. Dieses Kräftepaar äußert sich im vorliegenden Fall in Abhängigkeit von der Lokalisation der Gable bend in mehr oder weniger starken vertikalen Kräften auf Eckzahn und Molaren. Liegt die Gable bend z.B. in der vorderen Hälfte des Retraktionsbogens, kommt es bei der Distalisierung gleichzeitig auch zu einer Extrusion des Eckzahnes. Der Molar wird mit der gleichen Kraft intrudiert.

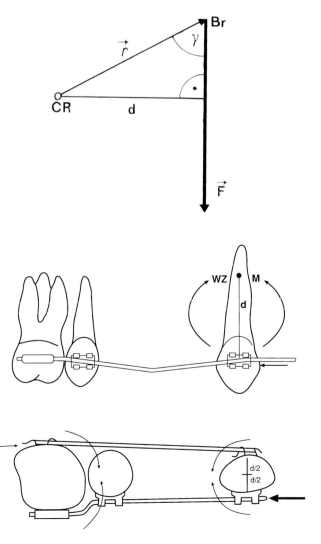

Abb. 142 Errechnung des Drehmomentes: M = F × d, das Drehmoment M ist ein Vektor und errechnet sich aus dem Betrag F der angreifenden Kraft und dem senkrechten Abstand d ihrer Wirkungslinie vom Drehpunkt (D hier CR), ist r der Abstand des Angriffspunktes am Bracket (Br) zum Punkt CR und ist der Winkel zwischen der Kraftrichtung und der Verbindungsgeraden CR-Br, dann gilt für den Betrag M des Drehmomentes: M = F × d = F × r × sin γ

Abb. 143 Zur Neutralisation des Drehmomentes um das Widerstandszentrum (WZ) bei einer Eckzahndistalisierung (←) kann eine Giebelbiegung (gabel bend) in den Bogen genutzt werden, welche ein entgegengesetztes Drehmoment (M) erzeugt (*Schmuth* 1982)

Abb. 144 Bei einer Distalbewegung wird der Eckzahn (rechts) nach innen rotiert. Dieses Drehmoment kann durch ein Gegendrehmoment in Form eines palatinal vom Molaren zum Eckzahn gespannten Gummiringes neutralisiert werden (*Schmuth* 1982)

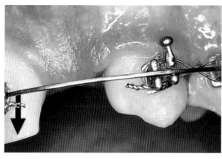
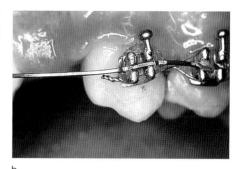

a   b

Abb. 145 Schneidezahnextrusion (Bißsenkung) bei bogengeführter Eckzahndistalisierung: a) Der passive, nicht ligierte Bogen verläuft nach der Eckzahndistalisierung schräg über den Bracketschlitz. b) Der aktive, einligierte Bogen wird wellenförmig deformiert und extrudiert die Schneidezähne (s. ↓ in Abb. a)

Dieser Gleichgewichtskräfte muß man sich bei der Konstruktion orthodontischer Apparaturen immer bewußt sein. Alle Maßnahmen, die ergriffen werden, unerwünschte Kräfte und Drehmomente auszuschalten, faßt man unter dem Begriff *Verankerung* (siehe unten) zusammen. Selbst bei der Distalführung am relativ starren Stahlbogen führen die Drehmomente zu unerwünschten Nebenwirkungen. So verkantet das Bracket durch die Kippung des Zahnes am Bogen, und die Reibung (Friktion) wird wesentlich erhöht. Außerdem kommt es bei der Distalisierung eines oberen Eckzahnes zu einer leichten Wellenbildung im Bogen (distal nach kranial, mesial nach kaudal), die wiederum eine Extrusion der Schneidezähne und Bißvertiefung zur Folge hat (Abb. 145).

Verankerung

Neben den Besonderheiten des exzentrischen Kraftangriffes ist das 3. Newtonsche Axiom *actio = reactio* bei jeder Zahnbewegung „allgegenwärtig". Eine ausreichend starke, *stationäre Verankerung* gegenüber den zu bewegenden Zähnen zu schaffen, ist nicht nur eine Grundregel für die Behandlungsplanung, sondern muß auch während der Therapie laufend kontrolliert werden. Darauf kann nur verzichtet werden, wenn z.B. eine Zahnlücke von beiden Seiten gleichmäßig geschlossen werden soll oder bei der symmetrischen Kieferdehnung mittels Transversalplatte beide Kieferhälften bewegt werden. In diesem Fall ist der bewegte Zahn oder Kieferteil gleichzeitig Verankerung für den gegenüberliegenden Anteil, was als *reziproke Verankerung* bezeichnet wird. Für eine stationäre Verankerung ist mindestens die doppelte Wurzelanzahl bzw. Wurzeloberfläche oder eine entsprechende Gegenkraft erforderlich, um nicht eine Mitbewegung des Retentionsblockes zu provozieren. Für Verstärkung der stationären Verankerung können neben der *intramaxillären Verankerung* durch Blockbildung im Einzelkiefer, die *intermaxilläre Verankerung* durch schräg ansetzende Gummizüge zum Gegenkiefer (*Klasse-II-, Klasse-III-Gummizüge*) (Abb. 146) und der Headgear oder die Delaire-Maske als *extraorale Verankerung* hinzugezogen werden. Auch die „gable bend" oder eine Abknickung des Bogenendes vor dem Molarenröhrchen nach oben (tip back) oder innen (toe in) bewirken ein zusätzliches Drehmoment zur Verankerung. Dadurch wird bei einer Retraktion des Eckzahnes zum Lückenschluß der Extrusion, Mesialkippung und Rotation des Molaren entgegengewirkt. Hinsichtlich der Verankerungsstärke- das ist die Kraft, die einer Mitbewegung der Verankerungseinheit entgegengesetzt wird- unterscheidet man zwischen *minimaler, moderater* und *maximaler Verankerung*. Dabei entspricht die minimale der reziproken Verankerung, d.h. eine Lücke wird zu gleichen Teilen von anterior und posterior geschlossen. Soll dagegen zur Lückenkontraktion ausschließlich das anteriore Segment bewegt werden und der Molarenblock am Ort bleiben, werden für eine maximale Verankerung Transpalatinalbogen, intermaxilläre Gummizüge und/oder Headgear benötigt (Tab. 15).

Auch bei der Extrusion oder Intrusion einzelner Zähne müssen die Verankerungsprinzipien bedacht werden. Soll z.B. ein retinierter Eckzahn nach operativer Freilegung elongiert und in die Zahnreihe eingeordnet werden, führt diese Extrusion reaktiv zu intrusiven Kräften auf die benachbarten Zähne. Da der seitliche Schneidezahn

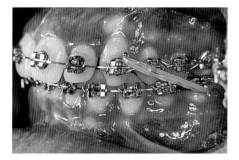

a

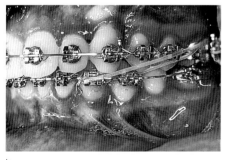

b

Abb. 146 a) Klasse-II-Gummizug, der zur intermaxillären Verankerung bei der Eckzahndistalisierung im Oberkiefer zur Vermeidung der Vorwanderung des oberen 1. Molaren genutzt wird. Weiterhin dienen die beidseitigen Klasse-II-Gummizüge der Korrektur einer Distalbißlage. b) Klasse-III-Gummizüge ziehen vom unteren Eckzahn zum oberen 1. Molaren und werden sinngemäß zur Distalisierung des unteren Eckzahnes und Hemmung einer mesialen Bißlage genutzt

Tab. 15 Arten der Verankerung bei Anwendung festsitzender Apparaturen am Beispiel des Extraktionslückenschlusses im Oberkiefer

Verankerungsart	Topographie		
	intraoral		extraoral
	intramaxillär	intermaxillär	
minimal (Lückenschluß von anterior und posterior etwa gleichmäßig)	Klasse-I-Gummizug Zugfeder (vom Eckzahn zum 1. Molaren)		
moderat (Lückenschluß ~ ²/₃ von anterior und ¹/₃ von post.) ⇑ ⇓	Klasse-I-Gummizug Zugfeder	Klasse-II-Gummizug (Eckzahn des OK zum 1. Molaren des UK) ¹) Klasse-III-Gummizug (vom Eckzahn UK zum 1. Molaren OK)	Headgear
maximal (Lückenschluß ausschließlich von anterior)	Transpalatinalbogen (TPA), Nance-App., Quad-Helix, Lingualbogen, Lip-bumper	dito wie bei moderater Verankerung, jedoch intensiveres Tragen	Headgear, ²) Delaire-Maske ³) Kopf-Kinn-Kappe

¹) Lückenschluß im Unterkiefer ²) Anteriorverlagerung des Oberkiefers und Lückenschluß von posterior, ³) Hemmung des Unterkieferwachstums zur Unterstützung der Oberkiefernachentwicklung

Anmerkung: Der Übergang von moderater zur maximalen Verankerung ist fließend. Sie ist abhängig vom Verhältnis der Wurzeln, die zur Verankerung gegenüber den zu bewegenden Zähnen zur Verfügung stehen und der Zahl der Verankerungselemente sowie deren Tragezeit (Headgear, Delaire-Maske, intermaxilläre Gummizüge).

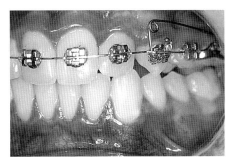

Abb. 147 Teilbogen zur Angulation und Extrusion des Eckzahnes, der am Molaren entspringt, um die bereits korrekt stehenden Nachbarzähne nicht unnötig zu belasten (Intrusion). Der Hauptbogen umgeht mit einer Ausbiegung (Bypass) den Eckzahn

eine kürzere Wurzel und damit eine geringere parodontale Verankerung besitzt, kann es zu Wurzelresorptionen am Inzisivus und frontaler Öffnung des Bisses statt der gewünschten Eckzahneinordnung kommen.

Besonders bei Schräglage und Verklemmung des retinierten Zahnes sind erhöhte Verankerungskräfte erforderlich. In diesem Fall kann man dazu den ersten Molaren oder einen Transpalatinalbogen nutzen, von denen aus mit Hilfe eines Teilbogens die Extrusionskraft auf den Eckzahn übertragen wird (Abb. 147).

Diese Verankerungsprinzipien sind auch bei abnehmbaren Plattenapparaturen anzuwenden. Hier kann neben den Wurzeln und ihrer parodontalen Verankerung auch das Gaumengewölbe genutzt werden. Es muß vorausgeschickt werden, daß die Klammern und Halteelemente der Plattenapparaturen lediglich der Kraftübertragung, nicht aber der Verankerung im oben genannten Sinne dienen können. Diese wird durch die Segmentbildung (Sägeschnitt) und die Schraubeneinlagerung bestimmt. Während bei der Transversalplatte die erwähnte reziproke Verankerung genutzt wird, soll bei einer Platte mit Molarensegment der restliche Zahnbogenanteil als stationärer Verankerungsblock dienen. Eine Zwischenstellung nimmt die Y-Platte ein. Werden die beiden Schrauben gleichzeitig aufgedreht, wird das Schneidezahnsegment stärker nach anterior bewegt als die beiden Seitenzahnsegmente in posterior-transversaler Richtung. Dieser Platzgewinn für den Eckzahn durch überwiegende Protrusion der Schneidezähne kann abgeschwächt werden, wenn die beiden Schrauben wechselseitig aufgedreht werden. Bei einem solchen Vorgehen wird das Schneidezahnsegment temporär mit einem Seitenzahnsegment verblockt und dient als Verankerung gegenüber der einseitigen posterior-tranversalen Zahnbewegung (Abb. 148).

Y-Platte
Aktivierung

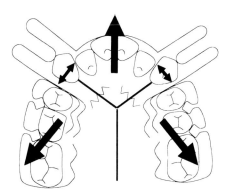

Abb. 148 Verankerungsprinzip bei der Y-Platte und Möglichkeiten der Variation der Verankerungsblöcke durch wechselseitiges Stellen der Schrauben (s. Text)

Kraftgröße und -dauer

Wie bereits ausgeführt, kann das Gebiß sehr große Kräfte bis zu 300 N aufnehmen und ohne Schaden kompensieren. Sie müssen nur den Zahn axial treffen und dürfen nicht von langer Dauer sein. So werden innerhalb von 24 Stunden die hohen Kaudrücke von 20 N–300 N nur insgesamt 8 Minuten wirksam. Treffen dagegen Kräfte von 1,0 N–2,0 N seitlich auf den Zahn und wirken über mehrere Stunden auf ihn ein, kommt es zur dargestellten Gewebereaktion. Auch die Hubhöhe der Kraft spielt eine Rolle. So wird beim Verstellen der Schraube an einer Transversalplatte eine relativ große Kraft mit einem kurzen Hub (kurzwegig) wirksam, während mit der Anlage eines Federbehelfes an der Zahnkrone eine geringe Kraft mit einem langen Hub (langwegig) übertragen wird. Die Kalibrierung der Kräfte in beiden Fällen ist so bemessen, daß der Blutstrom im Desmodontalspalt nicht unterbrochen wird (s. u.). Die Gefäßkompression mit allen ihren Folgen von der Prästase über die lokale Entzündungsreaktion bis hin zur Hyalinisierung mit Unterbindung des gesamten Stoffwechsels muß auch als begrenzender Faktor für den Umbau und die Zahnbewegung in Betracht gezogen werden. So wird zunächst mit ansteigender Kraftgröße auch die Zahnbewegung einschließlich der Gewebereaktion zunehmen. Bei weiterer Kraftsteigerung sistieren jedoch Stoffwechsel und Bewegung und werden erst nach einer entsprechenden Entlastung durch die indirekte Resorption von peripher fortgesetzt. Durch die Bewegungsblockierung auf Grund der Hyalinisierung wird die Retentionskraft des Verankerungsblockes überschritten, und es beginnt hier unerwünscht der Umbau in die „falsche Richtung". Damit ist der ungewollte Gewebeumbau am Verankerungsblock gemeint. Auch werden in der Folge lang anhaltender Hyalinisationsperioden verstärkt Resorptionen am Wurzelzement mit Verkürzung des Apex beobachtet.

Schwarz hat als Maßstab für die optimalen Kraftgrößen den kapillaren Blutdruck im Desmodontalspalt von 0,25 N/cm² angesetzt und daraus die *vier biologischen Wirkungsgrade kieferorthopädischer Kräfte* abgeleitet:

Der *1. biologische Wirkungsgrad* beinhaltet kieferorthopädisch unterschwellige Kräfte, da sie zu kurzdauernd sind oder durch andere Kräfte kompensiert werden (Zungendruck ⇔ Wangendruck).

Die Kräfte des *2. biologischen Wirkungsgrades* üben einen Druck von ca. 0,2 N/cm² belasteter Wurzeloberfläche aus und bleiben damit unter dem kapillaren Blutdruck. Dies kann einerseits durch die Vorspannung der anliegenden Federkraft reguliert werden. Andererseits ist die Gewindehöhe der Schraube in den Apparaturen geringer als die Breite des Desmodontalspaltes (kurzwegige, starke Kraft).

Die Kräfte des *3. biologischen Wirkungsgrades* liegen über dem kapillaren Blutdruck. Um sie therapeutisch zu nutzen, dürfen sie nur intermittierend wirken, d. h., einer kurzen Belastung folgt eine längere Entlastung. Dies findet bei funktionskieferorthopädischen Apparaturen Anwendung, die während des häufigen Leerschluckens mit den palatinalen Führungsflächen kurzzeitig gegen die Molaren gepreßt werden.

Die Kräfte des *4. biologischen Wirkungsgrades* liegen ebenfalls über dem kapillaren Blutdruck und führen bei Dauerapplikation zu ausgedehnten Gewebenekrosen und Wurzelresorptionen. Sie sollten vermieden werden, können jedoch besonders bei Anwendung festsitzender Apparaturen auftreten.

Um im Bereich des 2. biologischen Wirkungsgrades zu bleiben, ist es erforderlich, für jeden Zahn die auf Kompression belastete Wurzeloberfläche zu berechnen, um daraus den zu applizierenden Druck abzuleiten. Obwohl mit der Verformbarkeit der knöchernen Alveole und der unterschiedlichen Breite des Parodontalspaltes weitere Einflußfaktoren hinzukommen, sind mit den von *Bench* (Tab. 16) vorgeschlagenen Werten Richtgrößen gegeben. Dabei ist zu berücksichtigen, daß bei Kindern und Jugendlichen größere Kräfte eingesetzt werden können als bei Erwachsenen. Auch ist die einwirkende Kraft pro Flächeneinheit bei Intrusion und Extrusion gegenüber der Bewegung in sagittaler Bewegung stark zu reduzieren.

Die optimale *Dauer der Krafteinwirkung* ist ebenfalls im individuellen Fall schwer festzulegen und von der Kraftgröße abhängig. Grundsätzlich sind Apparaturen mit intermittierender Einwirkungszeit, wie Platten mit Dehnschrauben und Aktivatoren, von den festsitzenden Geräten mit permanenter Einwirkung zu trennen. Der intermittie-

Tab. 16 Berechnete Belastung (p) der Wurzeloberfläche (cm²) bei bestimmter Kraftgröße (1–2 N) für die anteroposteriore Zahnbewegung (nach *Bench*)

Zahn OK cm²	M_1 1,20	P_2 0,55	P_1 0,75	C 0,75	I_2 0,40	I_1 0,50	= 4,15
200 p/cm²	240	110	150	150	80	100	= 830
150 p/cm²	180	85	110	115	60	75	= 625
100 p/cm²	120	55	75	75	40	50	= 415
100 p/cm²	110	60	60	75	25	25	= 355
150 p/cm²	175	90	90	115	40	40	= 550
200 p/cm²	220	120	120	150	50	50	= 710
cm² Zahn UK	1,10 M_1	0,60 P_2	0,60 P_1	0,75 C	0,25 I_2	0,25 I_1	= 3,55

rende Charakter bei den Plattenapparaturen kommt nicht allein durch die Tragepausen während des Essens und des Sports zustande, sondern auch durch einen relativ starken Druckabfall schon wenige Minuten nach dem Aktivieren der Schraube. Damit ist die Kraftstärke auch während des Tragens sehr unterschiedlich. Dieses Nachlassen der Kraftabgabe ist in geringerem Ausmaß auch bei den festsitzenden Apparaturen zu registrieren, da eine Stahlfeder oder federharter Stahlbogen im Rahmen seines Elastizitätsintervalles mit abnehmender Auslenkung auch weniger Kraft abgibt. Da die Patientenkontrollen bei diesen Apparaturen etwa drei bis vier Wochen betragen, müssen die Bögen, Federn oder auch Gummiligaturen eine entsprechend hohe Vorspannung erhalten, um bei Kraftabfall auch nach zwei Wochen noch den Umbau zu stimulieren. Mit der oft empirisch festgelegten hohen Vorspannung ist jedoch die Gefahr der zu hohen Druckanwendung und daraus resultierender desmodontaler Schädigungen und Wurzelresorptionen verbunden. Aus diesem Grund kommen vor allem bei umfangreichen Zahnbewegungen am Beginn einer Behandlung spezielle Nickel-Titan- und Titan-Molybdän-Legierungen zur Anwendung, die trotz Entlastung gleichmäßige Kräfte abgeben können. Diese sogenannte Super- oder Pseudoelastizität wird durch Veränderung im Kristallgitter (s. Kap. Materialkunde) bei Mundtemperatur erreicht. Von verschiedenen Autoren (*Petrovic* und *Stutzmann* 1991) werden neben diesen niedrigen permanenten Kräften auch die intermittierende Druckapplikation favorisiert, da der Wechsel von Be- und Entlastung eine bessere Gefäßzirkulation und damit beschleunigten Stoffwechsel ermöglicht. Bei abnehmbaren Geräten dienen Tragepausen von 3–4 Stunden pro Tag diesem Ziel und auch das

Tab. 17 Tragezeit und Aktivierungsrhythmus für kieferorthopädische Apparaturen

Gerätetyp	Aktivierungsintervall	Tragezeit/Tag
Aktive Platten- apparatur	Stellschraube ¹/₄ Umdrehung aller 5–7 Tage; Federbehelfe alle 3–4 Wochen	permanent außer zu den Mahlzeiten und zum Sport
Aktivatoren	entfällt	16–18 Std./Tag
Headgear	Kontrolle alle 4 Wochen Kraftapplik. entsprechend Indikation	16 Stunden oder zur Verankerung nur nachts
Festsitzende Apparaturen	Bogenwechsel alle 6–8 Wochen, Kontrollen und selektive Aktivierung alle 3–4 Wochen	permanent

Belassen eines passiven Bogens in den Brackets für einige Wochen sorgt für „Erholung" des Parodontes nach einer umfangreichen Zahnstellungsänderung. In keinem Fall sollte bei Sistieren der Zahnbewegung sofort mit erhöhter Druckapplikation reagiert werden, da dies die Hyalinisation des desmodontalen Gewebes und damit das Risiko irreversibler Schädigungen anzeigen kann. Die allgemeinen Reaktivierungs- und Tragezeiten für die einzelnen Gerätetypen sind in Tabelle 17 zusammengefaßt.

Wurzelresorptionen

Seit Einführung festsitzender Apparaturen zu Beginn des Jahrhunderts wird immer wieder auf die Gefahren tiefgreifender Wurzelresorptionen im Zahnzement und -dentin bei zu hoher Kraftapplikation hingewiesen (*Ketcham* 1927, *Reitan* 1951). Durch die Entwicklung feinelastischer Stahlbögen und der Nickel-Titan-Legierungen wurde in den letzten Jahrzehnten eine bessere Kraftdosierung und -reduzierung möglich. Trotzdem werden nach der Behandlung mit festsitzenden Apparaturen sehr häufig Resorptionen an den Wurzeln beobachtet. Diese können als leichtere Form lokal an den Seitenflächen auftreten (Abb. 149) und werden in den meisten Fällen durch Zementauflagerungen nivelliert. Schwerere Formen führen zur Wurzelverkürzung und sind auch im Röntgenbild meßbar. Bis zu einer Reduktion < 2 mm sind sie zu tolerieren. Darüber hinaus führen sie zu einem entscheidenden Attachementverlust, der zur verstärkten Lockerung, Vitalitätsverlust und geringeren Erhaltungsfähigkeit des Zahnes beitragen kann. Als ursächliche Faktoren kommen neben der Überlastung „Jiggling-Effekte", das sind traumatische Okklusionskontakte, die den Zahn ständig in eine der Bewegung entgegengesetzte Richtung drücken und damit zur erhöhten Lockerung beitragen, in Frage (Abb. 150). Auch bei einer Behandlungsdauer über zwei Jahre hinaus werden vermehrt Resorptionen beobachtet (Abb. 151). Letztlich treten idiopathisch bei einzelnen Patienten schon bei Anwendung geringer Kräfte umfangreiche Wurzelresorptionen auf. Auffällig sind bei manchen dieser Patienten das flaschenhalsartige dünne Auslaufen der Wurzelspitze, was als prädisponierend betrachtet wird. In solchen Fällen sollte ca. 12 Wochen nach Behandlungsbeginn eine Röntgenkontrolle erfolgen.

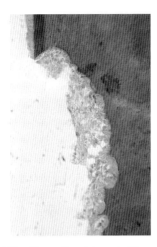

Abb. 149 Resorptionslakune in Zement und Dentin an der Wurzel eines Prämolaren, in der Lakune liegen mehrkernige Zementoklasten

Abb. 150 Wurzelverkürzung von 5 mm durch Resorption an den oberen Schneidezähnen eines Patienten, bei dem es durch mehrfaches Hin- und Herbewegen der Zähne (Behandlerwechsel und Therapieumstellung) zum Jiggling-Effekt mit Lockerung gekommen war: a) Röntgenaufnahme zu Behandlungsbeginn. b) Behandlungsende nach zwei Jahren und sechs Monaten

a

b

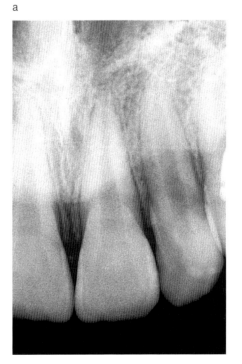
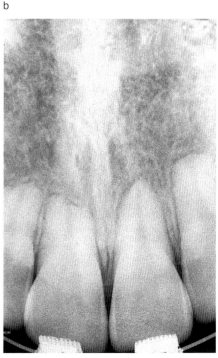

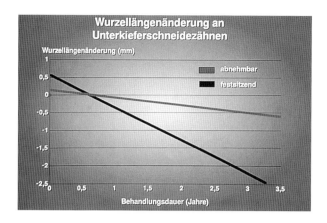

Abb. 151   Bei Anwendung festsitzender Apparaturen wird sehr häufig nach zweijähriger Behandlungszeit das kritische Maß von 2 mm Wurzelresorption an den unteren Schneidezähnen überschritten, weshalb die Zeitspanne von 24 Monaten eingehalten werden sollte

7.3   Reaktion der Kaumuskulatur auf den Einfluß funktionskieferorthopädischer Geräte

Es ist bis heute noch nicht gelungen, die Wirkungsweise funktionskieferorthopädischer Geräte im Detail nachzuweisen. Besonders kontrovers wird in diesem Zusammenhang die Reaktion der Kaumuskulatur auf den Einfluß funktionskieferorthopädischer Apparaturen diskutiert.

Als Therapieeffekte im skelettalen bzw. dentoalveolären Bereich bei der funktionskieferorthopädischen Behandlung einer Unterkieferrücklage werden folgende Veränderungen benannt:

- Zunahme der Unterkieferlänge,
- anteriore Verlagerung der Mandibula,
- Relokation der Fossa mandibularis,
- Reduktion der wachstumsbedingten Anteriorverlagerung der Maxilla,
- Zunahme der vorderen Gesichtshöhe,
- Beeinflussung der Alveolarfortsatzhöhe,
- Retrusion der oberen sowie Protrusion der unteren Schneidezähne,
- Nivellierung der Speeschen Kurve,
- Hemmung der Mesialmigration der Zähne des Oberkiefers und
- Mesialbewegung des unteren Zahnbogens.

Wie diese morphologischen Veränderungen erzielt werden, ist bis heute nicht im einzelnen nachvollziehbar. Das Wissen über die Glieder der Kausalkette zwischen Applikation des funktionskieferorthopädischen Gerätes und Korrektur der Dysgnathie ist zu einem großen Teil hypothetisch.

Die *Schlüsselposition* in der Funktionskieferorthopädie hat unbestritten die *orofaziale Muskulatur* inne. Sie ist einerseits der *aktive, umgestaltende Faktor* und andererseits ein Behandlungsobjekt, das strukturellen und funktionellen Anpassungsprozessen unterliegt. Die Erkenntnisse zu Vorgängen in den Weichgeweben des orofazialen Systems während des Einflusses funktionskieferorthopädischer Apparaturen basieren auf unterschiedlichen hypothetischen Ansätzen zur muskulären Reaktion.

Die Muskulatur bildet den aktiven Teil des Bewegungsapparates. Neben ihrer Bedeutung für die Wärmeregulation und für den Blutkreislauf ist die Fähigkeit, mechanische Arbeit zu verrichten, für orthopädische bzw. kieferorthopädische Belange von vorrangigem Interesse. Die biomechanischen Aufgaben der Muskulatur sind

- Körperbewegungen zu ermöglichen,
- Körperhaltungen zu gewährleisten und
- skelettale Beanspruchungen herabzusetzen.

Diesen Funktionen werden die muskulären Strukturen durch die Eigenschaft der *Elastizität* und die Fähigkeit zur *Kontraktilität* gerecht, welche eine Muskelverkürzung bzw. eine Spannungsentwicklung ermöglicht. Die passiven, elastischen Elemente der Skelettmuskulatur sind in erster Linie das muskuläre Bindegewebe und die Muskelsehnen. Die aktiven, kontraktilen Elemente sind die Muskeleiweiße Myosin und Aktin, die im Sarkomer, der kleinsten funktionellen Einheit des Muskels, in spezifischer Weise angeordnet sind. Die Kaumuskulatur gehört zur quergestreiften Skelettmuskulatur. Hierbei unterscheidet man rote Muskeln, deren Fasern vorwiegend aus sogenannten Typ-I-Fasern bestehen, und weiße Muskeln, bei denen der Anteil der Typ-II-Fasern überwiegt. Unterschiedliche Muskelfasertypen weisen ein differenziertes Stoffwechselverhalten auf und unterscheiden sich in ihren funktionellen Charakteristika. Typ-I-Fasern zeigen eine relativ langsame und langandauernde Muskelkontraktion, ihre Ermüdbarkeit ist gering. Typ-II-Fasern weisen dagegen eine rasche Kontraktilität, aber schnelle Ermüdbarkeit auf. Die relativen Anteile der Fasertypen in einem Skelettmuskel sind genetisch determiniert, zeigen aber auch eine Abhängigkeit vom Alter und der physischen Belastung. Jeder Kaumuskel und jeder funktionell selbständige Teil eines Kaumuskels weist eine typische Muskelfaserzusammensetzung auf. Typ-I-Fasern dominieren in den Protraktoren und Elevatoren und Typ-II-Fasern im Musculus digastricus als Vertreter der Retraktoren.

Folgende vier Konzepte zum Verhalten der orofazialen Muskulatur auf funktionskieferorthopädische Einflüsse werden zur Zeit diskutiert:

1. Das kinetische Konzept der Funktionskieferorthopädie von *Andresen* et al. (1957).
2. Das statische Konzept der Funktionskieferorthopädie, das mit den Namen *Herren* (1980), *Woodside* (1973), *Harvold* und *Vargervik* (1971) zu verbinden ist.
3. Das Konzept des Zwei-Stufen-Effektes nach *Petrovic* et al. (1982).
4. Das Konzept des apparativ unterstützten muskulären Trainings nach *Fränkel* (1984) und *Falck* (1985).

Den Erkenntnissen von *Wilhelm Roux* und *Julius Wolf* folgend, wurden seit der Jahrhundertwende therapeutische Methoden und apparative Hilfsmittel zur Nutzbarmachung der Prinzipien einer funktionellen Orthopädie für die Korrektur von Dysgnathien entwickelt.

Andresen (1957) beschrieb die Wirkungsweise des von ihm inaugurierten Aktivators mit folgenden Ausführungen: „Die vorgeschlagene Apparatur unterscheidet sich grundsätzlich von den bisher genutzten orthodontischen Geräten, die künstliche physikalische Kräfte direkt auf den Zahn applizieren. Beim Tragen des Aktivators kommt es zu einer wechselseitigen Aktivierung von Muskulatur und kieferorthopädischem Gerät, dabei entstehende biomechanische Kräfte werden nicht in erster Linie auf den Zahn, sondern auf die Mukosa des Gaumens und des Alveolarforsatzes übertragen. Es resultieren Anpassungsvorgänge im Kiefergelenk, in der Muskulatur sowie eine Transformation des Alveolarknochens, die die Stellungsänderung der Zähne vorbereitet."

Häupl wies in seinen Publikationen immer wieder auf den impulsartigen Charakter der aktivatorbedingten Umbaureize hin. Aussagen von *Andresen* (1957) zum Verhalten der Kaumuskulatur bei der Aktivatorbehandlung sind spärlich und betreffen nur eine Aktivitätssteigerung der Protraktoren.

Erste spezifische Untersuchungen zur Reaktion der Kaumuskulatur auf den Einfluß des Aktivators wurden von *Eschler* (1952) mit elektromyographischen Methoden am Musculus masseter und am Musculus orbicularis oris durchgeführt. Eine gerätebedingte Aktivitätszunahme konnte für diese Muskeln nachgewiesen werden. Trotz der Versuchsbegrenzung auf die genannten Muskeln wurden die Resultate im Sinne der *Andresen/Häupl*schen Arbeitshypothese als Ausdruck eines Aktivitätsanstieges in allen Gruppen der Kaumuskulatur interpretiert. In sogenannten Kontaktversuchen registrierte *Eschler* (1952) am schlafenden, aktivatortragenden Probanden mehrere Minuten andauernde Kontakte zwischen bimaxillärem Gerät und Zahn. Er stellte eine Proportionalität zwischen dem Ausmaß der gerätebedingten Anteriorverlagerung des Unterkiefers und der Kontaktdauer sowie der Steigerung der Muskelaktivität fest. Diese Ergebnisse weisen auf den dominierenden Einfluß der Retraktorengruppe hin, die der Unterkiefervorverlagerung entgegenwirken. Zur Gewährleistung der angestrebten häufigen, kurzdauernden Kraftimpulse empfahl *Eschler* (1952) für Klasse-II/1-Fälle eine Konstruktionsbißnahme, mit der im Seitenzahnbereich ein interokklusaler Abstand von 4–6 mm und eine Unterkiefervorverlagerung um 3–4 mm nicht überschritten werden.

Andresen (1957) meinte, daß ein Wandel der herkömmlichen Orthodontie in eine funktionelle Kieferorthopädie auch mit einer Abkehr von direkt dental applizierten Kräften gleichzusetzen ist. Dies wird mit seinem vor allem dentoalveolär abgestützten Aktivator jedoch kaum realisiert. So bezeichnet *Fränkel* den Aktivator als vorwiegend orthodontisch wirkende Apparatur. Spätere Untersuchungen von *Witt* (1969), *Sander* (1979) und *Ahlgren* (1980) bestätigen diese Tatsache, daß Aktivatoren längerdauernde Kräfte auf den dentoalveolären Bereich übertragen.

Graf (1962) bestimmte die Größe der reaktiven Kräfte auf die Unterkieferschneidezähne mit 1 N pro Millimeter gerätebedingter Anteriorverlagerung des Unterkiefers.

Als weiteres entstand das sogenannte statische Konzept der Funktionskieferorthopädie, das *Herren* (1980) auch als das der kontinuierlich wirkenden Tonuskräfte bezeichnete. *Herren, Harvold, Vagervik, Woodside* sind der Auffassung, daß die Aktivatorwirkungen mit dem apparativ erzwungenen Ungleichgewichtszustand antagonistischer Muskelgruppen und den daraus resultierenden Kräften zu erklären sind. Für die Aktivatorbehandlung einer Unterkieferrücklage werden folgende Vorstellungen zur muskulären Reaktion formuliert (*Herren* 1980):

Nach Einnahme der therapeutischen Unterkieferposition im Gerät sind die Muskelansätze in ihren räumlichen Beziehungen zueinander verändert. Die Muskelansätze der Protraktoren werden einander angenähert, die der Retraktoren werden voneinander entfernt. Die damit einhergehenden Längenänderungen der Muskulatur führen zu einer erhöhten Spannung der elastischen und zu einer gesteigerten Aktivität der kontraktiven Elemente des Muskelgewebes der Retraktoren sowie zu einer gegenläufigen Reaktion der protraktorisch wirkenden Muskelgruppen. Eine Rückverlagerung der Mandibula durch die stimulierte Kraft der Retraktoren wird jedoch durch die intermaxilläre Verklemmung des Aktivators verhindert. Es entsteht ein reziprokes Kraftpaar, das die Strukturen des Oberkiefers nach posterior und die des Unterkiefers nach anterior orientiert. *Auf der Maur* (1978) gelang es, diese Aktivatorarbeitshypothese durch die Ergebnisse seiner elektromyographischen Untersuchungen an aktivatortragenden Probanden zu belegen: In der durch das Gerät festgelegten therapeutischen Unterkieferposition konnten vom protraktorisch wirkenden Musculus pteryoideus lateralis keine und von der den Retraktoren zugeordneten Mundbodenmuskulator vermehrt Aktionspotentiale abgeleitet werden. *Ingervall* und *Bitsanis* (1986) dagegen konnten in entsprechenden Untersuchungen für die kontraktilen Muskelelemente der Retraktoren keinen Aktivitätsanstieg nachweisen. Sie folgerten, daß die durch den Aktivator induzierten retraktorischen Kräfte weniger aus aktiven, isometrischen Muskelkontraktionen resultieren, sondern mehr auf die Elastizität des Muskelgewebes, aus der ein Effekt im Sinne einer Gummibandwirkung resultiert, zurückzuführen sind. Auf der Grundlage dieses *statischen Konzeptes* der Funktionskieferorthopädie wurden mehrere Aktivatormodifikationen angegeben. Die Überkompensation der abweichenden intermaxillären Beziehungen sind wesentliches Kriterium der Empfehlungen zu Konstruktionsbißnahmen. Damit wird die Zielstellung verbunden,

- effektive Kräfte zur Dysgnathiekorrektur zu stimulieren,
- einen sicheren Sitz der Apparatur zu gewährleisten sowie
- ein Verhältnis von Intensität und Dauer der kieferorthopädischen Behandlung zu schaffen, das der Kooperationsbereitschaft der Patienten entgegenkommt.

Herren (1980) empfahl zur Behandlung von Klasse-II/1-Fällen eine Verlagerung des Unterkiefers nach anterior um 3 bis 4 mm über die Neutralposition hinaus und nach kaudal um den Betrag des Überbisses zuzüglich 3–4 mm. *Harvold* (1974) und *Woodside* (1973), als extreme Vertreter dieser Modifikationen der Funktionskieferorthopädie, halten eine therapeutische Unterkieferposition 3 mm hinter dem maximal möglichen Unterkiefervorschub und 12–15 mm unter der Ruheschwebelage für günstig. Nach *Herren* (1980) zeigt die klinische Erfahrung deutlich, daß überkompensierende Aktivatoren Bißanomalien sicherer, rascher und vollständiger korrigieren. Im Vergleich mit der konventionellen Aktivatorgestaltung konnte die Quote der Behandlungserfolge von ca. 50 % auf 85 % erhöht werden. Kritiker der Methode weisen darauf hin, daß diese Aktivatormodifikationen ihre Wirkung vor allem im dentoalveolären Bereich entfalten, wogegen skelettale Veränderungen von untergeordneter bzw. temporärer Bedeutung sind.

Das *Petrovic*-Konzept zum Modus operandi der Aktivatoren ist in engem Zusammenhang mit seinen Untersuchungen zur Steuerung des Unterkieferwachstums zu verstehen. Aus den Ergebnissen ihrer tierexperimentellen Studien entwickelten *Petrovic* et al. (1979) ein kybernetisches Modell der Wachstumskontrolle von Maxilla und Mandibula. Der *Musculus pterygoideus lateralis* wird in diesem Modell als *Element mit zentraler Bedeutung* für die Steuerung des Unterkieferwachstums charakterisiert. Bei Abweichungen von der optimalen Relation zwischen Ober- und Unterkiefer lösen die veränderten Erregungen der parodontalen, artikulären und muskulären Rezeptoren einen efferenten Reiz aus, der die posturale Aktivität des Musculus pterygoideus lateralis erhöht bzw. verringert. Gleichzeitig erfolgt eine Spannungsänderung im Ligamentum menisco-temporo-condylare. Dieses Ligamentum wird von *Petrovic* und *Stutzmann* (1988) als Vermittler des Pterygoideus lateralis in seiner Wirkung auf die Wachstumsquantität und -qualität des Kondylenknorpels gewertet. Die vom retrodiskalen Gewebe ausgehenden mechanischen Reize sind nach *Petrovic* und *Stutzmann* (1988) für die lokale Steuerung des Unterkieferwachstums bestimmend. In tierexperimentellen Studien konnte einerseits eine Aktivitätserhöhung des M. pterygoideus lateralis durch eine Gerätestimulation nachgewiesen werden. Andererseits wurde nach Resektion des Muskels der wachstumsstimulierende Effekt des Gerätes sehr gering. Aus diesen Ergebnissen schlußfolgerten *Petrovic* und *Stutzmann* (1979), daß dieser Muskel auch für die Wirkung des Aktivators wesentliche Bedeutung hat.

Bei Untersuchungen zur Wirkungsweise von Aktivatoren nach *Herren* (1980) registrierte der o. g. Autor eine gerätebedingte Wachstumszunahme des Unterkiefers nur, wenn die Apparatur 12 bis 18 Stunden getragen wurde. Eine Wachstumsstimulation war nicht zu verzeichnen, wenn die Tragezeit verlängert wurde. Aus dieser Beobachtung leiteten *Petrovic* et al. (1982) die Hypothese eines Zwei-Stufen-Effektes des Aktivators bei der Rückbißbehandlung ab. Die beiden Stufen sind gegeben durch das Intervall des Gerätetragens sowie durch den gerätefreien Zeitabschnitt. Während des Gerätetragens führt die Vorschubhaltung des Unterkiefers zu einer Stauchung des Musculus pterygoideus lateralis, die beim wachsenden Individuum einen geminderten Zuwachs des Muskels zur Folge hat. Gleichzeitig entwickelt sich ein neues neuromuskuläres Funktionsmuster für die Unterkieferhaltung. Im gerätefreien Intervall verbleibt der Unterkiefer durch aktive muskuläre Leistung in einer anterioren Lage, wodurch auch das Ligamentum menisco-temporo-condylare gespannt wird. Der an der Ansatzstelle des Ligamentums im posterioren Bereich des Kondylus entstehende mechanische Reiz stellt den erwünschten wachstumsstimulierenden Effekt auf das kondyläre Wachstumszentrum dar.

Die reduzierte Zunahme der Muskellänge führten *Oudet* et al. (1987) auf die geringere Länge der einzelnen Sarkomere sowie auf die verminderte Zahl der neugebildeten Sarkomere zurück. Weiterhin wiesen *Oudet* et al. (1987) nach, daß unter dem Einfluß des Aktivators eine Größenänderung der relativen Anteile der verschiedenen Muskelfasergruppen erfolgte. Der Pterygoideus lateralis reagiert besonders in seinem kondylären Teil mit einer Zunahme schneller, nichtermüdbarer Muskelfasern, sogenannte Typ-IIA-Fasern, sowie mit einer Änderung der molekularen Struktur des Muskeleiweißes Myosin. Die Autoren interpretieren diese Beobachtungen als einen geräte-induzierten Muskeltrainingseffekt, da ähnliche Befunde an Muskelbioptaten von Sportlern nach systematischem Muskeltraining gemacht wurden.

Die Auffassung von der dominierenden Kontrollfunktion des Musculus pterygoideus lateralis über das kondyläre Wachstum der Mandibula wird nicht allgemein akzeptiert. *Whetten* und *Johnston* (1985) sowie *Awn* et al. (1987) konnten nach tierexperimenteller Ausschaltung des Musculus pterygoideus lateralis keine negative Auswirkung auf das kondyläre Wachstum registrieren. *Awn* et al. (1987) nehmen eine Kompensation des experimentell provozierten Funktionsausfalles des Musculus pterygoideus lateralis durch andere mastikatorische Muskeln an. *Kantomaa* (1984) und *Fränkel* (1989) wiesen ebenfalls darauf hin, daß die Verantwortlichkeit für die posturale Position des Unterkiefers und das mandibuläre Wachstum nicht auf die Funktion des Musculus pterygoideus lateralis reduziert werden kann. Ihre experimentellen bzw. klinischen Beobachtungen belegen die Bedeutung der gesamten orofazialen Muskulatur für die Position und das Wachstum des Unterkiefers.

Fränkel (1984) und *Falck* (1985) vertreten die Auffassung, daß die Entstehung *skelettaler Abweichungen* im orofazialen Bereich auf *Dysbalancen* zwischen *antagonistischen Muskelgruppen* zurückzuführen sind. Auf dieser Grundlage formulierten die Autoren als zentrale Aufgabe ätiologisch orientierter funktionskieferorthopädischer Maßnahmen die Beseitigung muskulärer Ungleichgewichte durch ein Training der funktionell schwachen Muskelgruppe. Mit diesem Behandlungskonzept wird primär das Ziel verfolgt, neuromuskuläre Funktionsmuster zu korrigieren, um damit die Voraussetzungen für eine harmonische skelettale und dentoalveoläre Entwicklung zu schaffen. Eine klinisch relevante Intensität des Muskeltrainings kann nach *Fränkel* (1984) und *Falck* (1982) mit dem Funktionsregler erreicht werden. Bei einer mandibulären Retrognathie soll mit Hilfe des Gerätes die Physiologie des oralen Funktionsraumes normalisiert und die Leistungsfähigkeit der Protraktoren trainiert werden. Um den angestrebten Trainingseffekt zu sichern und ein Umschlagen der normalisierten muskulären Funktion in eine harmonische skelettale Entwicklung zu gewährleisten, wird bewußt auf Abstützelemente im dentoalveolären Bereich der Mandibula verzichtet. Im Gegensatz zur Behandlung von Dysgnathien der Angle-Klasse II/1 mit überkompensierenden Aktivatoren, die retraktorische muskuläre Kräfte therapeutisch nutzen bzw. stimulieren und gerichtet übertragen, steht bei der Funktionsreglerbehandlung die Erhöhung der Leistungsfähigkeit protraktorisch wirkender Muskelteile im Vordergrund. Dieses Behandlungskonzept unterscheidet sich grundlegend von den vorher genannten auf Grund anderer Zielgruppen zu trainierender Muskeln sowie in der Stimulierung unterschiedlicher Qualitäten muskulärer Leistungen. Untersuchungsergebnisse von *Ingervall* und *Bitsanis* (1986) belegen, daß Aktivatorderivate in erster Linie Kräfte übertragen, die auf die Elastizität sowie auf die isometrischen Muskelkontraktionen der Retraktoren und Elevatoren zurückzuführen sind. Dies ist einem Krafttraining dieser Muskelgruppe gleichzusetzen. Bei der Funktionsreglerbehandlung dagegen sind langsam zunehmende Zyklen alternierender isometrischer und isotonischer Muskelkontraktionen im Sinne eines Ausdauertrainings wichtiges Element der Rückbißbehandlung. Entsprechend dieser unterschiedlichen muskulären Inanspruchnahme wären differenzierte Reaktionen im muskulären, skelettalen und dentoalveolären Bereich zu erwarten.

Obwohl eine Reihe von Untersuchungsergebnissen zum Problem der muskulären Reaktion auf funktionskieferorthopädische Interventionen vorliegt, kann zur Zeit nicht gesagt werden, wo, in welchem Ausmaß, welcher Art und von welcher Dauer morphologische und funktionelle Antwortreaktionen der Muskulatur erfolgen. Hilfreich können in diesem Zusammenhang sportmedizinische Erkenntnisse sein, wonach mit der propriorezeptiven Stretching-Technik (Vordehnung und isometrische Kontraktion) der beste Muskeltrainingseffekt zu erreichen ist.

Als Forderung an die klinische Tätigkeit ist die Notwendigkeit bzw. die Möglichkeit einer stärker differenzierten Indikationsstellung für den Einsatz funktionskieferorthopädischer Geräte abzuleiten. Bei der Behandlungsplanung sollten neben Kriterien wie skelettales und dentales Alter, Wachstumstyp und Kooperationsbereitschaft die individuelle neuromuskuläre Situation des Patienten mehr als bisher berücksichtigt werden.

7.4   Kieferorthopädische Werkstoffe

7.4.1   Kieferorthopädische Drähte

Spannungs-Dehnungszusammenhang: Ein Draht der Länge L wird mit zunehmender Kraft auf Zug beansprucht. Die Spannung „δ" ist die auf die Flächeneinheit (A) wirkende Kraft (F), in N/mm². Die Dehnung „ε" ist die Längenzunahme (ΔL) pro Längeneinheit (L), sie ist dimensionslos.

Im ersten Teil der Spannungs-Dehnungs-Kurve besteht Proportionalität zwischen Spannung und Dehnung ($\delta \sim \epsilon$). Es gilt das Hooksche Gesetz $\delta = E \times \epsilon$. Der Proportionalitätsfaktor E wird als Elastizitätsmodul bezeichnet und ist für jeden Werkstoff charakteristisch. Bis zur Proportionalitätsgrenze P kann das Material ohne bleibende Verformung gedehnt werden. Es befindet sich in der elastischen Phase. Im darüber liegenden plastischen Bereich tritt bleibende Verformung ein, bis es zum Bruch kommt (Abb. 152).

Begriffserklärung:

- *Festigkeit* = Verformungswiderstand = Rigidität.
  Darunter versteht man den Widerstand, den ein Werkstoff einer mechanischen Formveränderung entgegensetzt bzw. die Kraft, die erforderlich ist, um den Werkstoff um einen bestimmten Betrag elastisch zu verformen. Sie ist dem E-Modul bzw. der Steilheit der Kurve porportional. Festigkeit ~ Dehnbarkeit/Belastbarkeit.
- *Maximale Dehnbarkeit:*
  Sie ist die höchste, zum Bruch führende Dehnung.
- *Maximale Belastbarkeit:*
  Sie ist die höchste, zum Bruch führende Spannung.
- *Elastizität:*
  Sie ist das Vermögen eines Körpers, nach einer Verformung wieder in seine ursprüngliche Form zurückzukehren.

Folgende Parameter beeinflussen die Eigenschaften von Drähten:

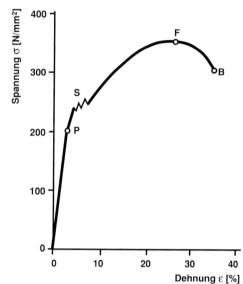

Abb. 152 Spannungs-Dehnungs-Diagramm (P = Proportionalitätsgrenze, S = Streck- oder Fließgrenze, F = Festigkeitsgrenze, maximale Zugspannung, B = Bruch- oder Zerreißgrenze)

Merksatz:

Der ideale orthodontische Draht sollte eine möglichst hohe maximale Belastbarkeit bei geringer Festigkeit besitzen.

		Festigkeit	Maximale Belastbarkeit
Drahtdicke (-querschnitt)	runde Drähte (d)	d^4	d^3
	Vierkant-Drähte (b, h)	$b\,h^3$	$b\,h^2$
Drahtlänge (einseitig eingespannter Draht)		$\dfrac{1}{L^3}$	$\dfrac{1}{L^2}$

Will man z.B. einen Zahn, der weit außerhalb der Zahnreihe steht, einordnen, hat man bei festsitzenden Apparaturen folgende Möglichkeiten:

I. Verwenden eines dünnen Drahtes, wobei die Festigkeit um die 3. Potenz des Drahtdurchmessers verringert wird. Die federnden Eigenschaften werden vergrößert, die maximale Belastbarkeit und damit Kraftabgabe zur Einordnung des Zahnes wird stark herabgesenkt.

II. Bei Verlängerung des Drahtes durch Loops nimmt die Festigkeit umgekehrt proportional zur 3. Potenz der Länge ab. Die maximale Belastbarkeit nimmt in weit geringerem Maß ab. Die federnden Eigenschaften des Drahtes werden durch seine Verlängerung vergrößert und die Kräfteabgabe wird adäquat reduziert.

III. Verwendung hochelastischer Legierungen.

Bei den Nickel-Titan-Legierungen (s.u.) wird der lineare Zusammenhang zwischen Spannung und Dehnung aufgehoben, so daß trotz abnehmender Dehnung die Spannung und damit die Kraftabgabe gleich bleibt. Dabei ist jedoch zu beachten, daß auch hier die Zusammenhänge zwischen Drahtquerschnitt und maximaler Belastbarkeit weiterhin gelten (Abb. 153).

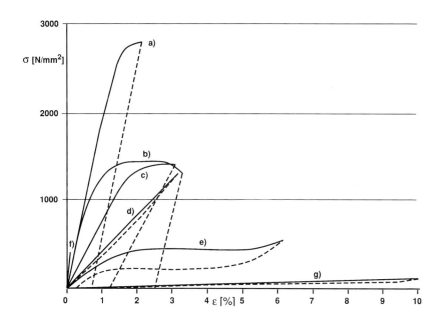

Abb. 153 Spannungs-Dennungs-Diagramm für verschiedene orthodontische Drahtmaterialien, die durchgezogenen Linien entsprechen dem Belastungszustand und die gestrichelten der Entlastung nach maximaler Dehnung: a) rostfreier Stahl. b) Kobalt-Chrom-Draht. c) Beta-Titan-Draht, TMA®. d) Nickel-Titan-Draht. e) superelastischer Nickel-Titan-Draht (s. Abb. 161). f) Aluminiumoxid z. B. enthalten in Keramikbrackets. g) Gummi (Quelle: *F. Sernetz,* Dentaurum 1991)

Drahtmaterial

Für die Kieferorthopädie werden Drähte üblicherweise in lösungsgeglühtem, kaltgezogenem Zustand mit folgenden Festigkeiten angeboten:

weiche	Drähte	$500- 650\ N/mm^2$
harte	"	$1400-1600\ N/mm^2$
federharte	"	$1800-2000\ N/mm^2$
extra federharte	"	$2300-2500\ N/mm^2$
super federharte	"	$2500-2700\ N/mm^2$
super-spezial-vergütete	"	$2700-2900\ N/mm^2.$

Durch ausgiebiges Biegen, also durch eine Kaltverformung von federharten Materialien bzw. hochelastischen Drähten in der Multibandtechnik, erhöht sich die Festigkeit und damit die Bruchgefahr. Es kommt zu Verzerrungen im Kristallgitter und zu inneren Spannungen. Der Draht wird dadurch im Bereich der Biegung härter, starrer und spröder. Während die Härtung erwünscht sein kann, ist Versprödung immer ein Nachteil, weil sie zu einer Erhöhung der Bruchgefahr führt.

Durch „Entspannen" bei Temperaturen zwischen 370–480 °C in einem thermostatgesteuerten Ofen für 3–10 Minuten verbessern sich die Federeigenschaften deutlich. Der Draht wird wieder weicher.

Bei federharten Drähten, wie sie in der kieferorthopädischen Technik verwendet werden, kann dies umgangen werden, wenn der Draht langsam gebogen wird.

Das Ausglühen (über 600 °C bei Edelstahl) ist fast immer unerwünscht; es bewirkt, daß der Draht weich und unelastisch wird. Nur für hartelastische Drähte wird empfohlen, die Enden eines Drahtbogens auszuglühen, um sie im Mund leichter umbiegen zu können.

Beim Bearbeiten von Drähten sollten an ein und derselben Stelle möglichst wenig Biegungen erfolgen. Kerben im Draht sollten vermieden werden, da sie die Bruchfestigkeit vermindern und die Korrosion erhöhen.

Die im Handel erhältlichen Drahtquerschnitte für die klinische Anwendung sind rund, quadratisch oder rechteckig. Daneben gibt es verseilte Drähte (Twist Wire), die aus sehr dünnen Drähten zusammengedreht sind (drei- oder sechsfach verseilt) und eine hohe Flexibilität erreichen. Es gibt auch verseilte und geflochtene Drähte, die zu einem quadratischen oder rechteckigen Querschnitt zusammengedrückt wurden.

Die verschiedenen Legierungstypen
Hauptmeyer führte 1919 den nichtstrostenden Stahl in die Zahnheilkunde ein. Vor dieser Zeit wurden für federnde Drähte Gold-Platin-Legierungen und für starre Bögen Neusilber verwendet. Heute werden hauptsächlich Stahllegierungen benutzt, wobei im wesentlichen folgende zu unterscheiden sind:

Chrom-Nickel-Legierung: 18/8 (18% Chrom, 8% Nickel, 2% Mangan, 0,03% Phosphor, Schwefel und Eisen).
Es ist ein austenitisches Gefüge, das heißt, beim Abkühlen der Schmelze bilden sich in einem bestimmten Temperaturbereich homogene Mischkristalle. Stahldraht kann gelötet und geschweißt werden. Chrom-Nickel-Stahldrähte haben eine hohe Elastizitätsgrenze (= kritische Grenzspannung, bei der erstmalig eine bleibende Dehnung eintritt), eine ausgeprägte Zugfestigkeit (= höchste bis zum Bruch des Drahtes auftretende Nennspannung) und eine große Festigkeit (= Formänderungswiderstand, als Spannung „σ" definiert Kraft pro Fläche). Der Bruchpunkt liegt etwa bei einer Dehnung von 3,5%. Ihre hohe Zugfestigkeit liegt bei 2100 N/mm², an dem steilen geraden Anstieg der Spannung-Dehnungskurve zeigt sich ihr gestaltunabhängiger Elastizitätsmodul, der als Maß für die Steifigkeit gilt (um 2000 kN/mm²) (s. Abb. 153). Die Steifigkeit ist also ein Maß des Drahtwiderstandes gegen mechanische Verformung, unabhängig von der max. Spannung oder Länge. Ein Draht mit mehr Steifigkeit kann verhältnismäßig mehr Kraft auf einen Zahn ausüben.

Chrom-Kobalt-Nickel-Molybdän-Legierungen (20% Chrom, 40% Kobalt, 15% Nickel, 7% Molybdän, 2% Mangan, 0,15% Kohlenstoff, 0,04% Beryllium).
Sie haben hervorragende Federeigenschaften und sind durch den Chrom- und Kobaltanteil sehr korrosionsresistent. Ihre Elastizitätsgrenze ist hoch, der Elastizitätsmodul liegt um 1800 kN/mm² und der Bruchbereich bei ca. 4,2% Dehnung. Dieses Material ist vergütbar (Aushärtung). Das bedeutet, daß es in einer relativ weichen, duktilen Form bearbeitet und anschließend durch Wärmebehandlung gehärtet werden kann. Die Vergütung erfolgt am besten im thermostatgesteuerten Ofen bei 482 °C für 7–12 Minuten. Hierbei erhöht sich die Steifigkeit bis 170%. Außerdem läßt sich das Material schweißen und löten.
In der Kieferorthopädie finden Drähte z.B. vom Typ Elgiloy (Fa. Rocky Mountain) oder Remaloy® (Fa. Dentaurum) für die Multibandtechnik Anwendung.

Nickel-Titan-Legierungen (55% Nickel, 45% Titan, 3% Kobalt).
Diese Legierung wurde durch *Andresen* und *Hillemann* (1971) in die Kieferorthopädie eingeführt und unter dem Namen Nitinol® bekannt (Fa. Inter-Unitek; *Ni*ckel *Ti*tan *Na*val *O*rdinance *L*aboratory). Diese Legierung zeichnet sich durch die extremen Dehnungswerte (Elastizität) aus, wobei allerdings der Elastizitätsmodul (ca. 340 kN/mm²) und somit auch die Steifigkeit, sehr gering sind. Der Draht ist sehr gut verformbar. Er erlaubt eine große Deformation innerhalb seiner Elastizitätsgrenze. Daher ermöglicht er eine lange Bewegungsstrecke bei einmaliger Adjustierung durch seine Elastizität, aber entwickelt nur eine geringe Kraft (Spannung) auf die zu bewegenden Zähne. Nickel-Titan-Legierungen sind weder löt- noch schweißbar, nicht wärmebehandelbar und lassen Biegungen nur in geringem Umfang zu.

Zwei Eigenschaften der Ni-Ti-Legierungen, der Memory-Effekt (= Formgedächtnis) und die sogenannte Superelastizität, machen diese Drähte (z.B. Sentaloy®, GAC) interessant.

Memory-Effekt

Ni-Ti-Legierungen liegen in Abhängigkeit von Temperatur und mechanischer Spannung in Hochtemperatur (Austenit)- oder Niedrigtemperaturkristallstrukturen (Martensit) vor. Austenit zeichnet sich durch hohe Festigkeit, Martensit durch niedrige Festigkeit, also plastische Verformbarkeit, aus. Der Memory-Effekt beruht auf dem Prinzip, daß ein martensitischer Nickel-Titan-Draht, der eine plastische Deformation erfährt (z.B. beim Anligieren im Mund), sich durch das Steigen der Temperatur (von Raum- auf Körpertemperatur) in ein austenitisches Kristallgitter umwandelt und dabei in seine ursprüngliche Form zurückkehrt (Erinnerungsvermögen).

Superelastizität

Sie ist durch das Erhalten einer gleichmäßigen Kraft (Spannung) bei Aktivierung (Belastung) und Deaktivierung (Entlastung) dieser Drähte charakterisiert. Im Spannungs-Dehnungs-Diagramm kommt diese Eigenschaft durch das superelastische Plateau zum Ausdruck. Eine Druck- oder Zugfeder aus einer solchen Legierung übt. z.B. eine nahezu konstante Kraft bei Abnahme des Abstandes aus (Abb. 154). Entscheidend für die Ausprägung und Länge des superelastischen Plateaus ist die Übereinstimmung der Umwandlungstemperatur mit der Körpertemperatur.

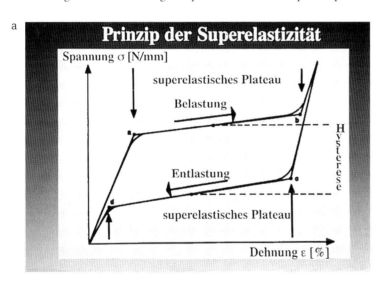

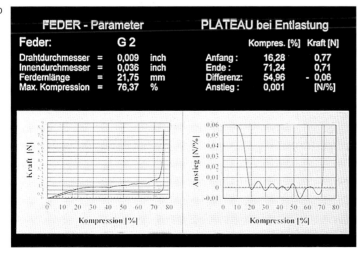

Abb. 154   Prinzip der sog. Pseudo- oder Superelastizität am Beispiel einer Nickel-Titan-Druckfeder: a) Be- und Entlastungskurve mit Hysterese, bei der Entlastung nimmt die Spannung trotz Dehnungsrückgang nur unwesentlich ab (s. Text). b) Experimentelle Ergebnisse für die Superelastizität einer Ni-Ti-Druckfeder (GAC), die über ca. 55% der Dekompressionsdistanz eine gleichbleibende Kraft abgibt (*Schneevogt* et al. 1998)

Titan-Molybdän-Legierungen (77,8% Titan, 11,3% Molybdän, 6,6% Zirkonium, 4,3% Zinn).
Sie wurden von *Burstone* und *Goldberg* 1980 für die Kieferorthopädie empfohlen. Das Material soll hohe Elastizität mit guter Verformbarkeit verbinden, erreicht jedoch nicht die elastischen Eigenschaften des Nitinol. TMA (Titanium, Molybdenium Alloy) kann nicht gelötet, jedoch geschweißt werden (Abb. 153).

7.4.2 Kunststoffe

Allgemeines
Der erste zahnärztliche Kunststoff im engeren Sinne war das 1870 aus Nitrocellulose und Kampfer gewonnene Zelluloid. Den endgültigen Aufschwung nahm die Kunststoffherstellung in den 30iger Jahren mit den Polymerisationskunststoffen, von denen für die Kieferorthopädie die Methacrylate als wichtigster Vertreter eingeführt wurde. Das Sprüh- und Streuverfahren wurde 1962 in Deutschland hinzugefügt.

Werkstoffkundliche Grundlagen
Der für die Herstellung kieferorthopädischer Geräte verwendete Kunststoff wird in verschiedenen Farben, denen auch Glitter und kleine Bildchen zugesetzt werden können, angeboten. Die Farben sind untereinander mischbar. Der Kunststoff ist sowohl anmisch- als auch streufähig. Das flüssige Monomer besteht aus Methacrylsäuremethylester mit geringem Anteil tertiärer Aminosäuren. Beim Polymer handelt es sich um Polymethylmethacrylat bzw. Polyäthylmethacrylat in Form feiner, kugelförmiger Perlen.

Verarbeitungshinweise
Die Herstellung kieferorthopädischer Geräte mit Kaltpolymerisat erfordert ein vorheriges, etwa 10minütiges Wässern der Modelle.
Bei der *Sprühtechnik* wird abwechselnd Polymer-, Monomer-, Polymer usw. aufgetragen. Die Sprühtechnik eignet sich besonders gut für Modelle, die sich nicht im Fixator befinden.
Das Gipsmodell wird so geneigt, daß die Bereiche, auf die zuerst Material aufgetragen werden soll, nahezu waagerecht liegen. Das Pulver wird von der palatinalen oder lingualen Zahnfläche her zur Mitte hin aufgetragen und anschließend sofort mit Flüssigkeit benetzt. Sobald die erste Lage des Pulvers die Flüssigkeit vollständig aufgesaugt hat, wird das Modell wieder waagerecht gehalten und eine zweite Lage Pulver aufgestreut. Bei Flüssigkeitsüberschuß und dünnflüssiger Konsistenz des Pulver-Monomer-Gemisches wird solange Pulver nachgestreut, bis das aufgetragene Material steht und nicht mehr verläuft. Es ist darauf zu achten, daß das aufgetragene Pulver-Monomer-Gemisch nicht zu dünnflüssig in den Drucktopf eingestellt wird. Es besteht sonst die Gefahr, daß die sorgfältige Materialschichtung wieder verläuft. Es hat sich bewährt, die Schichtung zum Abschluß mit Pulver zu bestreuen und mit dem sogenannten „Löschblatteffekt" überschüssige Flüssigkeit abzusaugen. Ein Trennschnitt kann mit einem geeigneten Instrument angedeutet werden. Danach kommt das Modell sofort in den mit 30°–40°C warmem Wasser gefüllten Drucktopf (2 bar). Nach fünf bis acht Minuten kann das Gefäß geöffnet werden, um weitere Apparaturen nachzulegen. Die Gesamtverweildauer beträgt 30 Minuten.
Sehr dünn angemischtes Polymerisat bewirkt eine schwere Gängigkeit der Dehnschraube, während die Dehnschraube bei dick angemischtem Polymerisat leicht zu öffnen ist. In jedem Falle sollte die Dehnschraube möglichst bald nach der Entnahme aus dem Drucktopf geöffnet werden. Je länger mit dem Öffnen der Schraube gewartet wird, deso fester haftet der Kunststoff am Spindelgewinde.
Die *Anteigmethode* wird bei bimaxillären Geräten angewendet. Hierzu werden Pulver und Flüssigkeit im Verhältnis 2 : 1 = Polymer : Monomer angemischt. 25 cm³ Polymer und 10 cm³ Monomer sind für eine Plattenapparatur ausreichend!

Je nach Raumtemperatur kann das Mischungsverhältnis angepaßt werden. Wird jedoch bei der Verarbeitung zu viel Monomer zugesetzt, erhöht sich die Schrumpfung. Ferner führt der Restmonomergehalt zu Inhomogenität, zu Korrosionen und zu zytotoxischen Reaktionen auf der Schleimhaut. Das gut durchgespatelte, blasenfreie Gemisch sollte ca. 5–7 Minuten im abgedeckten Gefäß stehen bleiben, bis der modellierfähige Zustand erreicht ist. Die Drahtretentionen können vorher mit der Sprühtechnik ummantelt werden. Die Verarbeitungszeit des Materials beträgt etwa 10 Minuten. Anschließend härten die mit Kunststoff beschickten Modelle etwa 30 Minuten im mit 30–40 °C warmen Wasser gefüllten Drucktopf bei 2 bar aus. Nach dem Erhärten des Kunststoffes wird die Apparatur ausgearbeitet. Die grobe Bearbeitung erfolgt mit Fräsen und Sandpapier. Danach erfolgt die Hochglanzpolitur mit Polierbürste, Polierschwabbel, Filzkegel und Bimsstein. Bis zur therapeutischen Anwendung empfiehlt es sich, fertige kieferkorthopädische Geräte in Wasser aufzubewahren. Verschiedene Untersuchungen haben ergeben, daß der Restmonomergehalt nach mehrtägiger Lagerung in Wasser von anfänglich bis zu 4% auf etwa 1% zurückgeht. Grundsätzlich ist der Restmonomergehalt bei Streutechnik niedriger als bei der Anteigtechnik.

7.5   Kieferorthopädische Apparaturen und Behandlungsmethoden

Kieferorthopädische Apparaturen dienen dem Ziel, dosierte Kräfte auf das Parodont zu übertragen, die einen Gewebeumbau auslösen und damit eine Zahnstellungs- oder Bißlageänderung induzieren. Als *Kraftquellen* dienen sowohl artfizielle als auch Muskel- bzw. Kaukräfte. Im einzelnen sind dies:

- Kaukraft, die durch Richtungsänderung mit Hilfe von Auf- oder Einbissen an einzelnen Zähnen oder Zahngruppen einen Umbau induziert (z.B. schiefe Ebene, Funktionskieferorthopädie).
- Ruhedruck der von außen oder innen an den Zahnbögen anliegenden *Weichteile* (M. masseter, M. orbicularis oris, Zunge). Da sich der Oberkiefer im Druckgleichgewicht zwischen den Mm. masseterici und der Zunge befindet, kann mit der Elimination eines Vektors der andere eine Kieferumformung auslösen (z.B. Funktionsregler).
- Die *Schraubenkraft* vermittelt entsprechend ihrer Gewindehöhe einen kurzwegigen und starken Druck auf das Parodont.
- Die *Federkraft* von Druck- und Zugfedern, von Drahtbögen an abnehmbaren und festsitzenden Apparaturen sowie von frei endenden Fingerfedern und Schlaufen an Plattenapparaturen greifen direkt an der Zahnkrone an.
- Zugkraft gespannter Gummiringe oder Bänder intra- und extraoral (z.B. Lasticketten, intermaxilläre Gummizüge und Headgear).
- Magnetkraft durch kleine ummantelte Magnete aus einer Samarium-Kobalt-Eisen-Legierung. Je nach Polzuordnung haben sie eine anziehende oder abstoßende Wirkung (Zug oder Druck).
- Die *Anlagerung des Apparatewerkstoffes* an den Zähnen wird als Widerlager (Hypomochlion) und damit reaktive Kraftquelle zur Veränderung des Rotationszentrums genutzt.

Folgende Gerätegruppen und Behandlungsmethoden sind zu unterscheiden:

- Festsitzende Apparaturen und Geräte
- Abnehmbare Apparaturen und Geräte
  - Plattenapparaturen
  - Funktionskieferorthopädische Geräte
    - Aktivatoren
    - Funktionsregler

- Kieferorthopädische Extraktionsmethode
- Extraorale Geräte (Headgear u.a.)

7.5.1   Abnehmbare Apparaturen und Geräte

Abnehmbare Plattenapparaturen und funktionskieferorthopädische Geräte wurden wegen der erwähnten Materialknappheit (Kap. 1.1) hochlegierter Stähle aber auch auf Grund von Nachuntersuchungen an Patienten mit festsitzenden Apparaturen, die hochgradige Wurzelresorptionen zeigten, um 1930 im europäischen Raum entwickelt und eingeführt. Nachdem *Nord* bereits 1928 zur Korrektur von Zahnstellungsanomalien eine abnehmbare Plattenapparatur empfohlen hatte, ist vor allem *Schwarz* deren theoretische und praktische Weiterentwicklung sowie breite Einführung in die kieferorthopädische Praxis zu verdanken.

7.5.1.1   Plattenapparaturen

Aufbau, Wirkungsspektrum und Herstellung verschiedener Grundtypen
Im folgenden sollen aus einer Vielzahl verschiedener Plattenarten und ihrer Modifikationen die wichtigsten in Aufbau, Wirkungsweise, Indikation und Herstellung beschrieben werden.

Transversalplatte
Die von *Nord* entwickelte abnehmbare Platte mit Dehnschraube dient der transversalen Erweiterung der Alveolarfortsätze. Während er eine Aktivierung nur durch eine 360°-Umdrehung der Plattenhälften gegeneinander bei Ausklinkung des Labialbogens erreichen konnte, wird heute die Schraubenspindel mit einem Stellschlüssel jeweils nur um 90° aufgedreht.

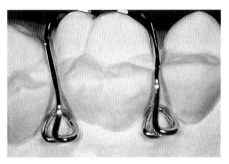

a

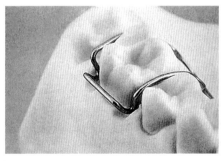

b

Abb. 155 Plattenhalteelemente: a) Dreiecksklammer, b) Adamsklammer

Bestandteile: Die *Acrylat-Plattenbasis*, die den Gaumen oder die Lingualfläche des Unterkiefers bedeckt, dient zur Retention der Halteelemente, des Labialbogens und der Schraube. Sie überträgt Expansions- und Kompressionskräfte auf Zähne und Alveolarfortsatz. Die *Halteelemente*, das sind die Dreiecks-, die Adams- und die Pfeilklammer, verleihen der Platte einen festen Sitz, um ihre Druckwirkung voll entfalten zu können. Da sie aus federhartem Draht hergestellt werden, können sie auch für kleinere Zahnbewegungen genutzt werden (Abb. 155 u. 156). Der *Labialbogen* dient einerseits dem besseren Halt im Schneidezahngebiet. Andererseits können mit ihm Bewegungen der Frontzähne ausgeführt werden. Dies geschieht durch verstärkten Druck auf die Labialflächen, der bei einer Aktivierung in den U-Schlaufen und das Aufdrehen der Stellschraube entsteht. Die so induzierte Retrusion der Schneidezähne kann aber nur erfolgen, wenn palatinal die Plattenbasis ausgeschliffen wird. Durch selektives Entfernen dieses Acrylanteils kann bei versetztem Zwei-Punkt-Kraftangriff von vestibulär (Labialbogen) und palatinal (Plattenrand) auch eine Rotation des Zahnes erreicht werden. Die *orthodontische Schraube* dient als Kraftquelle für die Expansion des Zahnbogens. Entsprechend der Größe des Gaumengewölbes und des Ausmaßes der Bewegung kommen verschiedene Größen und Ausführungen zur Anwendung. Dabei ist die Steigung der Gewindehöhe der Schraubenspindel ein wichtiges Charakteristikum. Sie schwankt zwischen 0,64 mm und 0,96 mm. Die Hubhöhe liegt bei jeder Teildrehung um 90° zwischen 0,08 mm und 0,12 mm pro Kieferseite.

Wirkungsspektrum
- Transversale Zahnbogenerweiterung
- Platzgewinn im Frontzahngebiet
- Retrusion der Schneidezähne

Nebenwirkung
- Bukkalkippung der Seitenzähne
- Tendenz zur Bißöffnung

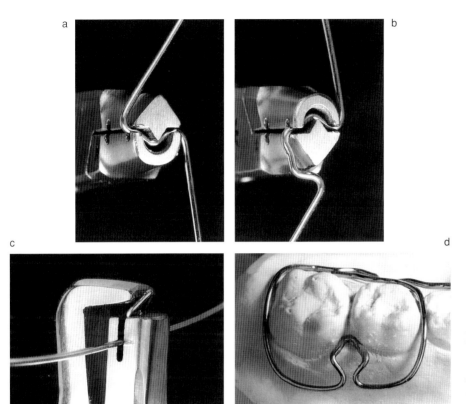

Abb. 156 Biegeschritte für die Herstellung einer Pfeilklammer: a) erste Hälfte mit Pfeil-biegezange und Umbiegen des Drahtes im Uhrzeigersinn. b) zweite Hälfte wird gebogen. c) Pfeil wird mit der Pfeilknickzange abgewinkelt. d) Pfeilklammer mit Überführung und Retentionsarmen auf dem Modell

Indikation
- Auflösung eines geringgradigen frontalen Engstandes,
- transversale Zahnbogenerweiterung bei Schmalkiefer vor der Bißlagekorrektur bei Angle-Klasse-II/1,
- Behebung eines Kreuzbisses (in Kombination mit seitlichen Aufbissen),
- Retrusion protrudierter Schneidezähne (mono- oder bimaxilläre Protrusion).

Kontraindikation:
- Alleiniges Behandlungsmittel bei mittlerem und starkem frontalem Engstand,
- Zahnengstand im Unterkiefer nach Okklusionseinstellung des Eckzahnes.

Herstellung
Als Halteelemente werden Adams-, Dreiecks- und Pfeilklammern verwandt.

Pfeilklammer
Die Pfeilklammer wurde von *Schwarz* (1956) entwickelt und wird mit einer speziell dazu konstruierten Pfeilbiege- und Pfeilknickzange aus 0,7 mm starkem Draht gebogen. Die Pfeilklammer kann für Plattengeräte im Milchgebiß, Wechselgebiß und permanenten Gebiß verwandt werden. Es empfiehlt sich, die Interdentalpapille um etwa 1 mm zu radieren. Die Pfeilklammer kann bei entsprechender Aktivierung der Pfeilspitzen nach mesial oder distal zum Einordnen der Prämolaren und/oder als Platzhalter verwendet werden.

Biegen der Pfeilklammer
Mit der Pfeilformzange werden die Klammerpfeile zuerst in einer Ebene gebogen. Mit der Pfeilknickzange, die anschließend in die Retentionsseite der Pfeilklammer eingesetzt wird, erfolgt die Abwinkelung der Klammer.
Die Zange wird unter Druck ganz geschlossen, und der rechte Drahtanteil wird vom Körper weggebogen. Der linke Drahtanteil wird über die angeschrägte Zangenbacke gebogen (Abb. 156a).

Die Zange wird in ihrer Stellung nicht verändert. Der Draht wird in die erste Kerbe der Zange eingesetzt, so daß der linke fortlaufende Klammeranteil mit dem rechten Zangenrand in Berührung kommt und die Klammer in der vorgegebenen Ebene weitergebogen wird (Abb. 156c).

Nun wird die Zange erneut unter Druck geschlossen.

Die Zange bleibt geschlossen, und der linke Klammeranteil wird, wie in Abbildung 156c dargestellt, abgebogen.

Die so vorgeformte Klammer wird nun seitlich in die zweite Kerbe der Pfeilformzange eingesetzt, und die Zange wird unter Druck bis auf Zangenkontakt geschlossen und die Drahtretention geradlinig ausgerichtet (Abb. 156d).

Die Winkelung der Pfeilklammer erfolgt nun mit der Pfeilknickzange. Dazu wird die gebogene Pfeilspitze von der Retentionsseite in den Schlitz der Pfeilknickzange eingesetzt. Die Zange wird geschlossen und die Klammerspitze dadurch abgewinkelt (Abb. 156e).

Checkliste Pfeilklammer
Ausreichende Radierung im Bereich der Papillen,
Horizontaler Teil der Pfeilklammer parallel zur Okklusionsebene,
1 mm Platz zwischen Draht und Modell,
Überführung über Zahnreihen rechtwinklig zum Zahnbogen,
Überführung direkt über Kontaktpunkt,
Retention erst nach 2–3 mm umbiegen,
Retentionsanteil nicht zu kurz/lang,
Retentionen sollen sich nicht berühren,
Retentionen sollen Modell nicht berühren, jedoch nicht zu weit vom Modell entfernt verlaufen.

Der Labialbogen
Der Labialbogen besteht aus einem horizontalen Anteil, U-Schlaufen und Retentionsanteilen. Der horizontale Anteil des Labialbogens verläuft in einem harmonischen Bogen im Bereich des inzisalen bis mittleren Kronendrittels der Frontzähne bis zur distalen Kante des seitlichen Schneidezahnes. Von dort geht er im rechten Winkel zur U-förmigen Schlaufe über. Der Bogen der Schlaufen führt 1–2 mm unter dem marginalen Zahnfleischsaum entlang, wobei jedoch unbedingt zu beachten ist, daß die Schlaufen keinen Zahnfleischkontakt haben dürfen.

Der harmonisch und rund ausgeformte, horizontale Anteil des Labialbogens berührt rotierte Frontzähne nur an den labial hervorstehenden Zahnkanten.

Checkliste Labialbogen
Krümmung des horizontalen Anteils harmonisch,
Schlaufenschenkel parallel,
1–2 mm marginal des Zahnfleischsaumes,
Überführung rechtwinklig,
Überführung im Bereich des Kontaktpunktes,
Retentionsanteil erst nach 2–3 mm eingeleitet,
Retentionsanteil nicht zu kurz/lang,
Retentionen sollen sich nicht berühren,
Retentionen sollen Modell nicht berühren, jedoch nicht zu weit vom Modell entfernt verlaufen.

Die Schraube
Um eine korrekte Lage der Schraube im Kunststoff zu gewährleisten, wird diese auf einem kleinen Wachsbänkchen plaziert. Die Schraube soll rechtwinklig zur Raphe-Median-Ebene verlaufen, diese kann zuvor mit einem Symmetrographen eingezeichnet werden. Sie soll parallel zum Gaumengewölbe im Bereich der Prämolaren plaziert werden.

Checkliste Schraube
Wachsbänkchen nicht zu groß,
Einlagerung im Bereich der Prämolaren,
Einlagerung senkrecht zur Raphe-Median-Ebene (RME),
Parallel zum Gaumengewölbe,
Genügender Abstand zum Gaumen.

Die Plattenbasis
Im Frontzahngebiet soll nur das obere Drittel der Schneidezähne frei von Kunststoff sein. Im Seitenzahngebiet soll der Kunststoff bis zur okklusalen Höckererhebung verlaufen sowie in den Interdentalraum reichen. Wichtig ist die Einbeziehung aller durchgebrochenen Zähne. Für die Stabilität der Plattenbasis ist eine Plattenstärke von 2–3 mm ausreichend und wird vom Patienten angenommen. Eine zu hohe Plattenstärke kann zu einer unnötigen Beeinträchtigung der Phonetik und damit der Mitarbeit des Patienten führen. Durch bestimmte Konstruktionen, z.B. den frontalen oder lateralen Aufbiß und/oder zusätzlich angebrachte Bewegungselemente ergeben sich Abweichungen von dieser Standardform. Nach Polymerisation erfolgt der Sägeschnitt. Dieser verläuft in der Raphe-Median-Linie, welche zuvor vom Modell durchgezeichnet wird. Anschließend werden die zum Stellen der Schraube notwendigen Spindelanteile, die zuvor durch Wachs abgedeckt waren, freigearbeitet.

Checkliste Plattenbasis
Alle Zähne in ausreichender Höhe einbezogen,
Sägeschnitt entlang der Raphe-Median-Linie,
Schraube beim Sägen nicht beschädigen,
Keine Blasen im Kunststoff,
Schraube und Retentionen vollständig vom Kunststoff bedeckt,
Plattenstärke nicht zu stark,
Schraubenspindel freiliegend,
Funktionsfähigkeit der Schraube.

Y-Platte
Ähnlich wie die Transversalplatte dient die Y-Platte zum Platzgewinn und Ausformung des Zahnbogens. Da der Platzgewinn hauptsächlich in der Eckzahnregion erzielt wird, kommt dieser Plattentyp überwiegend beim Eckzahnaußen- oder -hochstand zur Anwendung.

Bestandteile: Die Y-Platte besteht aus einem Labialbogen mit M-Schlaufen, zwei doppelten Pfeilklammern, Dreiecks- oder Adamsklammern und der Plattenbasis mit zwei Schrauben (Abb. 157). Der *Labialbogen* dient zur Stellungskorrektur der Schneidezähne. Durch die *M-Schlaufen* ist eine Einordnung bukkal stehender Eckzähne möglich. Stehen diese zusätzlich mehr distal oder mesial von der geschaffenen Lücke, wird die Schlaufe horizontal gestellt (s. Abb. 157). Die Y-Platte besitzt *zwei Schrauben*, die für den Platzgewinn in der Eckzahnregion sorgen.

Wirkungsspektrum
• Sagittale und in geringem Maße transversale Zahnbogenerweiterung,
• Platzgewinn im Eckzahnbereich,
• Protrusion der Schneidezähne,
• geringe disto-bukkale Bewegung der Seitenzähne.

Bei *gleichzeitigem Stellen* der Schrauben alle 5–7 Tage geht die *Platzbeschaffung* im Eckzahnbereich zum überwiegenden Anteil auf Kosten einer *Protrusion der Schneidezähne*. Ist dies wegen der schon vorhandenen Protrusion dieser Zähne unerwünscht, kann durch wochenweises *wechselseitiges Stellen* ein größerer Verankerungsblock für die *disto-bukkale Bewegung* der Seitenanteile geschaffen werden. Dieses Prinzip kann auch bei Asymmetrien zum Platzausgleich und zur Einstellung der Mittellinie genutzt werden.

Y-Platte
Überführung

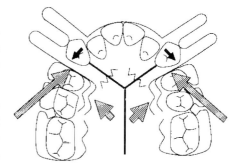

Abb. 157   Konstruktion der Y-Platte mit Hinweis zur Überführung des Labialbogens und Einlagerung der Halteelemente

Nebenwirkung
– Reduktion des Überbisses.

Indikation
- leichter bis mittlerer Platzmangel in der Eckzahnregion von Ober- und Unterkiefer,
- Aufrichtung retrudiert stehender Schneidezähne.

Kontraindikation
- Überentwicklung des Oberkiefers,
- starker Platzmangel bei kleiner apikaler Basis,
- vertikales Gesichtschädelwachstum.

Herstellung
Als Halteelemente können je nach Dentitionsstand und Möglichkeiten für die Klammerüberführung Pfeil-, Dreiecks- und Adamsklammern verwandt werden.

Doppelte Pfeilklammer
→ siehe Transversalplatte.

Der *Labialbogen* wird wie bei der Transversalplatte aus 0,8 mm Draht hergestellt. Im Frontzahngebiet liegt er den mittleren Schneidezähnen an. Retrudiert stehende Schneidezähne sollen keinen Kontakt mit dem Labialbogen haben. Das „M" der Ausgleichsschlaufe soll dem Eckzahn mittig aufliegen. Die Überführung des Labialbogens und der Pfeilklammer verlaufen übereinander.
Vor der Einlagerung der *Schrauben* wird zunächst die Raphe-Median-Linie mit dem Symmetrographen eingezeichnet. Die beiden Schenkel des „Y" beginnen in der Mitte der Eckzähne und verlaufen annähernd rechtwinklig zum Zahnbogen. Sie treffen die Raphe-Median-Linie im Bereich der Prämolaren. Die Einlagerung der Schrauben erfolgt wie bei der Transversalplatte auf einem kleinen Wachsbänkchen. Aus Platzgründen wird jedoch eine kleinere Ausführung mit nur einer Führung verwendet.
Die Ausdehnung der Plattenbasis wird wie bei der Transversalplatte gestaltet. Nach der Ausarbeitung der Plattenbasis wird die Schnittführung vom Modell übertragen. Im inneren Bereich des „Y" muß die Schnittführung mit einem runden Sägeblatt erfolgen.

Protrusionsplatte
Diese Plattenapparatur wird zur Aufrichtung und Protrusion steil oder invertiert stehender Schneidezähne benutzt. Dieses Symptom kommt vor allem beim Deckbiß vor. Dabei stehen entweder nur die Oberkieferschneidezähne retrudiert und der Unterkiefer liegt zurück, oder es besteht Regelbiß und die Unterkieferschneidezähne sind ebenfalls nach lingual gekippt, so daß auch hier eine Aufrichtung erforderlich ist.
Bestandteile: In Abhängigkeit von der Anzahl zu protrudierender Zähne und der Breite und Höhe des Gaumengewölbes werden Anzahl der Schrauben und Sägeschnittführung variiert. Hauptbestandteile sind jedoch auch hier: Plattenbasis, Halteelemente im Seitenzahngebiet, Labialbogen und Schraube(n). Die *Plattenbasis* erfüllt die gleichen Aufgaben wie bei der Transversalplatte. Zusätzlich wird bei Rücklage des Unterkiefers im Frontzahngebiet ein Vorbißwall angebracht (Abb. 158). Die *Halteelemente* müssen einerseits der Platte einen festen Sitz vermitteln und andererseits die reaktiv nach distal wirkenden Kräfte auf die Seitenzähne übertragen. Um eine ausreichend starke protrusive Kraft auf die Schneidezähne zu erzeugen, müssen neben den 1. Molaren weitere Seitenzähne herangezogen werden. Dies können entweder die noch wenig resorbierten Milchmolaren oder die Prämolaren sein. Ein Beginn kurz vor oder während der 2. Wechselgebißphase schließt sich deshalb aus. Der *Labialbo-*

gen kann je nach Eckzahnposition mit oder ohne M-Schlaufen hergestellt werden. Er kann als Halteelement an den Frontzähnen anliegen und damit gleichzeitig der Stellungskorrektur einzelner Zähne dienen. Da beim Deckbiß ein sehr hoher Lippentonus besteht, wird er auch zur Druckelimination genutzt und steht dann von den Frontzähnen ab. Bei trapezförmigem Protrusionssegment liegt die *Schraube* mittig. Da dies zu starker Beeinträchtigung der Sprachlautbildung führt, können bei entsprechend breitem Kiefer zwei Schrauben lateral eingelagert werden, damit der Artikulationsraum frei bleibt (s. Abb. 158).

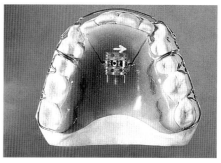

a

Wirkungsspektrum
- Sagittale Streckung des Zahnbogens,
- Protrusion der Schneidezähne,
- Platzgewinn im Frontzahngebiet (1 mm Protrusion = 2 mm Platz im Zahnbogen),
- Bißhebung und Vororientierung des Unterkiefers durch Vorbißwall.
  Durch die Bißsperre verlängern sich die Seitenzähne des Unterkiefers (Bißhebung). Die Unterkieferschneidezähne dürfen jedoch nicht bereits nach labial gekippt stehen, da die Muskulatur den Unterkiefer nach dorsal zieht und damit diese Zähne protrudiert.

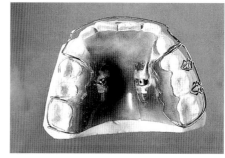

b

Abb. 158   a) Protrusionsplatte mit einer Schraube. b) bei breitem Kiefer können links und rechts zwei Schrauben eingelagert werden, um der Zunge mehr Artikulationsraum zu geben

Nebenwirkung
- starke Belastung der Verankerungszähne,
- bei Deckbiß mit Retrusion der Schneidezähne besteht bereits eine große apikale Basis, weshalb durch inzisalen Kraftangriff bei Hohllegung des Segmentes eine körperliche Anteriorbewegung der Schneidezähne vermieden wird und die Schneidezähne mehr kippen.

Indikation
- Protrusion der Frontzähne beim breiten und schmalen Deckbiß.
  Sagittale Streckung des Oberkiefers (im Unterkiefer werden zur Protrusion Federn verwandt).
- Als modifizierte Platte mit Gegenkieferbügel statt des Labialbogens wird sie zur Überstellung der oberen Schneidezähne bei progenem Zwangsbiß verwandt (s. u.).

Kontraindikation
- Sagittale Streckung der Kiefer bei achsgerecht oder protrudiert stehenden Schneidezähnen.

Herstellung
Pfeilklammer
→ Transversalplatte

Der Labialbogen
Beim schmalen Deckbiß liegt der Labialbogen den seitlichen Schneidezähnen an, während er von den mittleren Schneidezähnen absteht.
Weiter siehe Transversalplatte.

Die Schraube
Bei der Verwendung konfektionierter Schrauben entfällt die Plazierung auf einem Wachsbänkchen. Aus mechanischen Gesichtspunkten ist eine waagerechte Plazierung wünschenswert. Um den Tragekomfort zu erhöhen, kann man die Schraube leicht nach kranial geneigt einlagern.
Die Fixierung erfolgt mit Wachs. Eine Funktionsprobe ist nicht erforderlich.
Die Schraube wird parallel auf der Raphe-Median-Linie plaziert, diese kann zuvor mit einem Symmetrographen eingezeichnet werden.

Checkliste Schraube
Einlagerung parallel auf Raphe-Median-Linie,
genügender Abstand zum Gaumen,
leicht nach kranial geneigt.

Plattenbasis mit Protrusionssegment
Da die steil stehenden Frontzähne möglichst kippend bewegt werden sollen, sind die Schneidezähne *fast bis zur Inzisalkante* mit Kunststoff bedeckt. Um Irritationen an der palatinalen Schleimhaut zu vermeiden, wird das Protrusionssegment in diesem Bereich mit Wachs hohlgelegt. Zusätzlich wird ein *Vorbißwall* im Bereich des Protrusionssegmentes angebracht. Die Stärke der Plattenbasis entspricht der der Transversalplatte.

Checkliste Plattenbasis
Alle Zähne in ausreichender Höhe einbezogen,
Wachshohllegung im Bereich des Protrusionssegmentes,
Vorbißwall in ausreichender Größe,
Schraube und Retentionen vollständig von Kunststoff bedeckt,
Plattenstärke nicht zu stark,
Schraubenspindel freiliegend.

Unterkieferplatte mit schiefer Ebene
Die abnehmbare schiefe Ebene (Brückl) ist ein einfaches Gerät aus Kunststoff zur Behandlung des umgekehrten Überbisses von einem bis zwei antagonistischen Schneidezahnpaaren. Sie wurde bereits von *Hunter* 1780 angegeben, der sie jedoch aus Metall anfertigte und auf den unteren Schneidezähnen mit Zement befestigte.

Bestandteile: Sie besteht aus einer Plattenbasis mit einem schrägen Aufbiß für den/die falsch stehenden Zahn/Zähne des Oberkiefers, aus Halteelementen im Seitenzahngebiet und einem Labialbogen mit U-Schlaufen (Abb. 159). Der Aufbiß an der *Plattenbasis* wird schräg eingeschliffen, so daß beim Zusammenbeißen die Oberkieferschneidezähne auf eine *schiefe Ebene* auftreffen (s. Abb. 159). Als *Halteelemente* werden wie bei den anderen Plattenapparaturen Pfeil-, Adams- oder Dreiecksklammern verwandt. Der *Labialbogen* dient der Retrusion protrudierter Unterkieferschneidezähne.

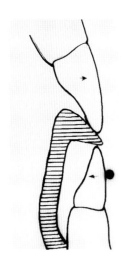

Abb. 159   Schnitt durch abnehmbar schiefe Ebene nach *Brückl*

Wirkungsspektrum
- Überstellung von 1–2 Schneidezähnen beim umgekehrten Überbiß durch:
  - Protrusion der oberen Schneidezähne, welche auf schiefe Ebene auftreffen,
  - Retrusion der Unterkieferschneidezähne durch Labialbogen.
- Distalorientierung des Unterkiefers.

Nebenwirkung
- Bißhebung durch Verlängerung der Seitenzähne im Oberkiefer, die beim Zusammenbiß nicht in Okklusion kommen (Aufbiß im Frontzahngebiet).

Die abnehmbare schiefe Ebene darf wegen der drohenden Bißhebung nicht länger als 2–3 Wochen getragen werden.

Indikation
- Umgekehrter Überbiß und progener Zwangsbiß von ein bis zwei Schneidezahnpaaren. Der progene Zwangsbiß ist durch den funktionellen Vergleich von zentrischer Relation und maximaler Interkuspidation (IKP) zu eruieren. Beim Zwangsbiß besteht eine große Diskrepanz zwischen beiden Unterkieferpositionen.

Kontraindikation
- Umgekehrter Frontzahnüberbiß im gesamten Frontzahngebiet,
- vertikales Wachstum und offener Biß,
- Platzmangel für die zu bewegenden Zähne.

Aus der Wirkungsweise und der Indikation wird deutlich, daß die herausnehmbare schiefe Ebene sowohl eine *aktive Plattenapparatur* (= Retrusion der Unterkiefer-schneidezähne durch Labialbogen) als auch ein *funktionskieferorthopädisches Gerät* ist (= Protrusion der Oberkieferschneidezähne nur beim Aufbiß auf die schiefe Ebene).

Herstellung
Doppelte Pfeilklammer
→ s. Transversalplatte

Der Labialbogen
Entspricht dem der Transversalplatte. Im unteren Frontzahngebiet liegt dieser Bogen nur an dem protrudiert stehenden Schneidezahn an.

Plattenbasis mit frontalem Aufbiß
Die Aufbißfläche wird in einem Winkel von 45° zur Okklusionsebene gestaltet. Eine stärkere Neigung würde das Risiko des Einbisses hinter der schiefen Ebene erhöhen, eine zu flache Neigung würde die intrusive Komponente betonen. Um die Retrusion des protrudiert stehenden Schneidezahnes des Unterkiefers zu ermöglichen, ist eine linguale Wachshohllegung an diesem Zahn erforderlich.

Checkliste frontaler Aufbiß
Winkel 45°,
nur progen verzahnter Schneidezahn soll aufbeißen,
Bißsperre nicht mehr als nötig.

Einzelbehelfe und Modifikationen von Plattenapparaturen

Aus einer Vielzahl entwickelter Behelfe und modifizierter Plattenapparaturen sollen die wichtigsten, geordnet nach der Behandlungsaufgabe, dargestellt werden:

Bewegung im Zahnbogen (Lückenschluß, Lückenöffnung)
Interdental- oder Fingerfeder: Sie ist ein einfacher interdental liegender Dorn aus federhartem rundem Stahldraht (0,6–0,7 mm Durchmesser) und dient zur Mesial- oder Distalbewegung von Einzelzähnen. Um Verletzungen der Gingiva zu vermeiden und eine breitere approximale Anlage zu ermöglichen, ist sie am Ende haarnadelför-mig umgebogen. Um mit der applizierten Kraft nahe an das Widerstandszentrum heranzukommen, sollte die Fingerfeder zervikal angreifen. Ist dies wegen des lücken-losen Zahnkontaktes nicht möglich, wird sie zunächst in vertikaler Richtung aktiviert und separiert durch die Keilwirkung die Zähne.
Der aktive Federteil hat eine Länge von 5–7 mm und darf nach labial nicht mehr als 1 mm überstehen. Die Retention ist zickzackförmig in die Plattenbasis eingelassen. Die Aktivierung, d.h. das Vorspannen der Feder, sollte so geschehen, daß die Kraft in Bewegungsrichtung wirksam wird, da es sonst zu Rotationen kommt.
Überkreuzte Fingerfedern: Diese Federn liegen diagonal in einer Transversalplatte mit Dehnschraube und bewirken durch den Zug auf die mittleren Schneidezähne, der durch die Schraubenöffnung vermittelt wird, den Schluß eines Diastema mediale (Abb. 160).
Verdeckte Feder: Diese hat gegenüber der Fingerfeder einen verlängerten Federarm und besteht aus federhartem Stahldraht mit einem Durchmesser von 0,5 mm. Diese vergrößerte Drahtmenge wird in einem Box-Loop untergebracht. Sie liegt an der palatinalen Seite der Platte und ist nach oral abgedeckt. Ihr Kraftangriff ist ebenfalls approximal in Bewegungsrichtung. Durch die weiche Federkraft kann die Voraktivie-

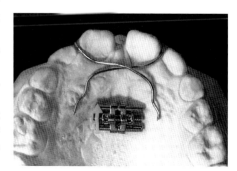

Abb. 160 Überkreuzte Fingerfedern zum Schluß eines Diastema mediale mit Trans-versalplatte. Durch Verankerung der Federn in den entgegengesetzten Plattenanteilen wer-den beim Öffnen der Schraube die Schneide-zähne nach medial bewegt

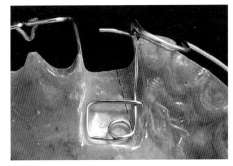

Abb. 161   Abb. 162

Abb. 161   Verdeckte Feder zur Distalisierung eines Eckzahnes (Einblick von palatinal), durch den langen Federweg, gibt sie trotz stärkerer Voraktivierung (------) eine geringe Kraft ab und bleibt dadurch länger aktiv (Drahtstärke 0,5 mm)

Abb. 162   Rückhaken oder Rückholfeder zur Distalbewegung des Eckzahnes nach vorausgegangener Distalisierung des 1. Prämolaren

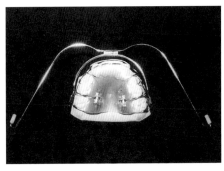

Abb. 163   Oberkieferplatte mit Segmenten zur Distalisierung von 16 und 26, Kombination mit Headgear, um Gegenkraft auf die Schneidezähne auszuschalten und stationäre Verankerung zu erreichen

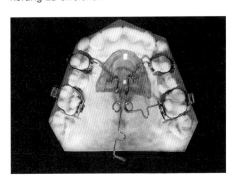

Abb. 164   Pendulum – Apparatur zur Molarendistalisation: rechts Feder in Palatinalschloß eingehängt und aktiv, links Feder passiv vor Einhängen in das Palatinalschloß

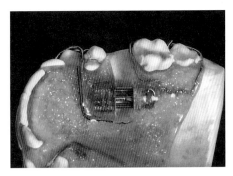

Abb. 165   Oberkieferplatte mit Segment und „offener" Schraube zur Distalisierung des 1. Prämolaren

rung ca. 6 mm gegenüber 1–2 mm bei der Fingerfeder betragen. Sie ist vor allem für die Eckzahnbewegung geeignet (Abb. 161).

Rückholfeder oder Rückhaken: Zur Bewegung eines nach mesial und bukkal gekippt stehenden Eckzahnes, der nach Extraktion in die Lücke bewegt werden soll, bietet sich diese Feder an. Sie überkreuzt in Höhe des 2. Prämolaren die Zahnreihe nach bukkal, weist eine U-Schlaufe auf und setzt an der Mesialfläche des Eckzahnes an. Auch hier ist ein verlängerter Federweg und damit eine bessere Kraftdosierung gegenüber der Fingerfeder möglich (Abb. 162). Sie ist jedoch nur indiziert, wenn eine ausschließliche Kippung des Zahnes erforderlich ist, d. h. die Wurzel schon richtig steht und nur die Krone nach distal und palatinal gekippt werden muß (→ sonst festsitzende Apparatur).

Distalsegment mit Schraube: Zur Distalisierung des 1. Molaren wird ein quadratisches Plattensegment mit Adamsklammer und sagittal eingelagerter Schraube für diesen Zahn gebildet. Bei Schraubenaktivierung kommt es zu einer starken reaktiven Kraft auf das Restgebiß, besonders die Schneidezähne. Diese unerwünschte Nebenwirkung kann durch zusätzliche Headgearverankerung vermieden werden (Abb. 163).

Eine spezielle *Molarendistalisationsplatte* ist die *Pendulumapparatur,* bei der die Segmente nicht durch Schrauben, sondern eine W-förmige Feder mit dem Retentionsteil verbunden sind. Dadurch ist eine bessere Kraftdosierung bei gleichzeitiger transversaler Verkeilung der Platte möglich (Abb. 164).

Segment mit offener Schraube: Zur Mesial- oder Distalbewegung von einem bis zwei Prämolaren im Zahnbogen eignet sich ein Segment mit offener Schraube. Mit einem rechteckigen Plattenanteil und Adams- oder einfacher Pfeilklammer werden die Zähne gefaßt. In Richtung der Bewegung liegen die weit geöffnete Schraube und der entsprechend breite Spalt. Beim Schließen der Schraube wird das Segment mit den Zähnen im Zahnbogen geführt (Abb. 165).

Bukkal- und Lingualbewegung

Die *Protrusionsfeder* hat eine S- oder Doppelschlingenform und besteht aus federhartem Stahldraht mit einem Durchmesser von 0,6–0,7 mm. Die Drahtschlingen liegen verdeckt an der Plattenbasis und treffen auf die Palatinalfläche der Zähne auf. Sie werden durch ziehharmonikaförmiges Strecken aktiviert und protrudieren so die Schneidezähne oder bewegen die Prämolaren nach bukkal. Durch Umfassen des Zahnes von mesial oder distal mit Hilfe der S-förmigen Feder ist neben der Protrusion zusätzlich eine Bewegung im Zahnbogen möglich (Abb. 166). Durch Zwei-Punkt-Angriff von Labialbogen und Protrusionsfeder ist auch die Derotation eines Zahnes möglich.

Mit einer *Minischraube,* die palatinal gegen einen Zahn trifft, kann ebenfalls eine Protrusion erreicht werden.

Mit einer *Überwurfklammer,* die ähnlich wie eine Adamsklammer gestaltet wird, können Zähne nach *palatinal* bzw. *lingual* bewegt werden. Die Plattenbasis muß oral ausgeschliffen werden. Die Aktivierung erfolgt mit der Hohlkehlzange in der bukkalen

Klammeranlage. Eine *Kieferkompression* kann auch mit einer *offenen Schraube* in der *Transversalplatte* erreicht werden. Alternativ bietet sich aus der festsitzenden Technik dazu die Quad-Helix und für den Einzelzahn der Criss-cross-Gummizug an.

Zusätzliche Haarnadelbiegungen in der U-Schlaufe des *Labialbogens (M- und E-Schlaufe)* ermöglichen eine Palatinalbewegung des Eckzahnes.

Asymmetrische Kieferdehnung

Durch das Einbringen einer Fessel am distalen Abschluß einer Transversalplatte oder eine spezielle *Fächerdehnschraube* ist es bei anteriorer Kieferenge möglich, den Oberkiefer nur in der Eckzahnregion zu dehnen und die transversale Okklusion im Bereich der Molaren unverändert zu belassen.

Intermaxilläre Abstützung

Die *Protrusionsplatte mit Gegenkieferbügel* dient der Überstellung oberer Schneidezähne bei umgekehrtem Überbiß (progener Zwangsbiß). Als Verankerung für die protrusive Kraft auf die Schneidezähne dient neben dem Seitenzahngebiet der modifizierte Labialbogen, der nicht im Vestibulum des Oberkiefers, sondern den unteren Schneidezähnen anliegt (Abb. 167). Zur Überstellung der Schneidezähne sind außerdem in den meisten Fällen seitliche Aufbisse anzubringen. Vor der Planung dieser Therapieform ist auch sicherzustellen, daß der Patient kein permanenter Mundatmer ist, da nur während des Mundschlusses diese Abstützungsform wirksam ist.

Die *Vorschubdoppelplatte* nach *Schwarz* und ihre Modifikation nach *Sander* besteht aus einer Ober- und Unterkieferplatte. Zwei Führungsstege, welche an der Transversalschraube des Oberkiefers angebracht sind und schräg nach kaudal und dorsal verlaufen, greifen beim Mundschluß in eine ebenso geneigte Führungsebene auf der Lingualseite der Unterkieferplatte ein (Abb. 168). Dadurch kann der Unterkiefer aus einem Rückbiß in eine neutrale Bißlage gebracht werden. Damit können durch diese Plattenkombination neben intramaxillären Zahnstellungskorrekturen hauptsächlich funktionskieferorthopädische Aufgaben erfüllt werden (s. Kap. 7.5.1.2).

Als sogenannte *Müller-Sporne* können diese Führungsdorne auch seitlich in die Oberkieferplatte eingebracht werden und in Höhe der ersten Molaren lingual in Führungsrillen der Unterkieferplatte eingreifen. Eine funktionskieferorthopädische Beeinflussung des Unterkiefers ist je nach Neigung der Dorne in mesialer (Rückbißlage) oder distaler Richtung (Mesialbißlage) möglich.

Das Anbringen eines *Zungengitters* an der *Platte* dient der funktionellen Beeinflussung der Zunge.

Sollen z.B. mit Hilfe des Labialbogens die lückig protrudierten oberen Schneidezähne zurückgekippt werden, wirkt dem häufig die Zunge, die sich besonders beim Schlucken zwischen die Zähne hineinpreßt, entgegen. Durch das nach kaudal rei-

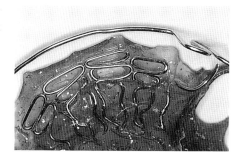

Abb. 166   Schlingenfedern an einer Oberkieferplatte zur Protrusion der Schneidezähne, Einblick von palatinal

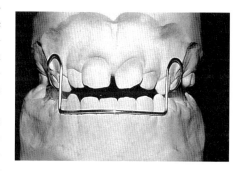

Abb. 167   Protrusionsplatte mit Labialbogen dessen horizontaler Anteil als sog. Gegenkieferbügel zur Hemmung des Unterkieferwachstums ausgebildet ist

a

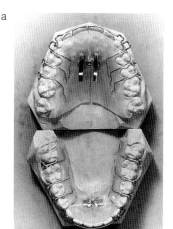

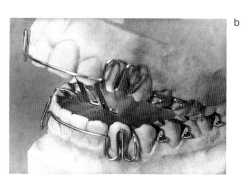

b

Abb. 168   Vorschubdoppelplatte mit kombinierten Schrauben und Vorschubstegen (*Sander*): a) Ober- und Unterkieferplatten auf den Modellen. b) Vorschubfunktion durch Führung der Unterkieferplatte entlang der Führungsstäbe, deren Winkel zur Okklusionsebene variiert werden kann

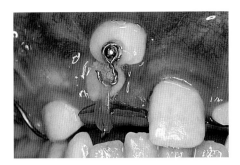

Abb. 169 Kombination eines Klebeknöpfchens an 11 mit einer Plattenapparatur zur Extrusion des ektopischen Zahnes

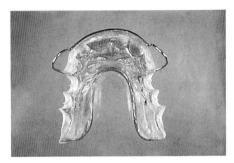

Abb. 170 Aktivator von *Andresen* und *Häupl*, Einblick von oben mit Impressionen der oberen Schneidezähne und eingeschliffenen Führungsflächen für die Seitenzähne

chende Zungengitter kann dies verhindert werden. Da hieraus eine Sprechbehinderung resultiert, ist besonders auf die Compliance zu achten.

Die *Kombination* von *Platten* mit *Brackets* oder *Bändern* kann sehr zur rationellen Behandlungsführung beitragen. So kann z.B. ein außen oder hochstehender Schneide- oder Eckzahn zunächst mit einer Gummiligatur an den Zahnbogen herangebowegt werden, oder der Labialbogen (0,5 mm) kann bei Hochstand eines Schneidezahnes direkt in den Bracketschlitz eingelegt werden und diesen elongieren (Abb. 169).

7.5.1.2 Funktionskieferorthopädische Geräte

7.5.1.2.1 Aktivatoren

Wie im Kapitel 7.3. zur Reaktion der Muskulatur auf funktionell wirkende Geräte dargestellt, gibt es für die Wirkungsweise bisher nur hypothetische Ansätze. Der *Aktivator* nach *Andresen* und *Häupl* und seine zahlreichen Modifikationen werden hauptsächlich zur Behandlung einer *Rückbißlage* des *Unterkiefers* (Angle-Klasse II/1) eingesetzt (Abb. 170). Allen diesen Geräten ist eine *Splintwirkung* zwischen Ober- und Unterkiefer gleich. Durch die mit dem Konstruktionsbiß vorgegebenen Einbisse für beide Zahnreihen, muß der Unterkiefer beim Schlußbiß in eine mehr anteriore Lage zum Oberkiefer gleiten. Umbau- und Anpassungsvorgänge im Parodont, im Kiefergelenk und in der Muskulatur sind bei ausreichender Einwirkungszeit die Folge. Der Aktivator nach *Andresen* und *Häupl* kann wegen des Kunststoffverschlusses im Mundinnenraum und Unmöglichkeit des Sprechens nur nachts getragen werden. Dadurch verkürzt sich die mögliche Tragezeit auf ca. 8 Stunden pro Tag, und es besteht außerdem die Gefahr, daß unbewußt der Mund leicht geöffnet wird und so das Gerät wegen des Aussteigens des Unterkiefers seine Wirkung verliert. Die Entwicklung skelettierter, offener Aktivatoren, bei denen der vordere Kunststoffanteil durch Drahtbögen ersetzt wurde, ermöglicht das Sprechen und damit auch das Tragen am Tag. Außerdem wurde die Verbindung zwischen den Seitenteilen elastisch gestaltet, um den Geräten die Starrheit zu nehmen und sie der Plastizität der Weichteile anzupassen.

Aus einer Vielzahl angewandter Aktivatortypen sollen im folgenden am Beispiel des *elastisch-offenen Aktivators (Klammt)* der Aufbau, die Herstellung und Wirkungsweise einer funktionell wirkenden Apparatur erläutert werden (Abb. 171a).

Dieses Gerät erhält neben dem Freilassen des vorderen Mundinnenraumes durch eine Verbindung der palatinalen Kuntstoffanteile mittels *Coffin*feder und Labialbögen elastische Eigenschaften, welche die auftreffende Kaukraft beim Schlußbiß dämpft und nachhaltig auf den Zahnhalteapparat weiterleitet. Die Aufbißschienenwirkung des Aktivators verliert damit deutlich an Härte, und die Abwehrschwelle gegen ein erneutes Zubeißen wird erniedrigt. Vereinfacht ausgedrückt hat der Patient beim Tragen eines starren Aktivators das Gefühl, auf einen Kieselstein zu beißen, während elastische Geräte – wie auch der Bionator nach *Balters*, der Gebißformer nach *Bimler* und der Kinetor nach *Stockfisch* – mehr dem Kaugummikauen nahekommen.

Der transversale Erweiterungseffekt wird bekanntlich nach *Andresen* und *Häupl* durch wiederholte kurzzeitige Auslenkung der Seitenzähne auf die nach außen geneigten Führungsflächen induziert. Bei einem starren Gerät kommt dieses beim Schlußbiß nur auf Grund des Einsinkens des Gerätes in die resiliente Gaumenschleimhaut zustande. Beim elastischen Aktivator ist dagegen durch das zusätzliche federnde Nachgeben der Kunststoffführungsflächen der Auslenkungsprozeß verlängert. Dadurch können bis zu 6 mm transversale Weitung erzielt werden. Da ein offener Aktivator schon beim 9- bis 10jährigen Kind angewendet wird, um das Wachstum zu stimulieren und Weichteilfehlfunktionen umzustellen, muß auch der ungehinderten Sprachentwicklung Aufmerksamkeit geschenkt werden. Der Abschluß des Schneidezahnwechsels fällt in eine Phase des Übens und Erlernens artikulatorischer Sicherheit, eine Phase, die sensibel für störende Einflüsse ist. Aus diesem Grund ist es

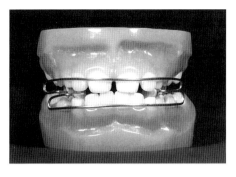
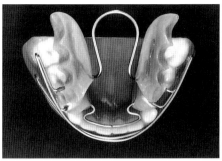

Abb. 171a   Elastisch-offener-Aktivator nach *Klammt.* Die hohe Elastizität wird durch die Coffin-Feder, den geteilten Lingualbogen und die langen vestibulären Bögen gewährleistet

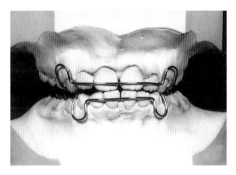
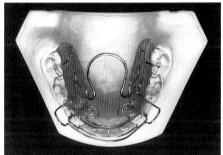

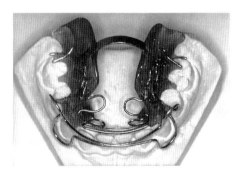

Abb. 171b   Dresdner Modifikation des Elastisch-offenen-Aktivators nach *Klammt.* Zur besseren Aktivierung der Labialbögen wurden die Schlaufen vertikal gestellt, dem Abfangen reaktiver Kräfte auf die Schneidezähne bei Behandlung der Klasse-II/1 dienen Abstützdorne anterior der oberen und posterior der unteren 1. Molaren, zur Erhöhung der Stabilität und Vermeidung von Mittellinienabweichungen kann die Coffinfeder durch einen Bügel ersetzt werden (unten, starrer offener Aktivator)

wertvoll, daß besonders der Artikulationsraum für die S-Lautbildung freigehalten wird.

Da durch die hohe Elastizität des Gerätes nicht in jedem Fall die Mittellinienstabilität gewährleistet werden kann, gibt es verschiedene Modifikationen, mit denen ungünstige Voraussetzungen und Behandlungsabläufe kompensiert werden können.

Bestandteile des elastisch-offenen und des starr-offenen Aktivators

Der offene Aktivator hat ein Höchstmaß an Skelettierung, ohne dabei seine Wirksamkeit durch Nutzung funktioneller Kräfte auf Kiefer und Zähne einzubüßen.

Der in Abbildung 171b vorgestellte elastisch-offene Aktivator weist gegenüber dem von *Klammt* einige Modifikationen auf. Die Seitenzahnreihe wird durch palatinale Führungsflächen gefaßt. Diese werden an den bereits durchgebrochenen 1. Molaren und Prämolaren als schiefe Ebenen durch entsprechendes Ausfräsen angelegt. Durch das Ausschleifen sollen diese Zähne sich nach okklusal, bukkal und distal hin verlängern. Das bedeutet, daß der mesiale Anteil der Einbißmulde nicht ausgeschliffen wird. Dagegen wird der Kunststoff am Zahnhals und am interdentalen Septum zwischen Ober- und Unterkiefer entfernt, um eine Verlängerung der betreffenden Zähne nicht zu behindern.

Wenn das Gerät in dieser Art und Weise exakt eingeschliffen wurde, kommt es beim angestrebten Schlußbiß durch die federnden Eigenschaften des Aktivators zum punktförmigen Auftreffen der palatinalen Höcker der Seitenzähne auf die Führungs-

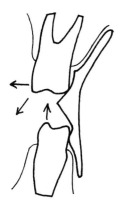

Abb. 172 Indirekte Bißhebung und transversale Erweiterung des oberen Zahnbogens durch gezieltes Einschleifen von Führungsflächen. Im Oberkiefer wird eine schiefe Ebene so angelegt, daß die Molaren des Oberkiefers nach bukkal, posterior und vertikal geleitet werden. Im Unterkiefer erfolgt fast ausschließlich eine vertikale Verlängerung. Im Frontzahngebiet wird durch Aufbisse eine Verlängerung dieser Zähne blockiert

flächen (Abb. 172). Dabei wird der betreffende Zahn kurzzeitig nach bukkal ausgelenkt. Die gehäufte Wiederholung dieses Vorganges führt bei gleichzeitigem Anstieg des Gewebeumbaus im Parodont zu der bereits erwähnten Verlängerung der Seitenzähne (indirekte Bißhebung) und Bukkalbewegung. Das richtige Einschleifen und das ordnungsgemäße Tragen des Gerätes kann man an den Glanz- oder Scheuerstellen am Punkt des Auftreffens der Zähne auf die Führungsflächen ablesen.

Im Kunststoffanteil des Seitenzahnbereiches sind als konstruktive Elemente neben den Führungsflächen noch die interdentalen Abstützdorne enthalten. Diese liegen im Oberkiefer mesial und im Unterkiefer distal des 1. Molaren. Ihre Aufgabe besteht im Abfangen der reaktiven retrusiven Kräfte im Oberkiefer und der protrusiven Kräfte im Unterkiefer, die durch die Kaumuskulatur bei der Distalbißbehandlung induziert werden. Beim klassischen Aktivator sollen diese Kräfte durch Einbißmulden und den Labialbogen im Oberkiefer sowie die Kunststoffumfassung der Unterkieferzähne abgefangen werden. Um jedoch Oberkiefer- und Unterkieferschneidezähne zu entlasten, werden diese reaktiven Kräfte durch Abstützdorne auf die widerstandsfähigeren Molaren umgeleitet.

Diese reaktiven Muskelkräfte sind beim elastisch-offenen Aktivator hoch, da die Konstruktionsbißnahme im Kopfbiß, also überkompensiert im Sinne des statischen Konzeptes von *Herren* (1980), *Woodside* (1973) *Harvold* (1974) erfolgt (s. Kap. 7.3). Ein Abfangen der intermaxillären Kräfte, die mit jedem Millimeter Vorschub um etwa 1 N (100 g) ansteigen, ist deshalb bei Anwendung des offenen Aktivators besonders wichtig. Die Einstellung in den Kopfbiß ist aber nur bis zu einer Prämolarenbreite (PB) Vorschub indiziert. Diese Kopfbißeinstellung führt gleichzeitig zu einer vertikalen Abstützung der Schneidezähne, deren Verlängerung während der Bißhebung immer verhindert werden muß. Ist eine Vorverlagerung des Unterkiefers über eine PB hinaus notwendig, kann nicht in Schneidekantenbiß eingestellt werden. In diesem Fall wird der erforderliche vertikale Stopp durch Labial- und Palatinal- bzw. Lingualbögen gewährleistet (vgl. Abb. 171 b). Die hohe Elastizität des Gerätes wird durch die *Coffin*feder, die Labial- und Lingualbögen übernommen. Die Anwender eines elastisch-offenen Aktivators meinen oft fälschlicherweise, daß die *Coffin*feder als aktives Element zur transversalen Oberkiefererweiterung genutzt werden sollte. Tut man dies, verschlechtert sich der Sitz des Gerätes und es kommt häufig zum nächtlichen

Tab. 18   Konstruktion und Funktion des elastisch offenen Aktivators

Bestandteil	Funktion im Oberkiefer	Funktion im Unterkiefer
Labialbogen	Abstützung vertikal und sagittal, Retrusion d. Schneidezähne, Abhalten d. Lippendruckes	Abstützung vertikal, Abhalten des Lippendruckes
Protrusions-/ Lingualbogen	Abstützung vertikal, durch inzisale Hochlage bei gleichzeitiger gingivaler Lage des Labialbogens Torquewirkung bei steil stehenden Schneidezähnen	Abstützung vertikal; Protrusion der Schneidezähne, wenn erforderlich
Coffinfeder	Elastizität des Gerätes; keine Aktivierung zur Dehnung, sondern nur zur spannungsfrei allseitigen Anlage des Gerätes	Siehe Oberkiefer
Abstützdorne	Interdentale Lage zwischen 2. Milchmolaren und 1. Molaren, Abfangen der retrusiven Kräfte auf die Schneidezähne, Verhinderung einer Posteriorrotation des Oberkiefers	Distale Lage am 1. Molaren. Abfangen der protrusiven Kräfte auf die Schneidezähne des Unterkiefers

Herausfallen. Die transversale Erweiterung ist allein – wie oben ausführlich geschildert – durch das Aufbeißen der Seitenzähne auf die Führungsflächen zu erreichen. Die *Coffin*feder wird nur im Sinne des Nachstellens aktiviert, wenn das Gerät zu locker im Munde liegt und die eingeschliffenen Führungsflächen keinen Kontakt mehr zu den Seitenzähnen haben. Dies kontrolliert man am Patienten, indem man bei geöffnetem Mund das Gerät an den Oberkiefer preßt und so die Lagebeziehung der Zähne zu den Führungsflächen einschätzen kann. Im Wechselgebiß werden nur Führungsflächen für die bleibenden Molaren und die Prämolaren eingeschliffen. Milcheckzähne können zur vertikalen Abstützung genutzt werden.

Zur Herstellung der Federelemente werden folgende Drahtstärken verwendet:

Labialbögen OK/UK	0,8 mm	(federhart),
Protrusionsbögen OK/UK	0,7 mm	(federhart),
*Coffin*feder OK	1,1 mm	(federhart) und
Abstützdorne OK/UK	0,7 mm	(federhart).

Die Einzelbestandteile eines elastisch-offenen Aktivators und deren funktionelle Aufgaben sind in Tabelle 18 zusammengefaßt.

Behandlungsverlauf
Konstruktionsbiß
Der Konstruktionsbiß wird bis zu einer Prämolarenbreite Vorschub (ca. 8 mm) im Schneidekantenbiß genommen. Dies verhindert eine Verlängerung der Schneidezähne und ersetzt die Einbisse, wie sie beim *Adresen-Häupl-Aktivator* üblich sind. Wenn eine starke Protrusion der Oberkieferschneidezähne vorliegt, sollte im Schneidekantenbiß ein geringes Überlappen der oberen Schneidezähne von 0,5 mm gegeben sein, da es sonst durch die reaktive Retrusion während der Therapie zu einer progenen Situation unter dem Gerät kommen kann und damit die vertikale Abstützung verloren geht. Mit dem Schneidekantenbiß wird der Unterkiefer in der Sagittalen über den Zielbiß hinaus (überkompensiert) nach vorn eingestellt, um rascher die Bißlage zu korrigieren.

Am Patienten ist die Konstruktionsbißnahme relativ einfach. Er übt zunächst mit vorgehaltenem Spiegel die Schneidekanten- und Mittellinieneinstellung des Unterkiefers und führt sie dann selbständig mit der auf die untere Zahnreihe aufgelegten Wachsrolle durch. Eine Konstruktionsbißnahme außerhalb des Mundes ist obsolet, da im Seitenzahnbereich durch den Kopfbiß bei bestehendem Tiefbiß eine sehr große vertikale Bißsperre entsteht, die eine große Abhängigkeit von der Gelenkbahnneigung zeigt. Würde man den Konstruktionsbiß außerhalb des Mundes allein mit den Modellen einstellen, bliebe die artikuläre Führung unberücksichtigt, und spätere Dysfunktionen könnten die Folge sein.

Einsetzen des Gerätes und Trageweise
Das Einsetzen des Gerätes sollte immer im Beisein eines Elternteiles erfolgen, um durch kind- und elterngerechte Aufklärung zu diesem Zeitpunkt die Mitarbeitsbereitschaft besonders zu fördern. Vor der Eingliederung eines offenen Aktivators müssen die Führungsmulden zur Korrektur des Tiefbisses im Seitenzahnbereich sorgfältig eingeschliffen werden. Dabei sollen, wie beschrieben, die oberen 1. Molaren nur punktförmig mit dem palatinalen Höcker den Kunststoffanteil berühren und so eine Verlängerungsmöglichkeit nach bukkal, okklusal und distal ermöglichen. Für die distale Verlängerung darf das interdentale Septum mesial jedoch nicht ausgeschliffen werden. Für die unteren 1. Molaren werden die Führungsmulden so ausgeschliffen, daß sich die Zähne senkrecht nach okklusal verlängern können. Dabei wird auch das interdentale Septum zwischen den Antagonisten weitestgehend reduziert. Im Wechselgebiß sollten die Milchmolaren und -eckzähne nicht freigeschliffen werden, da sie zur vertikalen Abstützung herangezogen werden können. Bei gutem Tragen des Aktivators kann man dann auch die indirekte Bißhebung durch Verlängerung der 1. Molaren am Klaffen der Milchmolaren ablesen (Abb. 173).

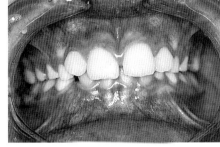

a

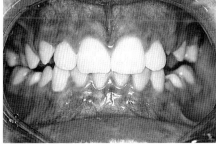

b

Abb. 173 Indirekte Bißhebung durch Extrusion der Seitenzähne (s. Abb. 172): a) Patient mit Tiefbiß. b) nach einjähriger funktionskieferorthopädischer Behandlung ist eine Bißhebung an den Schneidezähnen und dem Klaffen im Milchmolarenbereich ablesbar

Die Kontrolle über das ordnungsgemäße Einschleifen erfolgt am Modell und nach Einsetzen im Mund. Dabei drückt man das Gerät bei geöffnetem Mund an den Ober- und Unterkiefer, um so den exakten Sitz zu kontrollieren. Bei Kieferschluß wird der Zahnkontakt an den Schneidezähnen überprüft. Die Labial- und Lingualbögen sollten in der Regel spannungsfrei anliegen. Da der elastisch-offene Aktivator leicht verformbar ist, muß seinem exakten, spannungsfreien Sitz bei der Einprobe besondere Aufmerksamkeit gewidmet werden.

Der offene Aktivator sollte in jedem Fall 4 bis 6 Stunden am Tag und nachts getragen werden. Diese Tragezeit von 14 bis 16 Stunden ist am besten geeignet, in kürzester Zeit zu einem stabilen Behandlungserfolg zu gelangen. Gestützt wird dies auch durch das Konzept des Zwei-Stufen-Effektes von *Petrovic* et al. (1973) (s. Kap. 7.3). Die beiden Stufen sind durch das Gerätetragen sowie durch den gerätefreien Zeitabschnitt gegeben. Während des Gerätetragens führt die Vorschubhaltung des Unterkiefers zu einer Stauchung des Musculus pterygoideus lateralis, die beim wachsenden Individuum einen verminderten Zuwachs des Muskels zur Folge hat. Gleichzeitig entwickelt sich ein neues neuromuskuläres Funktionsmuster für die Unterkieferhaltung. Im gerätefreien Intervall verbleibt der Unterkiefer durch aktive muskuläre Leistungen in seiner anterioren Lage, wodurch auch das Ligamentum menisco-temporo-condylare gespannt wird. Der an der Ansatzstelle des Ligamentum im posterioren Bereich des Kondylus entstehende mechanische Reiz stellt den erwünschten wachstumsstimulierenden Effekt auf das kondyläre Wachstum dar.

Die angegebene Tragezeit sollte erst nach einer stufenweisen Steigerung erreicht werden. So ist das Gerät in den ersten 6 Wochen nur 2 bis 4 Stunden am Tage zu tragen. Erst nach dieser Eingewöhnung erfolgt die Anweisung zum nächtlichen Tragen. Durch den langsamen Abbau der gerätefreien Intervalle wird einerseits verhindert, daß das Gerät nachts herausfällt, und zum anderen kann der bewußte Mundschluß, eine unabdingbare Voraussetzung für jede Aktivatortherapie, besser „trainiert" werden. Ähnlich wie bei der Behandlung mit abnehmbaren Plattenapparaturen ist die gute Sprache ein Indiz für das häufige und regelmäßige Tragen. Eine weitere Kontrollmöglichkeit besteht in der Registrierung der erwähnten Glanzstellen am Ort des Auftreffens der Molaren auf die ausgeschliffenen Führungsflächen. Diese sollten bei jeder Kontrollsitzung sorgfältig mit der Kunststofffräse abgetragen werden, um so eine weitere Verlängerung der Zähne zur Bißhebung zu ermöglich. Wenn die Bißumstellung erreicht ist, genügt das nächtliche Tragen des Gerätes. In der folgenden Retentionszeit wird es stufenweise abgesetzt, das heißt, es wird jede 2. Nacht, jede 3. Nacht und dann nur noch einmal pro Woche getragen. Der straffe Sitz signalisiert immer ein Rezidiv, so daß dann die Tragezeit wieder heraufzusetzen wäre.

Es gibt Behandlungsverläufe, die durch eine raschere Bißhebung gegenüber der Bißverschiebung gekennzeichnet sind. In diesen Fällen muß eine weitere Verlängerung der Seitenzähne durch interokklusal aufgebrachtes Autopolymerisat gestoppt werden. Auch in Fällen mit vertikaler Wachstumstendenz oder normalem Überbiß ist eine Verlängerung der Molaren durch Aufbisse zu verhindern.

Optimaler Behandlungsbeginn

Der Zeitpunkt für den günstigsten Behandlungsbeginn wird nach wie vor kontrovers diskutiert. Zum einen wird der pubertäre Wachstumsschub als die beste Periode für eine rasche Bißumstellung bezeichnet, während andererseits ein frühes Eingreifen nach Abschluß der 1. Wechselgebißphase zum raschen Ausgleich muskulärer Dysbalancen und schnelleren funktionellen Adaptation führen soll.

Die Erfahrungen zeigen, daß gerade während des Zahndurchbruchsintervalles Anpassungsreaktionen in den Alveolarfortsätzen besser erzielt werden können als im Laufe des Wachstumsspurtes. *Leighton* (1978) bezeichnet ersteres als „sensible Phase" für günstige und ungünstige Einflüsse. Andererseits wird der Vorteil eines frühen Behandlungsbeginns durch den langen Betreuungszeitraum und die nachlassende Mitarbeitsbereitschaft der Patienten immer wieder in Frage gestellt. In eigenen Nachun-

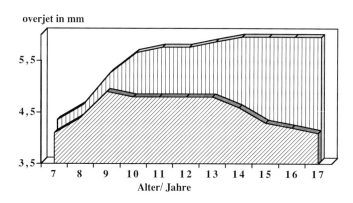

Abb. 174 Optimaler Behandlungsbeginn zur Verringerung des Overjet (sagittale Schneidezahnstufe. Auch nach dem Schneidzahndurchbruch vergrößert sich der Overjet (IIIIIII = unbehandelte Probanden mit Klasse II/1-Bißlageanomalie). Dagegen wird bei Beginn der Therapie nach Abschluß des Schneidezahnwechsels der Wert wie bei der unbehandelten Gruppe nicht erreicht (/////// = Patienten mit funktionskieferorthopädischer Behandlung) (*Harzer* und *Eckardt* 1996)

tersuchungen an Patienten im Alter zwischen 8,2 Jahren bis 14,5 Jahren mit einer dentalen und skelettalen Angle-Klasse II/1 und Tiefbiß ergab sich ein optimaler Behandlungsbeginn für Mädchen mit 10 bis 11 Jahren und Jungen mit 11,5 bis 12,5 Jahren.

Dies wurde durch die jährliche ANB-Reduktion angezeigt. Sie betrug zwischen dem 8. und 15. Lebensjahr durchschnittlich 0,8° pro Jahr und erhöhte sich bei den Mädchen zwischen dem 10. und 11. und Jungen zwischen dem 11. und 12. Lebensjahr auf 1,5° pro Jahr. Aus diesem Grund ist ein Behandlungsbeginn vor dem pubertären Wachstumsschub sinnvoller, da auch die Umstellung der Lippenfunktion eher möglich ist. Ein weiterer Vorteil der frühen Behandlung besteht in der geringeren Schwere der Anomalie zu Therapiebeginn. In Längsschnittuntersuchungen an 100 Schulkindern zwischen dem 7. und 17. Lebensjahr wurde deutlich, daß sich die sagittale Schneidekantenstufe auch nach dem Durchbruch der permanenten Inzisivi weiter vergrößert, ein früher Behandlungsbeginn dies jedoch verhindert (Abb. 174).

Günstige und ungünstige morphologische und funktionelle Voraussetzungen
Neben dem Behandlungsbeginn sind weitere morphologische und funktionelle Bedingungen von seiten des Patienten sehr wesentlich für das Erreichen eines stabilen Therapiezieles. So sind eine Protrusion der OK-Schneidezähne, eine Retrusion der UK-Schneidezähne und eine Anteriorrotation des Oberkiefers günstige Voraussetzungen, da eine Abstützung eines Aktivators und der Muskelzug reaktiv zum Normalisieren dieser Symptome führen. Dagegen sind die entgegengesetzten Zahnachsen- und die umgekehrte Oberkieferbasisneigung als ungünstig einzuschätzen. Dies bedeutet nicht etwa eine Kontraindikation für die funktionelle Behandlung, son-

Tab. 19   Günstige und ungünstige morphologische und funktionelle Voraussetzungen für die Therapie mit einem Aktivator bei Angle-Klasse II-Dysgnathien

Günstig	Ungünstig
Protrusion der OK-Seitenzähne	Retrusion der OK-Seitenzähne
Retrusion der UK-Seitenzähne	Protrusion der UK-Seitenzähne
Anteriorrotation des OK	Posteriorrotation des OK
horizontaler Wachstumstyp	vertikaler Wachstumstyp
flache Gelenkbahnneigung	steile Gelenkbahnneigung
konvexes Profil	konkaves Profil
Lippenschluß	mangelhafter Lippenschluß
Nasenatmung	Mundatmung
Echter Tiefbiß	Pseudotiefbiß
Sprechprobe: UK kommt nach mesial	UK bleibt distal

dern, daß besondere Maßnahmen zur Kompensation in die Überlegungen einzubeziehen sind. Dies gilt auch für den Wachstumstyp, die Gelenkbahnneigung, das Profil und die Weichteilfunktion (Tab. 19).

Besonderer Wert sollte auch den funktionellen Proben beigemessen werden. Vor allem die Sprechprobe, mit welcher der spontane Unterkiefervorschub während des Sprechens überprüft wird, hat einen großen Prognosewert für die Bißverschiebung. Weitere Modifikationen des klassischen Aktivators sind in Bildtafel 175 zusammengefaßt.

- *Bionator nach Balters:* Diese Gerät ist skelettiert und hat keine Führungsflächen, der Zungenbügel ist relativ starr (Bildtafel 175 a u. b).
- *U-Bügel-Aktivator nach Karwetzky:* Bei diesem Aktivator sind Ober- und Unterkieferanteile horizontal durchtrennt. Sie lassen sich durch das seitlich angebrachte Verbindungselement, den U-Bügel, sagittal gegeneinander verschieben. Der obere Anteil trägt außerdem noch eine Schraube zur transversalen Erweiterung (Bildtafel 175 c u. d).
- *Gebißformer nach Bimler:* Er zeigt ein Höchstmaß an Skelettierung (Bildtafel 175 e) und Elastizität. Im Unterkiefer sitzt nur eine Kunststoffkappe den Schneidezähnen auf, und der Oberkieferanteil ist durch zwei Federschlaufen retromolar mit dem unteren verbunden. Ein gummiüberzogener Protrusionsbogen ermöglicht die Protrusion der Schneidezähne bei gleichzeitiger Bißlagekorrektur (Typ B oder A2).

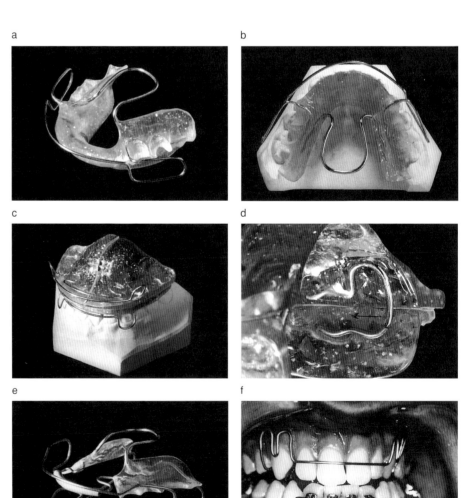

Abb. 175 Bildtafel mit funktionskieferorthopädischen Geräten
a) Bionator nach Balters mit Führungsflächen. b) Bionator auf Unterkiefermodell. c) U-Bügel-Aktivator nach *Karwetzky.* d) Einblick von dorsal, U-Schlaufen erlauben Verschiebung der Ober- und Unterkieferhälfte. e) Gebißformer nach *Bimler* Typ B zur Behandlung des Deckbisses mit Distalbiß, ein Käppchen umfaßt die unteren Schneidezähne und der Protrusionsbogen für die oberen Schneidezähne ist mit einem Infusionsschlauch überzogen. f) bei Distalbiß und Protrusion der Unterkieferschneidezähne kann ein Utility-Bogen zur Retrusion mit einem Aktivator *(Klammt)* kombiniert werden

Alle genannten Aktivatoren lassen sich auch mit einem Headgear oder einer festsitzenden Apparatur verbinden. Der Headgear dient der Verankerung und der Vermeidung der Posteriorrotation des Oberkiefers während einer Rückbißbehandlung. Mit einem Utility-Bogen im Unterkiefer können z.B. die protrudierten Unterkieferschneidezähne, die eine Regelbißeinstellung während der Distalbißbehandlung behindern, retrudiert werden (Bildtafel 175e).

Neben den Aktivatoren und Funktionsreglern (s.u.) dienen auch geführte Platten (Kap.7.5.1.1) und festsitzende Apparaturen mit intermaxillären Gummizügen (Klasse-II-, Klasse-III-Gummizüge) sowie spezielle Geräte wie der Jasper-Jumper und die Herbst-Apparatur der Bißumstellung (Kap.7.5.2.1).

7.5.1.2.2 Funktionsregler nach *Fränkel*

Mit dem Funktionsregler wird das Ziel des Trainings unterentwickelter Muskelgruppen verfolgt, um für die Funktionsabläufe ein muskuläres Gleichgewicht zwischen Adduktoren und Abduktoren sowie einen ausreichenden Ruhetonus für den M. orbicularis oris zum spannungsfreien Mundschluß zu erreichen. Diese muskuläre Balance hat ihrerseits einen formenden Einfluß auf das Gesichtsskelett. Bei der Konstruktion der verschiedenen Funktionsreglertypen wird bewußt auf eine dentoalveoläre Abstützung verzichtet, und der Mundinnenraum bleibt weitgehend von Geräteanteilen frei, um die ausformende Stempelwirkung der Zunge auf den Gaumen voll zum Tragen

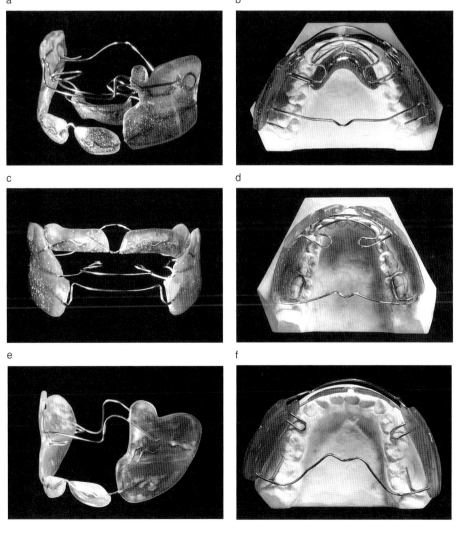

Abb. 176 Bildtafel mit Funktionsregler (FR) nach *Fränkel:* a) FR Typ II (Behandlung des Distalbisses) mit Unterkieferpelotten, Lingualschild, Protrusionsbogen und bukkale Auflagen auf den oberen Eckzähnen. b) Typ II auf dem Unterkiefermodell, das Lingualschild liegt unterhalb der Schneidezähne und vermittelt einen Druckreiz auf das Periost, wenn der Unterkiefer zurückgezogen wird. c) FR Typ III (Behandlung der mandibulären Prognathie oder maxillären Retrognathie) mit Oberkieferpelotten abstehenden Seitenschildern im Oberkiefer, Protrusionsbogen für die oberen Schneidezähnen und anliegendem Labialbogen im Unterkiefer. d) FR Typ III auf dem Unterkiefermodell, zum besseren Sitz liegen Schlaufen in den Längsfissuren der 1. Molaren. e) FR Typ IV (Behandlung des offenen Bisses) mit Labialbogen und Unterkieferpelotten. f) FR Typ IV auf Unterkiefermodell, die Haarnadelschlaufen dienen zur Abstützung

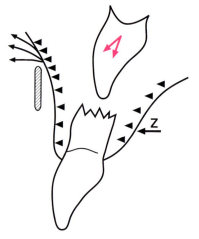

Abb. 177   Biomechanische Wirkung des Funktionsreglers: Die hoch in das Vestibulum reichende Pelotte führt beim Mundschluß zu einem Zug der Bindegewebszüge auf das bukkale alveoläre Periost, welches mit Apposition reagiert. Auch die Zahnkeime werden dadurch nach vestibulär orientiert, was bei einer Falschverzahnung im Milchgebiß zur Überstellung der oberen Schneidezähne in der Durchbruchsphase genutzt werden kann (s. Abb. 204), Z = Zunge

kommen zu lassen (Bildtafel 176). Die transversale Erweiterung wird nicht durch eine Schraube, sondern ausschließlich durch den Zug auf das Periost, der von den vestibulär extendierten Pelotten und Seitenschildern ausgeht, erzielt (Abb. 177). Im Gegensatz zur Splintwirkung der Aktivatoren, durch die bei einer Rückbißlage der Unterkiefer in einen Regelbiß gebracht werden soll, wird dies beim Funktionsregler durch das Lingualschild, welches an der Innenfläche des unteren Alveolarfortsatzes liegt, erreicht. Bei eingesetztem Gerät ziehen die retraktorisch wirkenden Muskeln den Unterkiefer wieder in seine alte Lage nach dorsal zurück. Dies führt zu einem unangenehmen Druckgefühl bis hin zum Schmerzreiz am lingualen Periost, dem der Patient durch aktiven Unterkiefervorschub und damit Training der protraktorisch wirkenden Muskeln aus dem Wege geht. Hinsichtlich ihrer Indikation für die unterschiedlichen skelettalen Anomalien werden vier Funktionsreglertypen unterschieden:

Funktionsregler Typ I und II: Beide Gerätetypen dienen der Behandlung einer *Unterkieferrücklage (Angle-Klasse II).* Der Vorverlagerung dienen die Pelotten im vorderen Anteil des Vestibulums im Unterkiefer und das erwähnte Lingualschild. Einer transversalen Nachentwicklung des oberen Schmalkiefers dienen die abstehenden und nach oben extendierten Seitenschilder (Zugapplikation auf das Periost im Bereich der apikalen Basis des Oberkiefers). Der Rückführung protrudierter Schneidezähne im Oberkiefer dient der Labialbogen. Palatinalbügel, okklusale Auflagen auf dem oberen 1. Molaren und zwei Lingualdrähte oberhalb des Lingualschildes sichern den guten Sitz des Gerätes. Der Typ II hat für eine bessere Abstützung und Vermeidung einer Bißsenkung durch die Verlängerung der oberen Schneidezähne zusätzlich einen Protrusionsbogen und eine Eckzahnschlaufe (Bildtafel 176a u. b).

Funktionsregler Typ III: Dieser dient allgemein der Nachentwicklung des Oberkiefers und speziell der Frühbehandlung einer *mandibulären Prognathie* oder *maxillären Retrognathie (Progenie, Angle-Klasse III).* Die zirkuläre Zugapplikation auf das Periost des Oberkieferalveolarfortsatzes wird durch die extendierten und abstehenden frontalen Pelotten und Seitenschilder erreicht. Der Sagittalbewegung und Abstützung der oberen Schneidezähne dient ein Protrusionsbogen. Dagegen liegen die Seitenschilder den Unterkieferzähnen und dem Alveolarfortsatz an, und ein Labialbogen drückt gegen die unteren Schneidezähne. Dem sicheren Sitz des Gerätes dienen ein Palatinalbogen, Längsdorne auf den bukkalen Höckern der oberen 1. Molaren und Rechteckauflagen auf den unteren 1. Molaren. Wenn letztere im Alter von sechs bis sieben Jahren durchgebrochen sind, kann bereits mit der Behandlung begonnen werden. Die zu diesem Zeitpunkt noch nicht eruptierten permanenten oberen Schneidezähne können durch die Zugapplikation der Pelotten gleich in den regelrechten Vorbiß gelenkt werden (s. Abb. 177, Bildtafel 176c u. d).

Funktionsregler Typ IV: Dieser ist für die Behandlung des offenen Bisses in der 2. Wechselgebißphase geeignet. Im Unterkieferfrontzahngebiet befinden sich wie beim Typ II Pelotten, die in die Umschlagfalte extendiert werden. Im Oberkiefer liegt ein Labialbogen den Schneidezähnen an. Ein Transpalatinalbogen und eine Haarnadelschlaufe auf den Prämolaren des Unterkiefers dienen der Abstützung (s. Bildtafel 176). Die gewünschte Verlängerung der Schneidezähne kann nur bei spannungsfreiem Mundschluß und permanenter Nasenatmung erreicht werden.

Aktivatoren und Funktionsregler können ihrer orthopädischen Wirkung zur Behandlung skelettaler Anomalien nur während des Kieferwachstums gerecht werden. Als bimaxilläre Geräte sind sie voluminöser und behindern mehr das Sprechen als Plattenapparaturen. Ein Höchstmaß an Skelettierung verbessert die Compliance und ermöglicht Tragezeiten von 14–16 Stunden pro Tag.

7.5.2   Festsitzende Apparaturen

Festsitzende Apparaturen wurden bereits 1907 durch *Angle* mit seinem Expansionsbogen, der über Bänder an den 1. Molaren fest mit der Zahnreihe verbunden war, in die Kieferorthopädie eingeführt.

Die Bestandteile der Apparatur sind *Band, Bracket* (Klammer oder Greifer) und *Bogen*.

Das *Bracket* wird mit Hilfe der Säure-Ätztechnik und einem Komposit direkt auf den Zahn geklebt oder zunächst auf einen Ring (Band) geschweißt, der dann am Zahn zementiert wird. Es hat einen horizontalen Schlitz (Slot) mit rechteckigem Querschnitt zur Aufnahme des Bogens. Wegen des viereckigen Querschnittes des Schlitzes am Bracket und einzulegenden Kantbogen wird die Grundmethode auch als *Standard-Edgewise-Technik* bezeichnet. Die Höhe des Schlitzes ist entweder 0,457 mm (= 0.018 inch) oder 0,559 mm (= 0.022 inch) und die Tiefe 0,6 mm bis 0,7 mm. Es ist üblich, für die festsitzende Technik alle Maße in *inch* anzugeben.

Umrechnungstabelle mm in inch

inch	0.015	0.016	0.017	0.175	0.018	0.022	0.025
mm	0,381	0,406	0,432	0,445	0,457	0,559	0,635

Um den Bogen mit Ligaturen am Bracket zu befestigen sind Flügel (wings) einfach oder doppelt (Twin-Bracket) angebracht (Abb. 178).

Brackets bestehen aus einer relativ weichen Nickel-Stahl-Legierung, aus Kunststoff oder Keramik.

Alle drei Arten haben Vor- und Nachteile.

Vorteile: *Metallbrackets* weisen die beste Haltbarkeit auf, sind grazil und führen auf Grund der Verformbarkeit während der Abnahme zu keinen Schmelzausrissen. Sie weisen eine geringe Friktion auf und ermöglichen deshalb ein gutes Gleiten am Bogen.

Plastikbrackets stören auf Grund der Transparenz ästhetisch weniger und sind gefahrlos zu entfernen.

Keramikbrackets haben ebenfalls einen ästhetisch sehr günstigen Effekt und sind gegenüber den Plastikbrackets nicht bruchgefährdet.

Nachteile: *Metallbrackets* können ästhetisch vor allem bei erwachsenen Patienten als sehr störend empfunden werden.

Plastikbrackets können im Bereich der Wings brechen, manche Bracketarten verformen sich und weisen eine relativ große Höhe auf, die zu Reibe- und Druckstellen an der Mundschleimhaut führen. Plastikbrackets weisen die höchste Verlustrate während der Behandlung auf.

Keramikbrackets lassen sich auf Grund des sehr festen Verbundes zwischen der silanisierten Oberfläche und dem Adhäsiv sowie der fehlenden Verformbarkeit während des Abnehmens schwer entfernen. Es besteht die Gefahr von Schmelzausrissen. Deshalb müssen sie oft zeitaufwendig heruntergeschliffen werden (Thermisches Debonding ist eine mögliche Alternative).

Das *Band* findet fast ausschließlich nur noch im Molarenbereich Anwendung und trägt auf seiner Bukkalseite Röhrchen zur Aufnahme von Ganz- oder Teilbögen und Headgear sowie auf der oralen Seite ein Palatinal- oder Lingualschloß zum Einschub von starren Bögen, die der Verankerung der Molaren dienen (Transpalatinalbogen, Quad-Helix, Lingualbogen) (Abb. 179). Da die individuelle Anfertigung eines Bandes für die verschiedenen Kronendurchmesser sehr zeitaufwendig ist, wird aus einem Sortiment verschiedener Größen, die bereits entsprechend der Höckerzahl und Fissuren vorkonturiert sind, ausgewählt. Das Band muß eine sehr gute und straffe Paßfähigkeit haben, da sich aus breiteren Spalten der Befestigungszement (Phosphat- oder Glasionomerzement) auswäscht und relativ rasch im Schutz des Bandes eine tiefgreifende Glattflächenkaries entstehen kann. Mindestens 24 Stunden vor dem Einprobieren und Einsetzen werden anterior und posterior Separiergummiringe gesetzt, die approximal das Hineinschieben der Bänder erleichtern.

Der *Bogen* wird als Ganz- oder Teilbogen in die Molarenröhrchen eingeschoben und in den Brackets durch Draht- oder Gummiligaturen befestigt. Er hat einen runden,

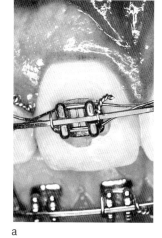
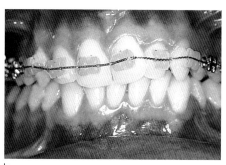

a   b

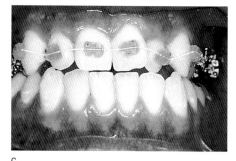
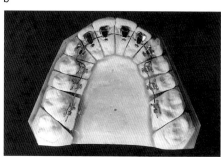

c   d

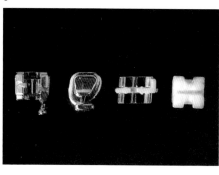

e

Abb. 178   Bracketarten: a) Metallbracket, der Bogen ist mit einer Ligatur, welche unter den Flügeln (wings) entlangzieht eingebunden, eine Mittenmarkierung ermöglicht die Ausrichtun nach der Zahnachse, Metallbrackets sind funktionell optimal, weisen jedoch ästhetische Nachteile auf. b) Keramikbrackets mit verseiltem Vierkantbogen, der mit Gummiligaturen befestigt wurde. Sie sind ästhetisch optimal, lassen sich jedoch schwer entfernen, so daß die Gefahr von Schmelzausrissen besteht. c) Kunststoffbrackets mit beschichtetem Bogen. Sie sind ebenfalls ästhetisch optimal, haben jedoch funktionelle Nachteile, da sich die wings abnutzen oder abbrechen können, nicht torquestabil sind und die höchste Wiederbefestigungsrate aufweisen. Diese Nachteile werden durch die Zugabe mineralischer Anteile bei einigen Arten aufgewogen. d) linguale Brackets auf dem Modell. e) von links nach rechts: Metallbracket, Lingualbracket, Kunststoffbracket, Keramikbracket

quadratischen oder rechteckigen Querschnitt und besteht aus Stahl-, Nickel-Titan- oder Titan-Molybdän-Legierungen. Die Kraftabgabe steigt mit zunehmendem Querschnitt und Abnahme der Drahtlänge zwischen benachbarten Brackets (s. Kap. 7.4.1).

Checkliste der Bebänderung und Bracketfixierung
Vorbereitende Maßnahmen:

- Separieren (s. o.),
- Anpassen der Bänder auf dem Modell und im Mund, bei fehlender Paßfähigkeit größere Bandgrößen durch Einlegen und Elektroschweißen von Bandstreifen oder durch Aufschneiden (lingual oder palatinal) und Überlappen in ihrem Umfang verringern,
- Vorsortieren der Bänder und Brackets auf Brackettray,
- bei erhöhtem Speichelfluß evtl. Prämedikation mit einer Tablette Atropin (0,5 mg) bis zwei Stunden vor der Behandlung,
- Reinigen der Zähne mit Schlämmkreide,
- Patienten in horizontale Lage bringen,
- Absaugung und relative Trockenlegung mit Watterollen sichern,
- zur besseren Trockenhaltung und Übersicht Lippenretraktor verwenden.

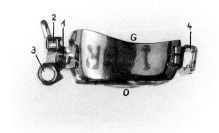

Abb. 179   Molarenband für den rechten oberen 1. Molaren, Aufsicht von mesial approximal (O = okklusal, G = gingival, 1 = Röhrchen für Haupt- oder Ganzbogen, 2 = Röhrchen für Hilfs- oder Teilbogen, 3 = Röhrchen für Headgear oder Wilson-Apparatur, 4 = Palatinalschloß zur Aufnahme des Transpalatinalbogens oder der Quad-Helix

Bebänderung
- Tubes am Band mit Wachs abdecken, um Zusetzen mit Zement zu verhindern.
- Band auf schmalen Leukoplaststreifen mit dem okklusalen Rand auflegen und dann angemischten Zement einbringen.
- Band zunächst mit dem Finger auf dem Zahn in Position bringen. Leukoplaststreifen entfernen und nachfolgend mit zwei Mershon-Bandandrückern oder mit Molarenbandaufsetzer unter Verwendung des Zusammenbisses Band gingivawärts schieben.
- Zusammenbiß mit dazwischengelegter Watterolle für 5 Minuten.
- Entfernung des überschüssigen Zementes mittels Zahnsteinentfernungsgerät (ZEG).
- Während des Abbindevorganges kann mit der Bracketfixation begonnen werden.

Bracketfixation
- Ätzen mit Phosphorsäure-Ätzgel für 30–45 Sekunden.
- Das geätzte Areal sollte nicht größer als die Bracketbasis sein.
- Abspülen des Gels (Absaugung!) und nach Möglichkeit ölfreie Trocknung. Danach jegliche Speichel- und Sulkusfluidkontamination vermeiden.
- Bracketplazierung mit Meß- oder Markierkreuz. Höhe in Abhängigkeit von vertikaler Position der zentralen Molarenröhrchen mit Ausnahme der seitlichen oberen Schneidezähne (1 mm nach okklusal) und der Eckzähne (1 mm nach gingival). Markierungsstriche nicht auf geätzter Fläche, die mit Adhäsiv bedeckt werden soll. Der Geübte kann auf die vorherige Markierung verzichten.
- Setzen der Brackets mit einer Klemmpinzette von der Prämolaren- zur Schneidezahnregion.
- Als Kleber finden lichthärtende Komposite und solche, die unter Druck ohne vorheriges Anmischen der beiden Anteile aushärten, Anwendung. Bei letzteren muß zunächst die dünnflüssige Komponente auf die Netzbasis des Brackets und den geätzten Schmelz aufgetragen werden. Danach wird das Bracket mit der dickflüssigeren zweiten Komponente beschichtet und auf der Zahnfläche angedrückt.
- Sofortiges Ausrichten (Angulieren) und Halten des Brackets mit der Setzhilfe am Ende der Klemmpinzette bis Festigung beginnt.
- Entfernung des überschüssigen Klebers.
- Während der Bracketfixation ist die horizontale Lage des Patienten besonders vorteilhaft, da so die Brackets auf die waagerecht stehende Labialfläche gelegt werden können und ein „Wegschwimmen" vermieden wird.
- Bei Bracketfixierung im Unterkiefer und starkem Speichelfluß ist die Applikation eines Liners auf den Ätzfleck vor dem Aufbringen des Brackets mit dem normalen Komposit ratsam.

Präventionshinweise nach Bebänderung und Bracketfixierung
- Da mit einer verstärkten Plaqueakkumulation in den Regionen zwischen Bracket, Bogen und Zahn zu rechnen ist, sollten Fluoridpräparate verstärkt lokal angewandt werden:
- 1- bis 2- mal wöchentlich Zähneputzen mit Elmex-Gelee.
- An den restlichen Tagen mindestens 2- bis 3mal mit einer fluoridhaltigen Zahnpasta.
- Für die erschwerte Zahnreinigung hat sich eine modifizierte Charters-Technik bewährt. Dabei werden die Borsten der mittelharten Kurzkopfzahnbürste zunächst auf den Zähnen breitgedrückt, und dann erst wird mit dem kreisförmigen Putzen begonnen. Durch die erste Bewegung gelangen einzelne Borsten in die besonders schwer zugänglichen Nischen zwischen Bogen und Zahn nahe dem Bracket.
- Zahnbürsten mit einer ausgeschnittenen Längsrinne sind für die Zahnpflege besonders geeignet.
- Nach Abnahme der Apparatur ist für die Remineralisation die Nutzung der Reten-

tions-Miniplastschiene als Moulage für die ein- bis zweimal wöchentliche Applikation von Elmex besonders geeignet.

Bandentfernung und Debonding
- Abnahme der Bänder mit der Bandabnahmezange (okklusal mit Gummikappe geschützt), anschließend Entfernung der Zementreste mit dem Scaler oder ZEG.
- Abnahme der Brackets:
  Metall- und Plastikbrackets werden mit der speziellen Abnahmezange, mit der gleichzeitig Kleberreste abgesprengt werden können, durch leichtes Komprimieren bei gleichzeitiger abscherender Rotationsbewegung von der Zahnoberfläche entfernt.
  Keramikbrackets werden entweder wie oben beschrieben entfernt oder thermisch mit dem Debondinggerät gelöst. Bei Schmelzausrißgefahr ist das Herunterschleifen indiziert.
- Kleberreste sind mit Scaler oder okklusal geschützten Zangen abzusprengen. Kleinere Reste können mit speziellen Stahlfinierern entfernt werden. Durch Metallabrieb am Kunststoff markieren sich die Kleberreste schwarz auf der Zahnoberfläche.
- Abschließend ist die Schmelzoberfläche mit Schlämmkreide und Polierpaste zu reinigen.

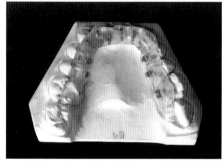

a

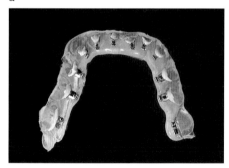

b

Abb. 180 Indirektes Kleben: a) Schiene auf dem Modell bei lingualer Klebetechnik, Brackets scheinen durch. b) abgenommene Schiene mit den Brackets zur Übertragung in den Mund (s. auch Abb. 178d)

Indirektes Kleben von Brackets
Neben dem direkten Aufbringen von Brackets auf den Zahn ist es zur Einsparung von Behandlungszeit auch möglich, die Brackets zunächst mit einem wasserlöslichen Kleber auf dem Situationsmodell zu fixieren, eine Tiefziehschiene darüber zu bringen und die Brackets mit ihr auf den Zähnen zu befestigen (Abb. 180). Diese Methode, auch als indirektes Kleben bezeichnet, hat vor allem Vorteile bei der Lingualtechnik, bei welcher aus ästhetischen Gründen die Brackets nicht auf die Labial-, sondern auf die Lingualflächen geklebt werden. Da in diesen Fällen die positionsgerechte Fixierung der Brackets weitaus schwieriger ist, bringt hier die indirekte Klebemethode nicht nur Zeiteinsparung, sondern auch eine erhöhte Präzision mit sich.

Behandlungstechniken und -methoden
Die Kraftabgabe der in die Brackets eingebundenen Drahtbögen und die Reaktion des Parodonts sind zwei Seiten einer Medaille. Die direkte körperliche Bewegung eines Zahnes vom Ausgangs- zum Bestimmungsort erfordert hohe, gerichtete Kräfte, eine starke Verankerung, und sie birgt ein großes Risiko für irreversible Gewebeschäden in sich. Alternative geringere Kräfte geben dem Zahn die Möglichkeit, durch Kippung und Rotation entsprechend den „parodontalen Bewegungsspielräumen" sich so zu arrangieren, daß genügend Zeit und Freiraum für die Reaktion des Gewebes bleibt. Das Risiko für eine Gewebeschädigung wird damit gesenkt, aber auch ein Umweg zum Bestimmungsort und zeitliche Verzögerung in Kauf genommen. Das Finden eines Kompromisses zwischen diesen beiden Beziehungspolen hat die bisherige Entwicklung der festsitzenden Technik geprägt und zur Herausbildung verschiedener Behandlungstechniken geführt.

Die bereits erwähnte *Edgewise-Technik*, d.h. das völlige Ausfüllen des Bracketschlitzes durch den Stahl-Kantbogen, mit welchem die körperliche Bewegung voll umgesetzt wird, findet auch heute noch in der Schlußphase einer Behandlung, in der nur noch geringe Bewegungen (Justierungen) des Zahnes auszuführen sind, Anwendung. Sie war die Basis für alle weiteren Entwicklungen, die sich aus den Erkenntnissen zur Gewebereaktion, zur Bewegungsmechanik und im Zuge der Materialverbesserungen ergaben.

So ersetzte *Johnson* (1932) den Kantbogen durch zwei parallel laufende 0,25 mm dicke Rundbögen *(Twin arch)* und auch *Jarabak* (1972) trug mit seiner „*Light-wire-technique*" zur Kraftreduktion bei. Bei letzterer führen die eingebogenen Loops zur

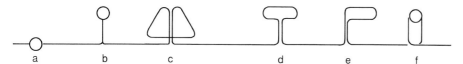

Bogenverlängerung zwischen den Brackets und damit zu einer wesentlichen Kraft-reduktion. Die von ihm entwickelten *horizontalen* und *vertikalen Loops* werden auch heute noch als Extraelemente angewandt, da mit ihnen gezielt Einzelzahnbewegun-gen möglich sind (Abb. 181). Durch das Verlassen des Kantbogens nahmen beide Autoren die anfängliche Zahnkippung und -rotation durch den runden Querschnitt und das größere Spiel im Bracketschlitz in Kauf. *Ricketts* (1980) suchte einen Kom-promiß zwischen rundem Multi-Loop-Bogen und der Edgewise-Technik, indem er die Schlaufen in Teil- oder Ganzbögen mit quadratischem Querschnitt einfügte. Er empfahl, wegen der hohen Reaktionsbereitschaft schon im Wechselgebiß zu begin-nen und einzelne Zahnbogensegmente (Schneidezähne, Eckzahn) getrennt und in einer vorgegebenen Bogensequenz zu bewegen (*Bioprogressive Technik*, Abb. 182). Die Segmentierung der Zahnbewegung, die einerseits der Kraft- und Verankerungsvertei-lung und andererseits dem Aussparen von bereits richtig stehenden Zähnen, die nicht bewegt werden sollen, dient, wurde durch die *Burstone-Technik* (1962) mit aller Kon-sequenz umgesetzt. Mit ihr wird versucht, auf der Grundlage der physikalischen und material-technischen Gegebenheiten Kräfte und Drehmomente in einer Zahn- zu Zahn-Beziehung zu errechnen. Damit soll vor allem dem unkontrollierten Hin- und Herbewegen von Zähnen (round tripping), welches besonders im parodontal geschä-digten Gebiß des Erwachsenen fatale Folgen haben kann, begegnet werden.

Am Ende aller dieser teils kippenden und letztlich körperlichen Zahnbewegungen steht die Forderung nach der gebißphysiologisch und ästhetisch optimalen Zahnposi-tion. Sie wird im dreidimensionalen Idealbogenkonzept, welches mit den *Biegungen der 1., 2. und 3. Ordnung* in den/die Edgewise-Schlußbo(e)gen einzufügen sind, erreicht:

Biegungen 1. Ordnung: Diese bezieht sich auf die horizontale Stellung der Zähne im Zahnbogen. Sie werden auch als *In-out*-Biegungen bezeichnet, da die einzelnen Zähne wegen ihrer unterschiedlichen orovestibulären Dicke und des Kauflächenre-liefs in Okklusion nach bukkal hervor- oder zurücktreten (Abb. 183). So muß der seit-liche Schneidezahn gegenüber dem mittleren und dem Eckzahn deutlich weiter pala-tinal stehen, um mit seinem Antagonisten zu okkludieren (Inset-Biegung). Dagegen muß der Eckzahn mehr bukkal (Offset-Biegung) und der erste Molar nach innen rotiert stehen (Toe in).

Biegungen 2. Ordnung: Mit dieser Biegung wird die Zahnachsenstellung in mesiodi-staler Richtung beeinflußt und damit zur Kauebene *anguliert*. Im Anomaliefall kon-vergieren meist die Wurzeln der Schneidezähne nach apikal. Durch die sogenannten *Artistik*-Biegungen werden die Wurzelspitzen nach distal gekippt (Abb. 184a). Im Seitenzahngebiet hat sie *Tweed* zuerst als Verankerungsbiegungen zur Vermeidung der Anteriorkippung beim Lückenschluß angegeben. Sie finden auch in der Straight-wire-technique in der Abknickung am ersten Molaren nach gingival Anwendung (*Tip back*) (s. Abb. 184a). Parallelversetzungen des Bogens werden als *Step down* und *Step up* bezeichnet. Mit dem *Sweep* kann die Okklusionskurve (Spee) verstärkt oder bei gegenläufiger Krümmung des Drahtbogens (Anti-Spee) abgeschwächt werden. Mit der Giebelbiegung (*Gable bend*) wird die kippende Tendenz benachbarter Zähne während des Lückenschlusses durch Erzeugung eines Gegendrehmomentes abgefan-gen (Kap. 7.2.1.2, s. Abb. 143).

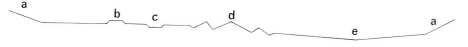

Abb. 181   Verschiedene Loop-Arten zur Erhöhung der Drahtmenge zwischen den Brackets mit Verringerung der Kraftabgabe: a) Stop- und Helical-Loop zur Intrusion oder Extrusion. b) Schließ-Loop. c) Delta-Loop zum Lückenschluß bei gleichzeitiger Vertikalbewe-gung. d) offenes T-Loop, Bewegung wie c. e) Horizontales L-Loop zur Vertikalbewegung. f) Schließ-Loop

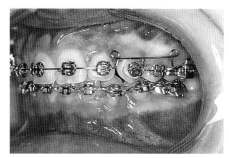

Abb. 182   Bioprogressive Technik nach *Ricketts* bezieht den Wachstumsverlauf durch das VTO (visible treatment objective), mit wel-chem am Fernröntgenbild der Knochenzu-wachs am Schädel voraus berechnet wird, in die Behandlungsplanung ein: Die Beeinflus-sung des Schneidezahn- und Seitenzahnseg-mentes erfolgt mit getrennten Bögen, in die unterschiedliche Loops zur horizontalen oder vertikalen Zahnbewegung eingebogen wer-den. Die Sektionierung erlaubt einen Behand-lungsbeginn noch vor Einstellung der Eckzäh-ne und Prämolaren

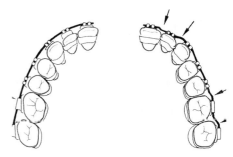

Abb. 183   Biegungen 1. Ordnung: In-out-Bie-gungen zum Erreichen einer optimalen Okklu-sion (rechts), Ausgleich dieser Biegungen bei der Straight-wire-technique (SWA) durch unterschiedliche Höhe der Bracketbasis (aus: *Schmuth* 1982, nach *Andrews*)

Abb. 184   Biegungen 2. Ordnung zur Angu-lation (mesio-distale Kippung) der Zähne: a) Tip back, Verankerungsbiegung an den Molaren. b) Step up. c) Step down, vertikaler Bracketausgleich. d) Artistics zum Ausgleich des Radspeicheneffektes (Mesialkippung der Wurzeln) an den Schneidezähnen. e) lang-gezogene gable bend zur Aufrichtung der Eck-zahnwurzel

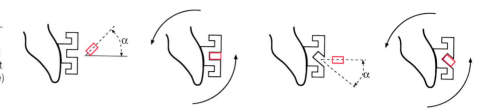

Alle Biegungen 1. und 2. Ordnung entfalten ihre Wirkung auch am runden Bogen. Klinisch vorteilhafter sind jedoch Kantbögen, da mit ihnen Rotationen im Röhrchen oder Bracketschlitz und damit Kraftangriffsverfälschungen vermieden werden können.

Biegung 3. Ordnung: Dies betrifft die Verwindung einzelner Bogenabschnitte gegeneinander, das *Torquen* (Abb. 185). Der Zahn erhält ein Drehmoment und wird dadurch mit seiner Wurzel in labio-lingualer Richtung bewegt. Die Rotationsachse liegt dabei in Höhe der Zahnkrone (Kap. 7.2.1.2, s. Abb. 141 u. 142). Der Winkelwert für den einzubiegenden Torque orientiert sich an einem Normwert, gebildet aus einer Tangente an der Kronenlabialfläche und der Zahnachse, die zur Okklusionsebene orientiert ist. Im Oberkieferschneidezahngebiet wird er mit einem positiven Vorzeichen versehen, da die Kronen mehr bukkal gegenüber den Wurzeln stehen, während er an den übrigen Zähnen mit 0° oder negativem Vorzeichen angegeben wird, da hier die Wurzeln gegenüber den Kronen mehr vestibulär stehen.

Andrews (1972) hat im Zusammenhang mit den sechs Okklusionsregeln für die Idealokklusion (Kap. 4.1) die *Straight-wire-appliance (SWA)* vorgestellt. Bei dieser Gerade-Bogen-Technik werden die Biegungen 1., 2. und 3. Ordnung durch Schrägstellung des Bracketschlitzes und unterschiedliche Basishöhe im Bracket programmiert (s. Abb. 183, 185). Damit erübrigen sich die aufwendigen dreidimensionalen Biegungen und ein gerader elastischer Kantbogen, der zunächst auf Grund der schrägen Slots deformiert wird, bringt bei seiner Entspannung in die gerade Ausgangsposition die Zähne in ihre Idealstellung. Jeder Zahn erhält sein spezifisch gestaltetes Bracket, das nicht mit anderen vertauscht werden darf. In den Bracketsets sind tabellarisch alle In-out-, Angulations- und Torquewerte angegeben. Wie bereits erwähnt, waren die drei Biegungsarten hauptsächlich für die letzte reine Edgewise-Phase erforderlich, während zuvor gewebeschonende Kippungen mit dünneren elastischeren Multi-Loop-Bögen durchgeführt wurden. *Andrews* und auch die Materialhersteller übertrugen dieses Prinzip des geraden Bogens auf die gesamte Behandlung und empfahlen für den Beginn der Behandlung, wenn die Zähne noch weit vom Bestimmungsort entfernt sind, statt der Loop-Bögen feinelastische Nitinol-Bögen, die auch bei großer Auslenkung ihre Elastizität nicht verlieren und trotzdem keine zu großen Kräfte abgeben sollen. Diese Gerade-Bogen-Technik von „A–Z", die sich im Praxisalltag weitgehend durchgesetzt hat, erscheint auch vor dem Hintergrund der Entwicklung superelastischer Nickel-Titan-Legierungen zunächst als starke Vereinfachung der Behandlungsführung und durch den Wegfall der Loops, die Druckstellen und Ulzera an der Schleimhaut verursachen, eine Erhöhung des Komforts für den Patienten. Analysiert man jedoch die auftreffenden Kräfte am Einzelzahn, so sind Kräfteungleichgewichte, Verankerungsverluste, round tripping und andere negative Begleiterscheinung vorhanden und zu berücksichtigen. So bleiben die Zusammenhänge zwischen Drahtlänge und -dicke erhalten. Die kritiklose Anwendung des geraden Bogens könnte bei der Elongation des Eckzahnes (Kap. 7.4.1) zur hochgradigen Wurzelresorption am seitlichen Schneidezahn durch die bei der Extrusion des Eckzahnes intrusiv wirkenden Kräfte führen. Gleiches gilt auch für den ersten Prämolaren, da beide Zähne eine geringere Wurzeloberfläche als der Eckzahn haben. Auch das Mitbewegen bereits richtig stehender Zähne muß vermieden werden, indem sie zeitweilig oder ganz aus dem Bogenverband ausgespart werden oder benachbarte, falsch stehende Zähne über eine Teilapparatur isoliert beeinflußt werden. Es ist deshalb erforderlich, in der Bogensystematik (s. u.), d. h. bei der schrittweisen Ausformung des Zahnbogens durch Steigerung der Drahtsteifigkeit das Prinzip des ungeteilten geraden Bogens zu verlassen und dazu sektionierte bzw. verschiedene Hilfsbiegungen zu nutzen.

7.5.2.1 Behandlungsablauf mittels festsitzender Apparaturen am Beispiel eines Extraktionsfalles

Voraussetzung für die Stabilität des Behandlungsresultates ist die Erzielung eines morpho-funktionellen Gleichgewichtes. Funktionelle Dysharmonien sollten wegen der besseren Anpassungsfähigkeit von Kiefergelenk und Muskulatur in der Wechselgebißphase durch Myotherapie und Funktionskieferorthopädie zuvor ausgeschaltet werden.
Die Einhaltung folgender Behandlungsschritte ist für den optimalen Therapieablauf unter Einsatz der Gerade-Bogen-Technik bedeutungsvoll:

1. Nivellierungsphase
In dieser Phase werden die Zähne mit geringen Kräften bei langem Hub an den Zahnbogen in vertikaler und horizontaler Richtung herangeführt und derotiert. Die Zahnbewegungen sind umfangreich und bedürfen einer ständigen Verankerungskontrolle sowie der Überwachung von Reaktionen auf nicht zu bewegende Zähne.
Bögen, die in Folge benutzt werden können (Angaben in inch; Verwendung von Brackets mit 0.018 Slot).

Nitinol, geflochtene Bögen	0.014, 0.015, 0.016 × 0.022 (geflochten)
Stahl	0.016
Nitinol	0.016 × 0.016
Stahl	0.016 × 0.016

Verankerung:
Blockbildung mit Acht-Ligaturen, Transpalatinalbogen, Quad-Helix, Lingualbogen, Headgear.

2. Führungsphase
Die Aufgabe in dieser Phase besteht in der Herstellung der Klasse-I-Beziehungen im Eckzahnbereich. Richtwert ist die fernröntgenologisch bestimmte Position des Unterkiefer-Eckzahnes in Relation zur Schneidezahnposition (Kap. 5.7.2.4). Bei Extraktionsfällen muß in den meisten Fällen eine Distalisierung der Eckzähne durchgeführt werden. Bei Eckzahnhoch- und/oder Außenstand sollte die Kraftquelle am 1. Molaren liegen.
Folgende Unterphasen beinhaltet die Führungsphase:

• Eckzahndistalisierung und Aufrichtung,
• achsgerechte und vertikale Einstellung der Schneidezähne,
• Korrektur der Mittellinie,
• Harmonisierung der Schneidezähne von OK und UK zueinander.

Die Zahnbewegungen werden ausschließlich mit Kantenbogen durchgeführt. Die Eckzähne im Unterkiefer werden so weit distalisiert, daß die UK-Schneidezähne engstandsfrei, lückenlos und achsgerecht eingestellt werden können.
Die Verankerung spielt in dieser Phase eine sehr entscheidende Rolle, da eine reaktive Anteriorbewegung der Seitenzähne während der Distalbewegung der Eckzähne beim Lückenanschluß von anterior unbedingt vermieden werden sollte.
Eine Neutralisierung der Kippung während der Distalisation des Eckzahnes ist durch eine Acht-Ligatur bis zum Molaren, sie liegt unter dem Bogen, zu gewährleisten.
Sobald der untere Schneidezahnengstand aufgelöst ist, sollte eine Verblockung der Schneidezähne, ebenfalls mit einer Acht-Ligatur, erfolgen.
Durch eingebogenen Sweep oder Antisweep wird begonnen, die vertikale Relation zu verbessern.

Merksatz:

Vor Anwendung der Gerade-Bogen-Technik müssen Basiskenntnisse zur Edgewise-Technik erworben werden, um ungünstige Nebenwirkungen und Überlastungen für das parodontale Gewebe gezielt ausschalten zu können.

Merksatz:

Die Nivellierungsphase erscheint in der Ausführung einfach und im Ergebnis durch die umfangreichen Zahnbewegungen sehr eindrucksvoll und erfolgreich. Sie ist jedoch für den Zahnhalteapparat nicht ungefährlich und sollte nicht beschleunigt werden.

Merksatz:

Während die geflochtenen Bögen noch nicht dem später zu erreichenden individuellen Zahnbogen entsprechen müssen, ist eine Anpassung aller weiteren Ganzbögen erforderlich. Dabei ist die Eckzahndistanz Maß für den UK-Bogen. Der OK-Bogen sollte eng anliegend den unteren umfassen.

Die Mittellinienkorrektur kann bis zu 2mm während der nächsten Kontraktionsphase durch unterschiedliche Aktivierung der Kontraktionsloops realisiert werden. Ist sie größer, muß sie schon während der Führungsphase erfolgen.

Bögen
Nitinol 0.016 × 0.016
Stahl   0.016 × 0.016
Nitinol 0.016 × 0.022
Stahl   0.016 × 0.022 oder 0.017 × 0.025. Führungsbögen zur Eckzahndistalisierung

3. Kontraktionsphase
Das Ziel der Kontraktionsphase ist die Beseitigung des Overjet und der Lücken durch Zurückführung der Schneidezähne bis zum Anschluß an die bereits exakt stehenden Eckzähne. Weiterhin müssen die Schneidezahnachsen endgültig korrigiert werden. Bei der Retraktion kommt es häufig zur Bißsenkung. Dies kann durch eine Stufe zwischen lateralem Schneidezahn und Eckzahn oder einen Basalbogen (base arch) vermieden werden (Abb. 186). Auch in der Kontraktionsphase ist die Verankerung intra- (TPA) und/oder extraoral (Headgear) zu sichern. Der Bogen sollte in den Kontraktionsloops nie mehr als 2–3 mm aktiviert werden. Dies geschieht durch Herausziehen des Bogens am distalen Ende des Röhrchens und Umbiegen (Toe-in und Tip-back zur Verankerung; falls erforderlich). Der Kippung der Schneidezähne während der Retraktion muß evtl. durch Verstärkung des Torques über den programmierten Torque im Bracket hinaus begegnet werden.

Bögen
Stahl 0.016 × 0.022 mit Kontraktionsloop im OK, Bull-Loop im UK (Abb. 181).

4. Justierungsphase
In dieser Phase müssen Restlücken geschlossen, Achseinstellungen nachgeholt und die Okklusionsbeziehungen verbessert werden.
Aufgaben:

- Achseinstellung in der Front (Interinzisalwinkel),
- Eckzahnführung kontrollieren (vertikal und transversal),
- Verbesserung der Okklusion im Prämolarengebiet,
- Restlückenschluß.

Zum besseren Finden der Zähne in Okklusion sind vertikale intermaxilläre Gummizüge angebracht.

Bögen
Nitinol 0.018 × 0.018
Stahl   0.017 × 0.025

Zur besseren Einstellung der Okklusion können auch die Bögen durchtrennt oder in einem Kiefer ein flexibler Bogen (0.016 × 0.022 geflochten) eingebunden werden.

5. Retentionsphase
Hauptziel dieser Phase ist die Stabilitätsüberwachung des Therapieresultates. Außerdem sollte die „Gesundung" des Parodonts, speziell der Gingiva, kontrolliert werden. Als Retentionsgeräte kommen Plattenapparaturen, Positioner und Retainer in Frage (Abb. 187).
Eine fernröntgenologische Kontrolle und die Überprüfung des Wachstumsalters vor Abnahme der Apparatur und Beginn der Retentionsphase sollte die Regel sein.

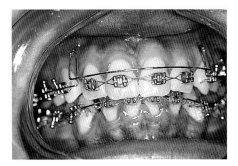

a

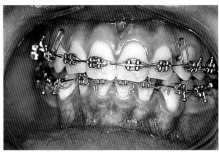

b

Abb. 186 Kontraktionsbogen zum Lückenschluß zwischen Eckzähnen und Schneidezahnsegment, der durch Stufe zwischen Schneide- und Seitenzahnsegment zur Bißhebung beiträgt. a) passiv. b) aktiv, einligiert (der „Radspeichennebeneffekt" der Schneidezahnwurzeln muß dabei beachtet werden und evtl. durch Artistics ausgeglichen werden)

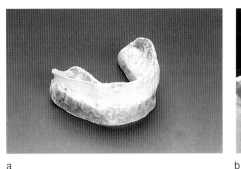 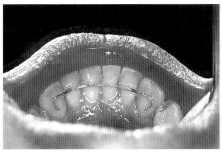

Abb.187: Retentionsapparaturen: a) Positioner. b) geklebter Retainer an den unteren Schneidezähnen

a   b

7.5.2.2   Festsitzende Apparaturen für spezielle Behandlungsaufgaben

Molarendistalisation ohne Headgear
Zur Umgehung der Extraktionstherapie bei konkavem Profil und fehlendem Platzgewinn durch Protrusion der Schneidezähne und transversale Erweiterung kann durch die Distalisierung der Molaren zusätzlicher Platz für die Behebung eines Zahnengstandes gewonnen werden. Effektiv kann dieser Platz durch den extraoralen Headgear (s.u.) geschaffen werden. Es gibt jedoch auch die Möglichkeit, mit intraoralen festsitzenden Geräten, weniger abhängig von der Compliance des Patienten, Molaren zu distalisieren. Bei allen diesen Apparaturen ist zu beachten, daß eine ausreichende Verankerung vorhanden ist, um nicht reaktiv die Schneidezähne über ihre normgerechte Achsenposition hinaus zu protrudieren.

Die einfachste Möglichkeit besteht in der Anwendung einer *Ni-Ti-Druckfeder*, welche zwischen Prämolaren und 1. Molaren entlang eines 0.016 × 0.022 Stahlbogens komprimiert eingesetzt wird. Trotz Starrheit des Stahlbogens kann es zur Rotation und zum bukkalen Herausdrängen des Prämolaren oder des Eckzahnes und zusätzlich zur Protrusion der Schneidezähne kommen. Eine bessere Verankerung wird durch die Nance-Apparatur gegeben (Bildtafel 188). Die Kippung und Rotation des Molaren führen zu einer diskontinuierlichen Distalisierung durch eine erhöhte Reibung (Friktion) des Molarenröhrchens am Bogen.

Mit dem *Jones-Jig* wird diese Friktion stark verringert, da die Distalisation mit einer Ni-Ti-Druckfeder an einem freien Teilbogen erfolgt. In jedem Fall sollte eine *Nance-Apparatur* zur Verankerung genutzt werden (s. Bildtafel 188).

Anstelle der Druckfedern kann auch eine Teilapparatur mit zwei sich *abstoßenden Magneten* genutzt werden. Auch hier muß eine Nance-Apparatur zur Verankerung genutzt werden. Nachteilig wirkt sich die mit zunehmendem Abstand der Magnete stark nachlassende Kraft aus. Während sie zu Beginn 2,15 N beträgt, verringert sie sich bei einem Abstand von 1 mm zwischen den Magneten um 50% (s. Bildtafel 188).

Mit dem *bimetrischen Distalisierungsbogen* nach *Wilson* kann simultan eine Molarendistalisation auf beiden Seiten des Oberkiefers erreicht werden. Diese Apparatur besteht aus einem starren Oberkieferbogen, der an den Schneidezähnen befestigt wird. Vor dem Molaren sitzt eine Druckfeder, die mit Hilfe eines Ω-Loops aktiviert wird. Die Verankerung erfolgt über einen Lingualbogen im Unterkiefer, der über Klasse-II-Gummizüge mit dem Oberkieferbogen verbunden ist (s. Bildtafel 188).

Auch mit dem *Lip-bumper* können geringe Molarendistalisationen, hauptsächlich durch die kippende Aufrichtung, erreicht werden. Er besteht aus Pelotten, die auf einem starren Bogen sitzen und in den Molarenröhrchen verankert sind. Da die vestibulären Schilde von der Schleimhaut des Alveolarfortsatzes abstehen, führt der gespannte M. orbicularis oris zu einem distalisierenden Druck auf die Molaren (s. Bildtafel 188).

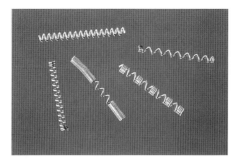

a

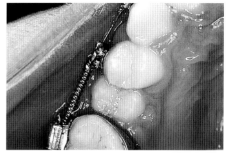

b

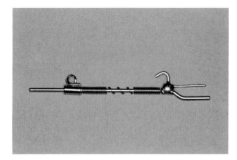

c

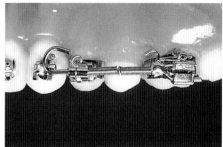

d

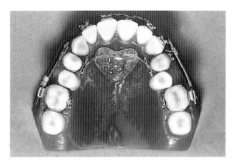

e

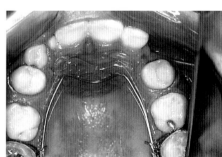

f

Magnete	
Distanz	Abstoßkraft
0,25 mm	215 g (2,1 N)
0,50 mm	171 g (1,7 N)
1,00 mm	116 g (1,1 N)
2,00 mm	58 g (0,5 N)
3,00 mm	31 g (0,3 N)

Abb. 188   Bildtafel: Molarendistalisation ohne Headgear a) Druckfedern mit verschiedenen Windungskonfigurationen, der Wechsel von enger und weiter Wickelung ermöglicht besseres Gleiten der Feder am Bogen. b) Druckfeder in situ zur Öffnung der Lücke von 15. c) Jones-Jig, bestehend aus dem Führungsstab, der in das Headgear- und ein weiteres Röhrchen gesteckt wird, der Ni-Ti-Feder und einer Aktivierungshülse mit Öse. Durch Anziehen der Ligatur zwischen dem Prämolaren und dem Röhrchen wird die Feder komprimiert. Eine weitere Ligatur gilt der Sicherung des Jones-Jig im Molaren. d) Aktivierter Jones-Jig auf dem Modell. e) Apparatur mit abstoßenden Magneten, die Aktivierung geschieht durch Zurückbinden der Öse am anterioren Ende, dadurch wird der vordere Magnet mit einem Stop gegen den hinteren gedrückt. f) Abnahme der abstoßenden Kraft mit Zunahme der Distanz zwischen beiden Magneten. g) bei allen bisher genannten Methoden ist eine Nance-Apparatur, die an den 1. Prämolaren befestigt wird, zur Verankerung am Gaumengewölbe unbedingt erforderlich. h) nach erreichter Distalisierung sollte die Nance-Apparatur zur Retention auf die Molaren umgesetzt werden, fixe Lötverbindung oder mobile Steckverbindung in Palatinalschlössern ist möglich. i) Wilson-Apparatur, als Verankerung dienen Klasse-II-Gummizüge und ein Lingualbogen im Unterkiefer. k) wochenweise Kraftreduktion der Gummizüge, um bei Distalisierungsfortschritt und nachlassender Federkraft nicht die oberen Frontzähne zu retrudieren

g

h

i ▼

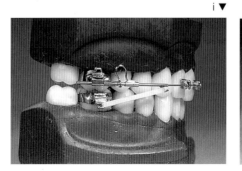

k ▼

Kraftreduktion (Wilson) Kl. II - Gummizug	
1. Woche	180 g (1,8 N)
2. Woche	120 g (1,2 N)
3. Woche	80 g (0,8 N)

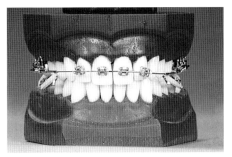
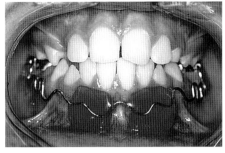

l   m

Abb. 188   l) Wilson-Apparatur von frontal.
m) Lip-bumper, der einerseits der Verankerung dient und mit dem auch die Molaren
nach distal aufgerichtet werden können

Oberkieferdehnung und forcierte Gaumennahterweiterung (Derichsweiler)

Die *Quad-Helix* ist für die Erweiterung des Oberkiefers als Alternative zur Transversalplatte im permanenten Gebiß geeignet. Sie liegt im Gaumen, wird in die Pala-
tinalschlösser an den ersten Molaren eingeschoben und besitzt durch ihre vier Heli-
zes eine hohe Federkraft (Abb. 189). Seitenarme liegen den Prämolaren und gegebenenfalls Eckzähnen an. Neben ihrer expansiven Wirkung dient sie auch als Verankerung für die ersten Molaren gegen Kippung und Rotation.

Bei einem hochgradigen Schmalkiefer mit Kreuzbiß kann auch die *forcierte Gaumen-*
nahterweiterung nach Derichsweiler Anwendung finden. Diese Apparatur besteht aus
vier Bändern auf den ersten Prämolaren und Molaren, die beiderseits durch aufge-
schweißte Stege miteinander verblockt werden. Zwischen diesen fest zementierten
Seitenzahnblöcken spannt sich eine starke *Transversalschraube* aus (Hyraxschraube),
die *täglich fünf- bis sechsmal gestellt* wird. Durch diese exzessive Erweiterung von
0,5 mm–0,8 mm pro Tag kommt es zu einem Zerreißen der Sutura palatina media,
äußerlich durch ein Diastema mediale, welches reversibel ist, sichtbar. Anfängliche
Schmerzen können durch eine präventive chirurgische Knochenschwächung paramedian oder im Bereich der Alveolarfortsätze vermieden werden. Zur Verhütung eines
Rezidivs muß die Apparatur mindestens 10 Wochen verbleiben und sofort nach Entfernung durch eine Retentionsapparatur ersetzt werden (Abb. 190).

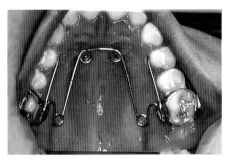

Abb. 189   Quad-Helix zur Verankerung der
1. Molaren und zur transversalen Erweiterung
mit oder ohne Kreuzbiß

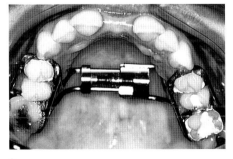
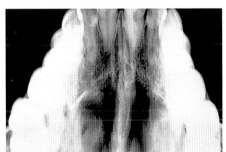

a   b

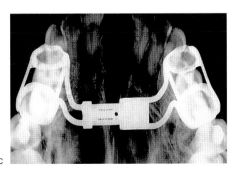

c

Abb. 190   Forcierte Gaumennahterweite-
rungsapparatur nach Derichsweiler: a) Apparatur in situ nach Erweiterung. b) Oberkiefer-
aufbißaufnahme vor Behandlungsbeginn.
c) Röntgenaufnahme nach der forcierten
Erweiterung, deutlich ist die Zerreißung der
Gaumennaht sichtbar

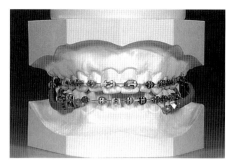

a

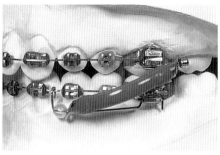

a

Abb. 191 a) Jasper-Jumper von frontal, die Federstäbe werden bei Distalbißlage nach außen verbogen und stehen unter Spannung, diese kann der Patient nur entlasten, indem er den Unterkiefer nach anterior schiebt oder den Mund weit öffnet. b) zur Entlastung von Eckzahn und Prämolaren kann der Federstab im Unterkiefer auch auf einem Teilbogen geführt werden, dies erleichtert auch den Austausch

Bißlagekorrektur

Die *Herbst-Apparatur* ist eine festsitzende Apparatur zur Korrektur einer Unterkieferrücklage. Beidseitig ziehen vom oberen 1. Molaren zum unteren 1. Prämolaren ein *Teleskopgeschiebe*, welches beim Schlußbiß den Unterkiefer in eine Vorschublage zwingt. Zur Vermeidung von Überlastungen an den Ankerzähnen werden diese mit weiteren verblockt. *Pancherz* (1996) gibt Behandlungszeiten von nur sechs bis acht Monaten an, da sich das Gerät ständig im Mund befindet und man nicht wie bei den Aktivatoren von der Compliance abhängig ist. Er empfiehlt einen Behandlungsbeginn nach Abschluß der Dentition und beschreibt Stimulationseffekte auf das sagittale Unterkieferwachstum, die Distalbewegung der oberen 1. Molaren, die Mesialbewegung der unteren Zahnreihe, eine Protrusion und Intrusion der unteren Schneidezähne und eine Verlängerung der unteren 1. Molaren.

Der *Jasper Jumper* dient ebenfalls als festsitzendes Gerät der Klasse-II-Behandlung. Im Gegensatz zum Herbst-Scharnier, welches starre Teleskope besitzt, ermöglichen die beweglichen *intermaxillären Federstäbe* mehr Freiheit bei der Unterkieferbewegung und eine allmähliche Mesialverlagerung. Bei dieser Apparatur erfolgt die Verblockung über Ganzbögen im Ober- und Unterkiefer. Zur Entlastung des unteren Eckzahnes und 1. Prämolaren sollte der Federstab auf einer zusätzlichen Teilapparatur (Bypass) befestigt und zusätzlich ein Lingualbogen eingesetzt werden (Abb. 191). Der Autor, *Jasper*, gibt 6–9 Monate für die aktive Behandlung an und beschreibt ebenfalls Effekte auf das kondyläre Unterkieferwachstum, die Distalisation der 1. Molaren und die Mesialbewegung der Unterkieferzähne mit einer Intrusion der Inzisivi.

7.5.3   Extraorale Geräte

Die Bewegung von Einzelzähnen und Zahngruppen wird oft durch die unzureichende Möglichkeit der Verankerung im Restgebiß begrenzt, d.h. die reaktiven Kräfte können nicht vollständig abgefangen werden und lösen eine unerwünschte Mitbewegung des Verankerungsblockes aus. Dies kann nur verhindert werden, indem die Kraftquelle außerhalb des Mundes und nicht im Alveolarfortsatz gesucht wird. Als Abstützungpunkte, die der Distal- oder Mesialbewegung von Zahngruppen dienlich sind, bieten sich dorsale Halsseite, das Hinterhaupt, Scheitelbeine, Stirn und Kinn an. Daneben werden die extraoralen Geräte auch ausschließlich zur Zahnbewegung und Beeinflussung der Alveolarfortsätze und des Kieferwachstums genutzt. Folgende Gerätegruppen finden Anwendung: *Headgear, Kopf-Kinn-Kappe und Delaire-Maske*.

7.5.3.1   Headgear

Der Headgear ist ein extraorales Gerät, dessen Kraftquelle sich außerhalb des Mundes befindet (Abb. 192). Er besteht aus dem Gesichtsbogen (A), dem extraoralen Zug als Kraftquelle (B) und dem Innenbogen (a). Der Innenbogen ist 1,0–1,3 mm dick und wird in ein spezielles Bukkalröhrchen am Band des 1. Molaren gesteckt. Diese Röhrchen können auch an Klammerelementen abnehmbarer Plattenapparaturen und in der Sperrzone von Aktivatoren befestigt werden (s. Abb. 163). Um die Kraft auf den Zahnbogen zu übertragen, müssen Stops vor den Bukkalröhrchen angebracht werden. Dazu eignen sich U-Schlaufe, Bajonett-Knick oder ein aufgeschweißter Ring.

Die Lötstelle zwischen Innen- und Außenbogen soll 5–8 mm vor den Schneidezähnen liegen. Bei geschlossenem Mund müssen die Lippen spannungsfrei anliegen. Der Außenbogen läuft ebenfalls drucklos an den Wangen entlang.

Entsprechend der Zugrichtung zur gummielastischen Kraftquelle werden der parietale Headgear, der okzipitale Headgear und der zervikale Headgear unterschieden.

Nach Länge und Angulation des Außenbogens im Verhältnis zum Innenbogen werden für den gebräuchlichen zervikalen Headgear 6 Typen unterschieden: kurze, mittlere und lange Arme, Angulation parallel zur Kauebene, nach kranial und nach kaudal.

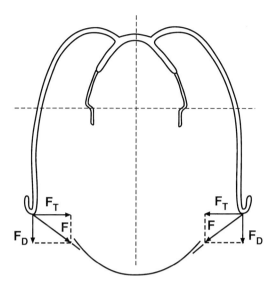

Abb. 192   Bestandteile des Headgear: Gesichtsaußenbogen, Nackenband als Zugelement und Innenbogen (nach *Schmuth* 1982)

Die Zugkräfte am Außenbogen liegen zwischen 2,0 N und 20,0 N. Als Grenzwert zwischen orthodontischem und orthopädischem Headgear galt bisher pro Seite 8,0 N, da es bei zu starken Kräften zur Hyalinisierung im Parodont und damit zum Stillstand der Zahnbewegung kommt, was wiederum zur Krafteinleitung auf den gesamten Oberkiefer führt. Zur Molarendistalisation werden 3,0 N–5,0 N benötigt. Für orthopädische Wirkung 6,0–10,0 N. Die Tragezeit sollte zwischen 8 und 16 Stunden pro Tag liegen. Die beste Beeinflussung liegt während des pubertären Wachstumsschubes. Generell sollte eine lange Einwirkungsdauer mit geringerer Kraft der kurzen mit starker Kraft vorgezogen werden.

Der Headgear muß seit einigen Jahren wegen der Verletzungsgefahr immer mit Sicherheitsmodulen versehen sein und sollte nicht in der Schule getragen werden. Diese Module lösen bei starkem Ziehen nach vorn das Nackenband vom Bogen.

Headgearmechanik

Wegen der polyvalenten Wirkung des Headgears ist eine Fernröntgendiagnostik unerläßlich. Für die Wirkung des Headgears auf den 1. Molaren ist der Verlauf der Kraftlinie im Verhältnis zum Widerstandszentrum von ausschlaggebender Bedeutung (Abb. 193). Neben der Posteriorbewegung des 1. Molaren kommt es je nach Verlauf der Kraftlinie zusätzlich zu einer Extrusion oder Intrusion bzw. Kippung nach mesial oder distal. Da der Headgear als Nebeneffekt zur Kompression des Zahnbogens

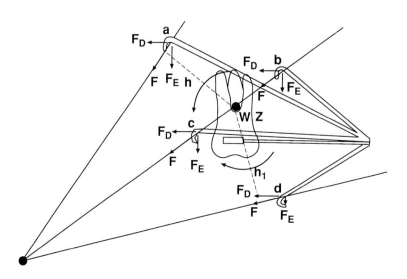

Abb. 193   Zugrichtungen entsprechend des kraftresultierenden Vektors bei unterschiedlicher Lage des Nackenbandes und Abwinkelung des Außenarmes gegenüber dem Innenarm (nach *Schmuth* 1982)

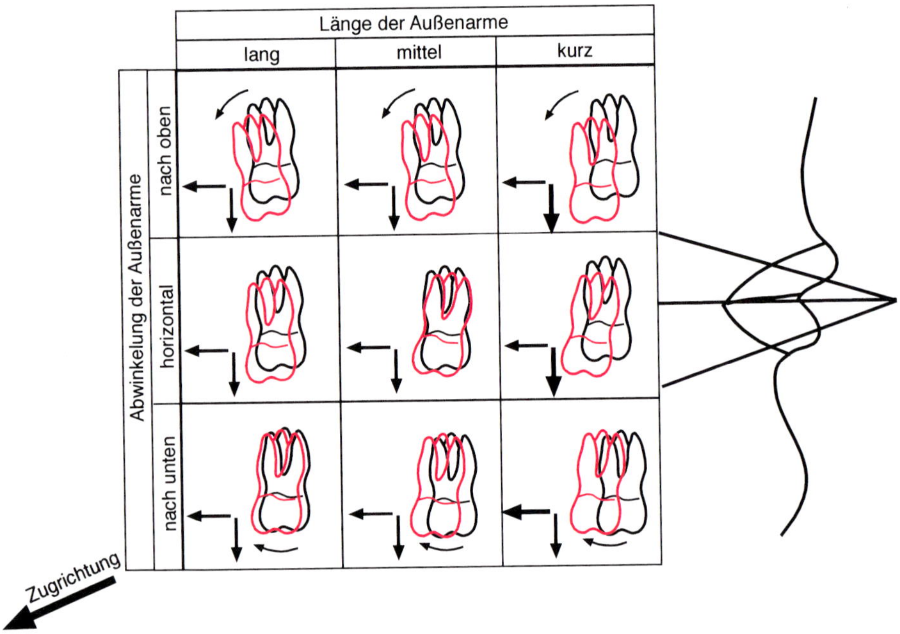

Abb. 194 Zervikaler Headgear mit unterschiedlicher Abwinklung und Länge der Außenarme (aus *Schwarze* 1990), rot = Distalisierung und Extrusion

führt, sollte der Innenbogen leicht expandiert eingesetzt werden. Der zervikale Headgear ist der am häufigsten angewandte Gesichtsbogen. Er hat folgende Indikationsbereiche (*Schwarze* 1990) (Abb. 194):

1. Der zervikale Headgear
mit langen nach *unten* abgewinkelten Außenarmen;
Für diesen Headgear-Typ (s. Abb. 194) besteht sehr häufig eine entsprechende Indikation bei Klasse-II/1-Patienten; er wird deshalb sicherlich am häufigsten verwendet.

Indikationen
Dieser Headgear-Typ wird eingesetzt:

• zur Rückführung bzw. Aufrichtung mesial gekippter Molaren in distaler Richtung,
• bei dentoalveolärer Klasse II.

Nebenwirkungen

• leichte Extrusion der Molaren,
• Verschmälerung des transversalen Molarenabstandes,
• Rotation der Molaren um die Zahnlängsachse.

Kontraindikation

• offener Biß,
• Clockwise- bzw. vertikales Gesichtswachstum.

Um eine distal kippende Wirkung auf die Molaren zu erzielen, biegt man bei diesem Headgear die beiden Außenarme gegenüber der Ebene des Innenbogens um 10–20° nach kaudal ab. Durch die zervikale Zugrichtung an den nach unten abgewinkelten Außenarmen wird die dorsal kippende, also die den Zahn nach dorsal aufrichtende Wirkung, begünstigt. Die Zahnkrone wird nach dorsal bewegt, während die Wurzel mehr oder weniger in ihrer ursprünglichen sagittalen Position stehenbleibt. Dies ist zur Aufrichtung mesial gekippter Zähne und als erste Phase einer körperlichen Molarenbewegung erwünscht.
Bei gewissenhafter Mitarbeit des Patienten wird man bei einer täglichen Tragedauer von 10–16 Stunden und einem Zug von 3,0–5,0 N nach wenigen Monaten eine Aufrichtung der Molaren bzw. eine Verbesserung der Okklusion erkennen können.

Falls keine weitere Aufrichtung der Kronen notwendig ist oder die Molarenwurzeln im Sinne *der fraktionierten körperlichen Molarendistalisierung* (zweite Phase) nachgeholt werden sollen, wird der Gesichtsbogen um 180° gedreht eingesetzt, und die Außenarme sind nun nach kranial anguliert.

2. Der zervikale Headgear
mit langen, nach *oben* abgewinkelten Außenarmen (s. Abb. 194).

Indikationen

- zur Aufrichtung der Molaren*wurzeln* nach distal,
- in der zweiten Phase der fraktionierten körperlichen Distalisierung der Molaren,
- bei dentaler und/oder skelettaler Klasse II mit Tiefbiß.

Nebenwirkungen

- verstärkte Extrusion der Molaren,
- Verschmälerung des transversalen Molarenabstandes, auch durch Palatinalkippung der Molaren,
- Rotation der Molaren um die Zahnlängsachse.

Kontraindikationen
Der Headgear mit langen, nach oben abgewinkelten Außenarmen sollte nicht eingesetzt werden bei:

- offenem Biß,
- Clockwise- bzw. vertikalem Gesichtswachstum,
- mesial gekippten Molaren.

Dieser Headgear (s. Abb. 194) hat durch seine um 10–20° nach kranial abgewinkelten Außenarme eine speziell wurzeldistalisierende Wirkung auf die Molaren. Die Wirkung kommt dadurch zustande, daß die Außenarmenden kranial und dorsal des Widerstandszentrums der Molaren verlaufen, demzufolge bei zervikalem Zug der Innenbogen vorn angehoben wird.
Diese Bewegung überträgt sich in Form einer wurzeldistalisierenden Wirkung auf die Molaren. Dieser Headgear-Typ wird deshalb, wie erwähnt, in der *zweiten Phase der fraktionierten körperlichen Distalisierung der Molaren* verwendet, wenn die Kronen bereits die gewünschte distale Position erreicht haben oder nur noch geringfügig zurückbewegt werden sollen. Für diesen Headgear-Typen müssen die Kräfte gegenüber dem Headgear mit nach unten abgewinkelten Außenarmen verdoppelt werden.
Der Headgear mit langen, nach kranial abgewinkelten Außenarmen hat eine weitere Nebenwirkung; er verursacht durch seinen kaudalen Zugvektor an den bukkalexzentrischen Molarenröhrchen eine Palatinalkippung der Molaren um ihre Sagittalachsen. Man kann diesem „Palatinalrollen" und der damit verbundenen transversalen Verschmälerung begegnen, indem der Innenbogen expandiert oder ein Transpalatinalbogen eingesetzt wird. Der Widerstand, den die Molarenwurzeln dem Headgear mit langen, nach oben abgewinkelten Außenarmen entgegensetzen, kann nur teilweise durch höhere Zugkräfte überwunden werden. Hier muß ein Ausgleich durch die Tragedauer erzielt werden; es sind maximale tägliche Einwirkungszeiten erforderlich. Die Wurzeldistalisierung tritt langsamer ein als die Kronenaufrichtung mit dem vorher beschriebenen Headgear. Es muß also mit einer längeren Behandlungsdauer gerechnet werden, und man benötigt etwa die dreifache Zeit.
Da die apikale Basis des Oberkiefers das Haupterfolgsgebiet dieses Headgears ist, ermöglicht er auch eine Beeinflussung des skelettalen Oberkieferwachstums. Er ist deswegen für die Behandlung der skelettalen Klasse II geeignet, die durch eine relative Vorverlagerung des Oberkiefers allein (SNA-Winkel > 82°, bei SNB-Winkel

~ 80°) bedingt ist. Darüber hinaus empfiehlt sich dieser Headgear auch bei skelettalen Klasse-II-Anomalien, die eine Vorverlagerung des Oberkiefers bei gleichzeitiger Rückverlagerung des Unterkiefers aufweisen.

Bei der letztgenannten Klasse-II-Form sind zusätzlich gegenläufige Kräfte für den Unterkiefer nowendig, um diesen im Sinne eines gezielten Ausgleichs zwischen Ober- und Unterkiefer nach vorn zu bringen. In eine Multiband-Apparatur werden dazu Klasse-II-Gummizüge eingehängt. Bei der Behandlung mit herausnehmbaren Geräten werden Doppelplatten mit Vorschubvorrichtungen für den Unterkiefer verwandt. Bei Kombination des Headgear mit funktionskieferorthopädischen Geräten wird der Unterkiefer durch eine entsprechende Konstruktionsbißnahme nach ventral eingestellt.

3. Der Hochzug-Headgear

In allen Fällen mit einem vertikalen Wachstum, offenem Biß oder sehr knappen Überbiß muß der Distalzug stark nach kranial gelenkt werden, um die Molaren zu distalisieren und intrudieren (parietaler oder Hochzug-Headgear, s. Abb. 229 b).

4. Der asymmetrische Headgear (Abb. 195)

Eine Verlängerung des Außenbogens auf einer Seite verstärkt die dorsal gerichtete Kraft auf dieser Seite, führt aber auch zu einer größeren palatinal gerichteten Kraftkomponente (Abb. 195 a). Die nach distal und medial gerichteten Kraftvektoren

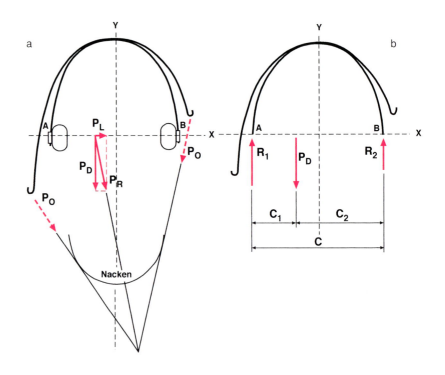

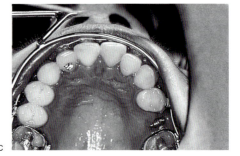

Abb. 195 Asymmetrischer Headgear durch Gelenk (c) und längeren Außenarm, beides auf der Seite der stärker distalisierenden Wirkung (rechts)

Pd bilden Tangenten an den Nacken, deren Schnittpunkt bei einem sogenannten unilateralen Headgear zur Gegenseite verschoben ist (Abb. 195b). Halbiert man den von den Tangenten gebildeten Winkel, so erhält man die resultierende Kraft P_R. Diese teilt die Verbindungslinie der Innenbogenenden C in die ungleichen Strecken C_1 und C_2.

Die Summe der Momente, die im Punkt A wirken (R bewirkt kein Moment):

$$\sum_{M_A} = P_d \cdot C_1 - R_2 \cdot C = 0 \qquad R_2 = \frac{P_d \cdot C_1}{C}$$

Die Summe der Momente, die im Punkt B wirken (R_2 bewirkt kein Moment):

$$\sum_{M_B} = P_d \cdot C_2 - R_1 \cdot C = 0 \qquad R_1 = \frac{P_d \cdot C_2}{C}$$

Wenn $C_2 > C_1$ dann ist $R_1 > R_2$ (aus: *Schmuth*, 1983)

Noch günstigere Verhältnisse für die einseitige Distalisierung erhält man mit Gelenk-Headgear, dessen Drehpunkt in Richtung A verlagert ist (Abb. 195c).

Kombination des Headgears mit abnehmbaren Plattenapparaturen und funktionskieferorthopädischen Geräten
Die Kombination mit einer Oberkieferplatte dient dem Ziel, eine Distalbewegung des 1. Molaren zum Platzgewinn ohne Protrusion der Schneidezähne zu erreichen. Dazu können die Headgearröhrchen direkt an den 1. Molaren oder an den Halteelementen der Platte befestigt werden. Während im ersten Fall nur die 1. Molaren beeinflußt werden, überträgt sich im zweiten Fall die Kraft auf den gesamten Oberkiefer. Dementsprechend müssen auch die anzuwendenden Kräfte bei Übertragung auf die gesamte Platte höher sein (8,0 N).
Bei Kombination mit einem Aktivator kann neben der Posteriorbewegung der Maxilla je nach Zugrichtung auch eine Schwenkung der Okklusionsebene im Sinne der Anterior- oder Posteriorrotation erreicht werden. Durch die reaktive Abstützung des Labialbogens an den Schneidezähnen bei Klasse-II/1-Behandlung kommt es häufig zu einer Posteriorrotation der Maxilla. Dies kann mit einem Headgear, dessen Arm nach kranial anguliert ist, kompensiert werden.

7.5.3.2   Kopf-Kinn-Kappe

Sie dient der Wachstumshemmung des Unterkiefers. Die Kopfkappe besteht aus Gurtzügen, welche die Scheitelbeine einschließen und parallel zur Kranz- und Lambdanaht verlaufen. Gummibänder ziehen vom Schnittpunkt über den Ohren schräg nach vorn zur Kinnkappe, die aus Acrylat besteht (Abb. 196). Beide Artikel werden konfektioniert angeboten. Wegen der unterschiedlichen Kinnmorphologie und zur Vermeidung von Druckstellen kann ein Kinnabdruck und die individuelle Fertigung der Kappe angezeigt sein.
Die Kopf-Kinn-Kappe wird zur Frühbehandlung einer mandibulären Prognathie (Progenie) angewandt. Durch den Gummizug, der zwischen 5 N–10 N liegen sollte, wird das Kiefergelenk komprimiert, und es wird erwartet, daß dadurch das kondyläre Wachstum verlangsamt wird. Die Kopf-Kinn-Kappe sollte 14–16 Stunden pro Tag getragen werden und dient auch als zusätzliche Verankerung für intraorale Geräte, wie der Progenieaktivator oder die Protrusionsplatte mit Gegenkieferbügel. Verschiedentlich wird sie auch zur Behandlung des offenen Bisses empfohlen. In diesem Fall muß die Kopf-Kappe durch einen Gurtzug über die Stirn erweitert werden und der Gummizug muß als Hochzug direkt neben und über den Augen an der Kappe ansetzen. Sie ist auf das Dentitionsalter zu beschränken.

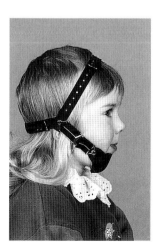

Abb. 196   Kopf-Kinn-Kappe zur Hemmung des Unterkieferwachstums bei mandibulärer Prognathie

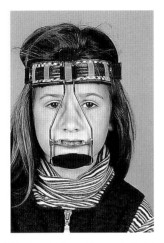

Abb. 197 Gesichtsmaske nach *Delaire* (Tübinger Modell) zur Stimulation des Oberkieferwachstums

7.5.3.3 Gesichtsmaske nach *Delaire*

Sie dient der Nachentwicklung des Oberkiefers und besteht aus zwei vertikal und paramedian verlaufenden Drahtbügeln, die sich an einer Kinn-Kappe und an der Stirn abstützen. In Höhe der Mundspalte verlaufen Gummizüge von den Drahtbügeln zur festsitzenden Apparatur oder einer Platte im Oberkiefer (Abb. 197). *Delaire* gab sie ursprünglich zur Oberkiefernachentwicklung bei Lippen-Kiefer-Gaumen-Spalten an. Neben dieser Indikation wird sie auch bei progener Verzahnung und Hypoplasie des Oberkiefers auf Grund fehlenden Wachstums oder Zahnunterzahl angewandt. Die Gummizüge können an den 1. Molaren zur Beeinflussung des gesamten Alveolarfortsatzes oder nur an den Eckzähnen zur Anteriorbewegung des Frontzahnsegmentes eingehängt werden. Die Zugstärke sollte je nach Alter, Dentitionsstand und der Größe zu bewegender Zahnbogensegmente zwischen 3 N und 15 N liegen.

7.5.4 Kieferorthopädische Extraktionsmethode

Die Extraktion bleibender Zähne als Behandlungsmethode zur Behebung einer Zahnstellungs- oder Bißlageanomalie ist irreversibel und damit die folgenschwerste Therapieentscheidung. Die ausführliche Diagnostik und das gründliche Abwägen aller Vor- und Nachteile für die beiden Alternativen Extraktion oder konservative Platzbeschaffung sind eine conditio sine qua non und werden noch ausführlicher bei den entsprechenden Dysgnathien besprochen. Grundsätzlich sollen dennoch der Methodendarstellung einige Regeln zur Extraktionstherapie vorangestellt werden:

- Der Modellbefund und speziell das *Platzdefizit* im Zahnbogen ist *nur ein Faktor* für die Entscheidungsfindung. Weitere wichtige Befunde sind die apikale Basis, das Profil, der Naso-Labial-Winkel, die Wachstumsrichtung, die Frontzahnachsenstellung, die Limitation der Zahnbewegung und die Zahnanlagen incl. der 3. Molaren.
- Extraktion sollte am *Ort* des *größten Platzmangels* erfolgen. Dabei ist unbedingt auf die *Gebißsymmetrie* und *Größenharmonie beider Kiefer* zu achten, um sie gegebenenfalls durch Ausgleichsextraktionen zu erhalten oder herzustellen. Ist z.B. nur die Eckzahnlücke in der rechten Oberkieferhälfte stark eingeengt, ist sehr häufig auch die Mittellinie nach rechts verschoben und würde nach Extraktion des 14 noch stärker in diese Richtung wandern. Dieser Mittellinienverschiebung, die nicht nur ästhetisch sehr störend ist, sondern auch Okklusionsprobleme schafft, kann nur durch eine Gegenextraktion oder mit einer einseitigen Distalisation (asymmetrischer Headgear) begegnet werden.

Für das Erreichen einer guten und stabilen *Okklusion* sollten auf einer Kieferseite immer gleich breite Zähne extrahiert werden.

- Eine *Bißsenkung* kann durch „*versetztes Extrahieren*" *vermieden* werden (z. B. im Oberkiefer 1. Prämolar, im Unterkiefer 2. Prämolar).
- Die *Extraktionsentscheidung* sollte schon *nach* der *ersten Wechselgebißphase* getroffen werden, um den benachbarten Zähnen während der Eruption die körperliche Einstellung in die Lücke zu ermöglichen (Zahndurchbruchssteuerung mittels Extraktion nach *Hotz*). Abzuwägen ist diese relativ *frühe Extraktion* gegenüber dem damit verbundenen *Wachstumsdefizit*, welches sich besonders in einer Abflachung der Eckzahnprominenz äußern kann und bei einem weniger konvexen Profil Anlaß für eine Extraktion nach Durchbruch aller bleibenden Zähne sein kann.
- Vor der Extraktion ist zu entscheiden, ob die geschaffene *Lücke* von *anterior* oder *posterior geschlossen* werden muß, da ein Lückenschluß von vorn eine maximale Verankerung des Molarenblockes erfordert. Als Orientierung kann die Eckzahnposition, welche sich nach regelrechter Achsenstellung der unteren Schneidezähne ergibt, dienen (Kap. 5.7.2.4).

Eine *Limitation für die konservative Platzbeschaffung* und damit eine *Extraktionsindikation* besteht bei einer Protrusion der Unterkieferschneidezähne über 3 mm, einer Distalbewegung der oberen Molaren von mehr als 4–5 mm (s. PTV) und der unteren Molaren von mehr als 1 mm sowie bei einem maximalen Platzgewinn durch approximale Schmelzreduktion von 3 mm. Der Platzgewinn durch transversale Erweiterung ist unerheblich und durch die begrenzende Eckzahndistanz im UK rezidivgefährdet.

Wahl der Zahngattung für die Extraktion

Folgt man der Maxime, daß immer nahe des Engstandzentrums extrahiert werden muß, würde auf Grund der morphologischen Variabilität jede Zahngattung in Frage kommen. Dem steht jedoch die *ästhetische* und *funktionelle Wertigkeit* des Einzelzahnes entgegen. So sollten die oberen *Schneidezähne* wegen ihrer ästhetischen Bedeutung für die Gesichtsharmonie nie oder nur bei fehlender Erhaltungsfähigkeit oder Dysmorphie (Zapfenzahn, Doppelbildung) extrahiert werden. Dies gilt ebenso für den *Eckzahn*, der neben seiner ästhetischen Bedeutung auch einen hohen funktionellen Stellenwert im Rahmen einer späteren prothetischen Versorgung hat. Außerdem zeigt er die geringste Anfälligkeit für Karies und die größte Widerstandsfähigkeit gegenüber parodontalen Erkrankungen. Diese hohe Wertigkeit ist auch Anlaß, ihn bei Retention und Dystopie trotz Engstandes nach chirurgischer Freilegung kieferorthopädisch in die Zahnreihe einzuordnen. Eine gleich hohe funktionelle Wertigkeit hat auch der *1. Molar,* der im Kauzentrum steht und ebenfalls ein wichtiger Pfeiler für prothetische Restaurationen darstellt. Im Gegensatz zum Eckzahn zeigt er jedoch eine sehr hohe Kariesfrequenz, so daß er allein aus diesem Grund als Extraktionsobjekt in Frage kommt.

So kommen als *Zahngattungen für die Extraktion* fast ausschließlich die *Prämolaren* und *nachgeordnet* die *2. Molaren* und *untere Schneidezähne* in Frage. Von diesen sind die *1. Prämolaren* die *häufigsten* Extraktionsobjekte, da sie in der Mitte der Engstandszentren zwischen Front- und Seitenzahngebiet stehen, keinen so hohen ästhetischen Stellenwert haben und der durch ihre Entfernung frei werdende Platz das Defizit zwischen Zahn- und Kiefergröße in der Regel ausgleicht. Bei einem erhöhten Tonn-Wert und Engstandsbehandlung im Erwachsenenalter kann im Unterkiefer zur Umgehung der Extraktion zweier Prämolaren als Kompromiß nur ein Schneidezahn entfernt werden. Zum Ausgleich der temporären, ästhetisch störenden Lücke, kann die Krone des extrahierten Zahnes mit Hilfe eines Brackets am Bogen der festsitzenden Apparatur fixiert und entsprechend dem fortschreitenden Lückenschluss approximal verschmälert werden (Abb. 198).

Zahndurchbruchssteuerung mittels Extraktion (Hotz)

Wenn schon am Ende der ersten Wechselgebißphase abzusehen ist, daß trotz ausstehendem Kieferwachstums Eckzähne und Prämolaren nicht im Zahnbogen Platz finden können, besteht die Möglichkeit, durch die zeitlich koordinierte Extraktion der Milcheckzähne, der 1. Milchmolaren und der 1. Prämolaren eine weitestgehend körperliche Einstellung der Eckzähne und des 2. Prämolaren in die Zahnreihe auch ohne Apparatur zu ermöglichen. Anzeichen für einen schweren Zahnengstand zum Abschluß der ersten Wechselgebißphase sind:

- Ausstoßen des seitlichen Milchschneidezahnes und des Milcheckzahnes bei Durchbruch des permanenten seitlichen Schneidezahnes (s. Kap. 2.4.5).
- Minimale Lücke zwischen seitlichem Schneidezahn und 1. Milchmolaren.
- Summe der Oberkieferschneidezähne (SI) > 35 mm bei einer Länge der Stützzone < 20 mm. In der Regel sollte bei einer SI von 32 mm die Stützzone eine Länge von 21 mm haben *(Schwarz, 1961)*.
- Weitere Kriterien für oder gegen eine Extraktion werden in der Behandlungssystematik zum Zahnengstand beschrieben (s. Kap. 8.2.10).

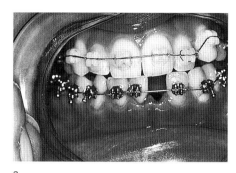

a

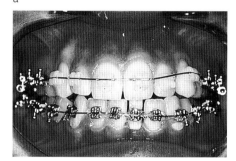

b

Abb. 198   a) Extraktion eines Schneidezahnes bei einer erwachsenen Patientin (s. Abb. 228). b) zur Vermeidung ästhetischer Beeinträchtigung wurde vom extrahierten Zahn die Wurzel abgetrennt, die Krone mit aufgeklebtem Bracket wieder in den Bogen eingebunden und entsprechend des Lückenschlusses approximal beschliffen

Die Behandlungsschritte der Zahndurchbruchssteuerung mittels Extraktion sind:

1. *Extraktion* der *vier Milcheckzähne* nach Durchbruch aller permanenten Schneidezähne. Dadurch kommt es zur spontanen Auflockerung der eng stehenden Schneidezähne, da sie zum einen noch eine kurze Wurzel besitzen und zum anderen der noch bestehende Durchbruchsdruck die regelrechte Einstellung in die Zahnreihe begünstigt.

2. *Extraktion* der *vier 1. Milchmolaren* zur Durchbruchbeschleunigung der 1. Prämolaren.

3. *Extraktion* der *vier 1. Prämolaren* nach *nochmaliger Überprüfung der Indikation.* Der Zeitpunkt für die Entfernung wird entsprechend des Durchbruchsstand und der -reihenfolge gewählt. Bricht der Eckzahn vor dem 2. Prämolaren durch, extrahiert man den 1. Prämolaren, wenn sich die Krone des Eckzahnes zwischen den Wurzeln des lateralen Schneidezahnes und des Prämolaren deutlich palpieren läßt. Bei früherer Eruption des 2. Prämolaren wird dessen Durchbruch abgewartet und erst danach extrahiert. Eine zu frühe Extraktion würde in diesem Fall die Gefahr der weiteren Lückeneinengung für den später durchbrechenden Eckzahn durch die Mesialdrift von 1. Molaren und 2. Pämolaren in sich bergen.

In Fällen mit *Distalokklusion* und fehlender Möglichkeit oder Notwendigkeit des Bißlageausgleiches werden nur die *1. Prämolaren* im *Oberkiefer* extrahiert. Eine ausschließliche Extraktion der 1. Prämolaren im Unterkiefer bei Mesialokklusion ist dagegen sehr kritisch zu sehen, da in diesen Fällen zumeist eine mandibuläre Prognathie vorliegt und durch den Lückenschluß mit Retrusion der Schneidezähne die ästhetisch ungünstige Kinnprominenz noch verstärkt würde.

8 Behandlungssystematik

Nachdem in den vorangegangenen Kapiteln zum Wachstum, zur Gebißentwicklung, zur Prophylaxe, zur Diagnose und zu den therapeutischen Mitteln das Rüstzeug zur Aufstellung eines Behandlungsplanes und Durchführung der Therapie vermittelt wurde, sollen im folgenden Ätiologie, Morphologie, Diagnostik und Therapie für die unterschiedlichen Anomaliegruppen dargestellt werden. Behandlungsbeispiele und Checklisten sollen die praktische Umsetzung erleichtern helfen. Entsprechend der zeitlichen Begrenzung für die Therapie im Milchgebiß und orthopädische Maßnahmen zur Bißumstellung während des Wachstums werden diese der Behandlungssystematik für die einzelnen Zahnstellungsanomalien vorangestellt, da auch in der Therapieabfolge die orthopädische immer vor der orthodontischen Behandlung rangiert.

8.1 Therapie im Milchgebiß

Der apparativen Frühbehandlung sind alle bereits dargestellten Prophylaxemaßnahmen zum Abstellen von Habits und zur Ausschaltung ungünstiger Wachstumseinflüsse hinzuzuzählen. Mit Apparaturen sollten hauptsächlich solche Anomalien behandelt werden, die nicht nur in der Zahnreihe, sondern auch in einer Kieferlageabweichung ihren Niederschlag finden, da sie vom Zahnwechsel kaum beeinflußt werden und im Wachstumsverlauf eine weitere Verstärkung erfahren. Dies sind insbesondere die *mandibuläre Prognathie (Progenie)* und der *Kreuzbiß*. Bei beiden Dysgnathien ist der Unterkiefer verhältnismäßig überentwickelt und führt zu einer Wachstumshemmung auf den Oberkiefer durch ein Übergreifen der Front- und/oder Seitenzähne. Sind davon nur einzelne Zahnpaare betroffen, kann eine Überstellung durch Beschleifen und/oder eine Oberkieferplatte mit entsprechendem Segment erreicht werden.

Bei einer *mandibulären Prognathie* mit deutlicher Mesiallage des Unterkiefers ist die Frühbehandlung mit einem *Funktionsregler Typ III* indiziert. Für eine gute Abstützung des Gerätes ist es von Vorteil, wenn die 1. Molaren im Unterkiefer schon durchgebrochen sind. Außerdem sollte zusätzlich eine *Kopf-Kinn-Kappe* Anwendung finden.

Bei *Kreuzbiß* einer Seite, der bereits funktionell im Kiefergelenk angepaßt ist und die Mittenabweichung von Ober- und Unterkiefer auch in der Öffnungsbewegung bestehen bleibt, sollte mit einem *Aktivator* diese Deviation ausgeglichen werden. Der Konstruktionsbiß muß in Richtung regelrechter Seite hinaus überkompensiert genommen werden. Bei einem Kreuzbiß in beiden Kieferhälften und Übereinstimmung der Kiefermitten kann durch Einschleifen oder mit einer *Transversalplatte* die Überstellung und damit die Aufhebung der Wachstumshemmung für den Oberkiefer erreicht werden. In diesen Fällen sollte der Durchbruch der 1. Molaren im Oberkiefer abgewartet werden, um sie in die transversale Erweiterung mit einzubeziehen.

Bei anderen Bißlageabweichungen, wie z.B. der Klasse-II-Anomalie, sollte mit der Mundvorhofplatte oder myofunktionellen Übungen einer weiteren Verstärkung vorgebeugt werden. Dies gilt auch für den offenen Biß, wobei die Beendigung des Habits erste Voraussetzung für eine mögliche Selbstausheilung der Anomalie ist.

Bei allen Zahnstellungsanomalien wie Engstand, Protrusion und Retrusion der Schneidezähne mit oder ohne Tiefbiß ist eine apparative Therapie im Milchgebiß nicht angezeigt, da in den meisten Fällen trotz dieses frühen Eingreifens die Anomalie im permanenten Gebiß wieder auftritt.

8.2   Therapie von Bißlageanomalien

Die kieferorthopädische Behandlung von Bißlageabweichungen ist nur in einem engen zeitlichen Intervall zwischen dem 10. und 14. Lebensjahr (in Abhängigkeit von der skelettalen Reife) möglich und hat deshalb Priorität gegenüber orthodontischen Maßnahmen, die auch noch später erfolgen können.

8.2.1   Distalbiß

Synonyme: Rückbiß, Angle-Klasse-II/1, ausgeprägte sagittale Schneidekantenstufe,

Morphologie und Klinik:
Symptome in den Zahnbögen und Kiefern:

- Protrusion der Oberkieferschneidezähne
- Retrusion der Unterkieferschneidezähne   *sagittal*
- Unterkieferrücklage
- Oberkiefervorlage
- Schmalkiefer (OK)   *transversal*
  (Pantoffelvergleich nach Körbitz)
- Tiefbiß   *vertikal*
  (Schneidezähne verlängern sich,
  da ohne Abstützung)

Symptome in der Weichteilmorphologie

- Offener Mund, Mundatmung, Tonusschwäche des M. orbicularis oris (zirkuläre Fasern),
- Unterlippe hinter OK-Schneidezähnen,
- Gesichtsprofil → schief nach hinten (Fotostat),
- ästhetisch nachteiliger Gesichtsausdruck durch offenen Mund und protrudierte Schneidezähne.

Gesundheitliche Folgen: Infekthäufigkeit, Karies, Schnarchen.

Ätiologie

- Vererbung → Inspektion von Eltern und Geschwistern.
- Parafunktion:
  - Lutschhabit, Lippenbeißen und -saugen,
  - Mundatmung
    a) durch verlegte Nasenatmung (adenoide Vegetationen),
    b) habituelle Mundatmung ist auf Schädelmorphologie zurückzuführen → inkompetenter Lippenschluß, 3facher Mundschluß ist gestört.
- Ätiologischer Circulus vitiosus:
  M. orbicularis oris (schwach) → Unterkiefer sinkt mit Zunge nach unten → Stemmkörperwirkung der Zunge auf OK fehlt → verstärkter Druck der Mm. masseterici auf Seitenzahnreihe → Schmalkiefer → Perlschnureffekt (Protrusion der Schneidezähne) → Verlängerung der Schneidezähne, da keine Abstützung → tiefer Biß → Unterlippe liegt zwischen Schneidezähnen → Weichteilpolster verhindert Retrusion der OK-Schneidezähne → Verkürzung der Oberlippe, M. orbicularis oris ist funktionslos, Tonus nimmt weiter ab.

Diagnostik

Klinische Untersuchung:
- Profilverlauf, Asymmetrien, vertikale Proportionen,
- Prüfung der Mundschlußmöglichkeit → Mentalishyperaktivität beim Mundschluß → Überweisung zum HNO-Arzt (adenoide Vegetationen?),
- Impressionen an Lippen, Zunge und palatinaler bzw. bukkaler Gingiva

Funktionelle Proben:
- Sprechprobe, UK-Vorschub in Funktion,
- Mittellinienabweichungen in Okklusion und bei Mundöffnung,
- Tiefbißprobe (interokklusaler Ruheabstand),
- Zahnstatus,
- Gingiva- und Mundschleimhautbefund.

Röntgenanalyse:
- OPG → Durchbruchsfolge, Anlage der Weisheitszähne, Lage der Eckzähne.
- Kephalometrie
  - ANB-Winkel (Norm 1°– 4° in Abhängigkeit vom Gesichtstyp),
  - SNA ↑ Prognathie Oberkiefer,
  - SNB ↓ Retrognathie Unterkiefer,
  - +1 NA (22°) ↑ Protrusion, ↓ Retrusion,
  - –1 NB (25°) ↑ Protrusion, ↓ Retrusion.
  Die Abweichungen der Inklination von Ober- und Unterkieferschneidezähnen sind auf das Normmaß zu rekonstruieren, um damit die sagittale Stufe auf die Bißlageabweichung der Kiefer zu reduzieren. 3° Inklination bedeuten 1 mm Pro- oder Retrusion. Aus dieser Berechnung kann das therapeutisch notwendige Zahnkippungs- und Bißverschiebungsausmaß quantifiziert werden.
  - ML, NL, NSL Vertikale Relation und weitere Kriterien für → Wachstumsrichtung → Prognose für Behandlungsfortschritt, bei sagittalem Wachstum bessere Prognose als bei vertikalem.
- Handröntgenaufnahme zur Bestimmung des skelettalen Wachstums.
  Auswertung der Fotostataufnahme und Überprüfung der klinischen Profilanalyse und kephalometrischen Meßdaten.

Modellanalyse:
- Platzanalyse, 3° = 1 mm Protrusion entspricht etwa 2 mm Platzgewinn im Zahnbogen,
- transversale und sagittale Relation (Symmetrograph),
- Mittenvergleich,
- Distalokklusion ist durch Kephalometrie in dentale und/oder skelettale Klasse II zu differenzieren,
- Rekonstruktion unter Einbeziehung
  - des Lee way space → Bestimmung im Eckzahnbereich,
  - von Wanderungen durch vorzeitigen Milchzahnverlust,
  - von UK-Rotation,
- Bestimmung des Überbisses und der Schneidekantenstufe.

Prophylaxe

- Beruhigungssauger, Mundvorhofplatte, Umwickeln des Lutschfingers, psychologische Einflußnahme (Lutschkalender),
- Myotherapie: Spatelübungen, Mundvorhofplatte (Hotz), Flötenspiel, Mundbinde (nachts) zur Unterstützung der Nasenatmung.

Therapie

- Transversalplatte zur Behebung des Schmalkiefers → mit Vorbißebene oder -rille zur Mesialorientierung des Unterkiefers, Bißhebung und -verschiebung.
- Aktivator zur Bißumstellung und indirekte Bißhebung durch Extrusion im Seitenzahngebiet (Cave vertikales Wachstum)
(Elastisch offener Aktivator nach *Klammt*, Funktionsregler nach *Fränkel* Typ II, Andresden-Häupl-Aktivator).
Mit dem Aktivator kann durch gezieltes Ausschleifen eine transversale Erweiterung des OK bis zu 3 mm erreicht werden.
Weitere Geräte zur Bißumstellung: Bionator *(Balters)*, Gebißformer *(Bimler)*, Kinetor *(Stockfisch)* Vorschubdoppelplatte *(Schwarz/Sander)*, Jasper-Jumper, Herbst-Apparatur, Klasse-II-Gummizüge in Kombination mit festsitzender Apparatur.
- Distalisation der 1. Molaren im Oberkiefer bei Prognathie und engstehender Protrusion mittels Headgear oder Wilson-Apparatur.
- Erwachsene – keine Bißverschiebung möglich, Extraktion von 2 Prämolaren, wenn Profil nicht nachteilig beeinflußt wird → Retrusion und Torque der OK-Schneidezähne.
Festsitzende Apparatur mit Ausgleich der ausgeprägten Spee-Kurve und Bißhebung durch Intrusion im Frontzahngebiet.
Bei nachteiliger Profilveränderung durch Extraktion → Dysgnathie-Operation.
- Extremer Schmalkiefer → forcierte Gaumennahterweiterung *(Derichsweiler)*.

Retention und Prognose
Retention mit Aktivator oder Platten, Rezidivgefahr besteht in einem Doppelbiß, fehlender Interkuspidation und Weiterbestehen eines Habits. Die Prognose ist gut bei zeitgerechter Nutzung des Wachstums, frühzeitigem Abstellen von Habits und sicherer Okklusion.

8.2.1.1 Checkliste für die funktionskieferorthopädische Behandlung des Distalbisses (Klasse II/1) mit dem elastischoffenen Aktivator nach *Klammt*

Diagnostik (ausgewählte Kriterien)

- Befunderhebung: Parafunktion, Mundschluß, apikale Basis, Zahnungs- und Knochenalter
- Funktionsanalyse: Vorbißmöglichkeit, Sprechprobe → Vorschub, Mittellinienverhalten.
- Fernröntgenanalyse: Wachstumsrichtung, Interinzisalwinkel, Schneidezahnachsen, vertikale Proportionen, sagittale Relation.
- Modellanalyse: Rekonstruktion → Okklusion, Bißlage, Platzbilanz, Asymmetrien.

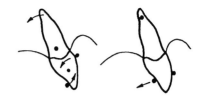

Abb. 199   Torque durch Zwei-Punkt-Angriff von Labial- und Protrusionsbogen (links) beim Elastisch-offenen-Aktivator zur Reduktion der Steilstellung der Incisivi bei der Klasse-II/1-Behandlung mit bereits bestehender Retrusion der Schneidezähne

Vorbehandlungen

- Erzielen eines spannungsfreien Mundschlusses (permanente Nasenatmung) → Myotherapie.
- Schmalkiefertherapie bei großem transversalem Defizit > 3 mm → Transversalplatte (Orientierung des Unterkiefers nach anterior bei regelrechtem Stand der unteren Schneidezähne durch Vorbißebene oder -rille).

Eingliederung des elastisch-offenen Aktivators (EOA)

- Anzeichnung der Bißlage am Modell.
- Konstruktionsbiß im Kopfbiß (< 1 PB Rückbiß).
- Konstruktionsbiß immer am Patienten, Einprobe jeder Korrektur.
- Nach Fertigstellung im Labor Führungsflächen für Seitenzähne so einschleifen, daß diese im Oberkiefer nach *bukkal, posterior und kaudal* geleitet werden.
- Labial- und Protrusionsbögen sollten in Abhängigkeit von der gewünschten Bewegung aktiviert oder spannungslos angelegt werden (Abb. 199). Über die Einstellung der Frontzähne gibt das Fernröntgenbild Auskunft. Dabei müssen die reaktiven Kräfte des Gerätes auf die Frontzähne bei Unterkiefervorverlagerung berücksichtigt werden. Sie sind durch Abstützdorne an den 1. Molaren abzufangen.
- Mindestens 14 Stunden Tragezeit (6 Stunden am Tag und in der Nacht), d.h., Tragezeit > 50 % eines gesamten Tag-Nacht-Zeitraumes.

Behandlungsverlauf

- Beginn: Nach 1. Wechselgebißphase, spätestens S-Stadium (Handröntgenaufnahme).
- Bißhebung immer an Bißlageverschiebung koppeln.
- 4wöchige Kontrollintervalle mit Korrektur der Führungsflächen → Ausschleifen der Glanzstellen.
- Blockierung im Seitenzahngebiet, wenn Bißhöhe erreicht und Bißverschiebung noch nicht abgeschlossen. Wenn Zielbiß gewohnheitsgemäß erreicht, ist nur noch nächtliches Tragen erforderlich.
- Multibandbehandlung (MB) zur Ausformung des Zahnbogens und achsgerechte Einstellung aller Zähne kann dann angeschlossen werden. Für Feineinstellung ohne MB werden Führungsflächen und Abstützdorne am Aktivator entfernt.
- Retentionszeit aller 6–8 Wochen stufenweise reduzieren (jede Nacht, jede 2. Nacht, 3. Nacht usw.).
  Paßfähigkeit des Retentionsgerätes muß gewahrt bleiben, sonst wieder Erhöhung der Tragezeiten.

8.2.1.2   Falldemonstrationen

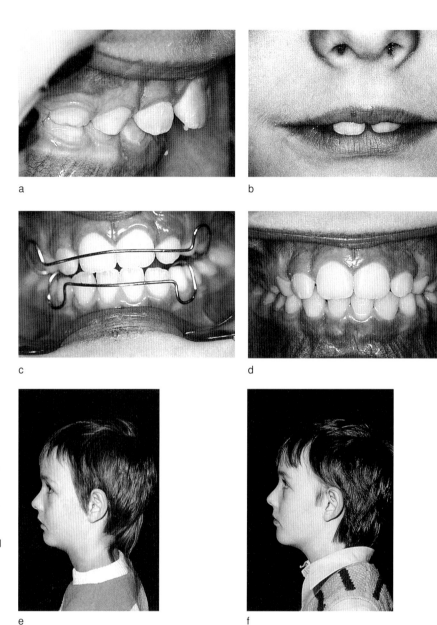

Abb. 200   Klasse-II/1 bei einem 9jährigen Jungen und funktionskieferorthopädische Behandlung mit einem elastisch-offenen-Aktivator *(Klammt):* a) vergrößerte sagittale Stufe mit Tiefbiß. b) gestörte Lippenschlußfunktion, die Anlaß war, schon in diesem Alter mit der FKO-Therapie zu beginnen. c) Konstruktionsbiß im Kopfbiß, Gerät in situ. d) Beseitigung der sagittalen Stufe und Bißhebung nach 19 Monaten. e) Profil vor Behandlung. f) Profil nach Korrektur. Anlage 4, s. S. 110 u. 111, Überlagerung der FR-Aufnahmen, Korrektur der sagittalen Stufe durch Retrusion der oberen Schneidezähne und Stimulation des Unterkieferwachstums (3° ANB-Reduktion)

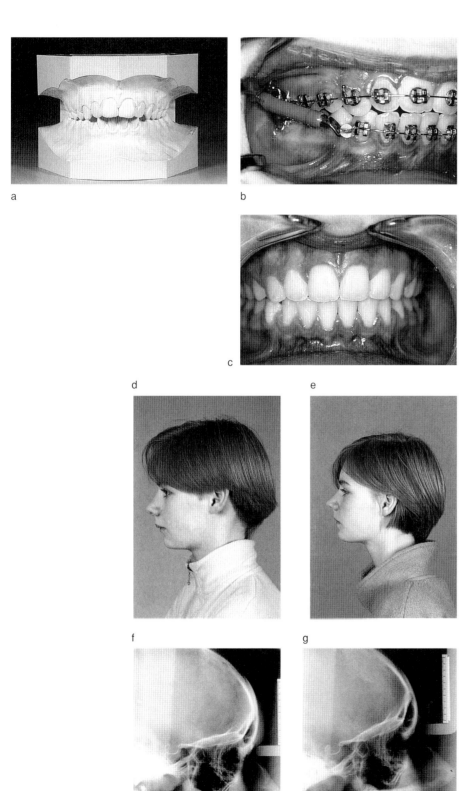

a

b

c

d

e

f

g

Abb. 201   Klasse-II/1 bei 13,5jährigen Patientin, die mit dem Jasper-Jumper aufgrund des fortgeschrittenen Wachstums behandelt wurde: a) Modell zu Beginn. b) Jasper-Jumper in situ. c) Behandlungsabschluß nach 18 Monaten. d) Profil zu Beginn. e) Profil zum Behandlungsschluß. f) FR zu Beginn, g) FR zum Behandlungsabschluß (ANB-Reduktion 3,0°)

8.2.2   Mandibuläre Prognathie – Progener Formenkreis

Synonyme: Progenie, Mesialbiß, Angle-Klasse-III, unterer Frontzahnvorbiß, frontaler Kreuzbiß.

Vorbemerkung: Dieses Anomaliebild zeichnet sich durch eine sehr große Variationsbreite aus, die vom falschen Überbiß eines Schneidezahnpaares bis zum vollständigen Übergreifen des Unter- über den Oberkiefer reicht. Diese Vielfalt unterschiedlicher Anomaliebilder hat *Bimler* (1967) im „Progenen Formenkreis" zusammengefaßt, der in modifizierter Form auch als Gliederung für die Darstellung von Morphologie, Ätiologie, Diagnostik und Therapie dienen soll. Bereits an anderer Stelle wurde auf die fehlerhafte Bezeichnung der Überentwicklung des Unterkiefers mit Progenie hingewiesen, da der Wortstamm „geneion" Kinn bedeutet. Der korrekte Terminus würde „mandibuläre Prognathie" lauten, da durch das überschießende Wachstum der Unterkiefer in toto vorverlagert wird.

8.2.2.1   Untergruppen des progenen Formenkreises

Der *progene Formenkreis* enthält, geordnet nach der Schwere des Anomaliebildes, fünf Untergruppen:

• Progener Zwangsbiß

Morphologie: Falscher Überbiß von *ein* bis *zwei Schneidezahnpaaren*. Diese Zähne treten bukkal oder palatinal aus der Zahnreihe heraus. Im Seitenzahngebiet besteht zumeist Regelbiß, während der Schließbewegung kommen die Zähne zunächst in Kantenbiß, gleiten aber dann in die progene Situation = progener Zwangsbiß.
Ätiologie: Lokale Zahnstellungsunregelmäßigkeiten → palatinaler Durchbruch der oberen oder bukkaler der unteren Schneidezähne wegen Platzmangel, Milchzahnreste persistieren, welche die oberen Schneidezähne nach palatinal verdrängen, schnellerer vertikaler Durchbruch als labiale Aufrichtung der oberen Schneidezahnkeime.
Folgen: der obere Schneidezahn schiebt sich wie ein Keil zwischen die unteren und verursacht dadurch eine seitliche Fehlbelastung, die unter Plaqueeinfluß zu einer massiven *Gingivaretraktion* führen kann. Nach Überstellung kann dies „ausheilen", da mit dem weiteren Zahndurchbruch die klinische Krone sich auch an den Nachbarzähnen verlängert.
Prophylaxe: Entfernung persistierender Milchzahnwurzeln, *Spatelübungen* vor Erreichen des falschen Überbisses. Dabei wird der Spatel wie ein Hebel auf den unteren Schneidezahn aufgesetzt und gleichzeitig der obere nach bukkal bewegt. Wegen des noch unvollständigen Wurzelwachstums und der weitmaschigen Knochenspongiosa besitzen die Zähne noch eine hohe Beweglichkeit und können durch die mehrfach auftreffende Hebelwirkung in ihrer Durchbruchsrichtung verändert werden. Die Spatelübungen sollten für 15 Minuten dreimal am Tag erfolgen.
Behandlung: Bei einzelnen Zahnpaaren sollte so schnell wie möglich eine Überstellung erreicht werden, um eine Vertiefung des falschen Überbisses zu vermeiden. Dazu bieten sich die erwähnte Spatelübung und die abnehmbare oder festsitzende *schiefe Ebene* an (Kap. 7.5.1.1).
Eine weitere Möglichkeit besteht in einer *Oberkieferplatte mit Protrusionsfeder oder -segment*. Wichtig ist die Anbringung von Aufbissen im Seitenzahngebiet, damit eine Bißsperre im Frontzahngebiet entsteht, die eine Überstellung des palatinal stehenden Zahnes ermöglicht.
Falls außerdem die Indikation für eine *festsitzende Apparatur* besteht, kann mit dieser der obere Schneidezahn zunächst *intrudiert* und dann nach labial überstellt werden. Die Bißsperre zur schnelleren Überstellung kann durch eine Miniplastschiene im Unterkiefer, welche in diesem Bereich ausgeschliffen wird, erreicht werden (Abb. 202).

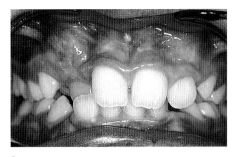
a

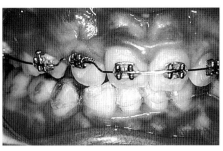
b

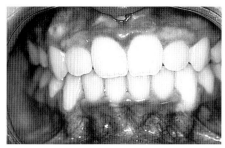
c

Abb. 202 Überstellung eines falsch verzahnten 12 mit festsitzender Apparatur, der mit abnehmbarer Apparatur nicht überstellt werden konnte (Mitarbeit): a) Beginn. b) Intrusion und Protrusion von 12 mit Band-Bogen-Apparatur, als Bißsperre diente eine Plastschiene im Unterkiefer. c) Überstellung nach 6 Monaten

Retention und Prognose

Nach Überstellung und Erreichen eines Überbisses von 2 mm ist eine weitere Retention nicht notwendig, und die Rezidivgefahr ist äußerst gering.

- Zwangsprogenie mit Schneidekantenbißmöglichkeit

Morphologie und Funktion: Mehr als zwei Schneidezahnpaare zeigen einen *falschen Überbiß*, ein Schneidekantenbiß in der Öffnungs- und Schließbewegung ist noch möglich. Die Zwangsführung nach mesial wird häufig durch nicht abradierte Milcheckzähne unterstützt. Es besteht eine Regel- oder leichte Mesialokklusion.

Ätiologie: Die genetisch geprägte Verstärkung des Unterkieferwachstums und/oder Hypoplasie des Oberkiefers haben ätiologisch eine gleich große Bedeutung wie lokale Zahnstellungsunregelmäßigkeiten durch Platzmangel und persistierende Wurzelreste.

Folgen: Hemmung des *Oberkieferwachstums* in sagittaler Richtung, parodontale Schäden, *Gingivaretraktionen.*

Prophylaxe: Beschleifen der Milcheckzähne, um Zwangsführung aufzuheben (s. Kap. 6.2), Entfernung persistierender Wurzelreste.

Behandlung: Protrusionsplatte mit seitlichen Aufbissen und Gegenkieferbügel, Y-Platte bei sagittalem und transversalem Defizit.

Retention und Prognose: Trotz gesicherten Überbisses muß die weitere Gebißentwicklung überwacht werden, da isolierte Unterkieferwachstumsschübe zum Rezidiv führen können. Wenn keine lokalen Störfaktoren offensichtlich sind, ist Prognose als unsicher einzuschätzen.

- Zwangsprogenie ohne Schneidekantenbißmöglichkeit

Morphologie und Funktion: Wie bei vorangegangener Gruppe, jedoch ohne Schneidekantenbißmöglichkeit in der Öffnungs- und Schließbewegung.

Ätiologie: Genetisch bedingte Verstärkung des Unterkieferwachstums oder Oberkieferhypoplasie dominieren gegenüber lokalen Störfaktoren, die Zwangsführungskomponente tritt in den Hintergrund.

Folgen: Hemmung des Oberkieferwachstums, Anpassung in Gelenk und Muskulatur.

Prophylaxe: nicht möglich.

Modell- und Fernröntgenanalyse: Wie bei Progenie (s. u.).

Behandlung: Protrusionsplatte mit seitlichen Aufbissen und Gegenkieferbügel, wenn Zahnachsen der OK-Schneidezähne normal oder retrudiert stehen. Bei schon vorhandener Protrusion sollte Funktionsregler Typ III Anwendung finden (s. u.).

Retention und Prognose: Retention und Kontrolle des Überbisses bis zum Abschluß der Gebißentwicklung. Kritische Phasen für isolierte Wachstumsschübe auf den Unterkiefer sind der Schneide- und Eckzahndurchbruch sowie die Pubertät. Prognose unsicher.

- *Mandibuläre Prognathie (echte Progenie)*

Morphologie der Zahnbögen und Kiefer/Klinische Symptomatik:
- *sagittale* und häufig auch *transversale Überentwicklung* des *Unterkiefers* (Alveolarfortsatz und basaler Anteil)
- alle Frontzähne im falschen Überbiß,
- negative sagittale Stufe,
- Lücken im Milchgebiß,
- Mesialbiß,
- Kreuzbiß im Seitenzahngebiet,
- vertikal offener Biß möglich,
- keine Schneidekantenbißmöglichkeit,
- verfrühter Durchbruch der permanenten Zähne im Unterkiefer,
- vergrößerte Zunge mit seitlichen Impressionen durch Molaren, → beim Herausstrecken kann mit der Spitze das Kinn oder Nase erreicht werden.

Röntgen- und Fernröntgenbefund:
- große Lücken zwischen den Zahnkeimen im UK im Orthopantomogramm (OPG).
- Vergrößerung des Kieferkörpers und Verlängerung des Astes (Norm: UK – Basis : Ast = 7 : 5, UK – Basis = N – Se + 3 mm nach *A. M. Schwarz*).
- Gonion-Winkel > 123°.
- ANB-Winkel (Norm 2° ± 2°) < 0°.
- SNB-Winkel (Norm 80° ± 3°) vergrößert.
- Progenie kann sowohl mit mehr horizontalem oder vertikalem Wachstum verbunden sein, Differenzierung durch ML-NL-Winkel und weitere Wachstumskriterien.
- Protrusion der OK- und Retrusion der UK-Schneidezähne ist Ausdruck

natürlicher Kompensation der Bißlageanomalie.
- Handröntgenaufnahme zur Bestimmung des Wachstumsgipfels.

Profil:
- vorspringendes Kinn,
- positive Lippentreppe,
- abgeflachter Kieferwinkel,
- Profilverlauf schief nach vorn (Fotostat),
- verlängertes Untergesicht, verstärkt bei vertikalem Wachstum,
- Mittelgesicht erscheint unterentwickelt → Diff.diagn.: OK-Hypoplasie (SNA, SNB).

Modellanalyse:
- Okklusion nach Rekonstruktion,
- Messung der negativen Schneidezahnstufe,
- Messung des Überbisses oder offenen Bisses,
- Mittellinienabweichung.

Folgen:
- ästhetische Entstellung → psychische Belastung → Psychosomatik (Kap. 5.2.1),
- funktionelle Einschränkungen, fehlende Abbißmöglichkeit,
- parodontaler Abbau aufgrund fehlender Kaubelastung,
- Kiefergelenksdysfunktionen,
- ungünstige Krafteinleitungsbedingungen auf Alveolarfortsätze für Totalprothetik.

Ätiologie: multifaktoriell – polygenetisch, Vererbung steht im Vordergrund, in Ausnahmefällen kann monogener Erbgang vorliegen. Differentialdiagnostisch muß in diesen Familien das Anomaliebild bei den Betroffenen sehr ähnlich sein (Habsburger Unterlippe) und nicht so stark variieren wie im beschriebenen progenen Formenkreis.
Prophylaxe: Nicht möglich.
Behandlung: Beginn im Milchgebiß mit *Kopf-Kinn-Kappe* und nach Durchbruch der Molaren mit dem *Funktionsregler Typ III*. Durch den Zug der Oberkieferpelotten können die Schneidezähne im Durchbruch überstellt werden und damit auch die *apikale Basis sagittal* und *transversal* nachentwickelt werden. Alle Platten- und Aktivatormodifikationen wirken mehr dental und verstärken die schon bestehende Inklination der Schneidezähne. Dies trifft auch für die festsitzende Apparatur in Kombination mit Klasse-III-Gummizügen zu. Der Behandlungserfolg, meßbar an der Überstellung der oberen Schneidezähne, wird häufig durch erneute Wachstumsschübe wieder zunichte gemacht. Neben der Kopf-Kinn-Kappe kann auch mit dem Unterkiefer-Headgear versucht werden, das überschießende Wachstum zu hemmen.

Retention und Prognose: Die Retention muß unbedingt bis zum Abschluß der Dentition und die Überbißkontrolle bis zum Durchbruch der 3. Molaren erfolgen. Die Prognose bleibt bis zum Wachstumsabschluß unsicher.

- *Maxilläre Mikrognathie (unechte Progenie)*

Morphologie der Zahnbögen und Kiefer/Klinische Symptomatik:
- *sagittale* und *transversale Unterentwicklung (Hypoplasie)* des *Oberkiefers* bei normal ausgeprägtem Unterkiefer (Synonym Pseudoprogenie),
- alle Frontzähne im falschen Überbiß,
- negative sagittale Stufe,
- Zahnengstand im Oberkiefer,
- Neutral- oder Mesialbiß,
- Kreuzbiß im Seitenzahngebiet,
- keine Schneidekantenbißmöglichkeit.

Röntgen- und Fernröntgenbefund:
- engstehende Zahnkeime im OK im OPG,
- verkürzte Oberkieferbasis im Verhältnis zur Unterkieferbasis und zur vorderen Schädelbasis (Norm: OK : UK = 2 : 3, OK-Basis $\cong$ N – S $\times$ $^2/_3$),
- ANB-Winkel < 0°, negativ,
- SNA-Winkel (Norm: 82° ± 3°) verkleinert,
vertikale Proportionen und Schneidezahninklinationen variieren.

Profil:
- konkaves Profil (schief nach vorn),
- hypoplastisches Mittelgesicht,
- kurze Oberlippe, positive Lippentreppe.

Modellanalyse:
- Okklusion nach Rekonstruktion,
- Messung der negativen Schneidezahnstufe,
- Messung des Überbisses,
- Platzbilanz, Bestimmung des Engstandsgrades im Oberkiefer, Zahnbogenlängen und -breitenbestimmung,
- Mittellinienabweichung.

Folgen:
- ästhetische Beeinträchtigung wie bei mandibulärer Prognathie,
- funktionelle Einschränkungen,
- Plaquenischen → erhöhte Karies- und Gingivitisfrequenz,
- ungünstige Bedingungen für Totalprothetik (s. o.).

Merksatz:

Wenn bis zum Abschluß der Dentition (Okklusionseinstellung der 2. Molaren) kein sicherer Überbiß erreicht ist, sollte dem Patienten die chirurgische Korrektur nach dem 18. Lebensjahr vorgeschlagen werden. Das weitere Bemühen auf konservativem Weg, eine Überstellung der Schneidezähne zu erreichen, führt in der Regel zu einer noch stärkeren Schneidezahninklination, die vor einer Dysgnathieoperation wieder rückgängig gemacht werden muß, um eine gute Okklusionseinstellung erzielen zu können.
Die Extraktion von Prämolaren im Unterkiefer zur Wachstumshemmung oder als Ausgleich zu einer Prämolarenextraktion wegen Platzmangels im Oberkiefer muß bei einer ausgeprägten mandibulären Prognathie sehr kritisch gesehen werden, da die Unterkieferbasis unbeeinflußt bleibt und durch die Verkleinerung des Alveolarfortsatzes das Kinn spitzer und prominenter wird.

Ätiologie: Neben der *multifaktoriell-polygenetischen* Vererbung des hypoplastischen Oberkiefers wird die gleiche Symptomatik auch durch die *multiple Aplasie von Zahnkeimen* und bei *Lippen-Kiefer-Gaumen-Spalten* verursacht. Auch der massive vorzeitige Milchzahnverlust im Oberkiefer kann ein Wachstumsdefizit im betroffenen Alveolarfortsatz bewirken. Maxillofaziale Dysplasien sind mit einer ähnlichen Symptomatik verbunden.

Prophylaxe: Ist nur bei den lokalen Ursachen durch Lückenhalter bei Aplasie und Zahnerhaltung bei hoher Kariesintensität möglich. Eine optimale Operationstechnik und Wahl des Zeitpunktes bei LKGS-Spalten können zur Normalisierung des Oberkieferwachstums beitragen.

Behandlung: Bei geringem Ausmaß der negativen Schneidezahnstufe und normaler oder retrudierter Inklination der Schneidezähne kann eine Überstellung mit einer *Protrusions-* oder *Y-Platte* erreicht werden. Bei größerem sagittalem Defizit sind als *Frühbehandlungsgerät* der *Funktionsregler nach Fränkel Typ III* und bei Behandlungsbeginn im permanenten Gebiß die *Gesichtsmaske nach Delaire* die Mittel der Wahl. Mit einer Ausgleichsextraktion im Unterkiefer bei Aplasie im Oberkiefer kann ebenfalls eine Bißlageharmonisierung erreicht werden. Auch hier sollte wie bei mandibulärer Prognathie die Zahnachsenstellung der unteren Schneidezähne in die Indikationsstellung einbezogen werden.

Retention und Prognose: Da es sich, anders als bei mandibulärer Prognathie, um ein Wachstumsdefizit handelt, muß bei sicherer Überstellung die Retentionszeit nicht so lang ausgedehnt werden. Eine Kontrolle bis zum Abschluß der Dentition ist auch hier angezeigt. Die Prognose ist vom Ausmaß der Mikrognathie abhängig.

8.2.2.2   Checkliste für die Behandlung einer mandibulären Prognathie mit dem Funktionsregler Typ III nach *Fränkel*

- *Diagnostik* (ausgewählte Kriterien)
  - Befunderhebung:
    Überentwicklung UK oder Unterentwicklung OK, Kreuzbiß,
    Zahnungs- und Knochenalter,
    Zungengröße,
    lückiger oder engstehender Zahnbogen,
    Kieferwinkel.
  - Funktionsanalyse:
    Kopfbiß möglich? maximaler Rückbiß, Zunge an Nasenspitze?
    Ruheschwebe → Kompensation des progenen Profils, Mundschluß.
  - Fernröntgenanalyse:
    Kieferwinkel, Basiswinkel, sagittale Relationen der Kiefer zur Schädelbasis
    und der Kiefer zueinander, Schneidezahnachsen.
- *Frühbehandlung*
  - Mundschluß,
  - Beschleifen von Milchzähnen, die progen verhakt sind,
  - Kopf-Kinn-Kappe und Aktivator im Milchgebiß,
  - Überstellung einzelner bleibender Zähne, die in progener Stellung
    durchbrechen mit Hilfe von Spatelübungen, der schiefen Ebene oder einer
    Protrusionsplatte.
- *Eingliederung des Funktionsreglers* Typ III (Fränkel)
  - frühestens nach Durchbruch der 1. Molaren im UK,
  - Konstruktionsbiß in max. UK-Rücklage,
  - Radierung der Umschlagfalte auf dem Modell für Pelotten und Seitenschilder
    (2–3 mm),
  - OK-Pelotten müssen vorgestellt werden können,
  - Eintragen 2 Stunden pro Tag für 4 Wochen, danach aller 2 Wochen um
    2 Stunden erhöhen, bis Tragezeit von 8 Stunden täglich und nachts (nach
    8 Wochen) erreicht ist.
- *Behandlungsverlauf*
  - Überschreitung der vier abrechnungsfähigen Jahre erforderlich, da Beginn
    mit 6–7 Jahren,
  - Druckstellen häufig an Frenula,
  - Retention mindestens bis nach der Pubertät,
  - Wenn bis zum Aschluß der Gebißentwicklung keine Überstellung der Schneidezähne → Dysgnathieoperation.

8.2.2.3   Falldemonstration (Abb. 203 und 204)

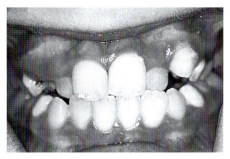

a

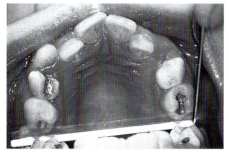

b

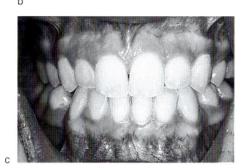

c

Abb. 203   Zwangsprogenie und palatinaler Durchbruch von 12 und 22 wegen Platzmangels: a) Beginn, Kopfbiß möglich. b) Einblick in den Oberkiefer. c) Extraktion von vier Prämolaren und Überstellung mit abnehmbarer Platte und Protrusionsbehelfen

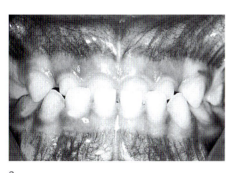

a

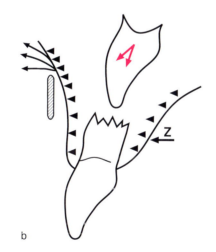

b

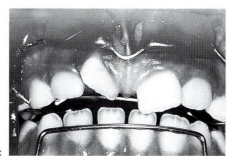

c

Abb. 204   Frühbehandlung einer mandibulären Prognathie im Milchgebiß mit dem Funktionsregler Typ III: a) Falschverzahnung der Schneidezähne bei sechsjähriger Patientin, zu diesem Zeitpunkt wurde das Gerät eingesetzt, 36 und 46 waren bereits durchgebrochen. b) Wirkung des FR III auf den Zahnkeim zur Bukkalbewegung durch Zug der Pelotten in der Umschlagfalte (s. Abb. 177). c) Funktionsregler in situ nach Durchbruch der Schneidezähne

8.2.3   Deckbiß

Synonyme: Angle-Klasse II/2, steil oder invertiert stehende Schneidezähne, Steilbiß.
Vorbemerkung: Der Deckbiß ist eine Sonderform des tiefen vergrößerten Überbisses und zeichnet sich durch die besonders starke Retrusion der oberen Schneidezähne aus. In den meisten Fällen wird dadurch der Unterkiefer in eine Distalbißlage gedrängt.

8.2.3.1   Morphologie und Klinik

- Steil oder *invertiert stehende Schneidezähne* im Oberkiefer (Norm: +1/Na = 22°), <20° Zahnachse zur NA-Linie; diese Steilstellung nimmt auch nach dem Durchbruch bis zum 12. Lebensjahr noch zu;
- *schmaler Deckbiß:* nur die mittleren Schneidezähne stehen retrudiert und die seitlichen protrudiert;
- *breiter Deckbiß:* alle vier oder sechs Frontzähne stehen retrudiert;
- vergrößerter *Interinzisalwinkel* (Norm +1/−1= 131° ± 5°) > 140° (bis 180°);
- große apikale Basis des Oberkiefers in sagittaler und transversaler Richtung bei gleichzeitiger Verkürzung und Abflachung des frontalen Zahnbogenanteils;
- *Distalbißlage* des Unterkiefers bei regelrechter Inklination der UK-Schneidezähne;
- seltener Neutralbißlage des Unterkiefers bei Retrusion der UK-Schneidezähne (Norm −1/NB = 25°);
- Spee-Kurve im Unterkiefer verstärkt, im Oberkiefer umgekehrt;
- *Tiefbiß* > 4 mm;
- Lage der Mundspalte zu den Labialflächen der Schneidezähne: Beim Deckbiß liegt die Unterlippe auf den Labialflächen der oberen Schneidezähne (s.u. Ätiologie);
- Einbisse in palatinale (OK) und bukkale Gingiva (UK).

Funktionelle Proben

- Interokklusaler Ruheabstand (echter und Pseudotiefbiß),
- Sprechprobe zur Differenzierung eines Zwangsdistalbisses,
- Verlauf des interokklusalen Spaltes bei Schneidekantenbiß gibt Auskunft über Gelenkbahnneigung im Verhältnis zur Schneidezahnführung. Bei einer steilen Gelenkbahn divergiert dieser Spalt nach dorsal, bei einer flachen konvergiert er.

Röntgenbefund

- Verkleinerter Inklinationswinkel für OK-Schneidezähne und vergrößerter Interinzisalwinkel (s.o.),
- B-Winkel < 20° (Norm = 21°),
- Gonion-Winkel < 123°,
- horizontales Wachstumsmuster,
- SNA-Winkel häufig vergrößert, Spina nasalis anterior prominent,
- Index der oberen zur unteren Gesichtshöhe über 84% (Norm 79%),
- Handröntgenaufnahme zur Bestimmung des Wachstumsgipfels.

Profil (man spricht von einem typischen Deckbißprofil)

- starke Sagittalentwicklung des Mittelgesichtes, wodurch die Nase auf der prominenten Spina nasalis anterior aufsitzt („Großnasentyp"),
- kleines Untergesicht,
- tiefe Supramentalfalte, dadurch dominiert das spitze Kinn und die kräftige nach außen gerollte Unterlippe,
- nach hinten schiefes Profil (Fotostat),
- transversal breit ausladende Jochbögen mit deutlich hervortretender Kaumuskulatur.
- „Temporaliskauer" da durch steile dentale und Gelenkführung nur eine hackende, stanzende Kaubewegung möglich ist.

Modellanalyse

- Zahnbogenform und -breite,
- Überbiß, interdentale Abstützung oder Einbisse in die palatinale Gingiva (Einblick von dorsal in den Zungenraum),
- Okklusion nach Rekonstruktion,
- Platzanalyse, Cave extractionem, da zumeist große apikale Basis!
- Spee-Kurve in OK und UK.

Folgen

- Beeinträchtigung der Ästhetik besonders durch die unregelmäßige Zahnstellung beim schmalen Deckbiß → Gefahr der Kronenfraktur und Luxation bei Unfällen,
- parodontaler Abbau durch progrediente Bißvertiefung, Freilegung bukkaler Wurzelanteile im Unterkiefer und palatinaler im Oberkiefer →

- Zahnlockerung und vorzeitiger Zahnverlust,
- erhöhte Kariesfrequenz durch Nischenbildung,
- ungünstige Belastungsbedingungen für Kronen- und Brückenersatz,
- schlechtere Nahrungszerkleinerung wegen eingeschränkter Mahlbewegung,
- Risikopatienten für Eckzahnretention (s. Kap. 8.2.8).

Ätiologie

Multifaktoriell-polygenetische Vererbung, sie wird als Komplementäranomalie zur mandibulären Prognathie angesehen, da bei dieser der Unterkiefer vergrößert ist, während beim Deckbiß der Oberkiefer eine Überentwicklung zeigt. *Fränkel* (1992) meint, daß bei der Deckbißentstehung der M. orbicularis oris, der bei diesen Patienten einen hohen Tonus aufweist, eine wesentliche Rolle für die progrediente Steilstellung der Schneidezähne aufweist. Um die zu erzielende Schneidezahnprotrusion stabil zu halten, ist es vorteilhaft, die Kronen durch Intrusion und indirekte Bißhebung dem Auflagerungsdruck der Unterlippe zu entziehen.

Andere Autoren meinen, daß die Zahnkeime auf Grund der großen apikalen Basis bereits in dieser steil stehenden Position angelegt werden, und sehen im Schachtelbiß des Neugeborenen die Präformierung für den Deckbiß.

Prophylaxe

Nicht möglich.

Behandlung

Diese erfolgt in zwei Phasen:

Aufrichtung und *Protrusion* der *Schneidezähne* mittels *Protrusionsplatte* oder *Utility-Bogen*. Bei einem breiten Kiefer können bilateral zwei Schrauben in die Platte eingesetzt werden, um den mittleren Bereich für die S-Laut-Bildung frei zu halten. Mit der Behandlung sollte entweder nach der Okklusionseinstellung aller Schneidezähne begonnen werden, um als Widerlager für die Protrusion neben den Molaren die noch festen Milchmolaren heranzuziehen, oder es sollte auf den Durchbruch der 1. Prämolaren gewartet werden. Nach Erreichen der normalen Inklination ist vor der Bißlagekorrektur eine halbjährige Retentionsphase einzuschalten, um ein Rezidiv durch den Labialbogen des Aktivators zu verhindern. In die Platte sollte zur Einleitung der Bißumstellung am vorderen Rand eine Einbißrille für die unteren Schneidezähne eingefräst werden, um den Unterkiefer bereits nach anterior zu orientieren. Falls die Protrusion mit einem Utility-Bogen erfolgte, kann dieser während der gesamten Bißumstellungsphase belassen werden (s. Falldemonstration).

Nach der Protrusion der oberen Schneidezähne ist eine sagittale Schneidezahnstufe entstanden, die für den *Ausgleich* des *Distalbisses* mittels *Aktivator* genutzt wird. An diesem Gerät werden die Mulden für die *Seitenzähne* ausgeschliffen, um deren *Verlängerung* und damit eine *Bißhebung* zu erreichen. Diese *indirekte Bißhebung* ist mit einer Posteriorrotation des Unterkiefers verbunden und sollte bei vertikalem Wachstumsmuster nicht vorgenommen werden. In diesen Fällen empfiehlt sich eine *Intrusion* der *Schneidezähne* mit festsitzenden Apparaturen. Dabei werden gleichzeitig die Spee-Kurven in Ober- und Unterkiefer nivelliert. *Behandlungsziel ist es, die oberen Schneidezähne dem Druck der Unterlippe durch die Bißhebung zu entziehen.*

Die Bißumstellungsphase dauert gegenüber der bei einem Distalbiß mit Protrusion der Schneidezähne (s. Kap. 8.2.1) häufig länger und die ANB-Reduktion fällt geringer aus. Ursache dafür können die steilere Gelenkbahn und der damit verbundene größere Umbau im Kiefergelenk sein. Auch ist von einer längeren Adaptation in der

Merksatz:

Obwohl aus der Retrusion der Schneidezähne in manchen Fällen ein erheblicher Platzmangel resultiert, ist der Platzgewinn durch die Protrusion und transversale Erweiterung aufgrund der großen apikalen Basis ausreichend, um die Zahnreihe engstandsfrei auszuformen. Eine Extraktion ist deshalb nur in absoluten Ausnahmefällen indiziert.

Kaumuskulatur, die einen höheren Tonus als bei anderen Bißlageanomalien aufweist, auszugehen. Bei Verzögerungen sollte auf eine mögliche Retrusion der vorher protrudierten Schneidezähne durch den Labialbogen, und bei einer schnelleren Bißhebung als Bißverschiebung auf die Blockierung der Molaren geachtet werden.

Die zweiphasige Behandlung kann bei spätem Beginn auch in *einer Phase* erfolgen, indem einerseits mit dem *Gebißformer* nach *Bimler Typ B* die Protrusion der Schneidezähne und die Bißumstellung gleichzeitig erfolgen oder andererseits mit einer *festsitzenden Apparatur* und *Klasse-II-Gummizügen* die Behandlung erfolgt. Obwohl damit die Behandlungszeit reduziert wird, kann bei spätem Beginn die artikuläre und muskuläre Anpassung wesentlich erschwert werden.

Liegt kein Distalbiß vor und der Deckbiß ist auf die Retrusion der oberen und unteren Schneidezähne zurückzuführen, sollte die Protrusion und Ausformung beider Kiefer mit festsitzenden Apparaturen erfolgen (z. B. Utility-Bogen).

Retention und Prognose

Aufgrund des starken muskulären Einflusses muß eine Retentionsphase von ca. zwei Jahren der apparativen Behandlung folgen. Ein geklebter Lingualretainer an den Unterkieferfrontzähnen ist vor allem bei einem Deckbiß mit Retrusion beider Frontzahnreihen zur Stabilisierung erforderlich. Die Prognose ist besonders bei großem Ausmaß und spätem Behandlungsbeginn unsicher. Aufgrund der Progredienz der Anomalie und der erheblichen parodontalen Folgeschäden gibt es keine Alternative zur kieferorthopädischen Therapie mit möglicher Langzeitretention. Eine prothetische Bißhebung hat oft nur temporären Charakter, da wegen fehlender Protrusion der Schneidezähne bzw. Bißverschiebung keine scherenmäßige Abstützung der Frontzähne erfolgt und diese sich wieder verlängern können.

8.2.3.2   Checkliste für die Behandlung des Deckbisses (Klasse II/2)

- Diagnostik (ausgewählte Kriterien)
  - Befunderhebung:
    Steilstellung der Frontzähne,
    Berührung der palatinalen Gingiva im OK und der bukkalen im UK durch Tiefbiß,
    schmaler Deckbiß (nur mittlere Schneidezähne stehen steil),
    breiter Deckbiß (alle Schneidezähne im Steilstand),
    Bißlage im Normalfall → distal,
    bei Neutralbiß → Retrusion der UK-Schneidezähne → ungünstige Prognose.
  - Funktionsanalyse:
    Differentialdiagnostik zwischen Pseudo- und echtem Tiefbiß,
    Sprechprobe → Vorschub, Zwangsrücklage.
  - Fernröntgenanalyse:
    Wachstumsrichtung meist horizontal, großer Interinzisalwinkel,
    vertikale Proportion und sagittale Relation.
- Vorbehandlung
  im Sinne der Prävention nicht möglich.
- Therapie
  ist in Abhängigkeit vom Alter ein- oder zweiphasig durchzuführen.
  Zwei-Phasen-Behandlung
  1. Phase: Aufrichtung der OK-Schneidezähne mit Protrusionsplatte, Kraftangriff mehr inzisal, um größere Kippung nach labial zu erreichen;
  Orientierung des UK in Regelbiß durch Vorbißrille oder -wall.
  Cave: Beginn der Behandlung direkt nach Einstellung der OK-Schneidezähne (1. Wechselgebißphase), bei späterem Beginn auf Durchbruch der 1. Prämolaren zur besseren Abstützung warten.

2. Phase: Einstellung des UK in Regelbiß und Bißhebung mit elastisch offenem Aktivator (s. Checkliste).

Ein-Phase-Behandlung

Diese wird nach Abschluß der 2. Wechselgebißphase mit festsitzender Apparatur und Klasse-II-Gummizügen durchgeführt. Mit dieser können OK-Schneidezahnprotrusion, Bißhebung und Bißlageverschiebung gleichzeitig erfolgen. Sehr gute Mitarbeit (Einhängen der Klasse-II-Gummiringe) ist jedoch Voraussetzung für den Therapieerfolg.

• Behandlungsverlauf

Beginn: 1. oder 2. Wechselgebißphase spätestens S-Stadium (Handröntgenaufnahme).

Bei großer Mentalisaktivität muß früh begonnen werden, Retention ist bis zum Durchbruch der 2. Molaren erforderlich. Nur eine gute Verzahnung und die Elimination des Unterlippendruckes auf die oberen Schneidezähne sichert das Ergebnis. Orbicularis oris behält seine hohe Aktivität bei.

8.2.3.3   Falldemonstrationen

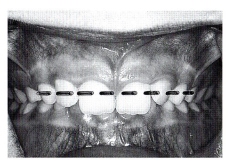

a

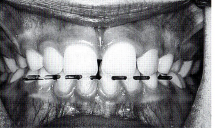

b

Abb. 205 Behandlung eines schmalen Deckbisses nach der 1. Wechselgebißphase: a) Behandlungsbeginn, ------ = Lage der Mundspalte, Unterlippe drückt auf die oberen Schneidezähne, Deckbiß und Distalbiß um 1 PB, Behandlung mit Protrusionsplatte. b) Zustand nach Aufrichtung der mittleren Schneidezähne und Bißhebung und -lagekorrektur, ------ = Lage der Mundspalte, Unterlippe liegt nicht mehr auf den oberen Schneidezähnen

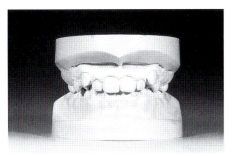

a

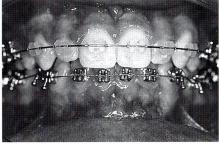

b

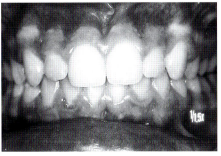

c

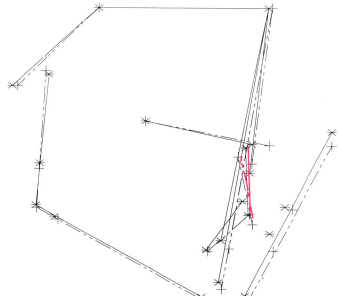

ROENTGENDATUM: 4.10.93

ROENTGENDATUM: 23.5.96

d

Abb. 206 Behandlung eines breiten Deckbisses im bleibenden Gebiß bei 13jähriger Patientin: a) Beginn, Modellansicht von vorn. b) Behandlung mit festsitzenden Apparaturen und Klasse-II-Gummizügen, Intrusion der Schneidezähne, Torque der oberen Schneidezähne. c) Behandlungsabschluß nach 24 Monaten. d) FR-Überlagerung zu Beginn und sieben Monate nach Behandlungsende, ANB-Reduktion 2,5°, Palatinal-Torque der oberen Schneidezahnwurzeln um 10,5°

8.3 Offener Biß

Ergänzende Begriffe
Alveolär offener Biß, skelettal offener Biß.

Vorbemerkung
Nach der Ätiologie und Topographie werden zwei Arten des offenen Bisses unterschieden. Während die eine sich auf den Alveolarfortsatz beschränkt, ist beim skelettal offenen Biß der gesamte Gesichtsschädelaufbau betroffen. In der Systematik werden deshalb beide Arten jeweils gegenüber gestellt.

8.3.1 Morphologie und Klinik

- vertikales Klaffen der Zahnreihen, *Fehlen des Überbisses < 0 mm*,
- Angabe der Zahnpaare ohne Okklusion,
- *frontal* und *seitlich* offener Biß,
- Schneidezähne können sowohl protrudiert als auch regelrecht stehen,
- Zahnengstand im Oberkiefer.

Differentialdiagnose zwischen beiden Formen (Morphologie, Fernröntgen und Profil)

alveolär offener Biß	skelettal offener Biß
Schneidezahnintrusion	
Abstand vom Spinaplanum	
zur Schneidekante +1 und zu +6	Verhältnis 6:4
steht im Verhältnis < 4:4 (Norm 6:4)	
normale Gesichtsproportion	Untergesicht vergrößert (Index < 74%)
B-Winkel im Normbereich (21°)	B-Winkel vergrößert > 25°
Gonionwinkel in der Norm	Gonionwinkel vergrößert > 130°
alle Wachstumsarten	vertikales Wachstum, Posteriorrotation der Mandibula, Anteriorrotation der Maxilla
ausgeprägte Spee-Kurve im OK	normale oder verstärkte Spee-Kurve im UK
stärkere Ausbildung des Alveolarfortsatzes	
im Eckzahn- als im Frontzahnbereich	
Parafunktionen (Lutschen, Zungenpressen)	
gerades Profil	Profil schief nach hinten → Mundatmung und kurze Oberlippe
	Sigmatismus (S-Lautbildungsstörung)

Funktionelle Probe
Mundschluß, um Verlegung der Nasenatmung auszuschließen.

Modellanalyse

- Anzahl der kontaktlosen Antagonistenpaare im Front- und/oder Seitenzahnbereich,
- Messung der lichten Distanz,
- Platzbilanz,
- Okklusion nach Rekonstruktion,
- Spee-Kurve OK und UK,
- Symmetrievergleich sagittal, transversal und vertikal.

Folgen

- ästhetisch nachteilig durch verlängertes Untergesicht, zumeist massives Kinn und offener Mund,
- gesundheitliche Folgen der Mundatmung: fehlende Luftreinigung → erhöhte Infektneigung, vermehrte Karies und Parodontalerkrankungen durch Austrock-

nung der Schleimhäute und der Schmelzoberfläche (Störung der Remineralisation),

- *Störung* der *S-Laut-Bildung*, Zunge kann sich für die Lautbildung nicht hinter den Schneidezähnen anlegen, sondern rutscht zwischen die Zahnreihen, wodurch der typische Lispelzischlaut erzeugt wird,
- Störung der Abbiß- und Kaufunktion.

Ätiologie

Beiden Arten des offenen Bisses liegt eine multifaktoriell-polygenetische Vererbung zugrunde. Beim *alveolär offenen* Biß stehen jedoch *exogene* Faktoren wie *Lutschhabits* und *Zungenpressen* im Vordergrund, während beim *skelettal offenen* Biß die *erbliche* Komponente eindeutig überwiegt. Eine Sonderform, die nur bei Mangel an Vitamin D und Systemerkrankung auftritt, ist der *rachitisch offene Biß*, welcher morphologisch dem skelettal offenen Biß gleicht und auf die unterschiedlichen Muskelzugrichtungen bei erhöhter Verformbarkeit des Unterkiefers durch fehlende Mineralisation zurückzuführen ist. Der frontal offene Biß entsteht durch den verstärkten kaudalen Zug der Mm. geniohyoidei, genioglossii et biventer digastrici im vorderen Bereich sowie die Mm. masseterici et temporales, welche im Kieferwinkel angreifen und einen kranialen Zug ausüben. Der M. orbicularis oris hat in diesem Fall einen zu geringen Tonus. Der offene Biß kann auch *iatrogen* im Laufe einer funktionskieferorthopädischen Behandlung verursacht werden, wenn die Bißhebung schneller als die Bißverschiebung erfolgt und die Molaren nicht blockiert werden. Auch der übermäßige kaudale Zug des zervikalen Headgears kann mit Extrusion der Molaren zu einer Bißöffnung führen.

Prophylaxe

Diese ist nur durch Ausschaltung der exogenen Faktoren, welche hauptsächlich den alveolär offenen Biß verursachen, möglich:

- Mundvorhofplatte als Ersatz für Beruhigungssauger und Lutschfinger,
- Mundvorhofplatte mit Zungenschild oder lingual geklebte Spikes zur Eindämmung des Zungenpressens (s. Abb. 129),
- Oberkieferplatten mit palatinal angebrachten Mulden oder Kugeln zur Umorientierung der Zungenspitze an den Gaumen,
- Abgewöhnen des Lutschens (Kap. 6.1.1).
- Myofunktionelle Übungen zum Lippenschluß und Umstellung auf permanente Nasenatmung.

Behandlung

- Beschleifen oder Extraktion der Milcheckzähne, um Behinderung der bleibenden Schneidezähne beim Durchbruch aufzuheben, da sie wie in einem Tonnengewölbe oder gotischen Bogen zueinander stehen.
- *Kopf-Kinn-Kappe mit Hochzug.*
- *Transversalplatte* bei größerem frontalen Engstand und Schmalkiefer, Labialbogen kann nach kaudal aktiviert und in Brackets oder Klebeknöpfchen auf Frontzähnen eingelegt werden. Diese Extrusion der Schneidezähne ist nur bei der alveolären Form sinnvoll.
- Beim seitlich offenen Biß können an die Platte zur Hemmung der Einlagerung von Wangenschleimhaut Seitenschilder angebracht werden.
- *Funktionsregler* nach Fränkel *Typ IV* zum Training des Mundschlusses und Anteriorrotation des Unterkiefers.
- *Headgear* mit *parietalem* oder *vertikalem Zug* zur Intrusion der Molaren. Dazu ist eine Kopfkappe nötig.
- Die Extraktion der 1. Molaren zur Bißsenkung ist nur bei fehlender Erhaltungswürdigkeit dieser Zähne indiziert, da durch die nachfolgenden 2. Molaren die alte

Merksatz:

Bei allen prophylaktischen und apparativen Maßnahmen kommt der Zungenlage in Ruhe und beim Schlucken eine besondere Bedeutung für den Therapieerfolg oder das Rezidiv und Progredienz zu.

Bißhöhe wieder hergestellt wird und damit der „skelettal" offene Biß nur unwesentlich beeinflußt wird.

- Die Extrusion der Schneidezähne mit festsitzenden Apparaturen ist beim skelettal offenen Biß ebenfalls nicht indiziert, da die zu kurze Oberlippe der vertikalen Verlängerung nicht folgt und die Ästhetik durch das zunehmende „gummy smile" eher nachteilig beeinflußt wird.
- Die alternative Therapie beim skelettal offenen Biß besteht in der *Dysgnathieoperation*. Dabei muß durch eine Schwenkung der Maxilla im Molarenbereich nach kranial die Möglichkeit zur sog. Autorotation des Unterkiefers geschaffen werden.
- In schweren Fällen des skelettal offenen Bisses hat sich eine *Myotomie* des *M. genioglossus* im Alter von 10–12 Jahren als vorteilhaft erwiesen. Damit wird die interdentale Einlagerungstendenz der Zunge herabgesetzt.

Retention und Prognose

Nach Schließen des alveolär offenen Bisses und Wegfall der hauptsächlich verursachenden Habits erübrigt sich eine Retention. Dagegen sind alle vertikalen Zahnbewegungen, wie Intrusion und Extrusion, rezidivgefährdet und bedürfen einer längeren Retention (geklebte Retainer, Miniplastschienen).

Die Prognose ist beim skelettal offenen Biß sehr unsicher und hängt auch wesentlich von den Weichteilfunktionen ab.

8.3.2   Falldemonstrationen

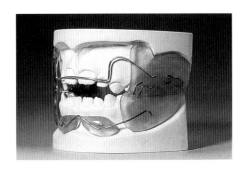 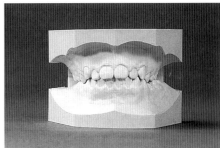

Abb. 207   a) Behandlung mit FR IV, auf dem Modell zu Behandlungsbeginn. b) Modellansicht nach Schluß des offenen Bissses, Dauer 16 Monate

a   b

8.4   Kreuzbiß

Synonym

laterale Okklusionsstörung → zu diesem allgemeinen Überbegriff gehören neben dem Kreuzbiß im erweiterten Sinn die *bukkale* und *palatinale Nonokklusion* sowie die *Laterognathie*. Letztere betrifft weniger die statische Okklusion als eine starke Seitabweichung während der Öffnungsbewegung, die auf Asymmetrien des Unterkiefer-, Gelenk- und Gesichtsschädelaufbaues zurückzuführen ist.

Begriffsdefinition
Kreuzbiß

Unterkieferzahnreihe überkreuzt im Seitenzahnbereich die des Oberkiefers nach außen, so daß die lingualen Höcker der Prämolaren und Molaren des Unterkiefers in die Längsfissuren der oberen beißen.

- Der Kreuzbiß kann ein- und beidseitig vorkommen und sowohl einzelne als auch alle Seitenzähne ab dem Eckzahn betreffen.
- *bukkale Nonokklusion*:
  Prämolaren und Molaren des Unterkiefers berühren mit ihren Bukkalflächen die Palatinalflächen der oberen Seitenzähne oder beißen an diesen vorbei → Nonokklusion.

- *palatinale Nonokklusion*:

  Unterkieferseitenzähne berühren mit ihren Lingualflächen die bukkalen der oberen Prämolaren und Molaren oder beißen vorbei.

  Beide Formen der Nonokklusion betreffen häufiger einzelne Zahnpaare, wie die 1. Prämolaren und 2. Molaren, als den gesamten Seitenzahnbereich. Ist letzteres auf einer Seite der Fall, kommt es zur seitlichen Neigung der Okklusionsebene und Tiefbiß mit Traumatisierung der Gingiva wegen der fehlenden Abstützung.

  Zwischen Kreuzbiß und den Nonokklusionsformen gibt es fließende Übergänge, wobei der Kopfbiß von einem oder beiden Höckerpaaren in tranversaler Richtung eine der Übergangspositionen darstellt.

Laterognathie

Aus einem Kreuzbiß in Okklusion weicht der Unterkiefer während der Öffnungsbewegung stark nach lateral ab, da auf dieser Seite Hindernisse im Gelenk (Ankylose), eine Verkürzung des Astes oder Traumafolgen im Weich- und Hartgewebe die Bewegung einschränken.

8.4.1 Morphologische Einzelsymptome und Klinik

- Übermäßiges Wachstum einer Kieferseite oder einer Gesichtshälfte (Hemihypertrophia faciei), Tumoren (Osteom und Hämangiom),
- Entwicklungshemmung einer Seite, Osteomyelitisfolgen, Traumadefekte, Narbenkonstrikturen, LKGS-Spalten, Fehladaptation nach Kieferfraktur,
- Ankylose des Kiefergelenkes im Kindesalter,
- Durchbruch von Prämolaren und Molaren außerhalb der Zahnreihe wegen persistierender Milchzähne und Platzmangels,
- Mittellinienabweichung zwischen Ober- und Unterkiefer,
- oberer Schmalkiefer ohne sagittale Schneidezahnstufe,
- unregelmäßige Bewegung der Gelenkköpfchen und Geräusche bei Palpation und Auskultation des Kiefergelenkes. Bei jugendlichen und erwachsenen Patienten sollte vor der kieferorthopädischen Behandlung eine manuelle oder instrumentelle Funktionsdiagnostik erfolgen, um bereits bestehende Dysfunktionen aufzudecken und in das therapeutische Konzept einbeziehen zu können.

Funktionelle Proben

Für die Prognose und den Behandlungsweg bei den lateralen Okklusionsstörungen ist der Vergleich der Mittenübereinstimmung beider Kiefer in Okklusion und während der Öffnungsbewegung von besonderer Bedeutung, da die Lateralverschiebung einerseits dental zwangsgeführt oder bereits im Gelenk und in der Muskulatur angepaßt sein kann. Bei dieser klinischen Probe ist wie folgt vorzugehen (Kap. 5.4.2.3):

1. *Mittenübereinstimmung* von *Zahnbogen* und *Einzelkiefer*
- Am Patienten: im Oberkiefer Überprüfung der Kongruenz von Philtrum (Gesichtsmitte) und Zahnbogenmitte zwischen den zentralen Schneidezähnen, im Unterkiefer sollten Lippenbändchen, Zahnbogenmitte und Zungenbändchen auf einer Linie liegen.
- Am Modell: Raphe palatina media mit Symmetrograph am Oberkiefer einzeichnen und prüfen, ob diese zwischen den Schneidezähnen hindurch verläuft, auf Unterkiefer senkrecht übertragen.
- An der Unterkieferaufbißaufnahme: exakte Bestimmung der Kiefermitte durch Darstellung der Spina mentalis →Vergleich mit Zahnbogenmitte.

2. Messung der *transversalen Differenz* zwischen *Unterkiefermitte* und *Oberkiefermitte* in *Okklusion* (nach rechts oder links in mm). Wenn kiefereigene Mitten nicht mit denen des Zahnbogens übereinstimmten, muß zur Differenzierung zwischen Zahnwanderung und Unterkieferschwenkung eine Rekonstruktion durchgeführt werden.

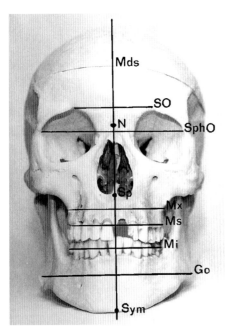

Abb. 208 Meßpunkte und -strecken für die Auswertung eines frontalen Fernröntgenbildes (a.p.) zur Objektivierung von Gesichtsasymmetrien bei lateraler Okklusionsstörung: Mds = Mediansagittallinie, SO = Supra-Orbitale, kranialster Punkt am Supraorbitalrand, N = Nasion, SphO = Spheno-Orbitale, Schnittpunkt des Supra-Orbitalrandes mit dem Os sphenoidale, Sp = Spina nasalis anterior, Mx = Maxillare, Schnittpunkt der Crista zygomatica alveolaris mit dem Tuber maxillae, Ms = Molare superior, laterale Begrenzung des endständigen oberen Molaren, Mi = Molare inferior, laterale Begrenzung des endständigen unteren Molaren, Go = Gonion, kaudalster und lateralster Punkt am Kieferwinkel, Sym = Symphysenpunkt, Einziehung an der Unterkiefersymphyse (Abkürzungen und Definition nach *Steinhäuser* und *Janson* 1988)

3. Beobachtung der *Unterkiefermitte* während der *Öffnungsbewegung*. Stellt sie sich zur Mitte des Oberkiefers ein, ist die Deviation in Okklusion auf eine *dentale Zwangsführung* zurückzuführen → Gelenk hat sich noch nicht an die Lateralabweichung angepaßt. Dieses „Abrutschen" nach einer Seite, sobald die Zähne in Kontakt kommen, ist für den einseitigen Kreuzbiß typisch.

Bleibt die *Mittenabweichung* dagegen auch während der Öffnungsbewegung bestehen, liegt bereits eine *artikuläre Adaptation* vor.

Der Kreuzbiß kann mit einer *Parallel-* oder *Diagonalverschiebung (Rotation)* des Unterkiefers verbunden sein. Die Trennung beider Formen ist durch die unterschiedliche Okklusion der 1. Molaren gegeben. Während bei einer Parallelverschiebung symmetrische Okklusionsverhältnisse bestehen, liegt bei einer Diagonalverschiebung auf der Kreuzbißseite eine stärkere Distalisierung vor. Auch in diesen Fällen sind differentialdiagnostisch Zahnverschiebungen im Bogen von Bißlageveränderungen zu trennen.

Röntgen- und Fernröntgenbefund
Im OPG ist auf die vollständige Zahnzahl, die Durchbruchsreihenfolge und die Keimlage zu achten. Dies betrifft besonders den Oberkiefer, da Keimaplasie und Engstand ursächlich für den Kreuzbiß in Betracht zu ziehen sind.
Mit der am meisten gebräuchlichen lateralen Fernröntgenaufnahme sind die transversalen Abweichungen und Asymmetrien beim Kreuzbiß nicht zu erfassen. Es bedarf deshalb bei *ausgeprägten Kiefer-* und *Gesichtsasymmetrien* (Laterognathie) zusätzlich einer *frontalen Fernröntgenaufnahme* mit spezieller Kephalometrie (Abb. 208). Diese ist aber auch nur dann sinnvoll, wenn in die therapeutischen Erwägungen eine Dysgnathieoperation einbezogen wird, da die konservativen kieferorthopädischen Möglichkeiten bei größeren Asymmetrien im Gesichtsschädelaufbau sehr begrenzt sind. In den meisten Fällen genügt hier die sorgfältige Auswertung der En-face-Fotostataufnahme (s.u.). Auf die laterale Schädelaufnahme sollte in keinem Fall verzichtet werden, da aus ihr Informationen für die vertikalen und sagittalen Kieferrelationen zu entnehmen sind, die den Therapieerfolg durch Seitenzahnokklusion und ausreichenden Überbiß sichern helfen.

Profil und En-face-Bewertung
Die Betrachtung und Vermessung der *En-face-Fotostataufnahme* ist für alle Lateralabweichungen im Gebiß und im Schädelaufbau ein essentielles diagnostisches Kriterium. Mit der Einzeichnung der Meßlinien (Kap. 5.5) müssen Ungleichheiten

- der Gesichtshälften,
- des Nasenansatzes und des Augenabstandes,
- der Verlauf der Mundspalte,
- die Höhe der Lidspalten und
- die Kollmannschen Proportionen überprüft werden. Beim Profilverlauf ist besonders auf eine mögliche progene Tendenz (schief nach vorn) zu achten.

Modellanalyse
- Kreuzbiß ein-oder beidseitig,
- Anzahl der im Kreuzbiß oder Nonokklusion stehenden Zahnpaare,
- Okklusion nach Rekonstruktion,
- Überbiß,
- Größe der apikalen Basis (auch am Patienten),
- Symmetrievergleich in *Ober-* und *Unterkiefer*.

Dieser gibt vor allem bei einem zu schmalen Oberkiefer Hinweise auf die in der Therapie notwendige ein- oder beidseitige Nachentwicklung. Mit dem Symmetrographen können nach Einzeichnung der Raphe palatina media aus dem Seitenvergleich eine *bilateral symmetrische*, eine *bilateral asymmetrische* und eine *unilaterale Schmalheit*

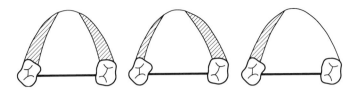

Abb. 209 Unterschiedliche Formen des Schmalkiefers: von links nach rechts, symmetrische, asymmetrische und einseitige Verschmälerung des Oberkiefers durch endogene und exogene Faktoren

abgeleitet werden. Bei letzterer Form handelt es sich um lokale Wachstumsstörungen im Oberkiefer, die Mittellinie stimmt in der Okklusion überein und es kommt in der Bewegung zumeist nicht zu einer Lateralverlagerung und Zwangsführung (Abb. 209).

- Bei *Nonokklusion* sind *Bißtiefe* und *Neigung der Okklusionsebene* zu registrieren.
- Index nach *Izard* (Verhältnis zwischen Jochbogen- und Kieferbreite = 2:1).

Folgen
- Unterschiedliche Belastungen für das Kausystem, funktionelle Dysharmonien,
- okklusale Interferenzen, Vorkontakte, Hyperbalancen (Vorkontakte auf der Balanceseite) → Dysfunktionssyndrom,
- Retraktion der Gingiva durch lokale Fehlbelastung (plaqueakkumuliert),
- ästhetische Beeinträchtigung durch Asymmetrie (funktionelle Folgen stehen gegenüber den ästhetisch-morphologischen im Vordergrund),
- Schwierigkeit bei der Versorgung mit Zahnersatz, da axiale Belastung über der Kieferkammmitte nicht möglich und bei der Nonokklusion die Bißsenkung für den vertikalen Aufbau Probleme bereitet.

Ätiologie
Multifaktoriell-polygenetische Vererbung, in der Familienanamnese gibt es Verbindungen zur mandibulären Prognathie und maxillären Retrognathie.
Lokale Ursachen:

- Milchzahnpersistenz,
- Zahnkeimaplasie,
- fehlende Abrasion der Milcheckzähne bei Mundatmung,
- Tumoren, die einzelne Zähne verdrängen,
- LKGS-Spalten.

Allgemeine Ursachen

- Oberkieferhypoplasie, Unterkieferhyperplasie (s. mandibuläre Prognathie),
- Schmalkiefer,
- bukkale oder palatinale Nonokklusion der 2. Molaren ist Ausdruck eines Mißverhältnisses zwischen Zahn- und Kiefergröße. Da das sagittale Wachstum des Alveolarfortsatzes nicht ausreichend ist (Molarenfeld), bricht der Zahn mehr bukkal oder palatinal durch.
- Mundatmung,
- einseitige Schlaflage.

Prophylaxe

- Einschleifen der Milcheckzähne und -molaren,
- Umstellung von Mund- auf Nasenatmung (Myotherapie),
- Abstellen des Lutschhabits, da dieses die Schmalkieferentstehung unterstützt (→ vergrößerte sagittale Schneidezahnstufe),
- Abstellen der einseitigen Schlaflage.

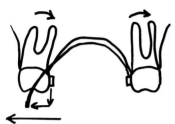

Abb. 210   Überstellung eines im Kreuzbiß stehenden rechten oberen 1. Molaren mit einem Transpalatinalbogen (TPA): Der TPA wird auf der Kreuzbißseite jeweils ca. 3 mm nach kaudal und transversal aktiviert und dann in das Palatinalschloß geschoben. Dadurch rotiert die Wurzel auf der normalen Seite nach bukkal und findet in der bukkalen Innenkorikalis mehr Widerstand gegen eine Transversalbewegung als der 1. Molar der Gegenseite, dessen Wurzel nach palatinal rotiert. Damit kann von einer stärkeren Expansion und Überstellung auf der Kreuzbißseite ausgegangen werden.

Behandlung
Überstellung von *Einzelzähnen*:

- 1. Molaren können mit einer *Oberkieferplatte* und *Bukkalsegment* oder mit einem *Transpalatinalbogen* (TPA = transpalatal arch), der an zwei Bändern fixiert ist, überstellt werden. Bei einseitigem Kreuzbiß wird der TPA neben der Expansion auf der Kreuzbißseite auf Extrusion und auf der regelrechten Seite auf Intrusion aktiviert. Dadurch kommt es zu zwei Drehmomenten, welche die Wurzel des Molaren auf der „gesunden" Seite gegen die bukkale Innenkortikalis drückt (kortikale Verankerung), während auf der Kreuzbißseite nur die Krone nach bukkal gedrückt wird (Abb. 210).
- Einzelne Prämolaren und 2. Molaren, die sich im Kreuzbiß oder palatinalen Nonokklusion befinden, sind mit *intermaxillären Gummizügen* zu überstellen, die von palatinal oben nach bukkal unten kreuzen (Criss-cross-Gummizüge). Durch das Kreuzen der Okklusionsebene wird gleichzeitig der falsche Überbiß etwas gesperrt.
- Bei einer bukkalen Nonokklusion können die außen stehenden Zähne mit sog. Überwurfklammern nach palatinal bewegt werden.

Überstellung bei *einseitigem Kreuzbiß*:

Entsprechend der Modellanalyse muß bei ein- und doppelseitiger Kieferenge unterschiedlich vorgegangen werden.

- Der *symmetrische Schmalkiefer* kann trotz einseitigem Kreuzbiß mit einer *Transversalplatte*, an der sich seitliche Aufbisse befinden, gleichmäßig erweitert werden und damit der regelrechte Überbiß hergestellt werden. Während der labilen Überstellungsphase (Kopfbiß) sollte die Platte auch während des Essens getragen werden.
- Ist das Defizit im anterioren Zahnbogenanteil größer als im posterioren kann mit einer *Fächer-Dehn-Schraube* eine unterschiedliche Expansion erreicht werden. Diese besteht aus einer gelenkigen Transversalschraube, die im Bereich der Eckzähne eingelagert wird und einem Scharnier am hinteren Plattenrand, der die Apperatur in diesem Bereich „fesselt". Dadurch entsteht beim Verstellen der Schraube ein V-förmiger Spalt und eine nach anterior zunehmende Erweiterung.
- Der *asymmetrische oder unilaterale Schmalkiefer* kann ebenfalls mit einer *Transversalplatte*, an der sich auf der *Kreuzbißseite glatte Aufbisse* und auf der *regelrechten Seite zusätzlich Einbisse* für die Unterkieferzähne befinden, überstellt werden. Durch diese intermaxilläre Abstützung wird verhindert, daß bei der gleichmäßigen Erweiterung durch die Plattensegmente auf der „gesunden" Seite eine Nonokklusion entsteht und das Widerlager im Unterkiefer die Expansionskräfte auf die Kreuzbißseite umlenkt.
- Beide Arten der transversalen Nachentwicklung können auch mit der *Quad-Helix*, die in den Molarenbändern verankert ist, erreicht werden. Die unterschiedliche Expansion kann man durch die unterschiedliche Länge der palatinalen Arme regulieren.
- Im Milchgebiß kann neben dem Einschleifen ein Aktivator eingesetzt werden (Kap. 8.1.)

Überstellung beim *beidseitigen Kreuzbiß*:

In diesen Fällen liegt zumeist ein extremer Schmalkiefer mit spitzem hohem Gaumen vor.

- Mit der festsitzenden *Quad-Helix* kann bei mäßig entwickelter apikaler Basis in relativ kurzer Zeit eine Überstellung erreicht werden. Eine Miniplastschiene im Unterkiefer dient der zeitweiligen Bißsperre.
- Bei extremem Schmalkiefer hat sich die *forcierte Erweiterung* der *Sutura palatina media* (Gaumennahtsprengung nach Derichsweiler) bewährt. Bei dieser Sonder-

form der transversalen Nachentwicklung wird eine massive Transversalschraube mittels Bändern an den 1. Prämolaren und 1. Molaren fixiert und diese verblockt. Nun wird die Schraube nicht wie üblich wöchentlich sondern täglich mehrmals gestellt, so daß innerhalb von zwei Wochen 6–10 mm Erweiterung erreicht werden können. Diese kommt durch ein Zerreißen des Oberkiefers in der Sutur zustande. Durch diese extreme Verbreiterung wird nicht nur der Kreuzbiß überstellt sondern es kommt außerdem zur Senkung des Gaumendaches und Nasenbodens. Dies wiederum soll zu einer besseren Nasenatmung beitragen. Die forcierte Gaumennahterweiterung ist sehr rezidivgefährdet und muß deshalb lange retiniert werden. Als Nebenwirkung tritt ein Diastema mediale auf, das sich jedoch rasch schließen läßt (Abb. 211). Zur Präformierung und Verringerung möglicher Kopfschmerzen in der aktiven Phase wurde das Einfräsen von Löchern und Rillen paramedian der Sutura und/oder im Vestibulum empfohlen.

- Konservativ-kieferorthopädischen Maßnahmen bei einer ausgeprägten Laterognathie sind enge Grenzen gesetzt. Mit einem Aktivator oder Funktionsregler kann in einer frühen Phase der Gebißentwicklung (Milchgebiß, 1. Phase des Zahnwechsels) versucht werden, durch einseitige Bißhebung und überkompensierte Einstellung des Konstruktionsbisses nach der normal entwickelten Seite hin, das Wachstum in der defizitären Seite zu stimulieren. Die Neigung der Okklusionsebene kann auch zu einem späteren Zeitpunkt durch eine festsitzende Apparatur mit einem zusätzlichen Bogen *(Base arch)*, der auf der einen Seite auf Extrusion und auf der Gegenseite auf Intrusion aktiviert wird, behoben werden (Abb. 212). In schweren Fällen bleibt nur die kieferchirurgisch-orthopädische Korrektur.

Prognose und Retention:
Bei frühzeitiger Überstellung und Ausschaltung aller wachstumshemmenden Faktoren ist durch eine gute Okklusion eine ausreichende Retention gegeben. Bei ausgeprägter Schmalkieferigkeit und hohem Grad der Umformung muß eine entsprechend lange Retentionszeit (ein bis zwei Jahre) der apparativen Behandlung folgen. Die Prognose ist unsicher, wenn in der Familienanamnese neben Kreuzbiß- auch eine Tendenz zur mandibulären Prognathie oder ein vertikales Wachstum nachweisbar ist.

8.4.2   Falldemonstration

a

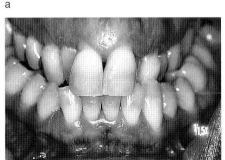

b

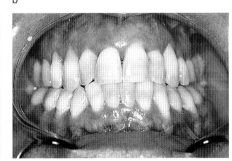

Abb. 211   a) Beidseitiger Kreuzbiß durch extremen Schmalkiefer bei erwachsener Patientin. b) Überstellung mittels forcierter Gaumennahterweiterung nach *Derichsweiler* (s. Abb. 190)

Abb. 212   Behebung einer seitlichen Gebißnoigung: a) zucätzlichor Ganzbogon, dor durch Loops vor den 1. Molaren zur Extrusion bzw. Intrusion aktiviert wird. b) Befestigung am Hauptbogen in der Eckzahnregion zur Behebung der seitlichen Gebißneigung. c) Nivellierung der Okklusionsebene nach acht Monaten

a

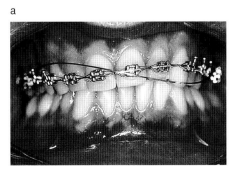

b

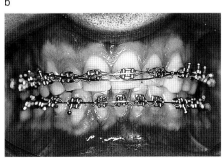

c

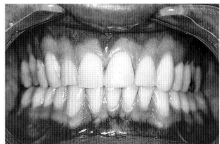

8.5   Zahnzahlanomalien

8.5.1   Zahnunterzahl

Synonym: Aplasie, Hypodontie

Terminologie
Hinsichtlich ihrer Ätiologie gibt es zwei unterschiedliche Formen der Zahnunterzahl. Einerseits kann sie eigenständige Hemmungsmißbildung der Zahnleiste sein und andererseits Symptom eines übergeordneten Syndromes (Symptomenkomplex). Dementsprechend und dem Schweregrad folgend, werden drei Begriffe verwandt:
Hypodontie: Dies betrifft das Fehlen *einzelner Zähne* einer *bestimmten Zahngattung*, so z.B. des 3. Molaren, des 2. Prämolaren und des seitlichen Schneidezahnes.
Oligodontie: Dabei sind *viele Zähne* nicht angelegt, und es gibt keine Präferenz für bestimmte Zahngattungen. Die vorhandenen Zähne weisen Form- und Strukturanomalien auf. In der Regel ist die Oligodontie mit einem *Syndrom* wie der ektodermalen Dysplasie verbunden.
Anodontie: Es fehlen alle Zahnanlagen. Dies kommt außerordentlich *selten* vor und ist ebenfalls mit einer übergeordneten Störung im *äußeren Keimblatt* verbunden.

Epidemiologie
- In ca. 30% der Population ist mindestens ein 3. Molar nicht angelegt.
- Die Hypodontie mit Ausnahme des 3. Molaren betrifft 4%–5% der Bevölkerung. Im kieferorthopädischen Patientengut sind etwa 9% der Patienten davon betroffen. Es fehlen mit abnehmender Häufigkeit folgende Zähne:
  2. Prämolar im Unterkiefer,
  seitlicher Schneidezahn im Oberkiefer,
  2. Prämolar im Oberkiefer,
  mittlerer Schneidezahn im Unterkiefer,
  1. Prämolar.

8.5.1.1   Morphologie und Klinik

Die *Diagnostik* des Symptomes Aplasie muß wegen der Entscheidung zwischen kieferorthopädischem und prothetischem Lückenschluß sehr früh erfolgen, um erste Schritte schon während der Dentition umzusetzen. Besondere Aufmerksamkeit muß dem Fehlen des oberen seitlichen Schneidezahnes gelten, da die Lückensituation im Frontzahngebiet mit besonderen ästhetischen Nachteilen verbunden ist.
Sie läßt sich, abgesehen von routinemäßigen röntgenologischen Querschnittsuntersuchungen, erst nach Überschreiten des obligaten Durchbruchstermins klinisch diagnostizieren. Da die Eruptionszeiten einen Variationsbereich von ± 15 Monaten aufweisen (*Harzer* und *Hetzer* 1987) und der Mittelwert nur für 50% der Probanden zugrifft, ist es ratsam, beim Einzelpatienten von der individuellen Dentitionsfolge auszugehen (s. Abb. 33). Der seitliche Schneidezahn des Oberkiefers bricht in der Regel 12 Monate *nach* dem seitlichen Schneidezahn des Unterkiefers und 18 Monate *vor* dem Eckzahn des Unterkiefers bzw. 1. Prämolaren des Oberkiefers in die Mundhöhle durch. In diesem zeitlichen Intervall vom 9. bis 11. Lebensjahr sollte in jedem Fall die klinische Diagnose und röntgenologische Absicherung erfolgen. Die folgenden klinischen Anzeichen sprechen für die Verdachtsdiagnose „Aplasie" des seitlichen oberen Schneidezahnes:

- Zeitlich *versetzter Ausfall* der lateralen Milchschneidezähne beider Kieferhälften.
- Durchbruch des lateralen Schneidezahnes auf der einen Kieferseite bei Persistenz des Milchzahnes auf der anderen.
- *Fehlen der bukkalen Vorwölbung* des Zahnkeimes im Alveolarfortsatz nach Milchzahnausfall. Letzterer kann trotz Nichtanlage des Nachfolgers durch den mittleren

Schneidezahn resorbiert und ausgestoßen werden. In diesen Fällen ist eine Palpation des Alveolarfortsatzes sinnvoll. Bei ausgeprägtem Engstand kann die bukkale Vorwölbung des Zahnkeimes trotz Anlage fehlen, da er aus seiner palatinalen Lage nicht zwischen mittlerem Schneidezahn und Milcheckzahn nach vestibulär hindurchtreten kann. Bei der Eckzahnretention kommt es zu einem ähnlichen klinischen Zustandsbild.

- *Diastema mediale* mit und ohne Persistenz der seitlichen Milchschneidezähne.
- *Zapfenform* des seitlichen Schneidezahnes auf der einen Seite bei Persistenz des Milchzahnes oder Fehlen auf der anderen (Abb. 213)
- *Persistenz* der seitlichen Milchschneidezähne auch nach Durchbruch der Eckzähne im Unterkiefer und 1. Prämolaren im Oberkiefer.
- *Progene Verzahnung* der Schneidezähne kann Indiz für ein sagittales Oberkieferwachstumsdefizit sein, welches auf das Fehlen der Zahnkeime zurückzuführen ist.

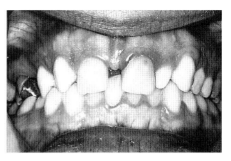

Abb. 213 Zapfenzahn 22 als Hinweis für die Aplasie von 12

Diagnostik
Morphologische und funktionelle Befunde, die für oder gegen einen kieferorthopädischen Lückenschluß sprechen:

- Platzverhältnisse im Kiefer und mesiodistale Breite des fehlenden Zahnes (Größe der Lücke im Zahnbogen). Größe, Form und Farbe der benachbarten Zähne, speziell des in die Lücke zu bewegenden Zahnes (Eckzahn, seitlicher Schneidezahn).
  Schlußfolgerungen: Platzmangel, eine geringgradige Lücke, eine ähnliche Form des in die Lücke zu bewegenden Zahnes und eine sagittale Stufe bei Distalokklusion sprechen für einen kieferorthopädischen Lückenschluß.
- Größe der apikalen Basis, sagittale Beziehungen zwischen den Kiefern und zur Schädelbasis.
  Schlußfolgerungen: Ungünstige sagittale Verhältnisse zwischen Ober- und Unterkiefer bei Überentwicklung des Unterkiefers oder Unterentwicklung des Oberkiefers sprechen genauso gegen einen Lückenschluß wie eine Retroposition oder Retroinklination des Oberkiefers zur Schädelbasis.
- Wachstumstyp und Bißhöhe.
  Schlußfolgerungen: Ein horizontaler Wachstumstyp spricht gegen einen Lückenschluß durch Mesialverschiebung der Zähne, da hierbei eine Bißsenkung auftritt. Bei einem vertikalen Wachstumstyp kann der Lückenschluß zur Bißvertiefung und damit zur Profilverbesserung genutzt werden.
- Interkuspidation und Artikulation des Restgebisses.
  Schlußfolgerungen: eine instabile Interkuspidation und ein flaches Fissurenrelief sprechen für den Lückenschluß.
- Achsneigung der Nachbarzähne sagittal und transversal, Torsion.
  Schlußfolgerungen: Protrusion begünstigt und Retrusion behindert den Lückenschluß. Nach mesial geneigte Kronen erschweren die achsgerechte Einstellung.
- Mundprofil und Naso-Labial-Winkel.
  Schlußfolgerungen: Während ein konvexes Mundprofil durch den Lückenschluß harmonisiert wird, wirkt sich dieser auf ein konkaves Mundprofil negativ aus. Dies kann auch durch die Größe des Nasio-Labial-Winkels objektiviert werden (s. Abb. 91).
- Zahnzahl.
  Schlußfolgerungen: Die Anlage der 3. Molaren spricht für den kieferorthopädischen Lückenschluß, während bei zusätzlichen Aplasien oder Zahnverlusten dieser nicht indiziert ist.

Die aufgeführten morphologischen Kriterien lassen sich relativ gut bestimmen und erlauben in den meisten Fällen eindeutige Aussagen. Wesentlich differenzierter wird dagegen der Einfluß der veränderten Okklusion auf die Funktion des stomatognathen Systems gewertet. Einige Autoren (*Moser* 1974, *Droschl* 1974, *Kubein* und *Krüger* 1979) lehnen den kieferorthopädischen Lückenschluß wegen der fehlenden Eckzahnführung und möglicher Dysfunktionen im Kiefergelenk ab. Dagegen wies *Reinhardt* (1985) nach, daß zwar der Lückenschluß die Okklusionsverhältnisse hochgradig verändert, Folgen im Kiefergelenk und der Muskulatur jedoch nicht damit verbunden sein müssen. Maßgeblich für die funktionelle Anpassung ist der Behandlungsbeginn während der Dentition und das Fehlen okklusaler Einzel- und Frühkontakte.

In jedem Fall sollte vor Beginn und nach Therapieende eine funktionelle Analyse durchgeführt werden.

Röntgen- und Fernröntgenbefund
Am OPG (bei Überlagerung des Frontzahngebietes durch die Wirbelsäule zusätzliche Zahnfilmaufnahme):

- Anlage aller Zahnkeime → dabei ist von folgenden zeitlichen Obergrenzen der Anlage bzw. Mineralisation auszugehen:
  seitlicher Schneidezahn (2. Lebensjahr),
  2. Prämolaren (9. Lebensjahr),
  3. Molar (12. Lebensjahr),
- überzählige Zähne, Mesiodentes,
- Durchbruchreihenfolge,
- Beurteilung der Wurzellänge und -form besonders bei Zapfenzähnen, um ihre Eignung für Kronenaufbauten zu prüfen.
  An der Fernröntgenaufnahme:
- Wachstumstyp,
- sagittale Kieferbasenrelation (SNA, SNB, ANB, SNPg),
- Neigung der Kieferbasen (ML-NL, ML-NSL, NL-NSL)
- Schneidezahnachsenposition (+1/NA, −1/NB, −1/ML)
  und weitere allgemeine kephalometrische Befunde.

Alle diagnostischen Erhebungen, wie sie speziell für die Aplasie des oberen seitlichen Schneidezahnes angegeben wurden, sind sinngemäß auch bei Fehlen eines 2. Prämolaren zu erheben.

Klinischer Befund
- Gesichtsasymmetrien;
- Izard-Index;
- Profil (konkav, konvex);
- Atmungsform, Lippenkonfiguration;
- Zahnstruktur-, Zahnformanomalien;
- Zahnstatus;
- Mundschleimhaut, Parodont, Mundhygiene.

Funktionelle Proben
- Mittellinienabweichung in Okklusion und bei Mundöffnung;
- Tiefbißprobe;
- Vorschub des Unterkiefers beim Sprechen im Fall eines Distalbisses.

Funktionelle Gebißanalyse bei beabsichtigtem kieferorthopädischem Lückenschluß

Modellanalyse
- Platzanalyse,
- Symmetrievergleich der Kieferhälften,
- Symmetrie der Zahnbogenform,
- sagittale Verschiebung der Seitenzahnreihe bei einseitiger Aplasie,
- Tonn-Relation (SI Unterkiefer: SI Oberkiefer × 100, Norm = 74%),
- sagittale Okklusionsverhältnisse und Rekonstruktion → Bißlage,
- Mittellinienabweichung in Okklusion.

Folgen
- Intermaxilläre Unstimmigkeiten und Asymmetrien,
- bei Aplasie im Oberkiefer Kreuzbiß, Fehlbelastung und Hyperbalancekontakte,
- ästhetische Beeinträchtigung durch Frontzahnlücke bei Nichtanlage oder/ und Zapfenform des seitlichen oberen Schneidezahnes,
- Bißsenkung bei Aplasie im Unterkiefer mit Traumatisierung der Gingiva.

Ätiologie

Das Fehlen der Anlage von Zähnen ist die häufigste Zahnanomalie. Während das Fehlen der 3. Molaren (Hypodontie) der funktionellen Minderbeanspruchung des Gebisses und damit verbundenem sagittalem und vertikalem Wachstumsverlust des Alveolarfortsatzes zugeschrieben wird, sind multiple Nichtanlagen (Oligodontie), die zumeist an Formanomalien gekoppelt sind, ektodermalen Störungen in der Ontogenese anzulasten. Beide Formen sind stark erbgebunden, wobei die *Hypodontie* zumeist *polygenetisch* bedingt ist und die *Oligodontie* in Verbindung mit der *ektodermalen Dysplasie* auf *monogener* Grundlage weitergegeben wird. Für die multifaktoriell-polygenetische Ätiologie (Kap. 3.3.) bei der Hypodontie sprechen z.B. bei Aplasie des oberen seitlichen Schneidezahnes die Zapfenform des homologen auf der anderen Seite oder auch Zahngrößenreduktionen bei den Eltern und Geschwistern. Dies belegt den additiven Charakter der Polygenie, d.h., mehrere Genorte sind für die Proteinsynthese des Zahnkeimes verantwortlich, und der Defekt an einzelnen Genorten führt zur Größenreduktion bis hin zur Aplasie (*Grünberg* 1952, *Harzer* 1996). Mit der Aplasie von Zahnkeimen sind im Gebiß der Betroffenen und Verwandten weitere *Mikrosymptome* verbunden, die auf eine generelle Bildungsschwäche der Zahnleiste hindeuten (Abb. 214). So treten zusätzlich Eckzahndystopien, Keimdrehungen, Strukturdefekte und Größenreduktion anderer Zähnen auf (*Hoffmeister* 1985, *Harzer* et al. 1989).

Bei einer Lippen-Kiefer-Gaumen-Segel-Spalte kann der seitliche obere Schneidezahn fehlen oder auf Grund der Keimspaltung verdoppelt angelegt sein.

Prophylaxe

Diese gibt es wegen der Erbbedingtheit nicht. Jedoch können die negativen Folgen bei Nichtanlagen im Milchgebiß durch Lückenhalter und die Asymmetrien im Zahnbogen und intermaxillären Unstimmigkeiten durch frühzeitigen Behandlungsbeginn reduziert werden.

Behandlung

Bei der *Hypodontie*, dem Fehlen einzelner Zähne, ist zwischen den alternativen Therapieformen, *kieferorthopädischer Lückenschluß* oder Schließen der Lücke durch *Zahn-*

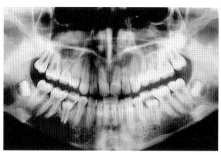

a

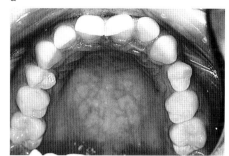

b

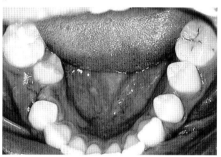

c

Abb. 214 a) OPG von 13jähriger Patientin mit Aplasie von 15 und 25 bei Persistenz von 55 und 65. b) Einblick in den Oberkiefer, der stark rotierte 24 ist ein Mikrosymptom für die Aplasie der 2. Prämolaren. c) Einblick in den Unterkiefer, die starke Lingualkippung von 45 ist ebenfalls als Mikrosymptom für die Aplasie der Prämolaren des Gegenkiefers zu werten

Tab. 20   Kriterien für die alternativen Lückenschlußmethoden

Kieferorthopädischer Lückenschluß	Prothetischer Lückenschluß
Platzmangel im Zahnbogen	*Platzüberschuß* im Zahnbogen
Kronenform: ähnliche Breite und Form wie der zu ersetzende Zahn	*Kronenform:* geringe Breite, abweichende Form
vertikaler Wachstumstyp sagittal ausgewogene Beziehung zwischen Oberkiefer und Unterkiefer	*horizontaler Wachstumstyp* sagittal ungünstige intermaxilläre Beziehungen (Überentwicklung des UK, Unterentwicklung des OK)
Anteposition des OK	*Retroposition des OK*
instabile Okklusion flaches Höcker-Fissuren-Relief	stabile Okklusion ausgeprägtes Höcker-Fissuren-Relief
Achsneigung: Protrusion der Nachbarzähne Nach distal geneigte Kronen der Nachbarzähne	*Achsneigung:* Retrusion der Nachbarzähne nach mesial geneigte Kronen der Nachbarzähne
Mundprofil: konvex	*Mundprofil:* konkav
Zahnzahl Anlage der 3. Molaren	*Zahnzahl* zusätzliche Nichtanlage oder Zahnverlust

ersatz, zu entscheiden. Die diagnostischen Kriterien, welche für die eine oder andere Behandlungsform sprechen, sind in Tabelle 20 zusammengefaßt. Für den prothetischen Lückenschluß bieten sich zunächst *temporär* bis zum Abschluß des Wachstums die *Lückenhalterprothese* und die *Adhäsivbrücke* an, während die *definitive Versorgung* durch eine konventionelle *Brücke* oder ein *Einzelimplantat* erfolgen kann. In Fällen zusätzlichen Engstandes kann auch an die *Autotransplantation* eines *Prämolarenkeimes* in die Schneidezahnlücke gedacht werden. In allen Fällen einzelner Nichtanlagen und Indikation zum kieferorthopädischen Lückenschluß muß zur Wahrung der Symmetrie und intermaxillären Ausgewogenheit an die *Ausgleichsextraktion* im Gegenkiefer oder anderen Kieferseite gedacht werden. Prinzipiell sollte bei neutraler Bißlage eine Extraktion im Gegenkiefer erfolgen, während bei Distallage darauf verzichtet werden kann. In Grenzfällen sollte mit Hilfe einer Regressionsformel, welche auf den Diskriminanten ANB-Winkel, Profilverlauf und Unterkieferschneidezahninklination beruht, eine Entscheidung getroffen werden (*Harzer* et al. 1996).

Systematik des kieferorthopädischen Lückenschlusses
Das frühzeitige Erkennen einer Aplasie des oberen seitlichen Schneidezahnes zwischen dem 8. und 10. Lebensjahr ermöglicht bei gegebener Indikation ein rationelles Vorgehen unter Ausnutzung der Dentitionsvorgänge, speziell der Mesialdrift der Seitenzähne.

- *Mesiales und distales Beschleifen* der Milchmolaren und des Milcheckzahnes auf der betroffenen Seite. Dadurch kann der 1. Molar, welcher sich sagittal in einer labilen Höcker- zu Höcker-Position befindet, in eine stabile Distalokklusion gelangen. In diesem Fall würde auf eine Gegenextraktion verzichtet (Abb. 215).
- *Extraktion des persistierenden Milchschneidezahnes*
  Dadurch wird ein „Vakuum" geschaffen, in welches der Eckzahnkeim „eintauchen" kann. Nach mesial wird er dabei durch die noch vorhandene Milcheckzahnwurzel geleitet.
- *Extraktion des Milcheckzahnes* erst nach Durchbruch des Eckzahnes durch die Schleimhaut. Die Mesialisierung von erstem Molaren und Eckzahn führen auch zu einer Anteriorwanderung der Milchmolaren und der darunter befindlichen Prämolarenkeime.
- *Ausrichtung der Zahnachsen und Restlückenschluß*
  Trotz Ausnutzung der Dentitionsvorgänge zur Mesialisierung der Seitenzahnreihe stellen sich die Prämolaren oft lückig und gedreht in die Zahnreihe ein und die Eckzahnwurzel ist zu stark nach distal geneigt. Diese Ausformung des Zahnbogens, welche Voraussetzung für eine stabile Verzahnung und Gruppenführung bei der Laterotrusion ist, sollte immer mit einer festsitzenden Apparatur vorgenommen werden.
- *Umkonturierung des Eckzahnes*
  Zum Angleichen der spitzen, konischen Form des Eckzahnes an die des lateralen Schneidezahnes der Gegenseite kann der Cuspis des Eckzahnes abgetragen werden und nach mesial aus Kompositmaterial aufgebaut werden.

Bei einem Beginn nach Durchbruch des Eckzahnes können die Dentitionsvorgänge nicht mehr genutzt werden und die Umformung des Zahnbogens muß ausschließlich mit der festsitzenden Apparatur erfolgen. Die auszuführenden Zahnbewegungen sind dann umfangreicher, und das Risiko für Wurzelresorptionen und okklusale Interferenzen ist höher.
Für den Lückenschluß bei *Aplasie* des *2. Prämolaren* gibt es Unterschiede für die Indikation und auch für den Schwierigkeitsgrad in Ober- und Unterkiefer. Hierbei sind nicht wie im Frontsegment Profil und Kieferrelation von Bedeutung, sondern die Möglichkeit der *körperlichen Molarenmesialisierung* ohne Verankerungsverlust und übermäßige Retrusion der Schneidezähne. Dies ist im Oberkiefer relativ gut möglich, da der Alveolarfortsatz spongiosareich ist und der Lückenschluß auf Grund der Spee-

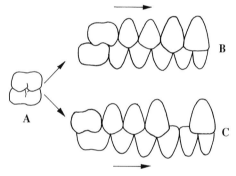

Abb. 215   Die labile Höcker-zu-Höcker-Stellung der 1. Molaren vor der 2. Wechselgebißphase bei ca. 50% der Probanden (A) ermöglicht bei Aplasie des seitlichen Schneidezahnes einen rationellen Lückenschluß (B) gegenüber dem bei einer stabilen Okklusion (C)

Kurve auch durch die Kippung der Molaren erfolgen kann. Allein ein zwischen die Wurzeln tretender Kieferhöhlenrezessus kann die Bewegung behindern. Im Unterkiefer müssen dagegen die Molaren durch mehr kompakten Knochen bewegt werden und eine Kippung verstärkt die Spee-Kurve und einen Tiefbiß. Außerdem sind die 2. Milchmolaren im Unterkiefer breiter als im Oberkiefer und das zur Verankerung benötigte Frontsegment reagiert schneller mit einer unerwünschten Retrusion. Diese unterschiedlichen morphologischen Ausgangssituationen in beiden Kiefern sind Ursache für eine strengere Indikationsstellung im Unterkiefer. Deshalb sollte der 2. Milchmolar einer ständigen Karies- und Füllungskontrolle unterliegen und nicht voreilig extrahiert werden.

Die Zahnbewegungen sollten ausschließlich mit festsitzenden Apparaturen und sektioniert erfolgen. Das heißt, die Molaren werden einzeln und nicht im Block mesialisiert.

Eine vorhandene Protrusion der Schneidezähne stellt eine günstige Ausgangssituation dar, da mit der Retrusion die Lücke reziprok auch von anterior her geschlossen werden kann. Zur Verankerung ist ein Lingualbogen im Unterkiefer oder Palatinalbogen im Oberkiefer, der an den Tubercula der Schneidezähne anliegt, sinnvoll.

Prothetischer Lückenschluß

Mit einer kieferorthopädischen Vorbehandlung ist eine optimale Pfeilerverteilung zu erreichen. Dabei ist besonders auf die Eckzahnposition, die Schneidezahninklination und die Bißhöhe zu achten. Dies ist im bleibenden Gebiß bei ausreichender Verankerungsmöglichkeit am Restgebiß ebenfalls mit festsitzenden Apparaturen durchzuführen. Nach Erreichen des Therapiezieles können bis zur definitiven Versorgung, mit der bis zum Abschluß des Wachstums gewartet werden muß, eine abnehmbare Lückenhalterprothese oder eine Adhäsivbrücke zur Anwendung kommen.

Bei einer *Oligodontie* besteht die präprothetische Aufgabe neben der Pfeilerverteilung in einer Hebung des Tiefbisses, der durch die wenigen antagonistenlosen Zähne entsteht. Dazu eignet sich ein Aktivator, bei dem die Seitenzähne zur Verlängerung frei geschliffen werden. Auch die abnehmbaren Teilprothesen können durch Aufbißbänke an den Milchmolaren und Sperrung der Molaren zu deren Verlängerung und damit zur Bißhebung beitragen (s. Falldemonstration).

Retention und Prognose

Die Retention dient beim kieferorthopädischen Lückenschluß der Stabilität von Okklusion und lückenloser Zahnreihe und sollte mindestens ein Jahr betragen. Neben abnehmbaren Apparaturen und Miniplastschienen können auch Retainer die Stabilität wahren helfen. Beim prothetischen Lückenschluß muß besonders auf die Stabilität der Pfeiler vor einer Abformung für eine Adhäsiv- oder konventionelle Brücke geachtet werden. Schließt sich diese sofort an eine Zahnbewegung an, kann es nach Entfernung der Apparatur zu einem Rückstelleffekt und damit zu Paßungenauigkeiten des Zahnersatzes kommen.

Die Prognose für die Stabilität bei umfangreichen Zahnstellungsänderungen ist stark altersabhängig, ein Kriterium, das letztlich auch für die Entscheidung zwischen kieferorthopädischem und prothetischem Lückenschluß von Bedeutung ist.

8.5.1.2 Falldemonstration

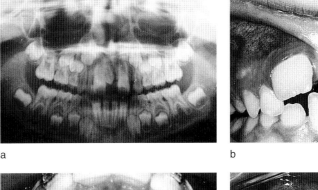

a   b

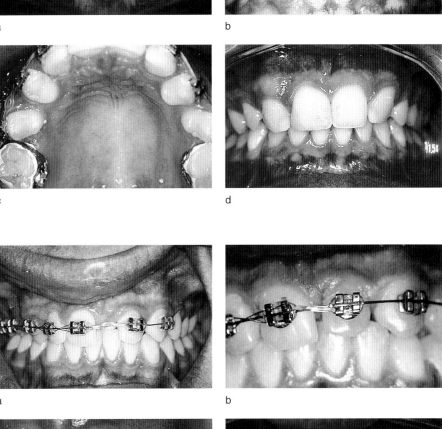

Abb. 216 Kieferorthopädischer Lückenschluß bei 9jähriger Patientin: a) OPG, Aplasie 12 und 22, Mesiodens. b) intraorale Übersicht, Diastema mediale, tief einstrahlendes
Frenulum tectolabiale. c) lückiger Durchbruch
der Prämolaren, Lückenschluß mittels festsitzender Apparatur. d) Behandlungsende, Form-
korrektur der Eckzähne durch Eckenanbau

c   d

a   b

Abb. 217 Orthodontischer Lückenschluß
nach traumatischem Verlust von 21 bei 13jäh-
rigem Patienten: a) Behandlungsbeginn mit
festsitzender Apparatur. b) Lückenschluß,
22 steht anstelle 21 unter Wahrung einer
Distanz zu den Nachbarzähnen, um Krone an
11 anzupassen. c) Präparation für Veneer im
Alter von 18 Jahren. d) Veneer an 22 zur
Angleichung der Kronenform an 11

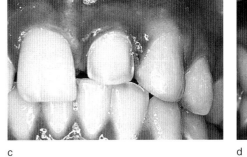
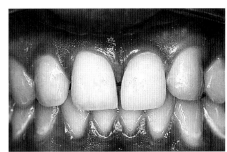

c   d

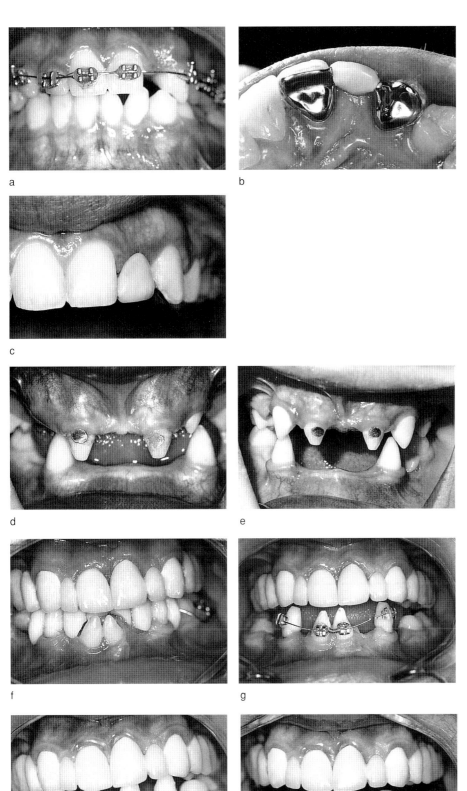

Abb. 218 Lückenöffnung prothetische Versorgung bei Aplasie und Oligodontie:
a) Lückenöffnung bei Aplasie von 22 bei 13jähriger Patientin. b) Adhäsivbrücke an 21 und 23 befestigt. c) Adhäsivbrücke von frontal mit Ersatz 22. d) Tiefbiß bei 5jährigem Patienten mit Oligodontie und ektodermaler Dysplasie (s. Abb. 50 u. 51). e) indirekte Bißhebung mit Aktivator. f) Durchbruch der Zapfenzähne 41, 31 mit 14 Jahren, festsitzende Brücke im OK. g) Aufrichtung der gekippten Zähne mit Teilapparatur. h) orthodontische Aufrichtung der gekippten Zähne die verspätet durchbrechen. i) Brückenersatz im Ober- und Unterkiefer

8.5.2   Zahnüberzahl

Terminologie: Zahnüberzahl oder *Hyperodontie* bedeutet, daß in einem Kiefer oder einer Zahngruppe eine größere Zahl von Zähnen oder zahnähnlichen Gebilden zur Ausbildung gekommen ist, als dies der Norm entspricht. Eine Zahnüberzahl wird vorgetäuscht, wenn Milchzähne persistieren und die Nachfolger bereits dystop durchgebrochen sind.

Die überzähligen Gebilde werden wie folgt klassifiziert:

- Eutypie oder Eumorphie
  Dies sind überzählige normal ausgebildete Zähne, die einer Zahngattung in Form und Größe entsprechen, z.B. Schneidezähne und Prämolaren.
- Dystypie oder Dysmorphie
  Dies sind atypische überzählige Gebilde, z.B. Mesiodentes und Zapfenzähne. Eine Sonderform stellt das Odontom dar, welches aus vielen sehr kleinen dystypischen Gebilden besteht, die kugelförmig zusammen liegen.
- Zwillingsgebilde, Verschmelzungen (Schmelz-Dentin-Verbund) und Verwachsungen (nur Zementbrücke) sind unvollständig getrennte Doppelbildungen.

Epidemiologie

Die Zahnüberzahl ist weit seltener als die -unterzahl.

- Ca. 0,4% im Milchgebiß der Vorschulkinder, betrifft nur die Schneidezähne und ist von den Dentes natales, die keine Wurzel besitzen und nur schuppenförmig der Schleimhaut aufsitzen, abzutrennen.
- Ca. 1,0% im bleibenden Gebiß, betrifft alle bleibenden Zähne, jedoch vorrangig seitliche Schneidezähne, Prämolaren, 3. Molaren und die dystypischen Mesiodentes.

Wie bei der Zahnunterzahl liegt das Vorkommen im kieferorthopädischen Patientengut höher, nämlich bei etwa 3%.

Morphologie und Klinik

„First count the teeth" ist für die Diagnostik dieser Zahlanomalie besonders wichtig, da z.B. ein überzähliger Unterkieferschneidezahn bei oberflächlicher Diagnostik leicht zu „übersehen" ist (Abb. 219).

Symptome:
- atypische Vergrößerung eines Kiefersegmentes,
- lokaler Zahnengstand, Schachtel-, Torsions- und Tripelstellung einzelner Zahngruppen,
- Zahnretention, Durchbruchsbehinderung,
- Disproportion zwischen Ober- und Unterkiefergröße,
- Nonokklusion und Tiefbiß,
- Wurzelresorptionen an Nachbarzähnen,
- follikuläre Zysten,
- progene Zwangsführungen, okklusale Interferenzen,
- *Dysostosis cleido-cranialis* geht mit Zahnüberzahl und Dentitio tarda einher.

Röntgen- und Fernröntgenbefund

Wenn klinisch im Milch- oder bleibenden Gebiß eine Zahnüberzahl registriert wird, sollte immer eine Übersichtsaufnahme (OPG) angefertigt werden, da weitere über- oder unterzählige Zähne vorhanden sein können. Weiterhin sollte auf dieser Aufnahme nach Resorptionen und zystischen Aufhellungen gefahndet werden. Auch bei verzögertem Durchbruch der Zähne und Lückenbildung ist eine Zahnüberzahl diagnostisch abzuklären. Dies trifft besonders bei einer Dysostosis cleido-cranialis zu.

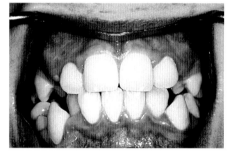

a

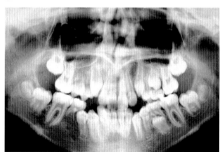

b

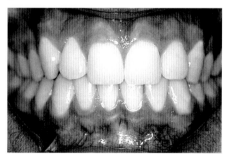

c

Abb. 219   a) Zahnüberzahl (Hyperodontie) eines unteren Schneidezahnes. b) OPG mit Hyperodontie und Aplasie von 45. c) Zustand nach Behandlung mit Plattenapparaturen und Extraktion von 42, 15, 25, 35

Da die Zahnüberzahl zu einer Verformung der Zahnbögen führt, kann im Fernröntgenbild ein vergrößerter SNA-Winkel daraus resultieren. Die Zahnüberzahl im Oberkiefer vertieft den Überbiß und kann zu einer Verkleinerung des Basiswinkels (ML-NL) führen. Bei Hyperodontie im Unterkiefer kann dies umgekehrt mit einer Bißhebung einhergehen.

Modellanalyse

- Platzanalyse,
- Symmetrievergleich der Kieferhälften,
- Symmetrie der Zahnbogenform,
- sagittale Verschiebung der Seitenzahnreihe bei einseitiger Überzahl,
- Tonn-Relation, da Überzahl zur Größenreduktion der Nachbarzähne führen kann,
- sagittale Okklusionsverhältnisse und Rekonstruktion → Bißlage,
- Mittellinienabweichung in Okklusion.

Folgen

- Intermaxilläre Unstimmigkeiten, Tiefbiß, Nonokklusion, Kopfbiß, Hyperbalance-Kontakte,
- Asymmetrien, Kreuzbiß,
- Wurzelresorptionen, Zysten,
- parodontale Schäden,
- Schmutznischen für Plaqueakkumulation.

Ätiologie

Die Hyperodontie ist auf eine Überproduktion der Zahnleiste oder Keimverdopplung in einer frühen Entwicklungsphase zurückzuführen. Sie wird einem Atavismus, dies ist eine stammesgeschichtliche Rückentwicklung, zugeschrieben (3 Schneidezähne, 1 Eckzahn, 4 Prämolaren, 3 Molaren pro Quadrant). Andererseits werden die dysmorphen Gebilde wie der Mesiodens als phylogenetische Reduktionsform gewertet. Das gleichzeitige Vorkommen von Zahnunterzahl und -überzahl in demselben Gebiß widerspricht den phylogenetischen Erklärungen und signalisiert lediglich eine generelle Bildungslabilität der Zahnleiste. In jedem Fall besteht bis auf die Dysostosis cleido-cranialis (monogener Erbgang) eine multifaktoriell polygenetische Vererbung. Bei LKGS-Spalten kann es zu einer Keimverdoppelung des oberen seitlichen Schneidezahnes kommen.

Prophylaxe

Diese ist wegen der Erbbedingtheit nicht möglich. Die Frühbehandlung bedeutet jedoch auch hier eine Vorbeugung gegenüber den nachteiligen Folgen.

Behandlung

Im *Milchgebiß* sollte man sich *abwartend* verhalten, da der überzählige Zahn ein *Platzreservoire* für die breiteren bleibenden Zähne darstellt. Sie sollten deshalb in der Regel nicht extrahiert werden.

Bleibende Zähne und Zahnkeime sollten dagegen *frühzeitig entfernt* werden, um eine Deformierung des Zahnbogens, eine Durchbruchsbehinderung für die Nachbarzähne und Resorptionen sowie eine Zystenbildung zu vermeiden. Wird eine Keimüberzahl entdeckt, ist der schlechter positionierte und/oder dysmorphe noch vor dem Durchbruch zu entfernen. Ist die Zahnreihe wohl geformt und ein dritter Prämolar steht in lingualer Tripelstellung, ist die Extraktion nicht unbedingt indiziert, da er bei späterem Zahnverlust anderer Zähne noch als Pfeiler für eine Versorgung mit Zahnersatz dienen kann.

Mehrfachgebilde sollten, wenn möglich *getrennt* und nur ein Teil entfernt werden, da sie die gleichen negativen Folgen für das Gebiß wie die Überzahl haben. In den meisten Fällen gestaltet sich die Separation sehr schwierig, da es fast immer zur Pulpen-eröffnung kommt und die zu trennende Verbindung bis in die Wurzelregion reicht. Nach der Entfernung des überzähligen Zahnes oder Trennung eines Doppelgebildes ist eine abschließende Ausformung der Zahnbögen mittels festsitzender Apparaturen erforderlich.

Retention und Prognose
Eine Retention ist wie beim Zahnengstand durchzuführen und sollte etwa die Hälfte der aktiven Behandlungszeit betragen.
Die Prognose ist in den meisten Fällen als gut einzuschätzen. Allein die Prognose für separierte Doppelgebilde ist unsicher, da in den meisten Fällen ein endodontisches Vital- oder Mortalverfahren durchgeführt werden muß.
Falldemonstration (s. Abb. 219)

8.6   Diastema mediale

Synonym: Trema

Terminologie
Mit den Begriffen Diastema mediale (D. m.) oder Trema wird eine isolierte Lücke zwischen den oberen (D. m. superior) und selten auch unteren (D. m. inferior) zen-tralen Schneidezähnen bezeichnet. Diese isolierte Spaltbildung zwischen den Inzisivi ist von einem generell lückigen Gebiß zu trennen.

Epidemiologie
- Ca. 20% im Milchgebiß, jedoch ohne klinische Bedeutung,
- durchschnittlich 5% im bleibenden Gebiß, wobei im frühen Wechselgebiß noch etwa 7% Diastemen vorkommen, die sich während des weiteren Durchbruches der Seitenzähne auf 3,6% im späten Wechselgebiß verringern.

Morphologie und Klinik
Die isolierte Lücke zwischen den beiden zentralen Schneidezähnen im Oberkiefer kann ein Ausmaß zwischen 1 mm bis 8 mm haben. Ästhetisch störend kann sich jedoch auch schon ein Diastema von 0,5 mm Breite auswirken.
Durch Mesial- oder Distalkippung der begrenzenden Schneidezähne kann der Spalt nach inzisal oder gingival spitz zulaufen (D. convergens, D. divergens). Da sehr häu-fig das Lippenbändchen (Frenulum tectolabiale) zwischen die beiden Schneidezähne einstrahlt und ursächlich für die Lückenbildung verantwortlich gemacht wird, sollte in einer *klinischen Probe* geprüft werden, ob der *bindegewebige Faseranteil* bis in das *Periost einstrahlt*. Dazu zieht man mit Zeige- und Mittelfinger, die links und rechts vom Bändchen im Vestibulum liegen, die Oberlippe nach kranial und beobachtet, ob unter dem Zug das Frenulum ischämisch wird. Geschieht dies, kann man davon aus-gehen, daß die Bindegewebszüge tief in das Periost einstrahlen, da sie unter Span-nung die gingivalen Gefäße abklemmen. Eine Frenektomie (s. u.) ist dann angebracht. Das Belassen dieses Bandapparates kann neben dem Diastema auch zu Gingivarezes-sionen führen. Ein Diastema mediale inferior ist sehr selten, kann aber ebenfalls mit einem hochansetzenden Frenulum verbunden sein.

Röntgen- und Fernröntgenbefund
Ein OPG oder eine Zahnfilmaufnahme sollte in jedem Fall durchgeführt werden, da als Ursache neben dem Frenulum tectolabiale auch ein Mesiodens in Frage kommen kann (s. Abb. 216). Besteht keine Kieferlageabweichung und eine Neutralokklusion bei weitgehend normgerechter Schneidezahninklination, kann auf eine Fernröntgen-aufnahme verzichtet werden.

Modellanalyse
Messung der Mittellücke

- Platzbilanz,
- Mittellinienabweichung in Okklusion,
- Tonn-Relation,
- Überbiß und Vorbiß.

Folgen

- Ästhetisch nachteilig,
- Sigmatismus,
- Tiefbiß mit Traumatisierung der Gingiva,
- Schneidezahnprotrusion mit Zunahme der Bißtiefe,
- Gingivarezessionen.

Ätiologie
Drei hauptsächliche Ursachen sind in Betracht zu ziehen:

- tief einstrahlendes Frenulum tectolabiale,
- Aplasie der seitlichen Schneidezähne,
- Mesiodens.

Während über die beiden zuletzt genannten Ursachen keine Zweifel bestehen, ist für das tief einstrahlende Lippenbändchen die Reihenfolge in der Kausalkette bis heute nicht geklärt. In der Regel wandert das Frenulum des Oberkiefers während des Vertikalwachstumes des Alveolarfortsatzes nach kranial. Ein Beleg dafür ist auch die größere Häufigkeit des Diastemas im Milchgebiß. Unterbleibt nun diese Verschiebung könnte daraus eine Behinderung für den Lückenschluß der durchbrechenden Schneidezähne resultieren. Andererseits wäre es auch denkbar, daß die lückige Anlage und Einstellung der Schneidezähne dem Lippenbändchen das tiefe Einstrahlen ermöglicht, bzw. kein Anlaß für dessen Verschiebung nach kranial darstellt. Obwohl einige Indizien für das Primat des Frenulums sprechen, ist dies nicht sicher. In etwa der Hälfte aller Fälle liegt ein gehäuftes familiäres Vorkommen und damit erblicher Einfluß zugrunde. Der polygene Erbgang zeigt einen stark X-chromosomalen Einfluß, da Mädchen häufiger betroffen sind als Jungen.

Prophylaxe
Eine ursächliche Prophylaxe gibt es nicht. Die zeitgerechte Frenektomie kann jedoch ein apparatives Eingreifen verhindern.

Behandlung
Entsprechend den Ursachen sind die folgenden Therapieschritte einzuleiten:
Frenektomie: Mit diesem chirurgischen Eingriff wird der bindegewebige Ansatz des Frenulums vom interdentalen Periost gelöst und in toto entfernt (Abb. 220a u. b). Nach einer Infiltrationsanästhesie wird der Frenulumansatz unter Schonung der Papilla incisiva und des marginalen Gingivasaumes sanduhrförmig umschnitten und mit einem scharfen Löffel entfernt. Zur Blutstillung wird ein Gelaspon-Schwämmchen eingelegt. Als optimaler Zeitpunkt ist der Durchbruch des seitlichen Schneidezahnes anzusetzen, da er mit seinem Durchbruchsdruck zum Lückenschluß beiträgt. Die Frenektomie wird der für Erwachsene gebräuchlichen Frenuloplastik vorgezogen, da der Eingriff nur wenige Minuten dauert und die hohe Regenerationspotenz der Kinder zu einer sehr raschen sekundären Granulation und komplikationslosen Abheilung des Defektes führt. Erfolgt nach der Frenektomie kein spontaner Lückenschluß, sollte dieser apparativ erst nach der Okklusionseinstellung des Eckzahnes erfolgen, da auch dieser bei seinem Durchbruch noch zum spontanen Lückenschluß beitragen kann.

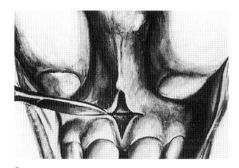

a

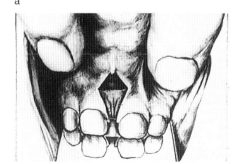

b

Abb. 220   Frenektomie bei Kindern vor oder während des Durchbruches der seitlichen Schneidezähne: a) horizontale Durchtrennung des Frenulum tectolabiale. b) sanduhrförmige Umschneidung bis vor die Papilla incisiva unter Schonung des Sulcus gingivae, Entnahme des Frenulumanteiles, Einlegen eines Gelasponschwämmchens welches mit Thrombin getränkt ist

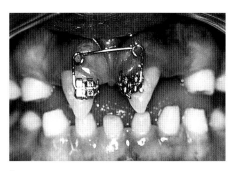 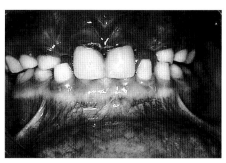

a   b

Abb. 221   a) Schluß eines Diastemas bei Oligodontie und Formanomalien von 11 und 21 mit einer Vierkantfeder. b) temporärer Compositeaufbau und Verblockung des geschlossenen Diastemas

Bei einer *Aplasie* des seitlichen Schneidezahnes sind zunächst die beiden Alternativen des kieferorthopädischen oder prothetischen Lückenschlusses zu prüfen. Im Rahmen der folgenden präprothetischen oder kieferorthopädischen Lückenschlußtherapie ist dann das Diastema mit zu schließen.

Der *Mesiodens* sollte, sofern bereits entdeckt, schon während des Durchbruchs der mittleren Schneidezähne entfernt werden. Bei der Freilegung muß auf die sorgfältige Umschneidung und Schonung der Papilla incisiva geachtet werden.

Der *apparative Lückenschluß* des isolierten Diastema mediale kann bei geringem Ausmaß mit einer *abnehmbaren Apparatur*, an der Mesialfedern angebracht sind, erfolgen. Häufig wird auch eine *festsitzende Teilapparaturen*, die nur an den beiden Schneidezähnen angreift, empfohlen. Dabei kommt es jedoch sehr schnell zur Mesialrotation und Kippung, was nur durch die Erweiterung der Apparatur oder distalen Angriff einer Feder aus *Vierkantdraht* abgemildert werden kann (Abb. 221). Zu *warnen* ist vor einem Lückenschluß mit Hilfe *ungesicherter Gummiringe*, welche um die beiden Schneidezähne gelegt werden. Dabei kommt es wegen der konischen Wurzelform zu einer unmerklichen Wanderung der Ringe in apikaler Richtung und *Zerstörung* des *Zahnhalteapparates* bis hin zum Ausfall der Zähne.

Retention und Prognose
Besonders bei spätem Behandlungsbeginn im bleibenden Gebiß muß eine ausreichende Retentionszeit dem Lückenschluß folgen und auch alle Restlücken in der Zahnreihe müssen geschlossen sein. Dementsprechend ist auch die Prognose bei spätem Beginn unsicher.
Falldemonstration (s. Abb. 220 u. 221)

8.7   Zahnretention

Terminologie: Von einer Zahnretention ist auszugehen, wenn zum Zeitpunkt des obligaten Durchbruches der Zahn weiterhin im Knochen verharrt. Der Begriff „Retention" wird in doppelter Bedeutung außerdem im kieferorthopädischen Sprachgebrauch für das „Festhalten" des Therapieergebnisses mit Hilfe von Retentionsgeräten benutzt.

Epidemiologie: Die 3. Molaren, obere Eckzähne, Prämolaren und Schneidezähne sind am häufigsten von Zahnretention betroffen. Von besonderer therapeutischer Relevanz ist die *Retention* des *oberen Eckzahnes*, welche mit einer Häufigkeit von 2 %–3 % in der Population vorkommt. Mädchen und die linke Oberkieferseite sind dabei doppelt so häufig betroffen wie Jungen und die andere Kieferseite. In eigenen Untersuchungen wiesen unter den Patienten mit Eckzahnretention etwa 50 % zusätzlich einen schmalen oder breiten Deckbiß auf (*Harzer* et al. 1989).

8.7.1   Morphologie und Klinik

Für eine Retention sprechen ähnliche klinische Symptome wie bei der Aplasie, wobei die betroffene Zahngattung, mittlere Schneidezähne und Eckzähne, gegenüber der bei Aplasie eine andere ist und damit differentialdiagnostisch eine Abgrenzung zwischen Nichtanlage und Verharren des Zahnkeimes im Kiefer in den meisten Fällen gut möglich ist.

Für die *Retention* des *mittleren Schneidezahnes* gibt es folgende klinische Anhaltspunkte:

- *Seitenungleichheit* für Milchzahnausfall und Durchbruch der bleibenden Zähne.
- Durchbruch der *seitlichen vor den mittleren* Schneidezähnen.
- *Trauma-Anamnese.*
- *Luxation* oder *Intrusion* des Milchschneidezahnes. Der betroffene Zahn ist häufig avital und verfärbt. Die Intrusion führt vor dem 4. bis 5. Lebensjahr oft zur Verlagerung des Zahnkeimes mit anschließender *Dilazeration* und Retention (Abb. 222).
- *Atypische bukkale* oder *palatinale Vorwölbung* vor oder während der Durchbruchsphase deutet auf *Zahnüberzahl* hin. Überzählige Schneidezähne und Mesiodentes verhindern wegen des Platzmangels den Durchbruch des regelrechten Zahnes. Die Palpation ist auch in diesen Fällen sehr nützlich.
- Ein *tiefeinstrahlendes Frenulum tectolabiale* bei Diastema im Milchgebiß kann sich bei asymmetrischem und zeitverschobenem Durchbruch über einen Schneidezahnkeim spannen und dessen Durchbruch verhindern. Das Abziehen der Oberlippe und die Ischämie über dem sich vorwölbenden Keim stellt die Indikation für die Frenektomie.

Die *Eckzahnretention* ist weit häufiger als die des Schneidezahnes. Die Resorptionsgefahr und die mit zunehmendem Alter schlechter werdende Prognose für eine Einstellung erfordern ebenfalls eine frühestmögliche Diagnostik.

Von der Pathogenese her ist die regelrechte Einstellung des Keimes zwischen seitlichem Schneidezahn und 1. Prämolaren klinisch aufmerksam zu verfolgen. *Ericson* und *Kurol* (1986) versuchten in einer Längsschnittstudie an 505 Schulkindern zunächst ohne Röntgenkontrolle palpatorisch die regelrechte Wanderung und Einordnung des Eckzahnkeimes im Oberkiefer zu verfolgen. Während bei den 10jährigen Kindern noch 29% der Probanden keine bukkale Vorwölbung zeigten, traf dies bei den 11jährigen nur noch für 5% zu. Sie meinen, daß ausgehend von einer fehlenden Palpation bei 7% aller Kinder, die älter als 10 Jahre sind, eine radiologische Kontrolle indiziert ist. Neben diesem sehr wichtigen Palpationsbefund können folgende Symptome einer frühen Diagnostik sehr dienlich sein:

Abb. 222 a) OPG mit Retention 21 nach Milchzahnintrusion. b) Zahnfilm mit Querlage des Keimes. c) Zustand nach kieferorthopädischer Elongationsbehandlung und Einordnung von 21 in die Zahnreihe, die abgeknickten Wurzeln an 21 und 22 weisen noch auf die Verlagerung hin

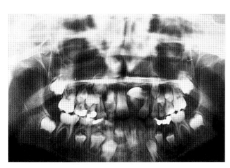

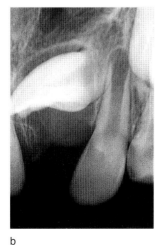

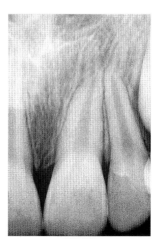

a

b

c

- seitenungleicher Durchbruch,
- einseitige Milchzahnretention,
- palatinale Vorwölbung (Palpation),
- Lückenbildung zwischen mittlerem und seitlichem Schneidezahn durch Druck des Eckzahnkeimes gegen die Wurzelspitze des zuletzt genannten,
- früherer Durchbruch der 2. Molaren,
- fehlende Lockerung des Milcheckzahnes bei bereits erfolgtem Ausfall oder Durchbruch auf der Gegenseite.

Röntgen- und Fernröntgenbefund

Die Persistenz des mittleren Milchschneidezahnes oder -eckzahnes über den physiologischen Ausfallstermin hinaus ist Hinweis für die Retention und/oder Dystopie des Nachfolgers. Unabhängig von den sich anschließenden Maßnahmen ist dann eine röntgenologische Ortung des noch nicht durchgebrochenen Zahnes notwendig. Selbst bei geplantem Belassen oder abwartendem Verhalten sind Zystenbildung oder Wurzelresorptionen an benachbarten Zähnen röntgenologisch abzuklären. Die Topographie des verlagerten Zahnes hat sowohl für das rasche Auffinden nach chirurgischer Freilegung als auch für die prognostische Einschätzung des Behandlungsverlaufes Bedeutung (*Bishara* 1992). Dabei sind Fragen nach der palatinalen oder bukkalen Lage und der Beziehung zu den Nachbarzahnwurzeln vordergründig zu beantworten. Aus der Röntgenaufnahme können auch Informationen über Durchbruchshindernisse, wie überzählige Zähne, Odontome und Zysten gewonnen werden.

Als Aufnahmeverfahren kommen in Betracht:

Periapikale Zahnfilmaufnahme: Für die Festlegung, ob der Zahn bukkal oder palatinal liegt, werden zwei Aufnahmen mit verschiedenem horizontalem Auftreffen des Zentralstrahles benötigt (Clark-Regel). Wandert der retinierte Zahn im Vergleich zur ersten Aufnahme in Bewegungsrichtung der Röntgenröhre mit, so liegt er palatinal, ist die Bewegung gegenläufig, liegt der Zahn bukkal (s. Abb. 106). Eine weitere Lagepräzisierung ist durch den vertikalen Schwenk der Röntgenröhre möglich.

Aufbißaufnahme: Zur Lagebestimmung in einer zweiten Ebene gegenüber der periapikalen Aufnahme mit palatinaler Lage des Röntgenfilmes eignet sich die Aufbißaufnahme. Hier liegt der Röntgenfilm zwischen den Zahnreihen, und der Röntgenstrahl kommt von kranial (Oberkiefer) oder von kaudal (Unterkiefer) (s. Abb. 107).

Orthopantomogramm (OPG) *und laterale Schädelaufnahme* (Fernröntgen): Beide Aufnahmetechniken dienen als Übersichtsbilder einer ersten Orientierung und bedürfen sehr häufig der Ergänzung durch lokale Zahnfilm- und Aufbißaufnahmen (*Lindauer* et al. 1992). Beim OPG kann es durch asymmetrische Kopflagerung zu Verzeichnungen kommen, und bei der Fernröntenaufnahme erschweren Überlagerungen beider Schädelhälften die Auswertung.

Computertomographie: Trotz der mehrdimensionalen Darstellung des retinierten Zahnes kommt es fast immer zu einer Überlagerung der Schneidezahnwurzel mit der Krone des retinierten Zahnes. Dies erschwert die Aussage über mögliche Wurzelresorptionen. Um dies dennoch zu objektivieren, wurde in letzter Zeit die Computertomographie eingesetzt (*Ericson* und *Kurol* 1988, *Harzer* et al. 1989). Dabei liegen die Bildebenen parallel zum Okklusalplanum. Eine Trennung oder eine Vereinigung von Zahnkrone und benachbarter Wurzel lassen eindeutig auf eine Resorption im letzteren Fall schließen (s. Abb. 108). Besteht keine Möglichkeit zur CT-Diagnostik, so gilt die grobe Regel, daß bei einer Lage der Eckzahnspitze mesial der Wurzel des seitlichen Schneidezahnes von einer Resorption an dieser ausgegangen werden muß (*Ericson* und *Kurol* 1987, 1988a). In jedem Fall sollte bei diesen Patienten chirurgisch revidiert oder eine CT-Diagnostik vorgeschlagen werden.

Die Kephalometrie an der Fernröntgenaufnahme dient neben der Bestimmung allgemeiner sagittaler und vertikaler Bißlageparameter (SNA, SNB, ANB, ML-NL, NSL-NL, NSL-ML) der Bestimmung der Schneidezahnachsen (+1/NA, –1/NB), da in den meisten Fällen bei Eckzahnretention ein Platzmangel besteht, der in einigen

Fällen durch eine Protrusion retrudiert stehender Schneidezähne ausgeglichen werden kann.

Modellanalyse
• Platzanalyse
Da der Milcheckzahn etwa 2 mm schmaler als sein Nachfolger ist, kommt es bei Persistenz durch die Mesialdrift von Prämolaren und Molaren zur Einengung der Lücke für den einzuordnenden bleibenden Eckzahn. Bei der Platzanalyse ist davon auszugehen, daß für die regelrechte Einstellung durch die kieferorthopädische Elongationsbehandlung (s.u.) zunächst mehr Platz als die mesiodistale Breite benötigt wird, da der Zahn zumeist schräg liegt und eine diagonale Verklemmung vermieden werden muß.

• Symmetrievergleich der Kieferhälften,
• sagittale Verschiebung der Seitenzahnreihe bei einseitiger Retention,
• sagittale Okklusionsverhältnisse und Rekonstruktion,
• Mittellinienabweichung,
• intermaxilläre Unstimmigkeiten und Asymmetrien der Kieferhälften,
• Okklusionsstörung,
• fehlende Eckzahnführung bei Laterotrusion → Dysfunktionssyndrom,
• ästhetische Beeinträchtigung,
• Schwierigkeiten bei der tangentialen Abstützung für Zahnersatz nach Zahnverlust.

Folgen
• Wurzelresorptionen an den Nachbarzähnen,
• Zysten mit Verdrängung der Zähne und Zahnkeime,

Ätiologie
Hinsichtlich der ursächlichen Faktoren muß einerseits wie bei den Zahnzahlanomalien von einer Schwäche der Zahnleiste ausgegangen werden. Andererseits wird die Zahnretention durch *Hindernisse* beim Durchbruch und *fehlende Keimaufrichtung*, speziell beim Eckzahn, verursacht. Überzählige Zahnkeime, Odontome, Zysten, Spaltbildungen, Zahnengstand, traumatische Verlagerungen und Dystopien anderer Genese sind die Hauptursachen, die vor allem bei Zähnen, die einen *weiten Durchbruchsweg* haben, zur Retention führen (Abb. 223). Davon ist besonders der obere Eckzahn betroffen.
Für ihn ist aus pathogenetischer Sicht hervorzuheben, daß abweichend vom Normalfall, in welchem der Eckzahnkeim in der Regio infraorbitalis liegend, zunächst nach distal geneigt ist und erst nach anteriorer Aufrichtung in die Mundhöhle durchbrechen kann, bei den betroffenen Patienten diese Kippung nach mesial unterbleibt.

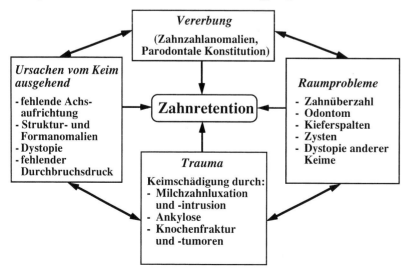

Abb. 223 Ursachen für Zahnretention und Durchbruchsbehinderung

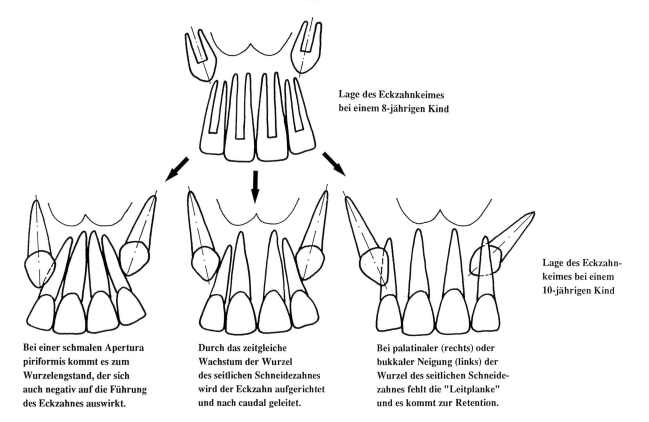

Lage des Eckzahnkeimes
bei einem 8-jährigen Kind

Lage des Eckzahn-
keimes bei einem
10-jährigen Kind

Bei einer schmalen Apertura piriformis kommt es zum Wurzelengstand, der sich auch negativ auf die Führung des Eckzahnes auswirkt.

Durch das zeitgleiche Wachstum der Wurzel des seitlichen Schneidezahnes wird der Eckzahn aufgerichtet und nach caudal geleitet.

Bei palatinaler (rechts) oder bukkaler Neigung (links) der Wurzel des seitlichen Schneidezahnes fehlt die "Leitplanke" und es kommt zur Retention.

Abb. 224 Leitplankenfunktion des seitlichen Schneidezahnes für den Durchbruch des oberen Eckzahnes

Verglichen mit den Untersuchungen zum Druchbruchsverlauf nach *Dausch-Neuman* (1970) entspricht der Winkel zwischen Zahnachse und Okklusionsebene für die retinierten Zähne der Situation bei 9- bis 10jährigen Kindern. Eine spätere Aufrichtung wird durch das fortschreitende Wurzelwachstum in distaler Richtung und die Anteriorwanderung des 1. Molaren unmöglich gemacht. *Bishara* (1992) und *Harzer* et al. (1993) meinen, daß die zeitgleiche Formation der Wurzel des seitlichen Schneidezahnes eine wichtige Funktion als „Leitplanke" für die Aufrichtung und den Durchbruch des Eckzahnes in distokaudaler Richtung darstellt. Bei Aplasie und beim Deckbiß – hier ist die Wurzel des seitlichen Schneidezahnes durch die Protrusion (schmaler Deckbiß) oder Retrusion (breiter Deckbiß) stark nach palatinal bzw. bukkal gekippt – fehlt die Barrierewirkung der Wurzel für den Eckzahnkeim, und er nutzt das vorhandene Vakuum für eine mehr horizontale Bewegung in Richtung der Wurzel des mittleren Schneidezahnes (Abb. 224). Die Minimierung der Zeitspanne zwischen Sistieren der Aufrichtung und Einleitung einer Therapie ist deshalb eine sehr wichtige Prämisse für den Zeitpunkt der Diagnose und das Herausfiltern der Risikopatienten. Dazu gehört auch die frühzeitige Behandlung des Deckbisses.

Als ein weiterer Aspekt für den erschwerten Durchbruch des Eckzahnes ist eine schmale Apertura pirifomis zu werten (*van der Linden* und *Duterloo* 1980). Dabei kommt es zu einem Wurzelengstand der Schneidezähne, und die Eckzahnspitze stößt auf die nach mesial gekippte Wurzel des seitlichen Schneidezahnes. Damit verliert die Wurzel ihre Wirkung als „Leitplanke" und verzögert bzw. stoppt stattdessen den Durchbruch des Eckzahnes.

Als hereditäre Ursache ist die allgemeine Zahnretention und die Zahnüberzahl bei einer Dysostosis cleido-cranialis differentialdiganostisch von den lokalen Ursachen abzutrennen.

Prophylaxe
Diese gibt es nur im Sinne der Verhütung des sekundären Zahnengstandes und der frühen Diagnostik zur Verhütung der umfangreichen Folgen und der rationellen Therapie.

Behandlung

Die Therapie bei retinierten Schneide-, Eck- und Seitenzähnen besteht aus einer chirurgischen Freilegung mit anschließender orthodontischer Elongationsbehandlung. Sie soll am Beispiel der Eckzahnretention im Oberkiefer dargestellt werden:

- Abformung des Kiefers mit Alginatmasse und Anfertigung einer *Wundschutzplatte*. Diese abnehmbare Platte sollte wenige Halteelemente haben und im Bereich der palatinalen Eröffnung hohlgelegt sein. Sie dient einerseits der Bedeckung während der Nahrungsaufnahme und der Adaptation des palatinalen Lappens, da ein Nähen in der Rundung des Gaumengewölbes zeitaufwendig und problematisch sein kann. Andererseits kann die Platte post operationem für die Lückenöffnung und die Elongation mittels Gummizug genutzt werden. Auch bei einem geplanten bukkalen Zugang kann nicht immer eine zusätzliche palatinale Eröffnung ausgeschlossen werden. Deshalb sollte in den meisten Fällen eine Wundschutzplatte vorbereitet werden. Zur optimalen Adaptation wird sie vor dem Einsetzen mit einer antiphlogistischen, elastisch aushärtenden Masse beschichtet.
- Die *operative Freilegung* kann bei sehr oberflächlicher Lage des retinierten Zahnes nur die Eröffnung und das Offenhalten der Verbindung zur Mundhöhle durch eine Tamponade oder das Einschlagen des Lappens beinhalten. Durch das Einrollen des Muko-Periost-Lappens und Nahtfixierung wird ein späterer wachstumsbedingter Verschluß der Operationshöhle verhindert. Die Zähne verlängern sich dann ohne Zugelement innerhalb von sechs Monaten soweit, daß eine Feineinstellung mittels festsitzender Apparatur angeschlossen werden kann. Dieses Verfahren ist sowohl bei bukkaler als auch bei palatinaler Position möglich (*Tränkmann* 1989). Bei tieferer Lage ist das Anbringen eines Klebebrackets mit Drahthaken als Zugelement und primärer Verschluß der Wundhöhle vorteilhafter. Als Operationsschnitt bei palatinaler Eröffnung eignet sich ein Zahnfleischrandschnitt unter Schonung der Papilla incisiva. Ein Schnitt entlang der Raphe-Median-Linie in Kombination mit einem marginalen Schnitt sollte nur dann gewählt werden, wenn der verlagerte Zahn paramedian liegt und die Operationshöhle nicht bis zur Kiefermitte reicht. Vor allem bei jugendlichen Patienten unter 18 Jahren sollte nur soviel Knochen abgetragen werden, wie für das Anbringen des Brackets erforderlich ist.

Die aktive *Elongation* im Anschluß an die Freilegung hat den Vorteil der zeitsparenden zielgerichteten Bewegung. Bei palatinaler Lage wird zunächst mit einer Titan-Molybdän-Feder (TMA .017 × .025"), die am Transpalatinalbogen in ein Vierkantschloß geschoben wird, der Zahn zum Durchbruch gebracht (Abb. 225), bevor er nach bukkal bewegt und in die festsitzende Band-Bogen-Apparatur integriert wird. Bei bukkaler Lage sollte mit einem Teilbogen, welcher im Hilfsröhrchen des 1. Molaren verankert ist, die vertikale Einstellung vollzogen werden (Abb. 226). Bei direkter Einbindung in den Außenbogen werden der benachbarte Prämolar und der seitliche Schneidezahn reaktiv sehr stark belastet, so daß es zur Intrusion dieser Zähne, begleitet von Wurzelresorptionen, kommen kann. Vor der Einordnung in die Zahnreihe sollte die Lücke mit Druckfedern oder Öffnungs-Loops überextendiert werden, um auch bei Schräglage des Zahnes eine „reibungslose" Bewegung zu ermöglichen.

Zur *Feineinstellung* gehören:
- die regelrechte bukko-linguale Position im Sinne der Eckzahnprominenz,
- die leichte Wurzelneigung nach distal (Angulation, mesio-distaler Tip),
- die labio-linguale Kronenneigung (Wurzeltorque nach bukkal),
- die überkompensierte Extrusion (s.u.).

Um eine ausreichend gute Eckzahnführung bei Laterotrusion zu ermöglichen, ist die überkompensierte Extrusion zur Prävention gegen das leichte Rezidiv bei der vertikalen Eckzahneinstellung besonders wichtig.

Retention und Prognose

Die Retention kann wahlweise mit einer abnehmbaren Apparatur, mit einer Miniplastschiene oder geklebtem Retainer erfolgen.

Die Prognose für die chirurgisch-orthodontische Einordnung retinierter Zähne ist stark lage- und altersabhängig. Die Altersabhängigkeit steht dabei im Vordergrund, da der Abschluß der Wurzelbildung am retinierten Zahn und die zunehmende Knochenmineralisierung, verbunden mit einer Abnahme der Spongiosa zugunsten der Kompakta, die Zahnbewegungsmöglichkeit stark einschränken. Oberhalb des 3. Dezenniums sollte deshalb die Eckzahneinordnung sehr kritisch bewertet werden. Eine Schräglage unter 45°, gemessen zur Kauebene, kann ebenfalls eine Kontraindikation darstellen.

8.7.2 Falldemonstration

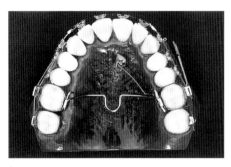

a

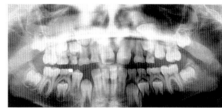

b

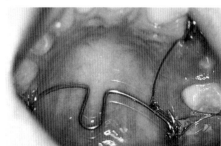

d

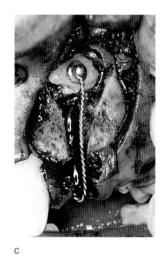

c

Abb. 225 a) Prinzip der Elongation eines palatinal verlagerten Eckzahnes mit einer TMA-Feder, die in ein Röhrchen am Transpalatinalbogen eingeschoben und nach oral aktiviert wird. b) OPG mit Dystopie 23 und Aplasie 12 und 22. c) operative Freilegung von 23 mit Attachement und Drahtzug. d) Einblick von oral, Transpalatinalbogen mit TMA-Feder, die in den Drahtzug eingehängt wird. e) Übersicht nach Einordnung von 23

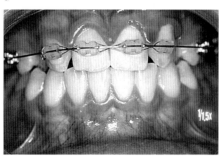

e

Abb. 226 a) Persistenz 53 und Retention 13 bei 26jährigem Patienten. b) OK-Aufbißaufnahme mit Retention 13

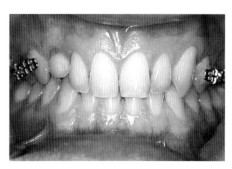

a

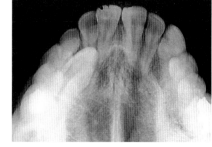

b

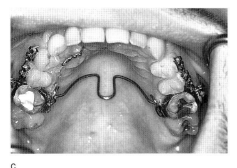
c

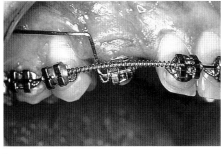
d

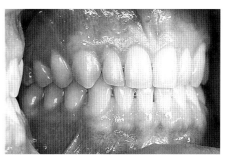
e

8.8 Zahnengstand

Vorbemerkung: Der Zahnengstand ist die *häufigste Zahnstellungsanomalie* und macht etwa 60 % des kieferorthopädischen Patientengutes aus. Ist mit dieser Anomalie keine Bißlageabweichung verbunden, sollte mit *apparativen Maßnahmen* erst *nach Durchbruch* aller Zähne begonnen werden. Eine *erste Diagnostik* sollte wegen möglicher Extraktionen und Ausnutzung des Zahndurchbruches dagegen schon am Ende der *1. Wechselgebißphase* erfolgen.

Synonyme Begriffe und Definitionen:
Leitsymptom des Platzmangels, Schmalkiefer mit engstehender Front, Mißverhältnis zwischen Zahn- und Kiefergröße, Disproportion zwischen Platzangebot und Platzbedarf im Zahnbogen, primärer, sekundärer und tertiärer Platzmangel (s. Ätiologie).

8.8.1 Morphologie und Klinik

Zahnengstand im Milchgebiß kommt weit seltener als im bleibenden Gebiß vor. Man findet häufiger ein lückenloses oder lückiges als ein engstehendes Milchgebiß (Kap. 2.4.3). Aus diesen Konfigurationen lassen sich jedoch nur in manchen Fällen Prognosen für das bleibende Gebiß ableiten.

Topographie des Zahnengstandes

• Schneidezahnregion:
Schneidezähne ordnen sich bei fehlendem Platzangebot häufig in einer typischen *Torsions-* oder *Staffelstellung* an. Während bei erster Form die Zähne rotiert zueinander stehen (∧∧- oder ∨∨-Form), ordnen sich bei der zweiten die Zähne hintereinander an (_–_–). Die Staffelstellung läßt sich therapeutisch besser und weniger rezidivgefährdet beeinflussen als die Torsionsform. Neben diesen beiden typischen Konfigurationen gibt es Mischformen und weitere Variationen.

• Eckzahnregion: *Außen-* und/oder *-hochstand (bukkal)*, *Palatinalstand*, *Retention* (Quer- oder Schräglage), → Dystopie.
• Prämolarenregion: im Oberkiefer *Palatinalstand* des *2. Prämolaren*, *Tripelstellung*, im Unterkiefer *Retention/Lingualstand* des *2. Prämolaren*.

Das Dominieren des Zahnengstandes als Eckzahnaußenstand oder Palatinalstand des Prämolaren ist weitestgehend von der Durchbruchsfolge abhängig. Nach dem Motto „wer zuletzt kommt…" bleibt dem Eckzahn bei der Durchbruchsfolge 453 nur der Außenstand, und für den 2. Prämolaren gilt das gleiche bei einer Folge 435 oder 345.

• Molarenregion: *Verhakung* des *1. Molaren* am 2. Milchmolaren,
Außenstand des 2. Molaren (bukkale oder palatinale Nonokklusion),
Retention des 3. Molaren (Dentitio difficilis).

Die Engstandssymptomatik ist in der Regel im Oberkiefer stärker als im Unterkiefer ausgeprägt.

Abb. 226 c) Elongation und Distalzug auf 13 nach operativer Freilegung. Erst nach Durchbruch wurde peristierender 53 extrahiert. d) Elongation und Bukkalbewegung des 13 mit TMA-Feder, die vom Hilfsröhrchen des 16 ausgeht und damit die Zähne 12 und 14 entlastet, Lückenöffnung mit Druckfeder.
e) 13 nach Einordnung und Lückenschluß

Spezielle Symptome und Befunde

- Hypoplasie des Ober- oder Unterkiefers,
- Schmalkiefer,
- verkürzter Zahnbogen, Steil- oder Invertstellung der Schneidezähne,
- kleine apikale Basis,
- deutliche Diskrepanz zwischen Milchzahnbreite und der der bleibenden Zähne → beim Durchbruch eines bleibenden Zahnes werden zwei Milchzähne ausgestoßen, z.B. Verlust des seitlichen Milchschneide- *und* des -eckzahnes beim Durchbruch des lateralen Schneidezahnes,
- Zahnüberzahl (Hyperodontie),
- Alveolarfortsatzdefekte durch Trauma, Tumor oder LKGS-Spalten,
- Lückeneinengung nach Milchzahnverlust,
- Überbißhöhe variiert, bei ausgeprägterem UK-Engstand → Tiefbiß, bei stärkerem OK-Engstand → knapper Überbiß (apikale Basis und Bißlage beachten!),
- verstärkte Spee-Kurve bei Tiefbiß,
- variable Okklusion → Rekonstruktion,
- dento-alveoläre Mittellinienverschiebungen und Mesialverschiebungen der Prämolaren und Molaren kommen regelmäßig bei Außen- oder Palatinalstand einzelner Zähne vor und müssen in die Rekonstruktion einbezogen werden → Modellanalyse.

Funktionelle Proben

- Registrierung des interokklusalen Ruheabstandes zur Differenzierung des echten und des Pseudotiefbisses (*Hotz* 1980).
- Mittellinienabweichung in Okklusion und bei Mundöffnung zum Ausschluß dentaler Zwangsführungen.

Röntgen- und Fernröntgenbefund
Orthopantomogramm:

- Anlage aller Zähne incl. 3. Molaren,
- Durchbruchsfolge von Eckzahn und Prämolaren,
- Lage der Zahnkeime, locker oder gedrängt,
- Keimdrehungen und Dystopien → Wurzelresorptionen an Nachbarzähnen, follikuläre Zysten,
- Zustand des Parodontes; Verlauf des Parodontalspaltes, Knochenabbau,
- Kariesdiagnostik, soweit nicht klinisch möglich, Zustand endodontischer Füllungen → periapikale Veränderungen, radikuläre Zysten.

Fernröntgenbild, Kephalometrie
Die meisten kephalometrischen Meßwerte haben bei einem größeren Ausmaß des Engstandes Bedeutung für die Extraktionsentscheidung.

- ANB-Winkel (Norm 2°) zum Ausschluß notwendiger Bißlagekorrektur,
- Kiefer-Basen-Winkel (ML-NL) bei Tiefbiß oder knappem Überbiß,
- ML-NSL und NL-NSL zur Differenzierung der Einzelkieferrotation,
- Wachstumstyp (sechs Kriterien nach *Björk*),
- Schneidezahnachsenstellung zur Schädel- und zu den Kieferbasen für konservativen Platzgewinn,
- Bestimmung der Holdaway-Ratio (UK 1/NB : Pg/NB) für Platzgewinn,
- Profil (Ästhetik-Linie nach *Ricketts*).

Profil und En-face-Analyse

- Bei Abweichung vom geraden Profil ist der apparativen Ausformung der Zahnbögen eine Bißlagekorrektur vorzuschalten oder parallel zu planen,
- konkaves oder konvexes Mundprofil → Extraktionsentscheidung,
- Naso-Labial-Winkel,
- Kollmannsche Proportionen (en face).

Allgemeine Befunderhebung am Patienten

- Gebißbefund (DMF-Index),
- Mundhygiene (OHI-S),
- Gingivitis, Parodontitis (PBI, SBI), Einbisse in die Gingiva,
- Ansatz der Lippenbändchen, Breite der befestigten Gingiva,
- Größe der apikalen Basis sagittal und transversal,
- Höhe des Gaumens,
- Index nach *Izard*,
- Sichtbarkeit der Oberkieferschneidezähne bei leicht geöffnetem Mund und beim Lachen.

Modellanalyse

- *Platzbilanz* im *Wechselgebiß* nach *Moyers*, im bleibenden Gebiß die *Segmentanalyse* nach *Lundström*, bei Diskrepanz der Zahnbogenlängen von Ober- und Unterkiefer sollte *Boltonanalyse* genutzt werden. Entsprechend dem Ausmaß des Platzdefizites im gesamten Zahnbogen wird unterteilt in:
- Engstand leichten Grades < $^1/_2$ Prämolarenbreite (PB),
- Engstand mittleren Grades > $^1/_2$ PB,
- Engstand schweren Grades > 1 PB,
- *Symmetrievergleich* der Kieferhälften (Symmetrograph), Registrierung von Zahnwanderungen in der Sagittalen,
- Einzeichnung der *Raphe-Papillen-Transversale* (RPT) und Registrierung des Betrages, um den der Eckzahn anterior oder posterior dieser Linie steht,
- starke lokale Lückeneinengungen,
- Supra- und Infraokklusion einzelner Zähne,
- Okklusionsbeziehung an den 1. Molaren, im Wechselgebiß an den Milch-
eckzähnen, Rekonstruktion der Mittellinienverschiebung und Zahnwanderungen,
- Mittellinienabweichung,
- Überbiß und sagittale Schneidezahnstufe,
- Abstützung der Schneidezähne und Verzahnung der lingualen Höcker bei Einblick in die Modelle von posterior,
- Ausprägung der Spee-Kurve.

Folgen

- Starke ästhetische Beeinträchtigung bei Engstand der Schneidezähne und Eckzahnaußenstand,
- erhöhte Kariesintensität durch Schmutznischen, die für Zahnreinigung schwer zugänglich sind → erhöhte Plaquebelastung → Erhöhung der Gingivitis- und Parodontitisfrequenz → vorzeitiger Zahnverlust,
- erschwerte Bedingungen für Kavitätenpräparation im Approximalbereich → Risiko für mangelhafte Füllungsränder und Sekundärkaries, gleiches gilt für die Kronen- und Brückentechnik.

Ätiologie

Multifaktoriell-polygenetische Vererbung, entsprechend dem Überwiegen genetischer, exogener und entwicklungsbezüglicher Faktoren in der Ätiologie werden die folgenden Begriffe genutzt:

- *Primärer Zahnengstand* ist auf das Mißverhältnis zwischen Zahn- und Kiefergröße zurückzuführen (Kap. 3.4)
- *Sekundärer Zahnengstand* entsteht durch den vorzeitigen Milchzahnverlust, gefolgt von Lückeneinengung für die bleibenden Zähne durch Mesialdrift der Molaren, wobei das Ausmaß der Lückeneinengung wiederum von erblichen Faktoren beeinflußt wird und die Engstandshäufigkeit bei vollem Erhalt der Stützzone insgesamt nur um etwa 10–20% reduziert werden kann.
- *Tertiärer Engstand* entsteht mit dem Abschluß von Dentition und Wachstum (18.–20. Lebensjahr) durch den Mesialschub der Seitenzähne, speziell des 3. Molaren und Resorptionsprozesse in der Supramentalfurche des Unterkiefers. Hinzu kommt die Weiterleitung und Umlenkung der Kaukraft als horizontaler Schub in

den Kontaktpunkten der Zahnreihe. Dabei spielt die Ausprägung der Spee-Kurve eine wesentliche Rolle.

Im Vordergrund ätiologischer Faktoren steht die Disproportion zwischen Zahn- und Kiefergröße sowie zwischen Milch- und bleibenden Zähnen. Ursachen dafür sind in der Phylogenese zu suchen, da mit der Primatenentwicklung die Kiefergröße eine stärkere Reduktion als die der Zähne erfahren hat.

Prophylaxe

- Eine Prophylaxe für den primären Engstand gibt es nicht, dem sekundären Engstand kann durch die konsequente *Erhaltung* der *Milchzähne*, speziell im Stützzonenbereich begegnet werden. Falls bereits ein Milchmolar extrahiert werden mußte, ist bei progredienter Lückeneinengung ein Platzhalter einzufügen. Die übermäßige Extension von Füllungen an den Nachbarzähnen in die Lücke hinein (Rucksackfüllung) ist nicht sinnvoll und behindert den Durchbruch der Nachfolger.

- Anteriores Beschleifen der 2. Milchmolaren zum Platzausgleich des temporären Platzmangels beim Durchbruch des Eckzahnes (s. Kap. 2.4.6, Dentition). Da der Eckzahn breiter als sein Vorgänger ist, kann es bei verzögertem Ausfall des Platzspenders 2. Milchmolar zum Eckzahnaußenstand kommen. Durch das anteriore Beschleifen des 2. Milchmolaren kann der Eckzahn bei seinem Durchbruch den 1. Prämolaren nach posterior schieben und sich korrekt in die Zahnreihe einordnen. Eine vorzeitige Extraktion ist wegen der Mesialdrift des 1. Molaren nicht angezeigt. Das Verfahren ist nur bei der Durchbruchsfolge 435 durchzuführen, da bei der etwa genauso häufigen Folge 453 durch die Mesialdrift des 1. Molaren der Platz eingeengt wird.

- Für den tertiären Engstand im unteren Frontzahngebiet gibt es nur begrenzte Möglichkeiten der Prophylaxe, da neben dem Durchbruch des 3. Molaren weitere, kaum beeinflußbare Faktoren zu seiner Entstehung führen (s. o.). Die Extraktion aller 3. Molaren ist immer dann angezeigt, wenn während des Durchbruchsintervalles oder kurz danach, der Engstand merklich zunimmt (> 1 mm innerhalb von sechs Monaten). Dies trifft besonders für Patienten mit abgeschlossener kieferorthopädischer Behandlung zu. Eine prophylaktische Keimentfernung (Germektomie) im Alter von 14 bis 15 Jahren ist angezeigt, wenn eine Retention absehbar ist oder ein therapeutisch konservativer Platzgewinn über 4 bis 5 mm erfolgte (Molarendistalisation, Schneidezahnprotrusion).

Behandlung

- *Engstand leichten Grades* ($< 1/2$ PB Platzmangel):
Bei diesem kann mit aktiven Plattenapparaturen ausreichend Platz gewonnen werden. Bei Engstand im Schneidezahngebiet wird die *Transversalplatte* und bei Platzmangel im Eckzahngebiet die *Y-Platte* angewandt. Bestehen zusätzlich Rotationen und Kippungen einzelner Zähne, kann dies mit dem exzentrischen Zwei-Punkt-Angriff von Labialbogen und palatinal oder lingual angreifendem Federbehelf behoben werden. Sind mehrere Zähne betroffen und kommen noch *vertikale Abweichungen* (Tiefbiß) hinzu, empfiehlt es sich, dies mit einer *festsitzenden Apparatur* zu behandeln. Auch wenn nur ein Kiefer vom Engstand betroffen ist, darf in der Behandlungsplanung die Okklusion nicht außer Acht gelassen werden. Sie soll durch eine gute Verzahnung der Antagonisten das Ergebnis sichern helfen. Dies gilt nicht nur für Bewegungen in sagittaler Richtung und im Zahnbogen, sondern auch für transversale Erweiterungen. Sind die Bewegungen kleineren Ausmaßes, kann man vor allem im wachsenden Gebiß von einer Mitbewegung und Anpassung der Antagonisten durch die bestehen bleibende Verzahnung ausgehen. Sobald jedoch diese Interkuspidation verlassen wird, dies passiert sehr schnell durch den geraden Bogen der festsitzenden Apparatur, der in allen drei Ebenen eine nivellie-

rend Wirkung hat, sollte man den Gegenkiefer unbedingt in die apparative Behandlung einbeziehen, um die Möglichkeiten einer optimalen Okklusion wie sie *Andrews* (1970) mit seinen „sechs Schlüsseln" fordert, auszuschöpfen.

- Für die *Vertikal-* oder *Horizontalbewegung einzelner Zähne* im Rahmen der Engstandstherapie hat sich die *Kombination* von Einzelelementen der festsitzenden Technik (*Klebebrackets* und *-knöpfchen*) mit *abnehmbaren Plattenapparaturen* bewährt. So kann z.B. beim Hochstand eines Schneidezahnes dieser extrudiert werden, indem der Labialbogen mit entsprechender Vorspannung in ein Bracket eingelegt wird. Auch kann mit einem horizontalen Gummizug, der sich zwischen den U-Schlaufen des Labialbogens ausspannt eine retrudierende Wirkung erzeugt werden. Derartige Plattenmodifikationen sollten auf Einzelzahnbewegungen begrenzt werden.

- *Engstand mittleren Grades* (> ¹/₂ PB):
  Vor dem Behandlungsbeginn muß die alternative Entscheidung zwischen der Platzbeschaffung auf konservativem Weg oder mittels systematischer Extraktion getroffen werden.
  Sie muß durch das Zusammentragen der verschiedensten differentialdiagnostischen Kriterien getroffen werden, die in Tabelle 21 zusammengestellt sind:
  Besondere Bedeutung für die Bewertung haben dabei

Tab. 21 Entscheidungskriterien für oder gegen eine Extraktionstherapie bei mittlerem bis schwerem Platzmangel

Konservativer Platzgewinn	Extraktion
Platzmangel < 1 Prämolarenbreite	Platzmangel > 1 Prämolarenbreite
Proportion: SI : Stützzone = 32 mm : 21 mm	32 mm : < 19 mm
Einengung der Eckzahnlücke von mesial im Verhältnis zur Raphe-Papillen-Transversale	Einengung von distal
Eckzahnwurzel nach mesial geneigt	nach distal geneigt
Hypodontie, Fehlen der 3. Molaren	Anlage aller Zähne incl. 3. Molaren
große apikale Basis	kleine apikale Basis
Kreuzbiß	bukkale Nonokklusion
Überbiß tief	geringer Überbiß
ausgeprägte Spee-Kurve	flache Spee-Kurve
horizontale Wachstumsrichtung	vertikale Wachstumsrichtung
konkaves Profil	konvexes Profil
Izard-Verhältnis JBB : ZBB > 2 : 1	Izard < 2 : 1
gute Mundhygiene, saniertes Gebiß	Karies, Wahl anderer Zahngattung, evtl. Therapie ganz ablehnen
Gebißentwicklung nicht abgeschlossen	abgeschlossen, Erwachsene

Das *Profil* und der *Nasolabialwinkel*

- Mit zunehmendem Alter flacht sich das Mundprofil durch das Spitzenwachstum von Kinn und Nase, durch die Streckung des Gesichtsschädels und modellierende Resorptionen in der Supramentalfalte ab,
- Eckzahnprominenz verstreicht bei Distalisierung dieses Zahnes in die Prämolarenlücke hinein und verstärkt die Konkavität → dish face,
- *Extraktion ist indiziert, wenn das Profil neben der wachstumsmäßigen Abflachung einer zusätzlichen Konkavisierung bedarf und die Eckzahnlücke von distal eingeengt ist (RPT).*

Die *Schneidezahninklination*

- Platzbilanz im Zahnbogen bedarf der Einrechnung des Verlustes oder Gewinnes durch die achsgerechte Einstellung der Schneidezähne, als Orientierungswerte gelten: *3° Kippung im FRö.-Bild ≅ 1mm, 1 mm Kippung (Protrusion oder Retrusion) ≅ 2 mm Platzgewinn oder -verlust im Zahnbogen.*
- Inklination der Unterkieferschneidezähne sind die Stellgrößen, da deren Bewegungsausmaß durch den schmalen Alveolarfortsatz begrenzt ist.

- Holdaway ratio gibt Auskunft über das Verhältnis von Inklination und Breite der Basis im Unterkiefer (s. u.).
- Veränderung der Schneidezahnachsenposition hat weit mehr Einfluß auf die Zahnbogenmorphologie als auf das Weichteilprofil.
- *Extraktion ist indiziert, wenn die Ausformung der Zahnbögen nur unter starker Protrusion der Schneidezähne, speziell der des Unterkiefers zu erreichen ist (z.B. Holdaway ratio –1/NB:Pg/NB > 3:1, wenn Pg-NB ca. 2–3 mm).*

Limitation des Gewebeumbaues

- Molaren sind im Unterkiefer maximal um 1 mm und im Oberkiefer um 4–5 mm zu distalisieren. Bei Distalisierung des oberen 1. Molaren ist ein Mindestabstand zur Pterygoid-Vertikalen (PTV) nicht zu unterschreiten (Mindestwert: Alter + 3 mm).
- Protrusion der unteren Schneidezähne wird durch die dünne labiale Knochenwand auf 2–3 mm begrenzt.
- Approximale Schmelzreduktion an allen Zähnen schafft im Unterkiefer maximal 3 mm Platz.

Die aufgezählten Faktoren sind immer im Zusammenhang mit allen weiteren zu wichten und zu werten, um erst in der Summe eine Entscheidung zu fällen.

Apparative Maßnahmen zur konservativen Platzbeschaffung
Wie beim leichten Zahnengstand ist durch transversale Weitung oder sagittale Streckung mit Hilfe der *Transversal-* oder *Y-Platte* Platz im Schneide- oder Eckzahngebiet zu gewinnen. Der Platzgewinn durch Protrusion ist mit Hilfe einer *Protrusionsplatte* zu erzielen. Einzelne Zähne können auch mit *Segmentplatten* distalisiert oder in die Zahnreihe hineinbewegt werden.
Bei Anwendung festsitzender Apparaturen kann mit einer *Quad-Helix* transversal geweitet werden, im Zahnbogen mit Druckfedern eine Lückenöffnung erfolgen oder mit einem *Utility-Bogen* eine Schneidezahnprotrusion durchgeführt werden. Die Distalisierung von Molaren kann extraoral mit dem *Headgear* erfolgen oder intraoral mit der *Wilson-Apparatur*, dem *Jones-Jig*, dem *Lip-bumper*, abstoßenden *Magneten* oder im Rahmen einer Bißlagekorrektur mit dem *Jasper-Jumper*. Bei allen intraoralen Apparaturen ist auf eine ausreichende Verankerung zum Abfangen reaktiver Kräfte zu achten. Dafür eignet sich zur Molarendistalisation die *Nance-Apparatur*. Sie ist an den Prämolaren befestigt und stützt sich mit einem Kunststoffschild am Gaumen ab. Nach Erreichen der Molarendistalisation werden die Haltearme verlängert und auf den 1. Molaren umgesetzt, um ihn am Ort zu halten. Mit den festsitzenden Apparaturen kann besser als mit den abnehmbaren eine Bißhebung und Abflachung der Spee-Kurve erreicht werden, da der Zahnengstand sehr häufig mit einem Tiefbiß verbunden ist. Zur Erzielung einer guten Okklusion und Einstellung der Mittellinien ist auch bei Platzmangel in nur einem Kiefer die Bebänderung des Gegenkiefers indiziert.

Engstand schweren Grades (> 1 PB pro Kiefer)
Dieser kündigt sich bei einem Mißverhältnis der bleibenden Zähne zur Kiefergröße oder zur Breite der Milchzähne schon in der 1. Wechselgebißphase an. Das Ausstoßen des 2. oberen Milchschneidezahnes und des -eckzahnes bei Durchbruch des seitlichen Schneidezahnes ist ein deutliches Zeichen für diese schwere Form des Platzmangels. Auch Durchbruchsverzögerung, -behinderung und dystoper Durchbruch sind Hinweise dieser Disproportion.
In der Regel wird der Platzgewinn nur noch über die *Extraktion bleibender Zähne* zu erzielen sein. Eine Ausschlußdiagnostik zum konservativen Vorgehen sollte dennoch

in jedem Fall entsprechend der Kriterien wie sie beim Engstand mittleren Grades dargestellt wurden, durchgeführt werden.

Ist die Entscheidung für das Extraktionsverfahren gefallen, werden bei Regelbiß systematisch alle 1. Prämolaren entfernt. Hierbei ist es möglich, entsprechend des Vorschlages von *Hotz* die Gebißentwicklung mittels Extraktion zu steuern und schon im Wechselgebiß Milcheckzähne und 1. Milchmolaren zur Auflockerung der engstehenden Schneidezähne und Reduzierung der Restlücken nach der Prämolarenextraktion zu ziehen (Kap. 7.5.4). Bei der Planung eines solchen Vorgehens dürfen nicht die Einbuße von Mittelgesichtswachstum bei frühzeitiger Extraktion und die Belastung des Patienten durch die Mehrfachanästhesie und -zahnentfernung außer Acht gelassen werden.

Der 1. Prämolar sollte bei einer Durchbruchsfolge 435 entfernt werden, wenn sich eine deutliche Eckzahnprominenz in der Umschlagfalte palpieren läßt. Bricht dagegen der 2. Prämolar vor dem Eckzahn durch, muß vor der Extraktion auf die Einstellung des ersteren gewartet werden, damit er nicht während des Durchbruches durch seine Mesialdrift die Eckzahnlücke einengt.

Eine *andere Zahngattung* wird gewählt, wenn diese aufgrund von Karies oder parodontalen Schäden eine geringere Erhaltungsfähigkeit als die 1. Prämolaren aufweisen. Dies betrifft insbesondere den 1. Molaren. Durch versetztes Extrahieren des oberen 1. Prämolaren und des unteren 2. Prämolaren kann die Bißsenkung reduziert werden. Bei Grenzfällen zwischen konservativem und Extraktionsverfahren kann durch die Extraktion der 2. Molaren die Distalisierung der 1. Molaren erleichtert werden. Als Kompromiß ist bei Erwachsenen statt der Prämolaren im Unterkiefer auch ein Schneidezahn in Betracht zu ziehen, da in den meisten Fällen das Platzdefizit geringer als im Oberkiefer und ein körperlicher Lückenschluß wegen der dichteren Kortikalis und Spongiosa schwieriger ist. Als Nachteil müssen sehr häufig Disharmonien in der Okklusion in Kauf genommen werden.

Zur Beibehaltung einer *neutralen Bißlage* und symmetrischen Zahnbogenform sind immer in *allen Quadranten* die 1. Prämolaren zu extrahieren, auch wenn der Platzmangel nur auf einer Seite oder nur im Oberkiefer dominiert. Bei *distaler Bißlage* sollte im Wachstumsalter eine *funktionskieferorthopädische Einstellung* in den Regelbiß vorausgehen oder parallel mit der gesteuerten Extraktion nach *Hotz* erfolgen. Da bei *Erwachsenen* dieser Bißausgleich nicht mehr möglich ist, werden bei ihnen unter Inkaufnahme des nachteiligen Profilverlaufes (Alternative Dysgnathie-Operation?) nur die 1. *Prämolaren* im Oberkiefer extrahiert.

Retention und Prognose

Zur Retention eignen sich abnehmbare Platten und Miniplastschienen. In den meisten Fällen wird zur Verhütung des tertiären Engstandes ein Eckzahn-zu-Eckzahn-*Lingualretainer* im Unterkiefer geklebt. Er sollte aus relativ starrem Draht sein und nur an den Eckzähnen befestigt werden. Er kann bei entsprechender Mundhygiene und Zahnsteinentfernung ohne weiteres zwei bis drei Jahre im Munde belassen werden.

Die Prognose für die Stabilität des Behandlungsergebnisses ist sowohl nach konservativer als auch Extraktionstherapie relativ unsicher und zeigt eine Altersabhängigkeit. Besonders instabil sind transversale Erweiterung im Unterkiefereckzahngebiet und übermäßige Schneidezahnprotrusionen. Die Platzbeschaffung mittels Extraktion ist kein Garant gegen einen späteren tertiären Engstand im Unterkiefer, da der Platzmangel nur ein Faktor für dessen Ätiologie darstellt. Frühzeitiger Behandlungsbeginn, Langzeitretention und -kontrollen können am ehesten ein Rezidiv verhindern helfen.

8.8.2 Falldemonstrationen (Abb. 227 bis 230)

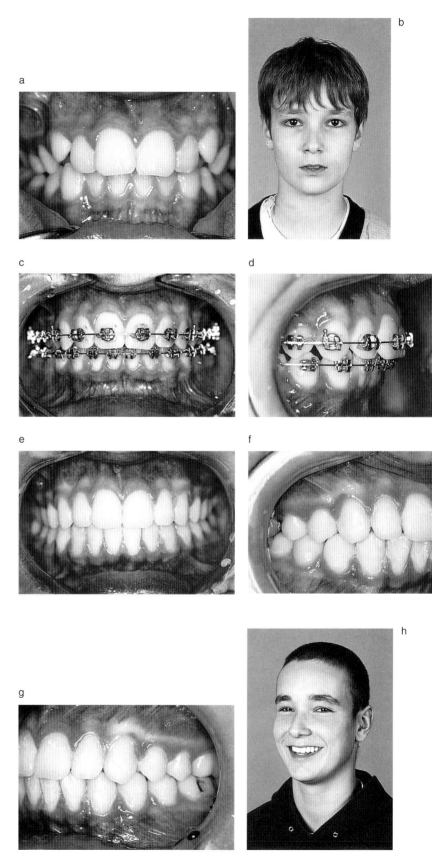

Abb. 227 a) mittlerer Platzmangel mit Eckzahnaußenstand und sagittaler Stufe. b) en face, potentiell inkompetenter Lippenschluß. c) Behandlung: Multiband, Straight wire, Roth .018". d) Einstellung in Regelokklusion mit Klasse-II-Gummizügen, Behandlungszeit drei Jahre. e) Behandlungsende, intraorale Übersicht. f) seitliche Okklusion rechts. g) seitliche Okklusion links. h) en face

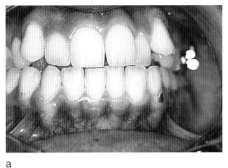

a

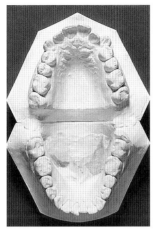

b

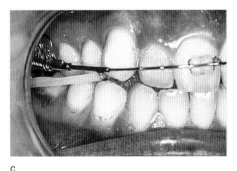

c

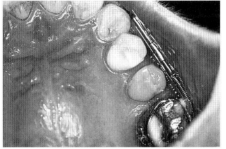

d

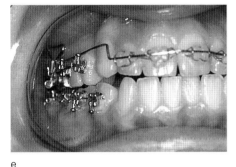

e

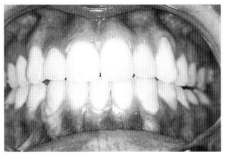

f

g

Abb. 228   Konservativer Platzgewinn durch Molarendistalisation: 21jährige Patientin mit mittlerem Platzmangel, Kantenbiß, Falschverzahnung 22, Protrusion der Schneidezähne, die nicht verstärkt werden durfte, kleine apikale Basis und konkaves Profil welches gegen eine Prämolarenextraktion sprach, deshalb Extraktion 17, 27 und 31 als Kompromiß:
a) intraorale Übersicht. b) Anfangsmodelle (Aufsicht). c) Platzbeschaffung im Oberkiefer durch Wilson-Apparatur und später SWA Roth .022". d) Platzgewinn pro Seite 3 mm. e) Fraktionierte Distalbewegung der Prämolaren und Eckzähne. f) Behandlungsende (im UK wurde ein Schneidezahn extrahiert). g) Überlagerung der FR-Aufnahmen mit Einzeichnung der Molarendistalisation

a

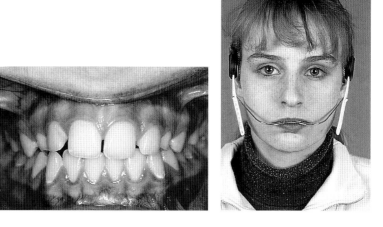

b

c

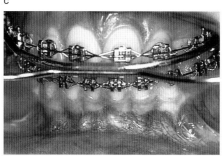

d

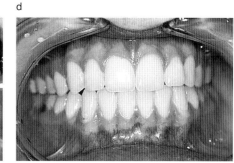

Abb. 229 15jährige Patientin mit knappem Überbiß, Platzmangel und Retention von 13 und 23: a) intraorale Übersicht. b) Platzgewinn durch Distalisierung und Intrusion von 16 und 26 mittels Hochzug-Headgear. c) Ausformung mittels SWA Roth .018" und Erhalt der maximalen Verankerung. d) Behandlungsende

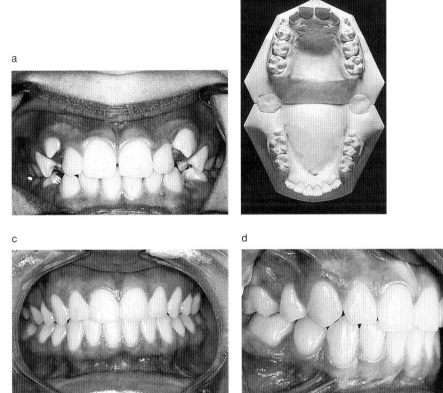

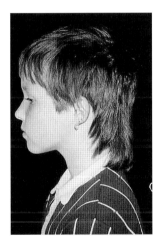

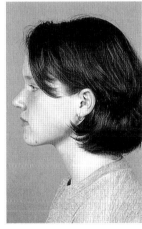

Abb. 230 a) schwerer Platzmangel > 1PB mit Eckzahnaußenstand. b) Modellsituation zu Beginn, für eine Extraktion sprachen neben dem Platzmangel, das konvexe Profil, die Anlage der 3. Molaren und ein vertikales Wachstum. c) Behandlungsende nach gesteuerter Extraktion *(Hotz)* und Ausformung der Zahnbögen mittels SWA Roth .018". d) Einblick seitlich. e) Profil zu Beginn. f) Profil zwei Jahre nach Behandlungsabschluß

9 Kieferorthopädische Behandlungsaufgaben bei der interdisziplinären Betreuung von Patienten mit Lippen-Kiefer-Gaumen-Segel-Spalten und Syndromen

9.1 Lippen-Kiefer-Gaumen-Segel-Spalten (LKGSS)

Wie im Kapitel zur Ätiologie der Dysgnathien dargestellt, können Spaltbildungen und Syndrome im Kiefer-Gesichtsbereich auf chromosomale, monogene und polygen-multifaktorielle Ursachen zurückgeführt werden. Während bei den chromosomalen und monogenen Störungen die typischen Veränderungen und Defizite in der Morphologie „vorprogrammiert" sind, werden die Fehlbildungen auf multifaktorieller Basis, wozu auch die Lippen-Kiefer-Gaumen-Segel-Spalten (LKGS-Spalten) zu zählen sind, durch Umwelteinflüsse in ihrem Ausprägungsgrad modifiziert oder überhaupt erst induziert (Schwellenwerteffekt). Dementsprechend sind auch die kieferorthopädischen Möglichkeiten der Steuerung von Wachstum und Gebißentwicklung bei den Syndromen geringer als bei den LKGS-Spalten einzuschätzen, da bei letzteren die schweren wachstumsbedingten Folgen durch das kombiniert kieferchirurgisch-kieferorthopädische Eingreifen abgemildert werden können. Dabei ist jedoch zu berücksichtigen, daß zum frühesten Zeitpunkt des Eingreifens nach der Geburt bereits ca. 50% des Wachstums abgelaufen sind und damit die Fehlbildung bereits ein beträchtliches irreversibles Ausmaß erreicht hat. Dieses wird hauptsächlich durch das starke Kaudal-Ventral-Wachstum der Maxilla, speziell des Nasenknorpels, in der 6.–11. Embryonalwoche, dem der „abgetrennte" Gaumen nicht folgen kann, verursacht. Bei doppelseitigen Spalten bleiben demzufolge beide Gaumenhälften, die auch als laterale Segmente bezeichnet werden, in einer mehr posterior-kranial-medialen Stellung zurück. Bei einseitigen Spalten kommt es durch das starke Vertikalwachstum zum Seitwärtszug des mit dem Nasenseptum und der Prämaxilla verbundenen gesunden Teiles und Verharren des abgetrennten lateralen Segmentes wie bei der doppelseitigen Spalte. Die größte Breite des Spaltes ist jedoch bei Doppelseitigkeit zu verzeichnen, da in diesem Fall das Nasenseptum mit dem Zwischenkiefer völlig ungezügelt nach kaudal und ventral wachsen kann und die seitlichen Alveolarfortsätze stark zurückbleiben.

9.1.1 Morphologie und Klinik der LKGS-Spalten

- Ästhetische und psychische Beeinträchtigung.
- Verbindung zwischen Mund- und Nasenraum ohne funktionelle Verschlußmöglichkeit.
- Mesialverlagerung der Oberkieferseitenzahnsegmente.
- Anteriorlage der Prämaxilla.
- Deformation der äußeren und inneren Nase mit Asymmetrien.
- Fehlender und/oder dystoper Ansatz der Lippen- und Segelmuskulatur.
- Zahnzahl- und -formanomalien
- Im Milchgebiß mehr Doppelanlagen durch Faltung der Zahnleiste oder Keimtrennung im Spaltbereich.
- Im bleibenden Gebiß mehr Aplasien, speziell des seitlichen Schneidezahnes und des 2. Prämolaren.
  Zahnunter- oder überzahl entstehen in Abhängigkeit zum Spaltausmaß. Isolierte Lippenspalten gehen häufiger mit Doppelanlagen im Spaltbereich einher, während bei totalen Spalten oft Aplasien der seitlichen Schneidezähne zu registrieren sind.
- Die Dentition ist auf der Spaltseite zumeist verzögert. Dies kann durch Platzmangel oder auch postoperative Narbenzüge verursacht werden.

- Nasale Sprachlautbildung und Sigmatismus.
- Hörstörungen aufgrund der ungenügenden Tubenbelüftung durch Muskelinsuffizienz.

Ätiologie und Prophylaxe

Da die Ätiologie polygenetisch-multifaktoriell bedingt ist, wird versucht, *äußere Faktoren* – wie *Sauerstoffmangel*, *Vitamindefizite*, *Genußgifte* und *Infektionskrankheiten* – in der kritischen Phase der Gaumenverschmelzung zwischen 7. und 11. Embryonalwoche zu vermeiden bzw. diesen vorzubeugen, da sie die Funktion von „Schwellenwertrealisatoren" haben können (Kap. 3.4.1). Besondere Sensibilität für diese Einflüsse besteht bei einer hohen erblichen Belastung, wenn bereits Elternteile und Geschwister eine Spaltbildung aufweisen (s. Tab. 11). Neben der gesunden Lebensweise werden Vitamin-B-Komplex-Gaben (500 mg/d) und das Meiden von Rauchen und Alkohol schon präkonzeptionell besonders bei erblich belasteten Müttern empfohlen.

Behandlung

Die Ziele kieferorthopädischer Therapie beim Spaltträger bestehen in einer *Nachentwicklung* des *Oberkiefers*, einer *Harmonisierung* zwischen *Ober-* und *Unterkiefer*, einer *Ausformung* der *Zahnbögen* und einer *Funktionskorrektur*. Diese Aufgaben müssen im Kontext mit den Aufgaben der anderen Disziplinen, die im *Teamwork* zur *komplexen Spaltträgerrehabilitation* beitragen, gesehen werden. Dies ist an erster Stelle die mehrfache *kieferchirurgische Intervention* zum Lippen-, Kiefer-, Gaumen- und Segelverschluß, die *HNO-ärztliche* und *logopädische* sowie die *pädiatrische Betreuung* und *genetische Beratung* der Eltern.

Für die kieferorthopädische Behandlung wird folgende zeitliche und inhaltliche Sequenz vorgeschlagen:

Prächirurgische Primärbehandlung (direkt nach der Geburt)

Die einzusetzende Oberkieferplatte, welche aktive Schraubenelemente besitzen kann oder nur durch gezieltes Ausschleifen das Wachstum des Oberkiefers steuern soll, dient folgenden Zielen:

- Trinkhilfe.
- Kaudale Zungenlage, aus dem Spaltbereich heraus.
- Steuerung des Kieferwachstums durch Hohllegung und/oder gezieltes Ausschleifen (passive Plattenapparatur, Abb. 231).
- Aktive Plattenapparatur (nach *Latham*) mit schräger Einlagerung einer Schraube. Mit dieser wird bei einseitiger Spalte das große Segment nach posterior und das kleine nach mesial geschwenkt.
- Halten der Prämaxilla in vertikaler Richtung, die aktive Retrusion des protrudierten Zwischenkiefers mit einem extraoralen gespannten Gummizug oder mit der Latham-Apparatur ist aus heutiger Sicht nicht zu vertreten, da das sagittale Wachstum dadurch zu stark gehemmt wird.

Behandlung im Milchgebiß

- Beseitigung von Kreuzbißverzahnungen und damit Aufhebung von Wachstumshemmungen für den Oberkiefer.
- Befreiung des Unterkiefers aus lateraler oder retraler Zwangslage.
- Kontrolle und gegebenenfalls Umstellung der Atmungsform.
- Myotherapeutische Übungen zur Verbesserung des Mundschlusses und der Zungenlage.
- Apikale Nachentwicklung des Oberkiefers durch Funktionsregler, wobei die Therapie mit abnehmbaren Apparaturen zeitlich zu konzentrieren ist, da die Mitarbeitsbereitschaft zum regelmäßigen Tragen nach zwei Jahren in den meisten Fällen stark nachläßt und deshalb nicht zu früh begonnen werden sollte.

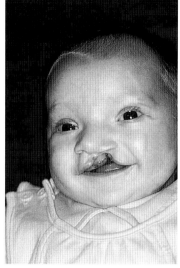
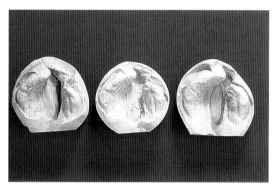

Abb. 231   a) Lippen-Kiefer-Gaumen-Segel-Spalte. b) Modellserie von der Geburt bis zur Lippen-Operation, die Annäherung der Gaumenfortsätze wurde durch gezieltes Ausschleifen der Plattenapparatur erreicht

a   b

Behandlung im frühen Wechselgebiß (7.– 9. Lebensjahr)

- Korrektur der Frontzahnstellung
- und transversale Nachentwicklung des Oberkiefers *durch abnehmbare Plattenapparaturen.*
- Steuerung der Dentition mittels Milchzahnextraktion im Unterkiefer zum Erhalt des vertikalen Überbisses.

Behandlung im späten Wechsel- und bleibenden Gebiß

- Ober- und Unterkieferausformung mittels *festsitzender Apparaturen,*
- Eckzahneinordnung nach Osteoplastik,
- orthodontischer Lückenschluß bei Aplasie des seitlichen Schneidezahnes, auch hier ist häufig eine Osteoplastik notwendig,
- Erreichen einer gesicherten Okklusi-
- on durch Nachentwicklung des Oberkiefers,
- Ausgleichsextraktion zur Harmonisierung der Kiefer und Seitengleichheit,
- präprothetische Retentionsmaßnahmen,
- temporärer Zahnersatz (abnehmbare Teilprothesen, Adhäsiv-Brücke).

Behandlung im Erwachsenenalter

- Vor- und Nachbehandlung bei Dysgnathie-Operation

Behandlungsgeräte
Als *abnehmbare Plattenapparaturen* kommen neben der primären Abdeckplatte die Transversal- und die Y-Platte zur Oberkiefernachentwicklung während der Wechselgebißphase zur Anwendung. Zur allseitigen Expansion des Oberkiefers kann auch der Funktionsregler Typ III und zur Bißlagekorrektur ein Aktivator (Klammt, Balters, Andresen-Häupl) Anwendung finden.
Die *festsitzende Apparatur* wird im bleibenden Gebiß zur Ausformung der Kiefer und Einstellung der Okklusion eingesetzt. Der Transpalatinalbogen und die Quad-Helix dienen der Verankerung und können auch für eine transversale Oberkiefererweiterung genutzt werden. Die Delaire-Maske kann in Kombination mit der festsitzenden Apparatur zur sagittalen Nachentwicklung des Oberkiefers Anwendung finden.

Eine optimale Spaltträgerrehabilitation kann nur bei einer exakten zeitlichen und inhaltlichen Koordination der beteiligten Fachdisziplinen erreicht werden.

Interdisziplinärer Behandlungsplan für LKGS-Spalten

Zeit	Mund-, Kiefer- und Gesichtschirurgie	Kieferorthopädie	Hals-, Nasen- u. Ohrenheilkunde
1.–2. Lebenswoche	Vorstellung in Spezialsprechstunde	Abdeckplatte	
3.–6. Lebensmonat	Lippenoperation	prä- u. postchirurg. Primärbehandlung	Ohrmikroskopie Pädaudiogramm
9.–12. Lebensmonat	Segel-(Gaumen-) Operation		
3.–6. Lebensjahr	jährl. Untersuchung Gaumen-(Segel-)- Operation	jährl. Untersuchung Behandlung im Milch- gebiß (in Ausnahmen)	
	Lippen-Korrektur- Operation (evtl. Velopharyngo-Plastik)		logopädische Betreuung
7.–12. Lebensjahr	jährl. Untersuchung Kieferosteoplastik Vestibulum-Korrektur- Operation	Behandlung im bleibenden Gebiß (alle 3–4 Wochen Kontrolltermine)	logopädische Betreuung
12.–20. Lebensjahr	2jährl. Untersuchung, weitere Korrektur- Operation (Lippen, Nase, Septum)	weitere Behandlung, Retention bis zur prothetischen Versorgung	
ab 18. Lebensjahr	Dysgnathie- Operation		

9.1.2   Falldemonstration (Abb. 232)

a

b

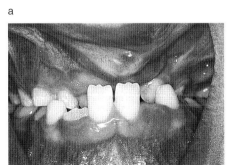
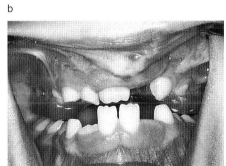

c

d

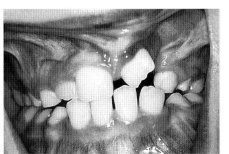
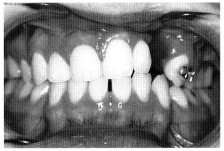

Abb. 232 Kieferorthopädische Behandlung im Rahmen der Spaltträgerrehabilitation: a) intraorale Übersicht zu Beginn, falscher Überbiß durch hypoplastischen Oberkiefer. b) Plattenapparatur mit Segment und Aufbissen zur Überstellung 11. c) Zustand nach Überstellung, Durchbruch 21. d) Zwischensituation vor Osteoplastik in Regio 22

9.2   Behandlungsaufgaben bei Syndrompatienten

Die Möglichkeiten kieferorthopädischer Therapie bei Syndrompatienten sind sehr begrenzt. Der hohe Grad ästhetischer Entstellung bei diesen Dysmorphien läßt die geringe Verbesserung der Zahnstellung durch eine kieferorthopädische Therapie häufig nicht sinnvoll erscheinen. Demgegenüber sind die Eltern der Betroffenen an jeder auch noch so kleinen positiven Veränderung interessiert und dafür dankbar, da sie hierin eine generelle Entwicklungspotenz sehen, die auch anderweitige Fortschritte ermöglichen könnte. Zahnstellungs- und Bißlagekorrekturen dienen bei diesem Patientenkreis (Kap. 3.2) folgenden Zielen:

* Verbesserung der *Ästhetik.*
* *Karies-* und *Gingivitisprophylaxe* durch Beseitigung der Plaqueretentionsnischen und Verbesserung der Mundhygienemöglichkeiten.
* *Bißhebung* mit funktionskieferorthopädischen Geräten bei fehlender Abstützung (Oligodontie, sagittale Schneidekantenstufe, Nonokklusion).
* *Präprothetische Verteilung* der *Pfeilerzähne* bei Oligodontie.
* Vor- und Nachbehandlung bei Dysgnathieoperationen.
* Bei assoziierten LKGS-Spalten ist die gleiche interdisziplinäre Begleitbehandlung wie bei den isolierten erforderlich.

Neben den apparativen tragen *myofunktionelle* Maßnahmen zum verbesserten Mundschluß, zur permanenten Nasenatmung und Lagekorrektur der Zunge bei. Bei *Morbus-Down*-Patienten wird die *mundmotorische Stimulationstherapie* nach *Castillo-Morales* empfohlen. Das Therapiekonzept besteht aus physiotherapeutischen Übungen und Massagen (Physiotherapeut) sowie Anwendung kieferorthopädischer Reizplatten. Diese grazilen Apparaturen sind mit verschiedenen Reizkörpern (Knöpfe, Mulden, Perlen) besetzt, welche die Zunge aufsuchen soll und damit in den Mundinnenraum orientiert wird. Ziel der Behandlung ist die Aktivierung der hypotonen Gesichts-, Mund- und Zungenmuskulatur, um einen Lippenschluß sowie eine korrekte Lage und Verbesserung der Feinmotorik der Zunge zu erreichen (s. Abb. 130). Gleichzeitig kann damit die Eß- und Sprechfunktion gefördert werden.

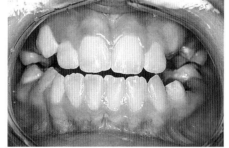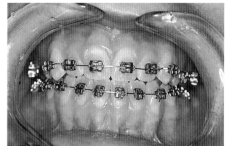
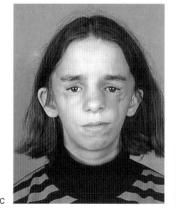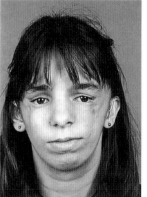

Abb. 233   Franceschetti-Syndrom: a) intraorale Übersicht im Alter von 10 Jahren, offener Biß, Eckzahnaußenstand. b) Extraktion von 4 Prämolaren und Beseitigung des Engstandes und offenen Bisses mittels festsitzender Apparatur. c) En-face-Aufnahme mit 10 Jahren. d) En-face-Aufnahme nach Osteoplastik der Jochbögen mit 15 Jahren

10 Kieferorthopädisch-chirurgische Therapie bei ausgeprägten Dysgnathien

Schwere Bißlageanomalien, die mit konservativen kieferorthopädischen Mitteln nicht behoben werden können, bedürfen der zusätzlichen chirurgischen Korrektur. Diese geschieht durch Kontinuitätstrennung im Ober- oder/und Unterkiefer zur Erzielung einer harmonischen Bißlage. Da diese neutrale Kieferlagebeziehung nicht gleichbedeutend mit einer korrekten und stabilen Okklusion ist, muß die chirurgische Korrektur prä- oder postoperativ mit einer orthodontischen Behandlung, die in den meisten Fällen mit festsitzenden Apparaturen erfolgt, kombiniert werden. Indikationsstellung, Diagnostik, Therapieplanung und Retention müssen in interdisziplinärer Abstimmung erfolgen.

Indikation

Die kombinierte kieferorthopädisch-chirurgische Bißlagekorrektur ist dann angezeigt, wenn die Dysgnathie nicht mehr mit kieferorthopädischen Behandlungsmitteln allein zu korrigieren ist. Dies ist einerseits durch die Schwere und andererseits durch den zu späten Behandlungsbeginn nach Wachstumsabschluß gegeben. Grad der ästhetischen Störung, psycho-soziale Beeinträchtigung und Dysfunktionen müssen als wichtige Randbedingungen in die Indikationsstellung einbezogen werden. Bei folgenden Dysgnathien kann das kombinierte Verfahren indiziert sein:

- Mandibuläre Prognathie,
- maxilläre Prognathie,
- mandibuläre Retro- oder Mikrognathie,
- maxilläre Retro- oder Mikrognathie,
- skelettal offener Biß,
- Laterognathie,
- extremer Schmal- oder Breitkiefer,
- extremer Tiefbiß,
- Dysmorphiesyndrome (z.B. Dysostosis cranio-facialis, D. mandibulo-facialis, D. cleido-cranialis).

alle Dysgnathien können auch kombiniert vorkommen

Vor der definitiven Entscheidung zur chirurgischen Intervention müssen alle Möglichkeiten für ein konservatives Vorgehen differentialdiagnostisch abgeklärt werden, da der operative Eingriff und die Narkose Gesundheitsrisiken darstellen, welche nicht zu unterschätzen sind. Im Einzelfall kann vor allem bei jüngeren Patienten versucht werden, durch intensive Wachstumsstimulation und dento-alveoläre Kompensation die chirurgische Lösung zu umgehen. Der Abschluß der Dentition mit 12 bis 14 Jahren und der des Wachstums mit 14 bis 17 Jahren engt diese Möglichkeit stark ein. In diesem Zusammenhang darf der progressive Charakter und die unsichere Prognose der Dysgnathien nicht übersehen werden. Wird z. B. bei einer mandibulären Prognathie zunächst versucht, mit dem Funktionsregler und weiteren kieferorthopädischen Apparaturen das Oberkieferwachstum zu stimulieren, um einen regelrechten vertikalen Überbiß zu erreichen, können diese Bemühungen trotz guter Mitarbeit durch die Wachstumsschübe des Unterkiefers zunichte gemacht werden. Der Abschluß der Dentition ist bei fehlendem Overbite ein wichtiger Zeitpunkt für die Entscheidung zum chirurgischen Vorgehen, da eine wachstumsmäßige Kompensation nicht mehr möglich ist und der dentoalveoläre Ausgleich zu ungünstigen Zahnachsenstellungen der Schneidezähne führt (s. Kap. 8.2.2).

Diagnostik

Diese entspricht im Wesentlichen der bei allen Zahnstellungs- und Bißlageanomalien, ist jedoch weniger auf die Wachstumsprognose als auf das morphofunktionelle

Ergebnis nach der chirurgischen Umstellung ausgerichtet. Man hat einerseits bei der Dysgnathieoperation den Vorteil, sehr exakt Ausmaß und Umfang der Veränderungen festzulegen und damit das Therapieziel willkürlich variieren zu können, andererseits wird in ein adaptiertes System von Gelenkbahn-, muskulärer- und okklusaler Führung eingegriffen, welches in seinem Gleichgewicht wieder hergestellt werden muß. Diese Prämissen sind für die diagnostischen Aufgaben wesentlich:

Parodontal- und Kariesstatus zur Ermittlung der Erhaltungswürdigkeit und -fähigkeit aller Zähne, bei fortgeschrittenem parodontalem Abbau sollte die Wurzel mindestens noch bis zur Hälfte vom Alveolarfortsatz umfaßt sein, keine Lockerung > Grad II und keine akute Gingivitis oder Parodontitis bestehen.

Analyse der *prä- und postoperativen orthodontischen Umformungen* zur Erzielung wohlgeformter, engstandsfreier und auf die Belastungsrichtung eingestellter Zahnbögen. Dazu wird in der Regel ein *diagnostisches Set up* hergestellt, mit welchem das Therapieziel simuliert wird und mit welchem auch das Ausmaß notwendiger Umformungen meßbar gemacht wird. Dazu werden die einzelnen Zähne auf dem Modell mit der Gipssäge approximal separiert, um dann durch horizontale Schnitte, parallel zur Kauebene, isolierte verschiebbare Blöcke zu bilden (Abb. 234). Die Zwischenräume werden mit Wachs ausgefüllt. Nun können bereits auf dem Modell nach den Normen des Fernröntgenseitenbildes die Unter- und Oberkieferschneidezähne ausgerichtet werden (–1/NB, +1/NA) und bei Engstand durch Simulation einer Extraktion oder Zahnbogenerweiterung ein wohlgeformter Zahnbogen hergestellt werden. Im Seitenzahngebiet muß auf eine gute axiale Abstützung der Prämolaren und Molaren geachtet werden. Dies gibt den Ausschlag, ob z. B. eine transversale Erweiterung noch mit einer Quad-Helix oder einer Osteotomie durchgeführt werden muß. Bei schweren Lateralabweichungen der Kiefer (Laterognathie) ist zusätzlich zum lateralen Fernröntgenbild ein weiteres in der Norma frontalis anzufertigen.

Analyse der *operativen Umformungen* und ihrer Auswirkungen auf die Ästhetik, speziell das Profil. Dafür kann zunächst mit dem *Videoimaging-Verfahren* (Kap. 5.6, s. Abb. 119), bei welchem die Fernröntgendurchzeichnung mit der Profilaufnahme durch die Videokamera überdeckt wird, das Therapieziel sichtbar gemacht werden und mit dem Patienten diskutiert werden. Diese Simulation kann computergestützt in vertikaler und sagittaler Richtung stufenweise (Grad und mm) variiert werden und gibt Auskunft über die Summe der notwendigen Verlagerung des Kiefers bei monomaxillärer und der Kiefer bei bimaxillärer Operation. Diese metrischen Beträge und Angulationswerte dienen als Richtwerte für die Herstellung des oder der Operationssplinte(s) im Artikulator. Bisher erfolgte diese Simulation durch Überlagerung einer Ist- und einer Zieldurchzeichnung des Fernröntgenbildes.

Die *Entscheidung* zwischen *mono- oder bimaxillärer Osteotomie* ist maßgeblich vom Ausmaß notwendiger Verlagerungen abhängig. Übersteigt nämlich das Maß der Verlagerung eines Kiefers in sagittaler oder vertikaler Richtung *7–10 mm*, kann es postoperativ wegen der ausbleibenden funktionellen Adaptation zum Rezidiv kommen. Die Aufsplittung der Verlagerungswerte auf beide Kiefer beugt einerseits dem Rezidiv vor und bringt in den meisten Fällen auch ästhetisch bessere Ergebnisse.

Die *manuelle* und *instrumentelle Kiefergelenksdiagnostik und -registrierung* gehört ebenfalls zur vorbereitenden Analyse. Einerseits kann sich nur das gesunde Kiefergelenk an die veränderte Morphologie durch die Operation anpassen, und andererseits müssen die gegenwärtigen Bewegungsbahnen der Kondylen in den Artikulator, der zur Herstellung der Operationssplinte dient, übertragen werden, um so die Übereinstimmung von Gelenkbahnneigung, muskulärer und Frontzahnführung weitestgehend zu wahren.

Zusätzlich zu allen speziellen Analyseverfahren sind routinemäßig die Fernröntgenkephalometrie, die Modelldiagnostik und die Funktionsanalyse durchzuführen.

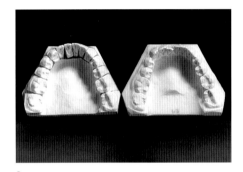

a

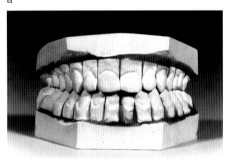

b

Abb. 234 a) Set up am Einzelkiefer zur Simulation der orthodontischen Unterkieferausformung. Dazu werden die Einzelzähne am doublierten Anomaliemodell parallel ausgesägt und in idealer Bogenform mit Wachs befestigt. b) Am vergrößerten Wachsspalt und Kontinuitätstreppen zwischen Einzelzahn und Modell ist das Ausmaß vorzunehmender Zahnbewegungen ablesbar

Therapieplanung und -ablauf

Inhalt und zeitliche Koordination der einzelnen Therapieschritte muß immer in interdizinärer Abstimmung zwischen Kieferchirurgen, Kieferorthopäden und behandelndem Zahnarzt erfolgen. Es sind die folgenden Planungs- und Therapieschritte abzustimmen und durchzuführen:

Beratung des Patienten über mögliche Therapievarianten, Therapieziele und zu erreichende morpho-funktionelle Verbesserungen durch Kieferchirurgen und Kieferorthopäden. Umfassende *Aufklärung* über Risiken, die mit der Allgemeinnarkose und dem operativen Eingriff verbunden sind, über die Dauer der Arbeitsunfähigkeit und der prä- und postchirurgischen kieferorthopädischen Behandlung. Weiterhin ist der Patient auf mögliche Nervschädigungen, die mit Parästhesien und Anästhesien verbunden sind, sowie die Rezidivgefahr hinzuweisen.

Diagnostik und *Therapieplanung* durch Kieferorthopäden und Kieferchirurgen (Röntgen- und Fernröntgenanalyse, Fotostataufnahmen, evtl. Videoimaging, diagnostisches Set up, instrumentelle Funktionsdiagnostik, Entscheidung über mono- oder bimaxilläre Osteotomie, siehe Herstellung der Operationssplinte).

Gebißsanierung und *Parodontaltherapie* durch den behandelnden Zahnarzt, da dies nach dem Beginn für ein bis zwei Jahre erschwert ist und die festsitzende Apparatur mit zeitweiliger Kieferimmobilisation die Plaquebelastung maßgeblich erhöht. In diesem Zusammenhang ist der Patient in der speziellen Mundhygiene für die schwer zugänglichen Plaqueretentionsnischen zu unterweisen und gleichzeitig über die Gefahren für Zahnschmelz und Gingiva bei deren Unterlassung aufzuklären.

Aufgabe der *präoperativen orthodontischen Therapie* ist die Harmonisierung der Zahnbögen und eine dentoalveoläre Dekompensation mit dem Ziel, nach der orthognathen Operation durch eine gesicherte Okklusion das Therapieergebnis zu stabilisieren. Wie bereits dargestellt, kommt es z.B. bei der mandibulären Prognathie zu einer dentoalveolären Kompensation in Form einer Retrusion der unteren und Protrusion der oberen Schneidezähne. Dies würde postoperativ als sagittale Stufe dominieren, weshalb schon vor dem chirurgischen Eingriff die Zahnachsen ausgerichtet werden müssen. Temporär kann damit eine Profilverschlechterung verbunden sein, worüber der Patient unbedingt aufzuklären ist. Als schwierig kann sich bei der genannten und anderen Dysgnathien die präoperative sagittale und transversale Anpassung der Kieferformen, speziell die Erweiterung des Oberkiefers erweisen, da die aktuellen Verzahnungsverhältnisse dies behindern. Hier muß von Fall zu Fall entschieden werden, ob durch einen Aufbiß die Okklusionshindernisse ausgeschaltet werden oder einzelne orthodontische Behandlungsaufgaben erst postoperativ durchgeführt werden. In jedem Fall muß vor Abschluß der prächirurgischen Therapie am Modell die „Paßfähigkeit" der postoperativen Okklusion und Kieferform überpruft werden.

Die *Festlegung* des *Operationszeitpunktes* und des *Operationsverfahrens* kann erst nach gemeinsamer Überprüfung der orthodontischen Vorbehandlung erfolgen. Dies geschieht mit Hilfe des erneuten Fernröntgenbildes und des Situationsmodelles. Mit diesen Modellen müssen auch der/die *Splint(e)* ein bis zwei Tage vor der Operation hergestellt werden, mit deren Hilfe der mobilisierte Kiefer am immobilen fixiert wird (Abb. 235). Bei komplizierten bimaxillären Operationen kann eine Simulation am *Stereolithographiemodell* (Kap. 5.5) durchgeführt werden. Auch das erwähnte Videoimaging kann für die Planung der metrischen Verschiebung von Ober- und Unterkiefer genutzt werden.

Operation und Nachsorge: Für den *operativen Eingriff* ist zur Fixierung des mobilisierten Kiefers am nichtmobilisierten ein sogenannter Operationssplint herzustellen. Dieser besteht aus einer Acrylschiene mit Einbissen beider Zahnreihen. Die intermaxilläre Relation entspricht bei monomaxillärer Operation dem Therapieziel. Bei

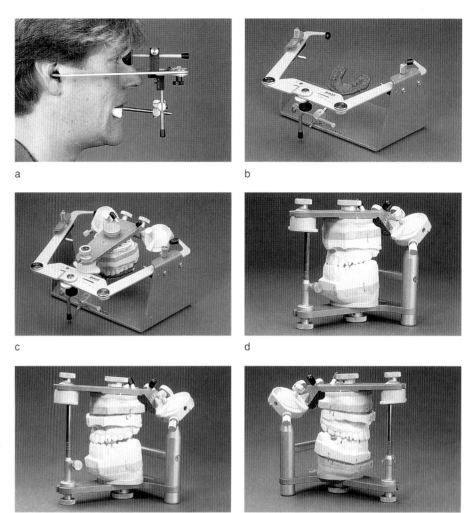

Abb. 235 Bißregistrierung und Herstellung der OP-Splinte bei bimaxillärer Dysgnathie-Operation (Klasse III): a) Registrat am Patienten und Übertragung der Gebißgabel. b) Übertragung in den Artikulator. c) Aufbringen des Oberkiefermodelles mit Artikulatorgehäuse (SAM). d) Modelle im Artikulator mit eingestellter Gelenkbahnneigung und Benettwinkel. e) Vorsetzen des Oberkiefers (Le Fort-I-Osteotomie) für 1. Splint, seitliche Markierung der Distanz. f) Zurücksetzen des Unterkiefers *(Obwegeser-Dal Pont)*

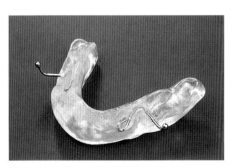

Abb. 236 Operationssplint

bimaxillärer Operation müssen zwei Splinte hergestellt werden (s. Abb. 235). Mit dem einen wird der zuerst osteotomierte Oberkiefer am noch nicht operierten Unterkiefer fixiert und die Okklusion entspricht dem Therapieziel durch die Le Fort-I-Osteotomie, während mit einem weiteren die durch die sagittale Spaltung des Unterkieferastes mobilisierte Mandibula an dem nun stabilen Oberkiefer ligiert wird. Dieser zweite Splint verschlüsselt die Zähne entsprechend der Zielbißlage. In Abhängigkeit zur Osteosynthesemethode (s. u.) muß eine *intermaxilläre Fixation (Oberkiefer – Splint – Unterkiefer)* mittels Drahtligaturen durchgeführt werden. Bei orthodontischer Vorbehandlung mit festsitzenden Apparaturen werden Spezialhäkchen (surgical hooks) auf den Bogen geklemmt. Zwischen diesen spannen sich dann die intermaxillären Drahtligaturen aus (Abb. 236). Primär erfolgt die Fixierung im Osteotomiebereich heute über die sogenannte *funktionsstabile Osteosynthese* mittels Schrauben und Osteosyntheseplatten. Durch deren hohe Festigkeit kann die intermaxilläre Fixation schon nach wenigen Tagen gelöst werden. Vor Jahren erfolgte noch die Osteosynthese mittels einfacher Drahtnähte. In diesen Fällen mußte zunächst für drei Wochen mittels Drahtligaturen starr und für weitere drei Wochen mit intermaxillären Gummizügen elastisch immobilisiert werden. Während der Immobilisationszeit ist auf eine gute Mundhygiene zu achten. Sie muß durch wiederholtes Aussprayen unterstützt werden. Der Patient muß außerdem in der Lage sein, durch rasches Zerschneiden der intermaxillären Ligaturen der Aspiration von Nahrung oder Speichel, beim Erbrechen oder Verschlucken, entgegenzuwirken.

Orthodontische Nachbehandlung und Retention: Mit dieser wird zunächst die weitere Stabilisierung der osteotomierten Knochenanteile übernommen, da vor allem der veränderte Muskelzug rezidivfördernd wirkt. Die belassene festsitzende Apparatur wird für das Einhängen von Klasse-II- oder Klasse-III-Gummizüge genutzt, um diesen Kräften entgegenzuwirken und eine funktionelle Adaptation zu fördern. Wie bei jeder Frakturheilung ist die Belastungsstabilität nach etwa sechs Monaten erreicht. Orthodontische Maßnahmen zur Feineinstellung der Okklusion, die präoperativ nicht möglich oder nicht planbar waren, können in Abhängigkeit von der Osteosynthese 4 bis 6 Wochen nach der Osteotomie durchgeführt werden. In dieser Behandlungsphase können auch noch dentale Kompensationen geringen Ausmaßes durchgeführt werden. Zur Retention nach Abnahme der festsitzenden Apparatur, die insgesamt nicht länger als zwei Jahre im Munde sein sollte, wird mit Aktivatoren, Plattenapparaturen, Positioner und geklebten Lingualretainern durchgeführt. Die postoperative Überwachung der Stabilität des Behandlungsergebnisses sollte mindestens zwei Jahre betragen.

10.1   Falldemonstration (Abb. 237)

a

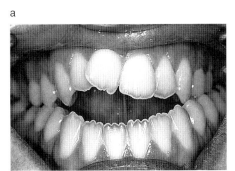

b

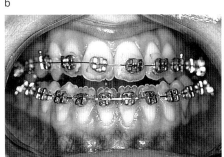

c

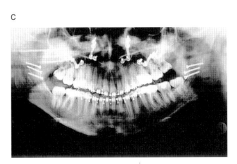

d

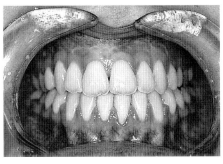

Abb. 237   Dysgnathieoperation bei 19jähriger Patientin mit Prognathie und skelettal offenem Biß (ANB −2,3°, ML-NL 27,4°): a) intraorale Übersicht. b) präoperative Annäherung und Ausformung der Zahnreihen mittels festsitzender Apparaturen. c) bimaxilläre Operation (Le Fort I+ 4 mm/Obwegeser-Dal Pont −5 mm) OPG mit Osteosyntheseplatten und -schrauben. d) Behandlungsende. e) en face zu Beginn. f) Profil zu Beginn. g) en face, Behandlungsabschluß. h) Profil, Behandlungsabschluß

e

f

g

h

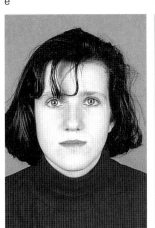

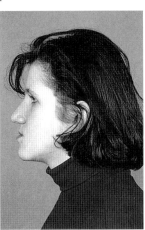

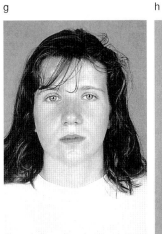

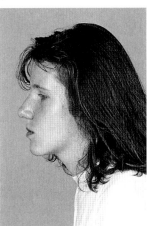

11 Orthodontische Behandlung Erwachsener

11.1 Besonderheiten der orthodontischen Behandlung Erwachsener gegenüber der kieferorthopädischen Therapie während des Wachstums

Die Behandlung erwachsener Patienten hat in den vergangenen Jahrzehnten auf Grund erweiterter therapeutischer Möglichkeiten deutlich zugenommen. Ihr sind jedoch gegenüber der Therapie beim Kind und Jugendlichen wegen des fehlenden Wachstums Grenzen auferlegt. Prinzipiell ist keine kieferorthopädische Therapie im Sinne der funktionskieferorthopädischen Bißlageveränderung mehr möglich, weshalb häufig der Weg der chirurgischen Korrektur eingeschlagen wird. Zahnbewegungen, also orthodontische Behandlung, sind dagegen bis ins fortgeschrittene Alter noch möglich, wobei der orthodontisch induzierte Gewebeumbau stark verlangsamt abläuft. Zusätzlich erschwerend wirken sich Parodontopathien und akute Entzündungszustände aus, weshalb eine Parodontalbehandlung vorgeschaltet wird und sehr schonend (geringe Kräfte) und langsam die Gebißumformung vorangebracht werden sollte. Den Besonderheiten des Gewebeumbaues im Alveolarfortsatz des Erwachsenen sollen die topographischen und gewebespezifischen Belastungsfaktoren im jugendlichen Kiefer vorangestellt werden:

- Gewebenekrosen sind beim orthodontisch induzierten Gewebeumbau am Ort der größten Druckzone am stärksten.
- Gewebeschädigungen in den Druckzonen regenerieren apikal langsamer als koronal. In den Zugzonen ist es umgekehrt.
- Der marginale Epithelansatz zeigt keine Tendenz zur Tiefenwucherung, die dentoalveolären Bindegewebszüge sind meist unverändert und haben eine Schutzfunktion gegenüber Entzündungsmediatoren aus der Plaque im Sulkusbereich.
- Zunahme der Volumendichte und Länge der kollagenen Fasern nach Krafteinwirkung.
- Restitutio ad integrum wird nicht erreicht. Der Restschaden ist abhängig vom Ausmaß der Bewegung und primären Gewebeschädigung (z. B. Parodontitis marginalis).
- Körperliche Bewegungen sind wegen der gleichmäßigeren Verteilung der Druckkräfte besser als kippende.

Folgende *grundsätzliche Unterschiede* bestehen dazu beim *Erwachsenen* und sind in der Behandlungsführung zu berücksichtigen:

- *Schutzfunktion* durch die *gingivo-dentale Verbindung* besteht bei parodontaler Läsion *nicht mehr*.
- Risiko verstärkter *Zahnlockerung*, da bei *Parodontitis* der Gewebeabbau auf der Druckseite beschleunigt wird, jedoch kein adäquater Knochenanbau erfolgt.
- Desmodontale *Nekrosen* in Zonen *hohen Druckes* können im parodontal geschädigten Gebiß zu unterminierenden Resorptionen *„ausufern"*.
- Kippende orthodontische Bewegungen bringen *supragingivale* harte und weiche Beläge nach *subgingival*.
- Durch *festsitzende Apparaturen* werden neue *gingivale Irritationen* gesetzt und gleichzeitig die Mundhygiene erschwert.

Drei *Grundforderungen* können daraus abgeleitet werden:

- *Entzündungsfreiheit* der Parodontien, Sondierungstiefe des Sulkus < 3 mm.
- *Reduktion* der orthodontisch wirksamen *Kraft* auf etwa $^1/_3$ gegenüber der im Wachstumsalter.
- Lange *Retentionszeiten*, um optimale Gewebe- und funktionelle *Adaptation* zu gewährleisten.

Zeitliche Koordination zwischen *parodontaler Vorbehandlung* und *orthodontischer Therapie*

1. Reduktion der marginalen – parodontalen Entzündung
   – Hygienisierung und Plaque-Kontrolle,
   – Scaling und Curettage.
2. Herstellung parodontalhygienischer Verhältnisse
   – Kariesentfernung und Füllungstherapie,
   – mukogingivale Eingriffe.
3. Orthodontische Diagnose und Therapie unter Einschluß einer manuellen oder instrumentellen Funktionsdiagnostik.
4. Retention, Funktionsdiagnostik → Einschleifen, okklusale Rekonstruktion.
5. Recall

Da das *Kiefergelenk* des erwachsenen Patienten gegenüber dem des Wachsenden nur noch eine geringe Anpassungsfähigkeit an veränderte Okklusions- und muskuläre Kraftrichtungsmuster aufweist, sollte vor und nach jeder Behandlung eine manuelle oder instrumentelle *Registrierung* der *Unterkieferbewegungen* erfolgen, um einerseits *Vorschädigungen* aufzudecken, die später der orthodontischen Therapie angelastet werden könnten, und andererseits posttherapeutisch Zwangsführungen und *okklusale Interferenzen* zu erkennen, die potentielle Faktoren für die Genese einer Kiefergelenksdysfunktion darstellen.

11.2   Indikation und Grenzen der Behandlung im Erwachsenenalter

Zunächst muß noch einmal hervorgehoben werden, daß eine optimale kieferorthopädische Therapie nur während des Wachstums erfolgen kann und die Behandlung Erwachsener einen Kompromiß darstellt. Dennoch kann durch die volle Ausschöpfung orthodontischer Therapiemaßnahmen zur Zahngesundheit und zum psychosozialen Wohlbefinden Erwachsener sehr wesentlich beigetragen werden.
Folgende Indikationsgruppen, die auch maßgeblich vom Wunsch der Patienten nach Verbesserung der Zahnstellung geprägt werden, sind im Erwachsenenalter typisch:

- *Zahnstellungsanomalien*, die im Kindesalter nicht oder nur *unvollständig behandelt* wurden, sowie *Rezidive*, welche auf Grund ungenügender Retention oder ungünstigen Wachstumsverlaufes entstanden sind. Häufig sind dies:
  – Zahnengstand, speziell im Ober- und Unterkieferfrontzahngebiet (→ tertiärer Engstand),
  – Zahnretention (Eckzahn und Molaren),
  – Zahnkippungen und Rotationen,
  – Nonokklusionen,
  – progene Verzahnung im Frontzahngebiet.
- *Sekundär* durch *parodontalen Abbau* oder Zahnverlust entstandene Zahnstellungsanomalien. Ursachen sind Kippungen und Verlängerungen in die entstandenen Lücken und Fehl- bzw. Überbelastung. Diese können durch Bruxismus und parafunktionelle Abrasionen (Schlüssel – Schloß-Nachweis) verstärkt werden.

Typische Lokalisationen und Anomalien sind:

- Protrusion und Auffächerung der oberen Schneidezähne bei gleichzeitiger Bißsenkung nach Verlust mehrerer Seitenzähne. Hierbei muß unbedingt beachtet werden, daß eine Retrusion und Lückenschluß der Frontzähne nur bei gleichzeitiger Abstützung im Seitenzahngebiet durch Zahnersatz sinnvoll sind.
- Generelle oder isolierte (Diastema mediale) Frontzahnlücken, welche ästhetisch stark beeinträchtigen.
- Starke Kippung der Molaren und Prämolaren im Unterkiefer nach Extraktion des 1. und/oder 2. Molaren.

- Verlängerung einzelner Zähne in Lücken der Gegenzahnreihe → okklusale Interferenzen → Kiefergelenksdysfunktion.
- Nonokklusion im Seitenzahngebiet und Tiefbiß mit Verstärkung der Spee-Kurve.
- *Präprothetische Verteilung* der *Pfeilerzähne* zur axialen und gleichmäßigen Krafteinleitung der Belastung durch abnehmbaren oder festsitzenden Zahnersatz. Gleichzeitig können lokale Stellungsunregelmäßigkeiten korrigiert werden.

Häufig durchzuführende Zahnbewegungen sind:
- Einstellung des Eckzahnes in seine regelrechte Position,
- Aufrichtung gekippter Molaren,
- Lückenschluß im Frontzahngebiet,
- Bißhebung durch Schneidezahnintrusion,
- Beseitigung von Nonokklusionen.

Die *Grenzen der Behandlungsmöglichkeit* werden maßgeblich von drei Faktoren bestimmt:

- *Schwere* der *Anomalie* und *Umfang* der durchzuführenden *Zahnbewegungen*. So sind alle Bißlageabweichungen der chirurgischen Korrektur vorbehalten. Intrusionen und Extrusionen müssen mit größter Vorsicht durchgeführt werden, da die Gefahr für Wurzelresorptionen besonders hoch ist, Zahnbewegungen über 1 PB hinaus bergen ebenfalls Gefahren für irreversible Schäden in sich.
- *Zustand* des *Parodontes* (Knochenabbau entzündlich oder atrophisch), es sollte mindestens die Hälfte der anatomischen Wurzellänge noch von Knochen bedeckt sein, und es dürfen keine Entzündungszustände bestehen (s.o.).
- *Anzahl* vorhandener *Zähne*, die für die *Verankerung* der Apparatur zur Verfügung stehen. Für die Retrusion und/oder Intrusion der Schneidezähne muß ein ausreichender Molarenblock zur Verankerung der Apparatur zur Verfügung stehen.

Die *Diagnostik* muß in gleicher Weise wie bei kindlichen Patienten erfolgen. Vor der Erhebung von Anamnese, klinischem Befund, Röntgen- und Modellbefund sollte ein ausführliches *Beratungsgespräch* geführt werden, das der Aufklärung über den Umfang der Anomalie, die Länge der Behandlung und die möglichen Therapiemaßnahmen dient. In diesem Gespräch sollte auch die Erwartung des Patienten erfragt werden, um unrealistischen Vorstellungen über das Behandlungsergebnis vorbeugen zu können. Psychosomatische Bezüge sollten im Beratungsgespräch erkannt werden (Kap. 5.2.1). So ist bei sehr gering ausgeprägten Zahnstellungsanomalien und einer Überbewertung durch den Patienten besondere Sorgfalt bei der Anamnese und dem Erfassen der Persönlichkeitsstruktur geboten.

Eine gute Motivation zum Tragen abnehmbarer Apparaturen oder zur sorgfältigen Mundhygiene bei festsitzenden Geräten ist bei den meisten Patienten vorhanden. Der Behandlungsfortschritt sollte von Zeit zu Zeit demonstriert werden, um auch dadurch eine gute Mitarbeit zu stimulieren. Häufig möchten erwachsene Patienten die Behandlung beschleunigen, da nach anfänglich rascher Veränderung in der Nivellierungsphase (Straight-wire-technique) die Zahnbewegung scheinbar sistiert. Hier sollte der Behandler auf die Notwendigkeit der ausreichenden Umbauzeit hinweisen und keinesfalls dem Wunsch nach Verkürzung der aktiven Therapie durch erhöhte Kraftapplikation und kürzere Aktivierungsintervalle entsprechen. Bei notwendiger Zahnstellungsveränderung im gesamten Kiefer ist, je nach Bewegungsumfang, immer von einer apparativen Behandlungszeit zwischen 12 und 24 Monaten auszugehen.

11.3   Behandlungsplanung und -ausführung

Nach der Diagnostik und der umfassenden Aufklärung des Patienten über das Ziel der Behandlung sollte die konkrete Durchführung hinsichtlich des zeitlichen Ablaufes und der Geräteart gut dokumentiert und ebenfalls mit ihm besprochen werden. Zur besseren Anschaulichkeit des zu erreichenden Zieles können ein *Set up* und das *Videoimaging* (Kap. 5.6) beitragen.

Bei der *Auswahl* der *Geräte* ist besonders darauf zu achten, daß mit diesen *geringe* und *gerichtete Kräfte* appliziert werden können und solche *Zähne*, die bereits in der *richtigen Position* stehen, *nicht mitbewegt* werden. Aus diesem Grund eignen sich für die Behandlung Erwachsener fast ausschließlich *festsitzende Apparaturen*. Zum Ausschluß der Mitbewegung regelrecht stehender Zähne und zur besseren *Überschaubarkeit* der wirksamen Kräftesysteme und Drehmomente eignet sich besonders die *Segmentbogentechnik* (*Burstone*). Bei ihr geht man immer von einer *Zwei-Zahn-Beziehung* aus, wobei diese auch in Blöcken wie z.B. in einer Molaren-zu-Schneidezahn- und Molaren-zu-Eckzahn-Beziehung zusammengefaßt sein können. Dadurch sind auch die Reaktionen am Verankerungsblock abschätzbar, und er kann ausreichend bemessen werden. Dabei ist auf die *Verschiebung* des *Widerstandszentrums* durch *parodontalen Abbau* zu achten.

Für die genannten Indikationen haben sich folgende Behandlungsarten und -geräte bewährt:

Zahnengstand

Für den *Platzgewinn* kommen die *Protrusion* retrudierter Schneidezähne (Fernröntgenanalyse), die *Extraktion* einzelner Zähne, die *Molarendistalisation* und bei extremer Oberkieferenge die *forcierte Gaumennahterweiterung* nach *Derichsweiler* in Frage. Eine transversale oder sagittale Erweiterung durch Plattenapparaturen, wie sie beim Kind angewandt werden, ist abzulehnen, da keine ausreichende Stabilität zu erreichen ist. Bei tertiärem Engstand im Unterkiefer können bis zu 3 mm Platz durch die *approximale Schmelzreduktion* gewonnen werden.

Als Geräte kommen die festsitzende Apparatur in Frage, wobei als Kraftquelle für die Schneide- und Eckzahnbewegung in der Regel die Molaren heranzuziehen sind und eine direkte Abstützung an regelrecht stehenden Nachbarzähnen (seitliche Schneidezähne/Prämolaren) vermieden werden sollte. Dies macht die Sektionierung und/oder die Kombination von Ganz- und Teilbögen erforderlich.

Zahnretention

Dies betrifft die Einordnung *retinierter Eckzähne* und 2. oder 3. *Molaren*. Da im Erwachsenenalter die Knochenmineralisation zu- und die Umbaugeschwindigkeit abnimmt, ist die Einordnung retinierter Zähne nur etwa bis zum 30. Lebensjahr angezeigt. Natürlich wird die Indikation auch von der Lage und vom Bewegungsausmaß des retinierten Zahnes bestimmt. Der operativen Freilegung sollte *kein* erneuter *Schleimhautverschluß* erfolgen und um die Krone sollte in Durchbruchsrichtung störender Knochen abgetragen werden. Die Zugrichtung sollte so ausgerichtet sein, daß der Zahn zunächst auf kürzestem Weg in die Mundhöhle durchbricht, um ihn erst dann in die regelrechte Position in den Zahnbogen einzuordnen. Dies ist vorteilhaft, da es bei direktem Zug in die Zahnreihe häufig zu einer Verklemmung zwischen den Nachbarzähnen und erhöhter Belastung des Verankerungsblockes kommt.

Für die Einordnung retinierter oberer Eckzähne eignet sich ebenfalls die festsitzende Apparatur. Für die erste Phase bis zum Durchbruch eignet sich ein Transpalatinalbogen, an dem eine TMA-Feder angebracht ist (Kap. 8.2.8). Zur Aufrichtung retinierter und horizontal liegender Molaren kann mit einem Lingualbogen und Aufrichtefedern gearbeitet werden.

- *Bißhebung und Bißsenkung* kann nur durch Intrusion oder Extrusion der Schneidezähne erfolgen. Auch dies ist nur mit einer festsitzenden Apparatur möglich.
- *Einzelzahnbewegungen* (präprothetisch oder zur Verbesserung der Okklusion)
  - Gekippte Molaren werden häufig mit Teilbögen aufgerichtet. Zur Einstellung eines 2. Molaren, der in die Extraktionslücke des ersten gekippt ist, muß besonders auf die vertikale Abstützung der Prämolaren geachtet werden. Die Teilapparatur vom Eckzahn zum 2. Molaren muß nicht erweitert werden, wenn lingual vom Eckzahn bis zu dem der Gegenseite eine Netzbasis oder ein Retainer geklebt und damit der Verankerungsblock vergrößert wird.
  - Nonokklusionen können wie bei Kindern mit Hilfe von Criss-cross-Gummizügen behoben werden.
  - Bei falscher Verzahnung im Schneidezahngebiet sollte mit sektionierten Bögen gearbeitet werden, für die als Kraftquelle der 1. Molar dient. Zur Überstellung wird der obere Schneidezahn zunächst intrudiert und dann protrudiert. Eine lokal ausgeschliffene Miniplastschiene im Unterkiefer kann die Überstellung erleichtern helfen.
  - Präprothetische Verteilung von Pfeilerzähnen erfolgt am besten entlang eines relativ starren geraden Bogens. Dieser kann auch für die Aufnahme von Lückenersatzzähnen, die man mit Hilfe von aufgeklebten Brackets an diesem fixiert, genutzt werden.
    Auch bei der isolierten orthodontischen Behandlung erwachsener Patienten ist immer „interdisziplinär zu denken". Dies betrifft sowohl die Rücksprache mit dem behandelnden Zahnarzt als auch die Konsultation des Kieferchirurgen, wenn die Grenzen des konservativen Vorgehens überschritten werden.

Die *Retention* des Behandlungsergebnisses bedarf bei erwachsenen Patienten der besonderen Sorgfalt, da die morphologische und funktionelle Anpassung gegenüber der bei kindlichen Patienten sehr verzögert abläuft. Nach Entfernung der festsitzenden Apparatur sind die Retentionsgeräte (Plattenapparaturen, Miniplastschienen) sehr intensiv ganztägig zu tragen und nur schrittweise, entsprechend der Paßfähigkeit, abzusetzen. So wäre folgender Retentionsplan nach Abschluß einer Engstandsbehandlung vorzuschlagen:

- 8 Wochen ständiges Tragen der Geräte außer zu den Mahlzeiten,
- 8 Wochen Herauslassen der Geräte für 3–4 Stunden am Tag,
- 16 Wochen nur noch nächtliches Tragen der Geräte,
- 16 Wochen nur noch jede 2. Nacht Tragen der Geräte,
- 16 Wochen nur noch jede 3. Nacht Tragen der Geräte,
- 16 Wochen Tragen der Geräte wöchentlich einmal.

Absetzen der Retentionsgeräte, wenn eine Woche nach Herauslassen noch eine gute Paßfähigkeit der Geräte gegeben ist.
Sollte sich während des intervallmäßigen Tragens der Retentionsapparaturen die Paßfähigkeit verschlechtern, muß wieder auf häufigeres Tragen umgestellt werden.
In Fällen einer Engstandsbehandlung hat es sich bewährt, daß nach anfänglicher Retention mit abnehmbaren Apparaturen zur Stabilisierung der gesamten Zahnreihe ein *Lingualretainer im unteren Frontzahngebiet* geklebt wird. Dieser beugt gleichzeitig der Entstehung des tertiären Engstandes vor. Er kann ohne weiteres zwei Jahre und länger bei entsprechender Mundhygiene und professioneller Konkremententfernung belassen werden.

11.3.1 Falldemonstration (Abb. 238 und 239)

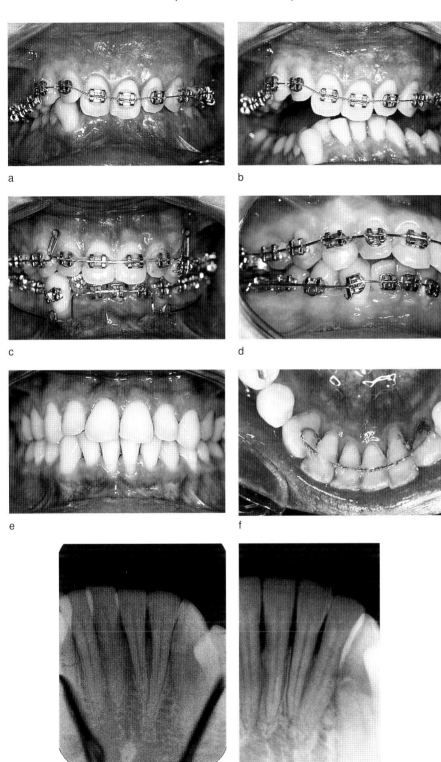

a

b

c

d

e

f

g

h

Abb. 238 Behandlung eines ausgeprägten Deckbisses mit starkem Platzmangel und Traumatisierung der Gingiva bei 25jähriger Patientin: a) intraorale Übersicht zu Beginn.
b) bei der Disklusion wird der starke Engstand im Unterkiefer und die seitliche Gebißneigung sichtbar. c) schrittweise Protrusion und Intrusion der Frontzähne mittels Utility-Bögen.
d) Extraaufrichtung von 43 mit TMA-Feder.
e) Behandlungsende nach 24 Monaten.
f) Retainer im Unterkiefer. g) Rö.-aufnahme der Unterkieferschneidezahnwurzeln zu Beginn. h) Rö.-aufnahme der Unterkieferschneidezahnwurzeln am Ende

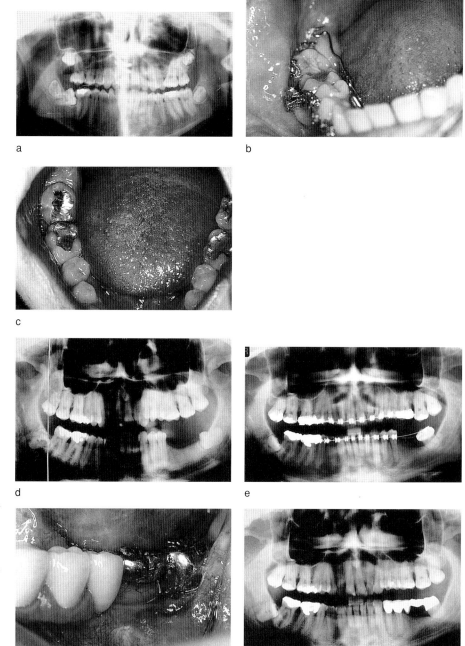

Abb. 239 Aufrichtung gekippter oder retinierter Molaren a) Retention von 47 und 48 bei 18jähriger Patientin. b) Extraktion 48 und Aufrichtung 47 durch Zug nach distal, ausgehend von einem Lingualbogen nach Wilson (vertikales Doppelschloß am 1. Molaren). c) eingeordneter 47. d) retinierter 38 und Extraktionslücken 36, 37 bei 36jährigem Patienten, Rö.-aufnahme zu Beginn. e) Aufrichtung mittels festsitzender Apparatur im Rö.-bild f) brückenprothetische Versorgung nach Aufrichtung mit Feder. g) Abschlußröntgenbild

Fortschritte beim Erlernen und die Ausdauer beim Spielen von Holz- und Blechblasinstrumenten, werden maßgeblich von der Lippenkraft und der Zahnstellung beeinflußt. Musikschullehrer und Eltern stellen sehr häufig Kinder zur Behandlung einer Zahnstellungsanomalie vor, um nicht nur eine ästhetisch-funktionelle, sondern auch blastechnische Verbesserung des „Ansatzes" zu erreichen. Mit dem Begriff des Ansatzes wird nicht nur die Anlage des Instrumentes an den Lippen umschrieben, sondern auch die Fähigkeit der gezielten Lippenspannung über einen längeren Zeitraum, um den Luftstrom, der durch das Mundstück in das Instrument geleitet wird, zu formen und ihm den erforderlichen Druck zu verleihen. Der Ansatz muß trainiert werden, ähnlich der myotherapeutischen Übungen bei der Umstellung von der Mund- zur Nasenatmung und kann durch unregelmäßige Zahnstellungen und Bißlageabweichungen gestört sein. Da die Instrumente mit einem hohen Druck gegen die Lippen gepreßt werden, können rotierte und eng-stehende Schneidezähne zu Druckstellen und Ulzera an den Lippen führen. Generell müssen auch alle Schneidezähne durchgebrochen und die Wurzel zu $^2/_3$ ausgebildet sein, bevor ein Blasinstrument erlernt werden kann, um den hohen Anlagedruck abzufangen. Eine Rücklage des Unterkiefers (Klasse-II-Anomalie) führt zur schnelleren Ermüdung und nachlassendem Ansatz, da der Unterkiefer ständig in eine Vorhalteposition gebracht werden muß, um Ober- und Unterlippe auf gleiche Höhe zu bringen. An diesem letzten Beispiel wird auch deutlich, daß Ansatzübungen zur Behebung der Bißlageanomalie, d.h. dem Erreichen einer Neutralbißlage, beitragen. Da die Anlage der einzelnen Mundstück- und Instrumentenarten sehr unterschiedlich ist, kann der Anpreßdruck aber auch der Therapie entgegenwirken. Hinsichtlich der Instrumente werden vier Klassen unterschieden *(Strayer):*

- Klasse A: Blechblasinstrumente wie Trompete, Posaune und Horn,
- Klasse B: Einzelblattinstrumente wie Klarinette und Saxophon,
- Klasse C: Doppelblattinstrumente wie Oboe und Englisch-Horn,
- Klasse D: Instrumente mit offenem Mundstück wie bei der Querflöte (Konzertflöte).

In den Abbildungen 240 a–d ist in Anlehnung an *Strayer* dargestellt, bei welchen Anomalien und Klassen das Instrumentenspielen die kieferorthopädische Therapie unterstützt und demzufolge parallel erfolgen kann und für welche Anomalien eine Kontraindikation besteht, da der Mundstückansatz der Therapierichtung entgegenwirkt. In diesen Fällen sollte die kieferorthopädische Behandlung vorgeschaltet und erst nach ausreichender Retention mit dem Erlernen des Instrumentes begonnen werden. Da dies jedoch rezidivfördernd bzw. anomalieverstärkend wirkt, sollte auch der Wechsel des Musikinstrumentes in Erwägung gezogen werden. *Methfessel* (1985) hat einen Bewertungsschlüssel erarbeitet, mit welchem auf Grund der natürlichen Morphologie die Eignung für das Erlernen eines bestimmten Instrumententypes abgeleitet werden kann.

Klasse A: Kesselmundstück
A1 klein (Horn, Trompete), A2 groß (Posaune, Tuba)

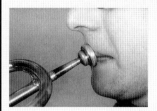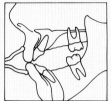

Abb. 1a + b: Ansatz Kesselmundstück (extraoral den Lippen aufgesetzt, Druck gegen OK-Incisivi, Protraktion des UK)

Behandlung während der Ausbildung

günstig bei
– Protrusion der OK-Incisivi
– Rücklage des Unterkiefers

ungünstig bei
– Notwendigkeit einer Multibandbehandlung im Frontzahnbereich
– starkem Platzmangel bzw. Lücken der Frontzähne
– Retrusion der Schneidezähne

Klasse B: Einfachrohrblatt („Schnabel")
(Klarinette, Saxophon)

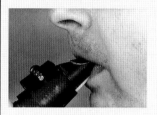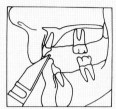

Abb. 2a + b: eingesetztes Einfachrohrblatt (Schneidezahnkontakt im OK, Unterlippe ein- oder ausgestülpt, leichte Retraktion des UK)

Behandlung während der Ausbildung

günstig bei
– Steilstellung der Schneidezähne

ungünstig bei
– großer sagittaler Stufe
– Protrusion der Oberkieferschneidezähne
– Rücklage des Unterkiefers
– offenem Biß

Klasse C: Doppelrohrblatt
(Oboe, Fagott)

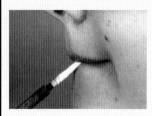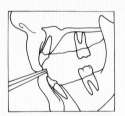

Abb. 3a + b: eingesetztes Doppelrohrblatt (Ober- und Unterlippe über die Schneidezähne gestülpt, leichte Protration des Unterkiefers)

Behandlung während der Ausbildung

günstig bei
– großer sagittaler Stufe
– Rücklage des Unterkiefers
– Tiefbiß

ungünstig bei
– Notwendigkeit einer Multibandbehandlung
– starkem Platzmangel bzw. Platzüberschuß
– offenem Biß

Klasse D: offenes Mundstück
(Flöte)

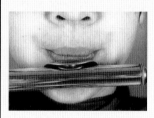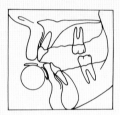

Abb. 4a + b: Ansatz Flötenkopf (im Sulcus mento-labialis eingelegt, Druckbelastung der Unterkieferfrontzähne)

Behandlung während der Ausbildung

günstig bei
– progener Tendenz

ungünstig bei
– Notwendigkeit einer Multibandbehandlung im Unterkieferfrontzahnbereich
– Rücklage des Unterkiefers

Abb. 240 Instrumentenklassen nach *Strayer* und Indikationen zur kieferorthopädischen Behandlung

Anhang: Nomina anatomica, Pariser Nomenklatur (INA) 1955, zuletzt 1988 geändert

Termini Generales	Allgemeine Ausdrücke
Verticalis	Lotrecht
Horizontalis	Waagerecht
Medianus	In der Mitte liegend
Coronalis	Zur Krone gehörend. Kranzartig. A
Sagittalis	In Richtung der Pfeilnaht liegend. A
Dexter	Rechts
Sinister	Links
Transversalis	Zum Musculus oder Processus transversus gehörend
Medialis	Näher an der Medianebene des ganzen Körpers liegend
Intermedius	Dazwischen liegend
Lateralis	Seitlich gelegen
Anterior	Der Vordere
Posterior	Der Hintere
Ventralis	Bauchwärts gelegen
Dorsalis	Rückenwärts gelegen
Frontalis	1. zur Stirn gehörend und 2. eine die Stirn abtrennende Ebene. A
Occipitalis	Zum Hinterhaupt gehörend
Superior	Der Obere
Inferior	Der Untere
Cranialis	Zum Kopf gehörend; kopfwärts gelegen
Caudalis	Schwanzwärts gelegen
Rostralis	Dem Rostrum corporis callosi zu gelegen
Apicalis	Zur Spitze gehörend; spitzenwärts
Basalis	Zur Basis gehörend; basalwärts liegend
Basilaris	Zur Basis gehörend; basalwärts liegend
Medius	Der Mittlere
Transversus	Der Quere
Longitudinalis	Längs verlaufend
Axialis	Zum Axis, also dem zweiten Halswirbel gehörend oder auf die Achse bezogen
Externus	Außen
Internus	Innen
Superficialis	Oberflächlich liegend
Profundus	Tief liegend
Proximalis	Rumpfwärts gelegen. B
Distalis	Weiter vom Rumpf weg gelegen. B
Centralis	Im Mittelpunkt liegend
Peripheralis	Nicht zum Zentrum gehörend
Periphericus	Peripher
Regiones faciales	Die topographischen Felder des Gesichts. A
Regio orbitalis	Das die Orbita bedeckende Gebiet. A
Regio nasalis	Das die Nase bedeckende Gebiet. A
Regio oralis	Das Gebiet um die Mundspalte. A
Regio mentalis	Die Kinngegend. A
Regio infraorbitalis	Das Feld unter der Orbita. A
Osteologia	Knochenlehre
Systema skeletale	Das Skelettsystem
Pars ossea	Der knöcherne Anteil
Periosteum	Die äußere Knochenhaut
Endosteum	Die innere Knochenhaut. Sie kleidet die Markhöhle aus
Substantia corticalis	Die aus den äußeren Hauptlamellen aufgebaute Oberflächenschicht
Substantia compacta	Die dichte, aus Osteonen aufgebaute Knochensubstanz
Substantia spongiosa (trabecularis)	Die aufgelockerte Knochensubstanz, in deren Zwischenräumen das Knochenmark sitzt
Pars cartilaginosa	Der knorpelige Anteil des Skeletts
Perichondrium	Die bindegewebige Knorpelhaut. Von ihr geht z.T. das Knorpelwachstum aus

Osteologia	Knochenlehre
Epiphysis	Das zeitlich begrenzt wachstumsfähige Knochenende
Diaphysis	Das Knochenmittelstück
Metaphysis	Die Zone zwischen Epi- und Diaphyse
Cartilago epiphysialis	Die Knorpelzone zwischen Dia- und Epiphyse. Sie läßt den Knochen in die Länge wachsen
Arthrologia	Jede Art von Knochenverbindungen
Articulationes fibrosae	Bandverbindungen. Meist ohne direkte Beziehung zu einer Gelenkhöhle
Syndesmosis	Die Bandhaft
Sutura	Knochennaht
Sutura serrata	Zackennaht, z. B. Lambdanaht
Sutura squamosa	Schuppennaht, z. B. am Schläfenbein
Sutura plana	Knochenverbindung mit ebenen Flächen, z. B. zwischen Jochbein und Oberkiefer
Schindylesis	Verbindung mit Nut und Kamm, z. B. zwischen Vomer und Os sphenoidale
Articulationes cartilagineae	Knorpelige Knochenverbindungen
Synchondrosis	Knochenverbindung durch hyalinen Knorpel
Symphysis	Knochenverbindung, teils durch Faserknorpel
Articulationes synoviales	Gelenke mit Innenauskleidung einer Gelenkhöhle
Articulatio simplex	Einfaches Gelenk zwischen nur zwei Knochen, z. B. Hüftgelenk
Articulatio composita (complexa)	Gelenk, an dessen Bildung mehr als zwei Knochen beteiligt sind, z. B. Handwurzelgelenk
Cartilago articularis	Gelenkknorpel
Cavitas articularis	Die Gelenkhöhle
Discus articularis	Gelenkzwischenscheibe. Sie unterteilt die Gelenkhöhle in zwei separate Kammern
Capsula articularis	Die Gelenkkapsel
Membrana fibrosa (Stratum fibrosum)	Die oft durch Bänder verstärkte Bindegewebsschicht der Kapsel
Membrana synovialis (Stratum synoviale)	Die innere Schicht der Gelenkkapsel mit ihrer Auskleidung durch epithelartige Bindegewebszellen
Ligamenta	Die Gelenkbänder
Myologia	Muskellehre
Musculus	Der Muskel
Caput	Der Kopf
Venter	Der Bauch
Musculus orbicularis	Ein kreisförmiger Muskel
Tendo	Die Sehne
Systema nervosum centrale	Das Zentralnervensystem. Seine Grenze ist die Oberfläche von Gehirn und Rückenmark
Nervi craniales (encephalici)	Die sogenannten Hirnnerven. Maßgebend für diese Gruppe ist die Tatsache, daß sie den zerebrospinalen Hüllraum durch die Schädelbasis verlassen

Myologia	Muskellehre
Rami cutanei	Hautnerven oder an die Haut gehende Äste
Rami articulares	An die Gelenke ziehende Nerven oder Nervenäste
Rami musculares	In die Muskulatur ziehende Nerven oder Nervenäste
Nervus motorius	Ein Nerv, der nur Fasern für die Muskulatur hat. Afferente Fasern, z. B. von den Muskelspindeln, werden bei dieser Benennung außer Betracht gelassen
Nervus sensorius	Ein sensibler Nerv. Er enthält afferente Fasern, die von einer Nervenendformation in das Zentralnervensystem leiten. Die im deutschen Sprachgebrauch übliche Unterscheidung zwischen sensorisch und sensibel ist in den Nomina anatomica nicht enthalten. Der Ausdruck sensorisch bezieht sich im Deutschen auf Afferenzen ausbegrenzten Einzugsgebieten, z. B. Nase, Auge, Felsenbein und Geschmacksfeldern.

Anhang 1

KIEFERORTHOPÄDISCHES BEFUNDBLATT (Modus Dresden / Harzer)

NAME: GEB.-DATUM: TEL.: priv.
ANSCHRIFT: dienstl.

Versichert durch: Aufnahmedatum: Signum:
Kasse:
————————————— ANAMNESE —————————————

DYSGNATHIEN, KFO-Beh. in der FAMILIE:
ALLGEMEINERKRANKUNGEN: Allergien/Anfallsleiden/Stoffwechselstörungen (Transfusion) u.a.
TRAUMATA / OPERATIONEN im Kopfbereich:
BESONDERHEITEN der körperlichen und geistigen Entwicklung:

PARAFUNKTIONEN:
MOTIVATION (Grund des Behandlungswunsches):

————————————— KLINISCHER BEFUND —————————————

GRÖSSE: cm   GEWICHT: kg

WIRBELSÄULE: Haltungsfehler / Skoliose / Kyphose
SYNDROME / FEHLBILDUNGEN / LKGS-SPALTEN:

VERHALTENSWEISE: aktiv-vertrauensvoll / still-passiv / ängstlich-mißtrauisch / aggressiv

JOCHBOGENBREITE: mm, ZAHNBOGENBREITE: mm, INDEX nach Izard (JBB/ZBB):

GESICHTSASYMMETRIEN:
PROFIL (Fotostat): Mittelwert-, Vor-, Rückgesicht
              gerade / nach vorn schief / nach hinten schief / neutral / konvex / konkav

————————————— INTRAORALER BEFUND —————————————

BEFESTIGTE GINGIVA im UK-FRONTZAHNBEREICH: mm
HOCHANSETZENDES FRENULUM: OK   UK
MUNDPFLEGE (OHI-S od. QHI):

PARODONTALBEFUND: Gingivitis / Parodontitis
                    Parodontatrophie   lokalisiert / generalisiert
ZUNGE: unauffällig / groß / Impressionen / Ankyloglossen
TONSILLA PALATINA: groß / zerklüftet / entfernt
APIKALE BASIS: OK –> klein / ausreichend / groß   UK –> klein / ausreichend / groß

STRUKTUR- und FORMANOMALIEN der Zähne:

————————————— ZAHNSTATUS —————————————

Nichtanlage: avital:
Überzahl: Traumata:
Persistenz: extrahiert:
Retention: Rezession:
sanierungsbedürftig: Besonderheiten:

———————————— FUNKTIONELLER BEFUND ————————————

NASENDURCHGÄNGIGKEIT: genügend / ungenügend
ATMUNG: Nase / Mund / gemischt
LIPPEN (n. Rakosi): kompetent / inkompetent / potentiell inkompetent / Procheilie
LACHLINIE: Gingiva sichtbar / nicht sichtbar
RUHELINIE: Distanz Oberlippe-Schneidekante   mm
ZUNGE: Ruhelage –>   unauffällig / interdental,   Schlucken –> somatisch / visceral
SPRECHEN: unauffällig / Sigm. addentalis / Sigm. interdentalis / Sigm. lateralis
RUHEBEREICH INTEROKKLUSAL: mm   Echter - / Pseudotiefbiß
MAXIMALE MUNDÖFFNUNG: mm SKD
ML-ABWEICHUNG des OK von Gesichtsmitte: rechts / links
ML-ABWEICHUNG des UK in Okklusion: mm rechts / links –> Zwangsführung bei ———|———
UK bei Öffnung: mm rechts / links |
UK-POSITION beim Sprechen: anterior / posterior; Profil bei Zielbiß: günstig / ungünstig
KOPFBISS möglich: ja / nein
RKP-IKP-DISTANZ: mm
DYNAMISCHE OKKLUSION: Frontzahnführung / Eckzahnführung - Gruppenkontakte |
                         bilateral balancierte Okklusion / –> Interferenzen bei: ——|——
KG-DYSFUNKTION: Geräusch / Hypermobilität / Schmerz   rechts / links |
PARAFUNKTIONEN: Lutschen .... / Nägelkauen / Knirschen / Pressen /
                   Lippenbeißen / Zungenpressen / Schnarchen

——————————— RÖNTGENBEFUND ———————————

KIEFER / ZÄHNE:
FERNRÖNTGEN:
SKELETTALES ALTER: .... Jahre   PP2 / MP3 = / S / MP3cap / DP3u / PP3u / MP3u / Ru

——————————— MODELLBEFUND ———————————

SI-OK: mm SI-UK: mm INDEX n. TONN: %   SAG. STUFE: mm
                                                    ÜBERBISS: mm

ANALYSE nach PONT (modifiziert):
           SOLL | IST | DIFF. | IST | DIFF.   SOLL | IST | DIFF.
14 : R | | | 34 : R | Lo –> | |
R   : 24 | | | R   : 44 | Lu –> | |
14 : 24 | | | 34 : 44 | | |
16 : R | | | 36 : R | ML-Abweichung:
R   : 26 | | | R   : 46 | OK –>   mm   rechts/links
16 : 26 | | | 36 : 46 | UK –>   mm   rechts/links

WECHSELGEBISSANALYSE n. MOYERS: Verzahnung: 16 / 46   26 / 36
OK-SOLL (%):   mm   : UK-SOLL (%):   mm   –>   –>
          rechts   links   rechts   links   13 / 43   23 / 33
IST   –>   –>
DIFF.   Bißlage nach   rechts –>
DISK.   Rekonstruktion links –>

——————————— DIAGNOSE / KLASSIFIKATION ———————————

——————————— THERAPIEPLAN ———————————

GERÄTE:

PROGNOSE:

Anhang 2

Kieferorthopädisches Befundblatt II (Zahnstand und Modellanalyse)

Name: .... Vorname: .... geb.: ....

Zahnstatus

55	54	53	52	51	61	62	63	64	65			

18	17	16	15	14	13	12	11	21	22	23	24	25	26	27	28
48	47	46	45	44	43	42	41	31	32	33	34	35	36	37	38

			85	84	83	82	81	71	72	73	74	75			

Segmentanalyse nach Lundström

												Differenz OK
												Platzangebot
												Platzbedarf
16	15	14	13	12	11	21	22	23	24	25	26	
46	45	44	43	42	41	31	32	33	34	35	36	
												Platzangebot
												Platzedarf
												Differenz UK

Zahnbreiten

SI: si: Tonn`scher Index:

Zahnbogenbreite: Jochbogenbreite: Index nach Izard:

Wechselgebißanalyse nach Moyers

	Platzangebot	Platzbedarf	Differenz	Gesamt
OK rechts				
links				
UK rechts				
links				

Pont`sche Vermessung

OK	ist	soll	Differenz	UK	ist	soll	Differenz
14:R				34:R			
R:24				R:44			
14:24				34:44			
16:R				36:R			
R:26				R:46			
16:26				36:46			
LO				LU			

Dentale Mittellinienabweichungen

OK   mm nach rechts: UK   nach rechts:

           mm nach links: nach links:

Bißlage nach Rekonstruktion: ☐ Regelbiß

                                        ☐ Distalbiß   PM

                                        ☐ Mesialbiß   PM

Overbite:

Overjet:

Handröntgen

☐ PP2
☐ MP3=
☐ Pisi / H1 / R=
☐ S / H-2
☐ MP3cap / Rcap / PP1cap
☐ DP3u
☐ PP3u
☐ MP3u
☐ Ru

Photostatauswertung (nach A.M.Schwarz)

☐ Vorgesicht   ☐ nach vorn schief
☐ Mittelwertgesicht   ☐ gerade
☐ Rückgesicht   ☐ nach hinten schief

Anhang 3
Altersabhängige Mittelwerte kephalometrischer Winkel und Strecken (*Bhatia* und *Leighton:* A manual of Facial Growth, Oxford, 1993) (w = weiblich, m = männlich)

Meßwert	6 w	7 w	8 w	9 w	10 w	11 w	12 w	13 w	14 w	15 w	16 w	6 m	7 m	8 m	9 m	10 m	11 m	12 m	13 m	14 m	15 m	16 m	18 m
SNA (Grad)	79,8	79,2	79	79,1	79,4	79,7	79,9	80	80	80	80	80,3	79,8	79,6	79,7	79,8	80	80,3	80,5	80,7	80,8	80,9	81
SNB (Grad)	75,7	75,6	76,8	76,1	76,4	76,8	77,2	77,5	77,7	77,8	78	76	75,9	75,9	76,2	76,5	76,8	77,1	77,4	77,8	78	78,4	79
ANB (Grad)	4,1	3,6	3,2	3	3	2,9	2,7	2,5	2,3	2,2	2	4,3	3,9	3,7	3,5	3,3	3,2	3,2	3,1	3	2,8	2,5	2
NL-NSL (Grad)	7,1	7,4	7,4	7,6	7,7	7,6	7,6	7,8	8	8,1	8	6,4	6,3	6,4	6,4	6,5	6,4	6,5	6,6	6,9	6,8	6,9	6,9
ML-NSL (Grad)	35,2	35,3	34,9	34,6	34,2	33,8	33,3	32,8	32,5	32,1	31,8	35,3	34,8	34,4	34	33,9	33,6	33,2	33	32,8	32,2	31,5	30,3
ML-NL (Grad)	28,1	27,9	27,5	27	26,5	26,2	25,7	25	24,5	24	23,8	28,9	28,5	28	27,6	27,4	27,2	26,7	26,4	25,9	25,4	24,6	23,5
O1/NA (Grad)	18,5	21,3	23	23,5	22,4	22	21,6	21,5	21,3	20,9	21,2	17,6	19,1	21,1	22,4	22,7	22,5	22,4	22	21,6	21,8	22,1	22,2
U1/NB (Grad)	17,3	21,1	22,9	23,6	23,8	23,9	23,6	23	22,4	22,1	21,8	15,6	19,1	21,1	21,9	22,5	23,5	24,2	24,3	24,3	24,2	23,7	22,1
U1/ML (Grad)	96	92,2	90,3	89,6	89,2	89	89,3	90,9	90,3	90,4	90,6	97,2	93,3	91	90,3	89,8	88,9	88,3	88,2	88,2	88,2	88,3	89,8
O1/U1 (Grad)	140,1	134	131,4	130,6	131,3	131,7	132,6	133,6	134,7	135,4	135,6	141,6	137,1	133,6	131,9	131,2	130,4	129,8	130,3	130,7	130,9	131,3	132,4
O1/NA (mm)	–1,6	0,8	2,6	3,2	3,2	3,3	3,3	3,5	3,6	3,6	3,7	–2,2	0	1,8	2,7	3,2	3,5	3,7	3,7	3,7	3,8	4	4,3
U1/NB (mm)	0,1	2	2,8	3,1	3,3	3,3	3,2	3,2	3,1	3,1	3	–0,2	1,5	2,5	2,9	3,3	3,6	3,9	4	4,1	4,1	4	3,6
Pg-NB (mm)	0,2	0,6	1	1,2	1,4	1,6	1,9	2,2	2,5	2,6	2,7	0,1	0,6	1,1	1,5	1,7	1,8	2	2,2	2,5	2,9	3,3	3,9
SNPg (Grad)	76,3	76,3	76,8	77,2	77,5	78	78,6	79,3	79,3	79,5	79,7	76	76,3	76,6	77,1	77,5	77,8	78,2	78,6	79	79,5	80	80,9
NSBa (Grad)	131,7	131,6	131,5	131,3	131,2	131,2	131,1	131,4	131,7	131,8	131,6	130,8	130,4	130,1	130	129,8	130	129,9	129,9	130,1	130,1	130,2	129,6
Ar-Tgo-Gn (Grad)	128,1	127,4	126,5	126,1	125,8	125,6	125,2	125	124,3	123,9	123,8	129,4	128,1	127,1	126,2	125,9	125,6	125,3	125,3	125	124,8	124,1	132,2
N-SP' (mm)	42	43,5	44,6	45,8	46,8	47,7	48,6	49,4	50	50,3	50,3	43,3	44,7	45,9	46,9	47,9	48,9	49,7	50,7	52	53	53,8	54,5
Sp'-Gn (mm)	52	53,1	54	54,6	55,5	56,4	57,4	58,6	59,5	60,1	60,5	53,3	54,3	55	55,8	56,8	57,7	58,6	59,9	61,6	63,3	64,4	65,7
Index (%)	80,9	82	82,7	83,9	84,4	84,6	84,6	84,3	84	83,6	83,1	81,4	82,4	83,5	84,2	84,4	84,7	84,8	84,7	84,3	83,8	83,4	82,9
UL-EL (mm)	–1,9	–2,3	–2,4	–2,7	–2,8	–3,2	–3,6	–4	–4,5	–4,8	–4,9	–1,8	–1,8	–2	–2,4	–2,5	–2,4	–2,4	–2,6	–3,1	–3,4	–4,1	–5,3
LL-EL (mm)	–1,9	–2	–1,8	–1,9	–1,9	–2,2	–2,5	–2,9	–3,3	–3,5	–3,4	–1,9	–1,8	–1,9	–2,1	–2,1	–2	–2,1	–2,1	–2,4	–2,7	–3,1	–3,8

Anhang 4

EDV - Auswertungsblatt für die Fernröntgenaufnahme (DM 3, modifizierte Bergen - Analyse nach Hasund mit individualisierten Normwerten und Harmoniebox sowie der Wachstumsprognose nach Björk, Überlagerung des Anfangs- und Endzustandes

```
U K D - D M 3 - Methode BERGEN/ Bearb.:    ha/V3.41/90/  14.7.1992

I D E N T I F I K A T I O N S D A T E N
   Name,Vorname             :
   Patientenkennzahl (PKZ): 3108805
   Leitsymptom             : Vergr. sag. Schneidekantenstufe - II/1
   Roentgendatum           : 14.7.92
   Alter (chronologisch)   :        11.9 Jahre
W A C H S T U M S P A R A M E T E R
   Kondylenform                            : A
   Mandibularkanal                         : AP
   Unterrand  der Mandibula und  Symphysendicke   : A
```

Variable	Einheit	IST	SOLL	Differenz	Interpretation
SNA	Grad	78.1	75.1 i	3.0	prognath
SNB	-"-	71.7	74.5 i	-2.8	retrognath
ANB	-"-	6.4	0.5 i	5.9	
NL-NSL	Grad	11.2	10.0 i	1.2	neutral
ML-NSL	-"-	32.5	33.0 i	-0.5	neutral
ML-NL	-"-	21.3	23.3 i	-2.0	
O1-NA	Grad	22.5	22	0.5	neutral
U1-NB	-"-	32.4	25	7.4	
U1-ML	-"-	71.8	87.1 i	-15.3	protrudiert
O1-U1	-"-	118.7	131	-12.3	
O1-NA	mm	-1.4	4	-5.4	
U1-NB	-"-	5.2	4	1.2	
Pg-NB	-"-	4.1	-		
SNPg	Grad	73.9	75.5 i	-1.6	
NSBa	-"-	133.2	134.7 i	-1.5	
Ar-Tgo-Gn	-"-	120.2	126	-5.8	
N-Sp'	mm	53.3	-		
Sp'-Gn	-"-	58.2	-		
Index	%.	91.6	79	12.6	
UL-EL	mm	-3.3	-4..-1		neutral
LL-EL	-"-	-0.9	0..+2	-1.9	posterior
N-Wkl	Grad	61.7	58	3.7	

```
              SNA     NL-NSL     NSBa     ML-NSL       SNB   !   ML-NL
         -----------------------------------------------------+-------
                 62.5       14.4      141       41.8      64.5  !   28.0
                 64.5       13.7      140       40.4      66.1  !   27.3
                 66.5    ---13.0------139---     39.0      67.7  !   26.5
Retro-           68.5       12.3      138    ---37.6---    69.3  !   25.8
  gnath          70.5       11.6      137       36.2   ^ 70.9   !   25.0
         ---     72.5--- * 10.9      136       34.8   ---72.5---!   24.3
         +++     74.5+++++10.2++++++135+++++33.4++++++74.1+++!   23.5
         ---     76.5---    9.5      134    ^ 32.0   ---75.7---!   22.8
           *     78.5        8.8    * 133       30.6      77.3   !   22.0
Ortho-           80.5        8.1      132    ---29.2---    78.9  ! * 21.3
  gnath          82.5    --- 7.4------131---    27.8      80.5  !   20.5
                 84.5        6.7      130       26.4      82.1  !   19.8
                 86.5        6.0      129       25.0      83.7  !   19.0
                 88.5        5.3      128       23.6      85.3  !   18.3
                 90.5        4.6      127       22.2      86.9  !   17.5
Pro-             92.5        3.9      126       20.8      88.5  !   16.8
  gnath          94.5        3.2      125       19.4      90.1  !   16.0
                 96.5        2.5      124       18.0      91.7  !   15.3
                 98.5        1.8      123       16.6      93.3  !   14.5
                100.5        1.1      122       15.2      94.9  !   13.8
```

```
WACHSTUM: Rot.-Tendenz:schw. anter. Translat.-Trend: ausgepr. sag.
Basaler Trend ->     sagittal: distal       vertikal: T2
Rotationsgruppe: A1 DDB Wachstums-Potential: MAXILLA < MANDIBULA (5)
```

Überlagerung von Anfangs- und Endzustand

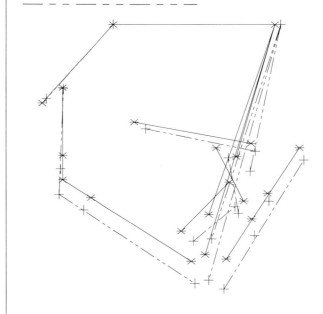

ROENTGENDATUM: 9.4.91   AUSWERTUNG: ha
                                                17.7.1992

ROENTGENDATUM: 14.7.92   ha
                                                14.7.1992

Methode : BERGEN
Modus   : DRESDEN   * Poliklinik fuer Kieferorthopaedie
Programm : D M 3   * Direktor Prof. Dr. W. Harzer

Literatur

(**Fettgedruckte Zahlen** = weiterführende Lehr- und Handbücher)

[001] *Ahlgren, J.; Lewis, G. R.; Yemm, R.:* A comparison in man of the performance of two types of surface electrode used for electromyography.
Arch Oral Biol 25 (1980), S. 477–480

[002] *Andreasen, G. F.; Hillemann, T. B.:* An evaluation of 55 cobalt substituted Nitinol wire for use in orthodontics.
J Am Dent Assoc 82 (1971), S. 1373–1375

[003] *Andreasen, J. O.:* Farbatlas der Replantation und Transplantation von Zähnen. Köln : Dt. Ärzte Verl., 1993

[004] *Andreasen, J. O.; Andreasen, F. M.:* Farbatlas der Traumatologie der Zähne. Köln : Dt. Ärzte Verl., 1992

[005] *Andresen, V.; Häupl, K.; Petrik, L.:* Funktionskieferorthopädie. 6. Aufl.
München : Barth, 1957

[006] *Andresen, V.; Häupl, K.:* Funktions-Kieferorthopädie: die Grundlagen des „norwegischen Systems". 2. Aufl. Leipzig : Barth, 1939

[007] *Andrews, L. F.:* Straight Wire, the concept and appliance. San Diego : Wells, 1989

[008] *Andrews, L. F.:* The six keys to normal occlusion.
Am J Orthod 62 (1972), S. 296–309

[009] *Angle, E. H.:* Treatment of malocclusion of the teeth. Philadelphia : White Dental Manufact. Co., 1907

[010] *Auf der Maur, H. J.:* Elektromyographische Befunde am Musculus pterygoideus externus während der Distalbißtherapie mit dem Aktivator.
SSO Schweiz Monatsschr Zahnheilkd 88 (1978), S. 1085–1099

[011] *Awn, M.; Goret-Nicaise, M.; Dhem, A.:* Unilateral section of the lateral pterygoid muscle in the growing rat does not alter condylar growth.
Eur J Orthod 9 (1987), S. 122–128

[012] *Balters, W.:* Die Zahnheilkunde vor einer neuen Epoche.
Zahnärztl Mitt 41 (1953), S. 184-188

[013] *Bassett, C. A.; Becker, R. O.:* Generation of electric potentials by bone in response to mechanical stress.
Science 137 (1962), 1063

[014] *Baume, L. J.:* Patterns of cephalofacial growth and development: a comparative study of the basiccranial growth centers in rat and man.
Int Dent J 18 (1968), S. 489–513

[015] *Bimler, H. P.:* Hinweise zur Handhabung der Gebißformer.
Wiesbaden : Bimler, 1967

[016] *Bishara, S. E.:* Impacted maxillary canines: a review.
Am J Orthod Dentofacial Orthop 101 (1992), S. 159–171

[017] *Bjork, A.:* Variations in the growth pattern of the human mandible: longitudinal radiographic studies by the implant method.
J Dent Res 42 (1963), S. 400

[018] *Bolton, W. A.:* Disharmony in tooth size and its relation to the analysis and treatment of malocclusion.
Angle Orthod 28 (1958), S. 113–130

[019] *Bredy, E.; Reichel, I.:* Zahnextraktionen in der Kieferorthopädie. 2. Aufl.
Leipzig : Barth, 1977

[020] *Burstone, C. J.; Goldberg, A. J.:* Beta titanium: a new orthodontic alloy.
Am J Orthod 77 (1980), S. 121–132

[021] *Burstone, C. J.; Pryputniewicz, R. J.:* Holographic determination of centers of rotation produced by orthodontic forces.
Am J Orthod 77 (1980), S. 396–409

[022] *Carter, C. O.:* The inheritances of common congenital malformations.
Progr Med Gent 4 (1965), S. 59-84

[023] *Dausch-Neumann, D.:* Treatment of true progenia in the deciduous dentition.
Rep Congr Eur Orthod Soc (1970), S. 213–224

[024] *Dausch-Neumann, D.:* Der Durchbruchsweg bleibender Eckzähne.
Fortschr Kieferorthop 31 (1970), S. 9–16

[025] *Dausch-Neumann, D.:* Über den Kreuzbiß.
Dtsch Zahn Mund Kieferheilkd Zentralbl Gesamte 54 (1970), S. 87–93

[026] *Davidovitch, Z.:* Biological mechanisms of tooth eruption, resorption and replacement by implants. EBSCO Media, VII, 1994

[027] *Diedrich, P.:* Bracketadhäsivtechnik. In: Schmuth, G. (Hrsg.): Kieferorthopädie II. 3. Aufl. München : Urban & Schwarzenberg, 1992 (Praxis der Zahnheilkunde 12), S. 285–323

[028] *Diedrich, P.:* Bracket-Adhäsivtechnik in der Zahnheilkunde. München : Hanser, 1983

[029] *Droschl, H.:* The rotation of the maxilla. Trans Eur Orthod Soc (1974), S. 191–198

[030] *Droschl, H.; Moser, F.:* Über die therapeutischen Möglichkeiten der Behandlung von Frontzahnlücken. Inf Orthod Kieferorthop 6 (1974), S. 163–182

[031] *Droschl, H.:* Vor- und Nachteile der festsitzenden kieferorthopädischen Technik. Quintessenz 25 (1974), S. 97–102

[032] *Droschl, H.:* Kieferorthopädisch-prophylaktische Maßnahmen beim Frontzahntrauma. Österr Z Stomatol 71 (1974), S. 459–464

[033] *Droschl, H.; Honig, K.:* Orthodontische Ergebnisse in gnathologischer Sicht. Österr Z Stomatol 71 (1974), S. 211–216

[034] *Droschl, H.:* Der Einfluß der Erbmerkmale auf die kieferorthopädische Behandlung. ZWR 83 (1974), S. 1036–1040

[035] *Droschl, H.:* Über die Ursache des dentalen Engstandes. Padiatr Padol 9 (1974), S. 31–33

[036] *Droschl, H.:* Die Fernröntgenwerte unbehandelter Kinder zwischen dem 6. und 15. Lebensjahr. Berlin : Quintessenz, 1984

[037] *Duterloo, H.:* Atlas der Gebißentwicklung: kieferorthopädische Befunde und Diagnostik anhand von Panorama-Schichtaufnahmen. Hannover : Schlüter, 1992

[038] *Eckardt, L.; Harzer, W.:* Frontzahnachsenstellung bei Klasse II/2 unter Berücksichtigung des Interokklusalabstandes. J Orofac Orthop (im Druck)

[039] *Eckert-Möbius, A.:* Grenzprobleme der Zahn-, Mund- und Kieferheilkunde und der HNO aus rhinologischer Sicht. Dtsch Zahn Mund Kieferheilkd Zentralbl Gesamte 37 (1962), S. 216–224

[040] *Enlow, D. H.:* Handbuch des Gesichtswachstums. Berlin : Quintessenz, 1989

[041] *Eismann, D.:* Numerische Erfolgsbewertung kieferorthopädischer Therapie. Dresden, Med. Akad., Diss. B, 1969

[042] *Ericson, S.; Kurol, J.:* Incisor resorption caused by maxillary cuspids: a radiographic study. Angle Orthod 57 (1987), S. 332–346

[043] *Ericson, S.; Kurol, J.:* Radiographic examination of ectopically erupting maxillary canines. Am J Orthod Dentofacial Orthop 91 (1987), S. 483–492

[044] *Ericson, S.; Kurol, J.:* Early treatment of palatally erupting maxillary canines by extraction of the primary canines. Eur J Orthod 10 (1988), S. 283–295

[045] *Ericson, S.; Kurol, J.:* Resorption of maxillary lateral incisors caused by ectopic eruption of the canines: a clinical and radiographic analyses of predisposing factors. Am J Orthod Dentofacial Orthop 94 (1988), S. 503–513

[046] *Ericson, S.; Kurol, J.:* CT diagnosis of ectopically erupting maxillary canines: a case report. Eur J Orthod 10 (1988), S. 115–121

[047] *Eschler, J.:* Die funktionelle Orthopädie des Kausystems. München : Hanser, 1952

[048] *Falck, F.:* Zur Stabilität der De-Coster-Linie und der Okzipitalbasis nach Fränkel. Zahn Mund Kieferheilkd Zentralbl 70 (1982), S. 232–237

[049] *Falck, F.:* Zur Bedeutung der Funktion in der Kieferorthopädie. Stomatol DDR 35 (1985), S. 554–559

[050] *Fleischer-Peters, A.; Scholz, U.:* Orofaziale Dyskinesien aus psychosomatischer Sicht. Fortschr Kieferorthop 46 (1985), S. 181–191

[051] *Fleischer-Peters, A.; Scholz, U.:* Psychologie und Psychosomatik in der Kieferorthopädie. München : Hanser, 1985

[052] *Fränkel, R.:* Technik und Handhabung der Funktionsregler. 3. Aufl. Berlin : Verl. Volk und Gesundheit, 1984

[053] *Fränkel, R.; Fränkel, C.:* Der Funktionsregler in der orofazialen Orthopädie. Heidelberg : Hüthig, 1992

[054] *Freesmeyer, W. B.:* Zahnärztliche Funktionstherapie. München : Hanser, 1993

[055] *Fukada, E.; Yasuda, I.:* On the piezoelectric effect of bone. J Physiol Soc Jap 12 (1957), S. 1158

[056] *Garliner, D.:* Myofunktionelle Therapie in der Praxis. 2. Aufl. Dinauer : Germering, 1989

[057] *Gerlach, H. G.:* Beziehungen innerhalb der Gebißsegmente. Fortschr Kieferorthop 27 (1966), S. 438–446

[058] *Gianelly, A. A.:* Diagnosis of incipient malocclusions.
J Am Dent Assoc 79 (1969), S. 658–661

[059] *Gianelly, A. A.; Schnur, R. M.:* The use of parathyroid hormone to assist orthodontic tooth movement.
Am J Orthod 55 (1969), S. 305

[060] *Gianelly, A. A.:* Force-induced changes in the vascularity of the periodontal ligament.
Am J Orthod 55 (1969), S. 5–11

[**061**] *Göz, G.:* Die kieferorthopädische Zahnbewegung.
München : Hanser, 1987

[062] *Gottlieb, B.; Orban, B.:* Die Veränderungen der Gewebe bei übermäßiger Beanspruchung der Zähne. Leipzig : Thieme, 1931

[063] *Graf, R.:* Die konservierenden Behandlungsmöglichkeiten bei traumatisch geschädigten Frontzähnen des Wechselgebisses.
Düsseldorf, Univ., Med. Diss., 1962

[**064**] *Graf, H.:* Rezidivprophylaxe bei kieferorthopädischer Therapie mit abnehmbaren Geräten. Leipzig : Barth, 1979

[**065**] *Greulich, W. W.; Pyle, S. I.:* Radiographic atlas of skeletal development of the hand and wrist. 2. ed. Stanford : Univ. Press, 1959

[066] *Grünberg, J.:* Die Okklusionsanomalien der Zähne. Berlin : Meusser, 1913

[067] *Gülzow, H.-J.:* Präventive Zahnheilkunde: Grundlagen und Möglichkeiten der Karies- und Gingivitisprophylaxe. München : Hanser, 1995

[068] *Harvold, E. P.:* The activator in interceptive orthodontics. St. Louis : Mosby, 1974

[069] *Harvold, E. P.; Vargervik, K.:* Morphogenetic response to activator treatment.
Am J Orthod 60 (1971), S. 478–490

[**070**] *Harzer, W. (Hrsg.):* Kieferothopädischer Gewebeumbau – mit einem Nachweismethodenkatalog für die wissenschaftliche und praktische Arbeit.
Berlin : Quintessenz, 1991

[**071**] *Harzer, W.:* Die Frontzahnlücke im Kindes- und Jugendalter.
München : Hanser, 1993

[072] *Harzer, W.; Reinhardt, A.; Soltes, K.:* „Der offene Biß": Morphologie und therapeutische Konsequenzen.
Zahn Mund Kieferheilkd Zentralbl 77 (1989), S. 421–426

[073] *Harzer, W.; Reinhardt, A.; Dramm, P.; Rädlinger, J.:* Computergestützte Fernröntgendiagnostik in der Kieferorthopädie.
Stomatol DDR 39 (1989), S. 181-186

[074] *Harzer, W.; Mahdi, Y. M.; Reinhardt, A.; Tellkamp, H.:* Erfolgsbewertung der chirurgisch-kieferorthopädischen Einordnung retinierter Eckzähne.
Inf Orthod Kieferorthop 21 (1989), S. 297-604

[075] *Harzer, W.; Eckardt, L.:* Facial structure and functional findings in patients with progressive muscular dystrophy (Duchenne).
Am J Orthod Dentofacial Orthop 110 (1996), S. 158–190

[076] *Harzer, W.; Hetzer, G.:* Zur Dentition permanenter Zähne: Längsschnittuntersuchungen an 250 Schulkindern zwischen dem 7. und 15. Lebensjahr.
Zahn Mund Kieferheilkd Zentralbl 75 (1987), S. 779–785

[077] *Hasund, I.; Rudzki-Janson, I.:* Edgewise-Technik. In: Schmuth, G. (Hrsg.): Kieferorthopädie II. 3. Aufl. München : Urban & Schwarzenberg, 1992 (Praxis der Zahnheilkunde 12), S. 205-253

[**078**] *Hasund, A.:* Klinische Kephalometrie für die Bergen-Technik.
Bergen, Univ., 1972

[079] *Hauptmeyer, F.:* Die chirurgischen Erkrankungen der Mundhöhle, der Zähne und Kiefer.
Wiesbaden : Bergmann, 1917

[080] *Herren, P.:* Das Wirkungsprinzip des Distalbiß-Aktivators.
Fortschr Kieferorthop 41 (1980), S. 308–329

[**081**] *Hinz, R.; Schumann, A.:* Multiband. Bd. 3, Anwendung und Wirkung orthodontischer Hilfsmittel. Herne : Zahnärztl. Fachverl., 1990

[082] *Hoffmeister, H.:* Die unterminierende Resorption der zweiten Milchmolaren durch die 6-Jahr-Molaren als Mikrosymptom der vererbten Störanfälligkeit der Gebißbildung.
Schweiz Monatsschr Zahnmed 95 (1985), S. 151–154

[083] *Holdaway, R. A.:* A soft-tissue cephalometric analysis and its use in orthodontic treatment planning: Part II.
Am J Orthod 85 (1984), S. 279–293

[084] *Hotz, R.:* Orthodontie in der täglichen Praxis. 5. Aufl. Bern : Huber, 1980

[085] *Hotz, R.:* Erhaltung der Milchmolaren.
SSO Schweiz Monatsschr Zahnheilkd 90 (1980), S. 803–813

[086] *Ingervall, B.; Bitsanis, E.:* Function of masticatory muscles during the initial phase of activator treatment.
Eur J Orthod 8 (1986), S. 172–184

[087] *Janson, I.:* Bionator-Modifikationen in der kieferorthopädischen Therapie.
München : Hanser, 1987

[088] *Jarabak, J. R.:* Treatment of Class 3 malocclusions with light-wire appliance.
Rep Congr Eur Orthod Soc (1970), S. 261–177

[089] *Johnson, J. E.:* A new orthodontic mechanism: the twin wire automatic appliance.
J Am Dent Assoc 19 (1932) S. 997

[090] *Kantomaa, T.:* The role of the mandibular condyle in the facial growth.
Proc Finn Dent Soc 80 (1984), S. 1–57

[091] *Kantomaa, T.:* Growth of the mandible: An experimental study in the rat.
Proc Finn Dent Soc 80 (1984), S. 58–66

[092] *Kantorowicz, A.; Korkhaus, G.:* Moderne orthodontische Therapie.
Berlin : Meusser, 1928

[093] *Ketcham, A. H.:* A progress report of an investigation of apical root resorption of vital permanent teet.
Int J Orthodont 15 (1929), S. 310

[094] *Khouw, F. E.; Goldhaber, P.:* Changes in vasculature of the periodontium associated with tooth movement in the rhesus monkey and dog.
Arch Oral Biol 15 (1970), S. 1125–1132

[095] *Klammt, G.:* Der Elastisch-Offene Aktivator. Leipzig : Barth, 1984

[096] *Klink-Heckmann, U.; Bredy, E.:* Kieferorthopädie. 3. Aufl. Leipzig : Barth, 1991

[097] *Korkhaus, G.:* Handbuch der Zahnheilkunde. Bd. 1–4.
München, 1939

[098] *Krüger, W.; Kubein, D.:* Funktionelle Aspekte der Frontzahntraumatisierung.
Dtsch Zahnärztl Z 34 (1979), S. 371–373

[099] *Landmesser, H.:* Objektivierung kieferorthopädischer Behandlungsmaßnahmen durch Einbeziehung einer Anwendungszeitmessung und Möglichkeiten ihres Einsatzes.
Dresden, Med. Akad., Diss., 1986

[100] *Leighton, B. C.:* Variationen der normalen Gebißentwicklung von der Geburt bis zum Erwachsenenalter.
Fortschr Kieferorthop 39 (1978), S. 181–195

[101] *Limborgh, J. van:* The role of genetic and local environmental factors in the control of postnatal craniofacial morphogenesis.
Acta Morphol Neerl Scand 10 (1972), S. 37

[102] *Linden, F. P. van der; Duterloo, H. S.:* Die Entwicklung des menschlichen Gebisses.
Berlin : Quintessenz, 1980

[103] *Linden, F. P. van der:* Probleme und Vorgänge in der Kieferorthopädie.
Berlin : Quintessenz, 1991

[104] *Linden, F. P. van der; Boersma, H.:* Diagnose und Behandlungsplanung in der Kieferorthopädie. Berlin : Quintessenz, 1988

[105] *Lischer, B. E.:* Orthodontics. Philadelphia : Lea & Febinger, 1912

[106] *Lundström, A. F.:* Variation of tooth size in the etiology of malocclusion.
Am J Orthod 41 (1955), S. 872–876

[107] *Marcotte, M. R.:* Segmentierte Bogentechnik in der Praxis: Leitfaden für eine rationale Kieferorthopädie. Köln : Dt. Ärzte Verl., 1992

[108] *Moser, F.; Droschl, H.:* Allgemeine Überlegungen zur Therapie der Frontzahnlücken bei Jugendlichen aus der Sicht des Prothetikers und Kieferorthopäden.
ZWR 83 (1974), S. 1089–1095

[109] *Moser, F.; Droschl, H.:* Allgemeine Überlegungen zur Therapie der Frontzahnlücken bei Jugendlichen aus der Sicht des Prothetikers und Kieferorthopäden.
ZWR 83 (1974), S. 1142–1149

[110] *Moss, M. L.; Salentijn, L.:* The primary role of functional matrices in facial growth.
Am J Orthod 55 (1969), S. 566–577

[111] *Moyers, R.:* Handbook of Orthodontics. 4. ed. Chicago : Year Book Med. Publ., 1988

[112] *Nord, C. F. L.:* Die Vorhofplatte.
Fortschr Kieferorthop 18 (1957), S. 122–128

[113] *Oudet, C.; Petrovic, A.; Garcia, P.:* Kieferorthopädische Behandlung und Muskeleigentümlichkeiten.
Fortschr Kieferorthop 48 (1987), S. 276–297

[114] *Petrovic, A.; Stutzmann, J.; Ozerovic, B.; Vidovic, Z.:* Does the Frankel appliance produce forward movement of mandibular premolars?
Eur J Orthod 4 (1982), S. 173–183

[115] *Petrovic, A.; Oudet, C.; Gasson, N.:* Unterkieferpropulsion durch eine im Oberkiefer

fixierte Vorbißführung mit seitlicher Bißsperre von unterschiedlicher Höhe: Auswirkungen bei Ratten während der Wachstumsperiode und bei erwachsenen Tieren.
Fortschr Kieferorthop 43 (1982), S. 329–344

[116] *Petrovic, A.; Stutzmann, J.; Gasson, N.:* Is the final shape of the mandible, as such, genetically predetermined?
Orthod Fr 50 (1979), S. 751–767

[117] *Petrovic, A.; Stutzmann, J.:* Intrinsic regulation of the condylar cartilage growth rate.
Eur J Orthod 1 (1979), S. 41–54

[118] *Petrovic, A.; Stutzmann, J.:* Control of postnatal growth of the facial skeleton, experimental data and a cybernetic model.
Actual Odontostomatol Paris 128 (1979), S. 811–841

[119] *Petrovic, A.; Stutzmann, J.:* Reaktionsfähigkeit des tierischen und menschlichen Kondylenknorpels auf Zell- und Molekularebene im Lichte einer kybernetischen Auffassung des fazialen Wachstums
Fortschr Kieferorthop 49 (1988), S. 405–425

[120] *Petrovic, A.; Stutzmann, J.:* Effects on the rat mandible of a chincup-type appliance and of partial or complete immobilization.
Proc Finn Dent Soc 87 (1991), S. 85–91

[121] *Pont, A.:* Zahn-Index in der Orthodontie.
Z Zahnärztl Orthop 3 (1909), S. 306–321

[122] *Proffit, W. R.; Fields, W.:* Contemporary Orthodontics.
St. Louis : Mosby, 1992

[123] *Quingley, G.; Hein, J. W.:* Comparative cleansing efficiency of manual and power brushing.
J Am Dent Assoc 65 (1962), S. 26–29

[124] *Rahn, R.; Knothe, H.:* Antibiotika in der zahnärztlichen Praxis.
Zahnärztl Mitt 81 (1991), S. 2384–2388

[125] *Rahn, R.; Hauzeneder, W.; Flanze, L.:* Wirksamkeit einer zweiprozentigen, adrenalinfreien Articain-Lösung (Ultracain 2%) zur zahnärztlichen Lokalanästhesie.
Dtsch Stomatol 41 (1991), S. 379–382

[126] *Rahn, R.; Lutz, F. U.; Becker, T.:* Untersuchung zur Fahrtauglichkeit im Zusammenhang mit zahnärztlichen Eingriffen.
ZWR 100 (1991), S. 94–96

[127] *Rakosi, T.:* Atlas und Anleitung zur praktischen Röntgenanalyse. 2. Aufl.
München : Hanser, 1988

[128] *Rakosi, T.; Jonas, I.:* Kieferorthopädie: Diagnostik. Stuttgart : Thieme, 1989

[129] *Reichenbach, E.; Taatz, H.:* Kieferorthopädische Klinik und Therapie. 7., neubearb. Aufl.
Leipzig : Barth, 1971

[130] *Reinhardt, A.:* Nachuntersuchungen zum kieferorthopädischen Lückenschluß im Frontzahngebiet des OK unter besonderer Berücksichtigung der Gebißphysiologie.
Dresden, Med. Akad., Diss., 1986

[131] *Reinhardt, R. A.; Bower, C. F.:* Restoration of missing or misplaced canines.
J Prosthet Dent 53 (1985), S. 772–775

[132] *Reinhardt, R. A.; Johnson, G. K.; Tussing, G. J.:* Root planing with interdental papilla reflection and fiber optic illumination.
J Periodontol 56 (1985), S. 721–726

[133] *Reitan, K.:* The initial tissue reaction incident to orthodontic tooth movement as related to the influence of function.
Acta Odontol Scand 6 (1951)

[134] *Reitan, K.:* Clinical and histologic observations on tooth movement during and after orthodontic treatment.
Am J Orthod 53 (1976), S. 721–745

[135] *Richmond, S.; Daniels, C. P.:* International comparisons of professional assessments in orthodontics: Part 1– Treatment need.
Am J Orthod Dentofacial Orthop 113 (1998), S. 180–185

[136] *Ricketts, R. M.:* Bewährtes Klassifizierungssystem für Kiefergelenkstörungen.
Inf Orthod Kieferothop 12 (1980), S. 451–465

[137] *Ricketts, R. M.:* Bioprogressive Therapie. 2. Aufl. Heidelberg : Hüthig, 1988

[138] *Riolo, M. L.; Moyers, E.; McNamara, J. A.; Hunter, W. S.:* An atlas of craniofacial Growth.
Ann Arbor : Univ. of Michigan, 1974

[139] *Rogers, A. P.:* Muscle training and its relation to orthodontia.
Int J Orthodont 4 (1918), S. 555

[140] *Roux, W.:* Gesammelte Abhandlungen über Entwicklungsmechanik der Organismen.
Bd. 1; 2. Leipzig : Engelmann, 1895

[141] *Rygh, P.:* Ultrastructural changes in tension zones of rat molar periodontium incident to orthodontic tooth movement.
Am J Orthod 70 (1976), S. 269-281

[142] *Sahm, D. F.; Boonlayangoor, S.; Morello, J. A.:* Direct susceptibility testing of blood culture isolates with the Auto Microbic System (AMS).
Diagn Microbiol Infect Dis 8 (1987), S. 1–11

[143] *Sander, F. G.:* Über die Bewegung des Unterkiefers während des Schlafes.
Dtsch Zahnärztl Z 34 (1979), S. 260–262

[144] *Sandstedt, C.:* Einige Beiträge zur Theorie der Zahnregulierung.
Nord Tandlaeg T 6 (1904), S. 1

[145] *Schmuth, G. (Hrsg.):* Kieferorthopädie. 3., neubearb. Aufl. Stuttgart : Thieme, 1994

[146] *Schmuth, G. (Hrsg.):* Kieferorthopädie I. München : Urban & Schwarzenberg, 1989. Praxis der Zahnheilkunde 11

[147] *Schmuth, G. (Hrsg.):* Kieferorthopädie II. 3. Aufl. München : Urban & Schwarzenberg, 1992. Praxis der Zahnheilkunde 12

[148] *Schönherr, E.:* Kieferorthopädische Frühbehandlung und Prophylaxe unter Berücksichtigung der Mundvorhofplatte
Dtsch Stomatol 6 (1956), S. 1–16

[149] *Schulze, C.:* Lehrbuch der Kieferorthopädie. Bd. 1, Einführung; Bd. 2, Therapie mit abnehmbaren Geräten, Extraktionstherapie; Bd. 3, Gebißentwicklung.
3.(2.) Aufl. Berlin : Quintessenz, 1993; 1981; 1993

[150] *Schulze, B.; Martini, R.; Konnecke, M.; Ullmann, R.; Scholtze, K.:* Das Hepatitisrisiko bei Zahnärzten und stomatologischem Personal.
Z Ärztl Fortbild Jena 73 (1979), S. 180-181

[151] *Schumacher, G. H.:* Odontographie. 4. Aufl. Leipzig : Barth, 1983

[152] *Schwarz, A. M.:* Lehrgang der Gebißregelung. Bd 2.
Wien : Urban & Schwarzenberg, 1956

[153] *Schwarz, A. M.:* Lehrgang der Gebißregelung. Bd 1.
Wien : Urban & Schwarzenberg, 1961

[154] *Schwarz, A. M.:* Röntgendiagnostik.
München : Urban & Schwarzenberg, 1958

[155] *Schwarze, C. W.:* Behandlungsbeginn und Behandlungsdauer in der Kieferorthopädie. In: Schmuth, G. (Hrsg.): Kieferorthopädie I. 2. Aufl. München : Urban & Schwarzenberg, 1990 (Praxis der Zahnheilkunde 11), S. 131–137

[156] *Schwindling, F. P.:* Therapie und Praxis der Segmentbogentechnik nach Burstone. Merzig : Schwindling, 1991

[157] *Segner, D.; Hasund, A.:* Individualisierte Kephalometrie.
Hamburg : Hansa Dont, 1991

[158] *Sergl, H. G.:* Wie gut läßt sich der Wachstumstyp schätzen?
Fortschr Kieferorthop 51 (1990), S. 75–81

[159] *Sergl, H. G.:* Psychologie der Erwachsenenbehandlung.
Fortschr Kieferorthop 51 (1990), S. 8–13

[160] *Sergl, H. G.:* Festsitzende Apparaturen in der Kieferorthopädie.
München : Hanser, 1990

[161] *Shaw, M. J.; Shaw, L.; Foster, T. D.:* The oral health in different groups of adults with mental handicaps attending Birmingham (UK) adult training centres.
Community Dent Health 7 (1990), S. 135–141

[162] *Shaw, W. C.; Semb, G.:* Current approaches to the orthodontic management of cleft lip and palate.
J R Soc Med 83 (1990), S. 30-33

[163] *Sicher, H.:* The growth of the mandible.
Am J Orthod 33 (1947), S. 30

[164] *Slavkin, H. C.:* Molecular determinants of tooth development: a review.
Crit Rev Oral Biol Med 1 (1990), S. 1–16

[165] *Slavkin, H. C.:* Regulatory issues during early craniofacial development: a summary.
Cleft Palate J 27 (1990), S. 101–109

[166] *Steiner, R.:* Vasopressors or vasoconstrictors.
J Hosp Dent Pract 3 (1969), S. 86–87

[167] *Steiner, C. C.:* Cephalometrics for you and me.
Am J Orthod 39 (1953), S. 729–755

[168] *Steinhäuser, E. W.; Janson, I.:* Kieferorthopädische Chirurgie – eine interdisziplinäre Aufgabe.
Berlin : Quintessenz, 1988

[169] *Stockfisch, H.:* Aktuelle Kieferorthopädie mit dem Kinetor.
Berlin : Quintessenz, 1989

[170] *Stöckli, P. W.; Ben-Zur, E.; Hotz, P.:* Zahnmedizin bei Kindern und Jugendlichen.
Stuttgart : Thieme, 1994

[171] *Tanner, J. M.:* Wachstum und Reifung des Menschen.
Stuttgart : Thieme, 1962

[172] *Teuscher, U.:* Quantitative Behandlungsresultate mit der Aktivator-Headgear-Kombination. Heidelberg : Hüthig, 1988

[173] *Thiele, E.; Clausnitzer, R.:* Myofunktionelle Therapie. Bd. 1, Aus sprechwissenschaftlicher und kieferorthopädischer Sicht. Heidelberg : Hüthig, 1992

[174] *Tonn, P.:* Über die mesio-distalen Zahnbreiten-Relationen der Zähne des Oberkiefers zu den entsprechenden des Unterkiefers bei normaler und anormaler Okklusion.
Berlin, Diss., 1937

[175] *Tränkmann, J.:* Die Plattenapparatur in der Kieferorthopädie.
Berlin : Quintessenz, 1985

[176] *Tweed, C.:* Clinical Orthodontics. St. Louis : Mosby, 1966

[177] *Ullmann, J.; Scherf, M.:* Kieferorthopädische Längsschnittuntersuchungen an 103 Dresdner Schulkindern zwischen dem 7. und 17. Lebensjahr.
Dresden, Med. Akad., Diss., 1991

[178] *Vogel, F.; Motulsky, A. G.:* Human Genetics: problems and approaches.
Berlin : Springer, 1979

[179] *Weise, W.:* Kieferorthopädische Kombinationstherapie – Möglichkeiten und Grenzen der Behandlung mit Platten und Aktivatoren.
München : Urban & Schwarzenberg, 1992

[180] *Whetten, L. L.; Johnston, L. E. Jr.:* The control of condylar growth: an experimental evaluation of the role of the lateral pterygoid muscle.
Am J Orthod 88 (1985), S. 181–190

[181] *Witt, E.:* Muskelphysiologische Untersuchungen bei der Distalbißbehandlung mit dem Aktivator und Bionator.
SSO Schweiz Monatsschr Zahnheilkd 79 (1969), S. 469–473

[182] *Witt, E.; Gehrke, M. E.:* Leitfaden der kieferorthopädischen Technik. 2. Aufl.
Berlin : Quintessenz, 1988

[183] *Woodside, D. G.:* Some effects of activator treatment on the mandible and the midface.
Trans Europ Orthod Soc (1973), S. 443–447

[184] *Young, R. W.:* Specialization in bone cells. In: Forst, H. M.: Bone biodynamics.
Boston : Little, Brown & Co., 1963, S. 117–139

[185] *Zengo, A. N.; Pawluk, R. J.; Bassett, C. A.:* Stress-induced bioelectric potentials in the dentoalveolar complex.
Am J Orthod 64 (1973), S. 17–27

Register